"十三五"国家重点图书出版规划项目
国家科学技术学术著作出版基金
上海科技专著出版资金资助

主 编 张长青 程 飚　副主编 袁 霆

转化医学出版工程

陈 竺 沈晓明 总 主 编
陈赛娟 戴尅戎 执行总主编

Clinical Applications of Platelet-Rich Plasma

富血小板血浆技术在临床的应用

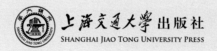

上海交通大学出版社
SHANGHAI JIAO TONG UNIVERSITY PRESS

内容提要

　　富血小板血浆（platelet-rich plasma, PRP）是从血液中提取的血小板浓缩液。PRP激活后释放多种高浓度生长因子，可以促进和加速骨组织与软组织的修复。由于PRP技术具有安全、有效、操作简单等特点，近年已广泛应用于临床。本书全面介绍了PRP的发展、基础和临床研究现状、目前存在的问题，以及未来可能的发展；重点介绍了PRP在多个领域的临床应用，如骨科、运动医学科、整形美容科和口腔颌面外科等，突出了转化医学研究的特点。本书主要面向的读者对象是在临床上使用PRP技术的医护人员、相关领域的科研工作者和研究生，以及对转化医学感兴趣的人员。

图书在版编目（CIP）数据

富血小板血浆技术在临床的应用 / 张长青,程飚主编. — 上海：上海交通大学出版社,2018（2024重印）
转化医学出版工程
ISBN 978-7-313-20619-0

Ⅰ.①富… Ⅱ.①张…②程… Ⅲ.①血小板-血浆-临床应用 Ⅳ.①R457.1

中国版本图书馆CIP数据核字（2018）第284483号

富血小板血浆技术在临床的应用

主　　编：张长青　程　飚			
出版发行：上海交通大学出版社	地　　址：上海市番禺路951号		
邮政编码：200030	电　　话：021-64071208		
印　　制：上海锦佳印刷有限公司	经　　销：全国新华书店		
开　　本：710mm×1000mm　1/16	印　　张：27.5		
字　　数：551千字			
版　　次：2018年12月第1版	印　　次：2024年4月第4次印刷		
书　　号：ISBN 978-7-313-20619-0			
定　　价：368.00元			

主编介绍

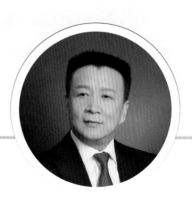

    张长青　男，1962年生，主任医师，教授，医学博士，博士生导师。1986年本科毕业于兰州医学院，1996年博士研究生毕业于上海医科大学，1998年第二军医大学（现海军军医大学）博士后出站。现任上海交通大学附属第六人民医院副院长，上海市创伤骨科临床医学中心主任，四肢显微外科研究所所长。担任世界重建显微联盟常委，亚太重建显微联盟主席，中华医学会显微外科学分会主任委员、中华医学会骨科分会常委、中国医师协会骨科医师分会副会长、上海市医学会骨科学分会候任主任委员、上海市医师协会骨科医师分会会长；担任《中国修复重建外科杂志》副主任委员《国际骨科学杂志》主编《上海医学》副主编、BMJ审稿专家、JBJS（Br）特邀审稿专家，以及多个杂志编委。担任首席科学家承担并完成国家重大项目及市级各类科研项目10余项；发表SCI收录论文280余篇；获得专利27项，其中发明专利10项；主编专著13部，主译专著5部，其中《Wiesel骨科手术学》获得2014上海市优秀图书一等奖。

    主要致力于骨科疑难疾病和骨科生物材料的研究。在国内率先开展了吻合血管游离腓骨移植的临床工作，目前已完成4 000余例，成功率达80%以上，名列国际先进水平。该项手术已在国内推广，解决了大批股骨头坏死患者的疾苦。全年手术量已超过美国杜克大学，处于国际第一的位置。在国内首先引入富血小板血浆（PRP）技术，经数十年努力，已获得国家药品监督管理局批准进入市场，并实现产业化，解决了大量疑难病的治疗，是国内为数不多的转化医学成功项目。

    研究成果先后获得中华医学科技进步一等奖（2016年度）、教育部科技进步一等奖（2012年度）、上海科技进步一等奖（2013年度）等奖项。2006年以来先后入选全国先进工作者、全国卫生系统先进工作者、"白求恩式好医生"、上海市优秀学科带头人、上海市领军人才、上海市医学领军人才、卫生部中青年优秀专家、上海市"十佳"医生等殊荣。

主编介绍

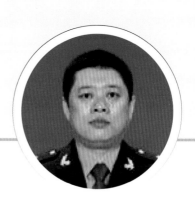

　　程　飚　男，1967年生，主任医师、教授、博士生导师。1990年毕业于第四军医大学（现空军军医大学）临床医学系，本科毕业后留校，在第四军医大学第二附属医院整形外科工作，并获得整形外科硕士及博士学位，2000年到北京解放军总医院做博士后工作。现任全军激光整形中心副主任、中国人民解放军南部战区总医院（简称南部战区总医院，原广州军区广州总医院）整形烧伤外科主任、全军创伤救治与再生重点实验室副主任。

　　2009—2010年，在美国耶鲁大学医学院整形外科做访问学者。至今已从事整形美容外科工作20余年，临床经验丰富，专科技术全面。目前受聘于海军军医大学、陆军军医大学、空军军医大学、南方医科大学等国内6所医科大学的客座教授及博士研究生导师。担任中国医师协会创伤医师分会副会长、中国康复医学会再生医学与康复专业委员会主任委员、中华医学会组织修复与再生分会常务委员、中华创伤学会组织修复与再生学组委员、全军战创伤专业委员会常务委员、广东省生物医学工程学会之干细胞与再生医学专业委员会副主任委员、广东省整形美容协会第一届理事会理事、广东省医学会医学美学与美容学分会常务委员、原广州军区烧伤专业委员会副主任委员。担任 *Dermatologic Surgery*、*International J Dermatology*、《中华创伤杂志》《中华实验外科杂志》等杂志的特约审稿人，以及《中国美容医学》《中华烧伤杂志》《中国修复重建外科杂志》等杂志编委等学术职务。长期从事创伤和创伤后组织修复与再生的研究工作，主要领域涉及生长因子、周围神经与组织修复、干细胞生物学以及皮肤神经免疫内分泌的调控。在转化医学方面主要是对智能负压相关技术的开发与应用，以及浓缩血小板产品标准化制备和异体浓缩血小板在组织修复与再生医学中的开发与应用。获得并主持国家自然科学基金面上项目6项，各级省部级课题资助近20项。主编《中华战创伤学——战创伤修复、再生与康复》，副主编及参编《激光美容外科图谱》《皮肤与美容激光外科》《整形外科–微创美容分册》，以及《现代高新技术与创伤修复》《分子创伤学》《组织工程学》《现代烧伤病理学》《再生医学——原理与实践》和《再生医学转化与应用》等专著10余部，在 *Stem Cell Development* 和其他国内外杂志发表论文100余篇。作为主要完成人荣获国家科技进步二等奖1项，广东省科技进步二等奖1项（第一完成人），中国人民解放军科技进步二等奖2项；获得发明专利2项，实用新型专利2项。2009年被评为"首届军队高层次科技创新人才工程培养对象"，连续4年享受"军队优秀专业技术人才岗位津贴"，荣立三等功1次。培养博士、硕士研究生20余人。

转化医学出版工程

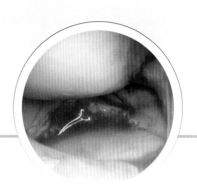

总 主 编 陈 竺　沈晓明

执行总主编 陈赛娟　戴尅戎

总 顾 问 马德秀

学术总顾问 王振义

学术委员会名单（按姓氏汉语拼音排序）

卞修武　陆军军医大学病理学研究所,中国科学院院士

陈国强　上海交通大学医学院,中国科学院院士

陈义汉　同济大学附属东方医院,中国科学院院士

冯　正　中国疾病预防控制中心寄生虫病预防控制所,教授

葛均波　同济大学,中国科学院院士

桂永浩　复旦大学附属儿科医院,教授

韩泽广　国家人类基因组南方研究中心,教授

贺　林　上海交通大学Bio-X研究院,中国科学院院士

黄荷凤　上海交通大学医学院附属国际和平妇幼保健院,中国科学院院士

孙颖浩　海军军医大学,中国工程院院士

王红阳　海军军医大学东方肝胆外科医院,中国工程院院士

王升跃　国家人类基因组南方研究中心,教授

王　宇　中国疾病预防控制中心,教授

魏冬青　上海交通大学生命科学技术学院,教授

吴　凡　上海市疾病预防控制中心,教授

本书编委会

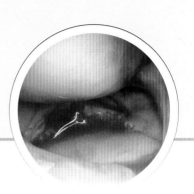

主　编

张长青　上海交通大学附属第六人民医院骨科

程　飚　南部战区总医院整形烧伤外科

副主编

袁　霆　上海交通大学附属第六人民医院骨科

编委会名单（按姓氏汉语拼音排序）

蔡金辉　南部战区总医院整形外科

曹春花　上海交通大学附属第六人民医院口腔科

常　毅　同济大学附属杨浦医院整形美容科

陈　葵　南部战区总医院整形外科

程　飚　南部战区总医院整形烧伤外科

崔　晓　南部战区总医院整形外科

范峥莹　上海交通大学附属第六人民医院骨科

冯　勇　上海交通大学附属第六人民医院骨科

顾美珍　上海交通大学附属儿童医院耳鼻咽喉头颈外科

郭尚春　上海交通大学附属第六人民医院骨科研究所

郭彦杰　上海交通大学附属第六人民医院骨科

郭燕庆　威海市立医院关节骨科

韩亚光　上海长征医院关节外科

施忠民　上海交通大学附属第六人民医院骨科

宋文奇　上海交通大学附属第六人民医院骨科

苏　琰　上海交通大学附属第六人民医院骨科

孙迎放　威海海大医院骨创伤科

孙　源　上海交通大学附属第六人民医院骨科

陶诗聪　上海交通大学附属第六人民医院骨科

田　举　广东省中山市人民医院烧伤整形美容科

汪　淼　安徽医科大学第四附属医院整形外科

王　琳　大连医科大学附属大连市中心医院整形美容外科

王秋根　上海市第一人民医院骨科

位晓娟　上海交通大学附属第六人民医院骨科研究所

夏江霓　上海市闵行区中心医院骨科

谢国明　上海交通大学附属第六人民医院骨科

谢雪涛　上海交通大学附属第六人民医院骨科

谢宗平　上海交通大学附属第六人民医院骨科

徐正良　上海交通大学附属第六人民医院骨科

徐铮宇　上海交通大学附属第六人民医院骨科

许鹏程　南部战区总医院整形外科

宣　敏　南部战区总医院整形外科

杨　帆　上海交通大学附属第六人民医院骨科

杨星光　上海交通大学附属第六人民医院骨科

杨　域　南部战区总医院整形外科

殷文靖　上海交通大学附属第六人民医院骨科

袁　莎　南部战区总医院整形外科

袁　霆　上海交通大学附属第六人民医院骨科

张长青　上海交通大学附属第六人民医院骨科

张　磊　南部战区总医院整形外科

张　晔　上海交通大学附属第六人民医院骨科

张昭远　上海交通大学附属第六人民医院骨科

赵启明　浙江医院整形外科

郑志芳　南部战区总医院整形外科

周义钦　上海长征医院关节外科

朱弘一　上海交通大学附属第六人民医院骨科

朱江婷　成都医学院附属医院皮肤科

朱美舒　广东省深圳市第二人民医院烧伤整形外科

邹德荣　上海交通大学附属第六人民医院口腔科

邹　剑　上海交通大学附属第六人民医院骨科

注："南部战区总医院"全称为"中国人民解放军南部战区总医院"，即原"广州军区广州总医院"

总　序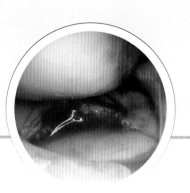

多年来，生物医学研究者与患者间存在着隔阂，而这些患者可能从生物医学研究成果中受益。一方面，无数罹患癌症等疾病的患者急切盼望拯救生命的治疗方案；另一方面，许多重要的基础科学发现缺乏实际应用者。近期涌现的转化医学旨在联接基础研究与临床治疗结果，优化患者治疗，提升疾病预防措施。

转化医学将重要的实验室发现转变为临床应用，通过实验室研究阐释临床疑问，旨在惠及疾病预测、预防、诊断和治疗。转化医学的终极目标是开发更为有效的预防和治疗方案，促进临床预后和健康水平。因此，无论对患者还是大众，转化医学是以人为本的医学实践。

在过去三十年中，中国居民的生活条件、饮食和营养、卫生保健系统得到了巨大发展。然而，随着经济增长和社会快速发展，卫生保健系统面临多种问题。中国具有复杂的疾病谱：一方面，发展中国家常见的感染性疾病仍是中国沉重的负担；另一方面，发达国家常见的慢性病也成为中国致死致残的主要原因。中国的卫生保健系统面临巨大挑战，须举全国之力应对挑战。中国正深化改革，促进居民福祉。转化医学的发展将促进疾病控制，有助解决健康问题。

转化医学是多学科项目，综合了医学科学、基础科学和社会科学研究，以促进患者治疗和预防保健措施，其拓展了卫生保健服务领域。因此，全球各方紧密合作对于转化医学的发展至关重要。

为了加强国际合作，为基础、转化和临床研究工作者提供交流与相互扶持的平台，我们发起编纂"转化医学出版工程"系列图书。该系列图书以原创和观察性调查为特色，广泛涉及实验室、临床、公共卫生研究，提供医学各亚专业最新、实用的研究信息，开阔读者从实验室到临床和从临床到实验室的视野。

　　"转化医学出版工程"系列图书与"转化医学国家重大科技基础设施(上海)"紧密合作，为医师和转化医学研究者等对快速发展的转化医学领域感兴趣的受众提供最新的信息来源。作为主编，我热忱欢迎相关领域的学者报道最新的从实验室到临床的研究成果，期待该系列图书能够促进全球知识传播，增进人类健康。

陈竺

2015 年 5 月 25 日

前　言

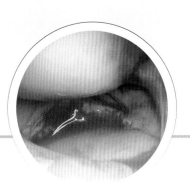

正常生物组织都具备一定的自身修复能力，而生物组织的修复能力主要是通过生长因子得以实现的。既然生物组织具备自身修复的潜能，我们有无方法将组织的自身修复能力调动起来，为生物体自身修复所用？富血小板血浆（platelet-rich plasma, PRP）正是这一类技术。

PRP是通过离心的方法从全血中提取的血小板浓缩液，含有高浓度的血小板、白细胞和纤维蛋白。血小板激活后能分泌多种生长因子，白细胞可防止感染，纤维蛋白能在局部构建组织修复所需的三维结构。浓缩的这些PRP成分不仅为组织的修复提供了"浓缩的营养"，还为组织修复搭建了更好的修复环境，以促进和加速骨组织和软组织的修复。

人体内有些组织自身修复能力较弱，一旦损伤恢复困难。比如，退行性骨关节炎、软骨损伤、肌腱韧带损伤、压疮、糖尿病创面、放疗后创面等。这类损伤之所以无法依靠自身修复能力愈合，一个重要的原因在于损伤局部缺乏足够的生长因子，或生长因子活性不足、数量不足，或活性不佳的生长因子不足以启动和调控组织的修复过程，导致组织修复不佳。PRP中大量高浓度的生长因子弥补了这一不足，所以无论是基础研究还是临床应用，PRP对难以愈合的组织损伤均表现出良好的修复作用。

随着PRP基础研究的深入和临床应用的逐渐广泛，PRP现在已被多门学科应用。如骨科、口腔颌面外科、神经外科、眼科、耳鼻喉科、整形美容科、疼痛科、妇产科、生殖科等。PRP来源于自体，其安全、有效且使用简单的特性让越来越多的患者和医务人员开始接受PRP这种治疗方法。

PRP在我国的临床应用和推广是近几年才开始的。国内很多医生对PRP的制作原理、组织修复原理、临床应用效果和使用方法还不熟悉，导致PRP在临床应用上存在着不规范和不合理的地方。基于此，我们召集了国内对PRP有深入研究和丰富临床应用经验的学者，共同编写了本书。从PRP的历史、发展、成分、作用原理、制作方法以及临床应用等多个方面进行了较全面的介绍，希望借此能进一步推动国内PRP的研究及应用。

　　PRP的成分复杂，其成分之间的相互作用以及PRP与组织间的作用机制目前尚未完全阐明。另外，PRP制作方法多种多样，其激活方式、最佳浓度、临床使用方式，以及临床使用频率等问题仍在探讨之中。甚至在不同领域的学者对PRP的认识与理解也有差异。本书在编写过程中，既部分保留了这类差异，也突出了该领域内目前比较主流的观点。

　　感谢所有作者的辛勤劳动，他们在完成大量的临床工作和科研工作之余，抽出时间参与本书的编写。但由于经验有限，时间紧迫，本书可能有疏漏和不足之处，恳请广大读者多提宝贵意见，以便再版时予以更正。

　　联系邮箱：terrenceyuan@gmail.com

张长青　程　飚　袁　霆

2018年3月5日

目 录

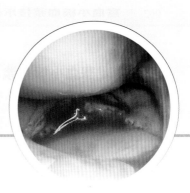

第一章　富血小板血浆概述　　001
第一节　富血小板血浆促进骨与软组织修复的机制　　002
第二节　富血小板血浆的历史、发展和现状　　003
第三节　富血小板血浆的制作方法　　006
第四节　富血小板血浆研究中存在的问题　　007
参考文献　　010

第二章　富血小板血浆的成分和作用　　013
第一节　血小板和生长因子　　014
第二节　白细胞、纤维蛋白和其他成分　　018
第三节　富血小板血浆在创伤修复不同阶段的作用　　021
参考文献　　024

第三章　富血小板血浆的制作方法和原理　　027
第一节　富血小板血浆的制作　　028
第二节　富血小板血浆制作方法与研究　　030
参考文献　　036

第四章　富血小板血浆设备的设计和应用　　037
第一节　国产富血小板血浆制备用套装　　038
第二节　富血小板血浆套装的临床应用　　040
参考文献　　042

第五章　富血小板血浆与骨组织修复　043
第一节　富血小板血浆在骨组织修复中的临床应用　044
第二节　富血小板血浆在骨组织修复中的基础研究　050
参考文献　061

第六章　富血小板血浆与创面修复　065
第一节　富血小板血浆创面修复机制研究　066
第二节　富血小板血浆创面修复的临床应用　069
第三节　富血小板血浆创面修复的基础研究　089
参考文献　093

第七章　富血小板血浆与足踝疾病　095
第一节　富血小板血浆在跖筋膜炎中的应用　096
第二节　富血小板血浆在跟腱断裂中的应用　098
第三节　富血小板血浆在慢性跟腱病中的应用　104
第四节　富血小板血浆在距骨软骨损伤中的应用　106
第五节　富血小板血浆在跗骨窦综合征中的应用　111
参考文献　114

第八章　富血小板血浆与足踝外科基础研究　117
第一节　富血小板血浆对肌腱损伤修复的基础研究　118
第二节　富血小板血浆对腱骨愈合的作用　124
参考文献　128

第九章　富血小板血浆与骨髓炎　131
第一节　富血小板血浆在骨髓炎研究中的作用　132
第二节　富血小板血浆在骨髓炎中的临床应用　133
参考文献　137

第十章　富血小板血浆与骨关节炎　141

第一节　富血小板血浆在骨关节炎研究中的作用　142

第二节　富血小板血浆在骨关节炎治疗中的应用　145

第三节　富血小板血浆治疗骨关节炎的临床试验和研究　148

参考文献　156

第十一章　富血小板血浆与肌腱韧带损伤　159

第一节　概述　160

第二节　富血小板血浆在膝关节损伤中的应用　161

第三节　富血小板血浆在肩关节损伤中的应用　165

第四节　富血小板血浆在肘关节损伤中的应用　173

第五节　富血小板血浆在髋关节损伤中的应用　174

第六节　富血小板血浆在足踝损伤中的应用　175

参考文献　176

第十二章　富血小板血浆与股骨头坏死　179

第一节　富血小板血浆在保髋治疗中的应用　180

第二节　富血小板血浆在治疗股骨头坏死中的研究和应用　181

参考文献　187

第十三章　富血小板血浆与脊柱损伤修复　189

第一节　富血小板血浆对退变椎间盘的修复作用　190

第二节　富血小板血浆对脊柱融合的作用　193

参考文献　199

第十四章　富血小板血浆与整形和美容　203

第一节　富血小板血浆与皮肤屏障　204

第二节　富血小板血浆在创伤修复与瘢痕预防中的应用　213

第三节　富血小板血浆在皮片和皮瓣转移中的应用　229

第四节　富血小板血浆在年轻化中的应用　　　　　　　　　234

第五节　富血小板血浆在毛发再生中的应用　　　　　　　　244

第六节　富血小板血浆在会阴整形中的应用　　　　　　　　250

第七节　富血小板血浆在整形美容外科其他方面的应用　　　255

第八节　富血小板血浆与相关技术的联合应用　　　　　　　259

第九节　富血小板血浆与脂肪移植联合应用　　　　　　　　270

第十节　富血小板血浆应用的展望　　　　　　　　　　　　277

参考文献　　　　　　　　　　　　　　　　　　　　　　　282

第十五章　富血小板血浆在口腔颌面外科的应用　　　293

第一节　富血小板血浆与口腔颌面外科　　　　　　　　　　294

第二节　临床研究　　　　　　　　　　　　　　　　　　　296

第三节　典型病例　　　　　　　　　　　　　　　　　　　302

第四节　基础研究　　　　　　　　　　　　　　　　　　　312

参考文献　　　　　　　　　　　　　　　　　　　　　　　314

第十六章　浓缩生长因子在整形美容及组织再生领域的临床应用　319

第一节　自体细胞活性物质的发展历程　　　　　　　　　　320

第二节　浓缩生长因子研究现状及前景　　　　　　　　　　320

第三节　浓缩生长因子分类、制备和活性血浆蛋白凝胶制备　322

第四节　浓缩生长因子组分分析及相关生物学效应　　　　　326

第五节　浓缩生长因子在美容抗衰领域的应用　　　　　　　330

第六节　浓缩生长因子在创面修复中的应用　　　　　　　　347

参考文献　　　　　　　　　　　　　　　　　　　　　　　356

第十七章　富血小板血浆与空鼻综合征　　　361

第一节　空鼻综合征　　　　　　　　　　　　　　　　　　362

第二节　富血小板血浆在治疗空鼻综合征中的应用　　　　　364

参考文献　　　　　　　　　　　　　　　　　　　　　　　366

第十八章　富血小板血浆与薄型子宫内膜不孕症　　367

　　第一节　薄型子宫内膜与不孕不育　　368

　　第二节　富血小板血浆在治疗薄型子宫内膜不孕症中的应用　　368

　　参考文献　　370

第十九章　富血小板血浆与疼痛　　373

　　第一节　传统镇痛方法　　374

　　第二节　富血小板血浆在疼痛治疗中的应用　　374

　　参考文献　　378

第二十章　富血小板血浆来源的外泌体和胞外囊泡　　381

　　第一节　富血小板血浆来源的胞外囊泡的生物学特性　　382

　　第二节　富血小板血浆来源的胞外囊泡的合成与分泌　　383

　　第三节　富血小板血浆来源的外泌体预防股骨头坏死的
　　　　　　实验研究　　386

　　第四节　富血小板血浆来源的外泌体促进慢性创面修复的
　　　　　　实验研究　　398

　　参考文献　　413

中英文对照索引　　417

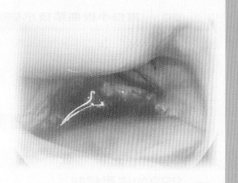

第一章

富血小板血浆概述

富血小板血浆（platelet-rich plasma, PRP）是指通过离心的方法从自体血中提取出来的血小板浓缩物（platelet concentrate）。由于PRP可以促进骨和软组织的修复，且来源于自体、无免疫排斥、制作简单，对机体损伤小，近20年来，PRP已经被应用在多种学科，如骨科、口腔颌面外科、心胸外科、神经外科、妇产科、眼科、耳鼻喉科、普通外科和整形美容科等。特别是在欧美国家，PRP应用已非常广泛。大量临床研究报道，应用PRP可以加快骨折愈合、促进创面修复、减少术中麻醉药剂量、减少术中出血和术后伤口渗出、减轻疼痛、减少术后并发症、缩短住院天数、促进术后功能恢复等。

第一节　富血小板血浆促进骨与软组织修复的机制

一、PRP的作用机制

PRP促进骨与软组织修复的主要机制在于血小板经活化后释放出的多种生长因子，如血小板源性生长因子（platelet-derived growth factor, PDGF）、转化生长因子-β（transforming growth factor-beta, TGF-β）、胰岛素样生长因子（insulin-like growth factor, IGF）、血管内皮生长因子（vascular endothelial growth factor, VEGF）和表皮生长因子（epidermal growth factor, EGF）等的调控作用，这些生长因子可以加速间充质干细胞（mesenchymal stem cell, MSC）的分化，促进成骨细胞和成纤维细胞的增殖，加快纤维蛋白与细胞外基质（extracellular matrix, ECM）的合成。

除了上述生长因子，PRP还含有高浓度的白细胞，如中性粒细胞、单核细胞和淋巴细胞。这些白细胞在机体的炎症反应和感染控制方面起着重要的作用。有体外研究发现，PRP可以抑制金黄色葡萄球菌（*Staphylococcus aureus*）和大肠杆菌（*Escherichia coli*）的生长。特别是PRP对甲氧西林敏感金黄色葡萄球菌（methicillin sensitive *Staphylococcus aureus*, MSSA）的抑制作用，其效果与庆大霉素和苯唑西林相当。此抗菌作用与PRP中所含白细胞有一定相关性。另外，PRP的pH值为6.5～6.7，呈酸性，对细菌生长也有抑制作用。PRP还含有很多种抑菌蛋白，如血小板因子4（platelet factor 4, PF-4）、T细胞激活性低分泌因子（reduced upon activation, normal T cell expressed and secreted factor, RANTES）、结缔组织活化肽（connective tissue activating peptide, CTAP）-3、血小板碱性蛋白（platelet basic protein, PBP）、胸腺素、纤维蛋白肽B（fibrinopeptide B, FP-B）和纤维蛋白肽A（fibrinopeptide A, FP-A）等，这些蛋白可以抑制细菌和真菌的生长。

二、PRP在组织修复过程中的作用

PRP含有的纤维蛋白在组织修复过程中也起着重要的作用。PRP经凝血酶激活之后，血浆中的纤维蛋白单体会聚合成纤维蛋白多聚体，形成网络状三维结构（见图1-1-1）。这种纤维蛋白立体结构有助于封堵破损的血管壁，收缩血管破口，防止受损组织进一步出血。其相当于一种生物支架，可以网罗细胞和血小板，有利于周围修复干细胞的爬行和附着。

基于PRP以上特性，国内外的一些公司生产出了专门的PRP制作仪器，使PRP的

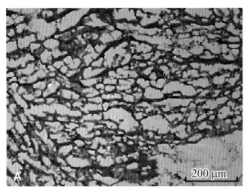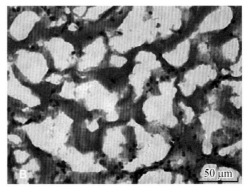

图1-1-1　PRP的纤维蛋白网状结构,可见附着的血小板和细胞(HE染色)

注: A. 为低倍镜下; B. 为高倍镜下。引自Xie X, Wang Y, Zhao C, et al. Comparative evaluation of MSCs from bone marrow and adipose tissue seeded in PRP-derived scaffold for cartilage regeneration[J]. Biomaterials, 2012, 3(29): 7008−7078.

制作更加简单安全,有助于PRP在临床上的应用和推广。

第二节　富血小板血浆的历史、发展和现状

一、PRP的历史和发展

　　PRP起始于血小板生长因子的发现,是由纤维蛋白胶(fibrin glue)发展而来的。纤维蛋白胶从自体或异体血浆中经过离心的方法提取出来,含有高浓度的纤维蛋白原,可以用来封闭创面和止血,加强创面收缩,促进伤口愈合。早期纤维蛋白胶大部分从血库里的异体血中提取。最早在1982年,Matras将纤维蛋白胶应用于颌面外科取得了良好的临床疗效。其后Matras及其同事将纤维蛋白胶制成商业产品Tissel(Immuno, Vienna, 奥地利),在欧洲市场应用较广,但这种商业产品的临床应用一直没有获得美国食品药品监督管理局(Food and Drug Administration, FDA)批准,因为纤维蛋白胶的应用无法避免异体间疾病的传播,如HIV、肝炎等。由于异体纤维蛋白胶的排异、制作过程复杂,以及自体纤维蛋白胶费用昂贵等因素,人们逐渐开始寻找和研究自体、简化、有更高疗效的替代物。

　　在20世纪70年代以前,血小板一直被认为只有凝血功能。1974年,Ross发现血小板激活后的上清液可加速细胞的有丝分裂,促进细胞增殖。1978年,Witte将这种能促进细胞增殖的因子命名为PDGF。随后的20年,血小板内的生长因子陆续被发现,如1983年的TGF-β,1989年的IGF-1,1993年的碱性成纤维生长因子(basic fibroblast growth factor, bFGF)，1998年的VEGF等。随着对血小板研究的逐渐深入，达成的共识是血小板中含有多种生长因子，可以用来促进组织修复。1990年左右，有学者将血小板浓缩液用来治疗慢性创面，获得了成功。这为之后PRP的广泛应用建立了良好的开端。

基于纤维蛋白胶的商业推广和临床应用，以及生长因子的发现和深入研究，将纤维蛋白胶与血小板生长因子相结合来修复组织损伤的PRP就应运而生了。与纤维蛋白胶相似，PRP也是用离心的方法从血中提取。血小板的α颗粒在血小板激活后能释放出大量的生长因子，早期对PRP生长因子的研究主要集中在PDGF和TGF-β这两个生长因子。将PRP植入创面，生长因子PDGF和TGF-β与周围修复细胞膜上的受体结合，通过信号转导至细胞核，促进细胞的增殖与分化。PDGF可促进骨细胞增殖，加快血管再生和增加巨噬细胞活性。TGF-β可促进成纤维细胞、前体成骨细胞和MSC的增殖，刺激创面纤维基质的沉积，抑制骨吸收。与纤维蛋白胶相比，PRP操作简单，来源于自体，无免疫排斥反应和疾病传播的可能。其中含有大量高浓度的生长因子在理论上支持PRP比纤维蛋白胶可更有效地促进骨与软组织的修复。

将PRP应用于临床上修复骨组织最早见于1997年Whitman和1998年Marx的研究报道。在Whitman的报道中，PRP与自体骨或异体骨相结合用于口腔颌面外科手术获得了良好的临床疗效。PRP的制作与手术同步进行，不增加手术时间，制作简单，无不良反应。另外，PRP凝胶可以在局部黏合移植骨颗粒，防止碎骨颗粒移位和流失。Marx对88名下颌骨缺损超过5 cm的患者进行随机对照研究。对照组为单纯骨移植，实验组为骨移植复合PRP。术后第2、4、6个月的X线片显示，对照组骨成熟指数分别为0.92、0.88和1.06，而实验组骨成熟指数分别为2.16、1.88和1.62，两组间差异有统计学意义（$P=0.001$）。术后6个月的组织形态学检测显示，PRP组的平均成骨面积为74.4%±11%，显著大于对照组的55.1%±8%（$P=0.005$）。实验结果显示PRP显著促进了骨再生，缩短了骨修复的过程。

从图1-2-1相关PRP历年发表文章的曲线可见，自1974年发现血小板中生长因子后，随后PRP的研究经历了一波高峰；至1998年左右，PRP临床应用于修复骨缺损和创面后，PRP受到越来越广泛的重视，关于PRP的研究开始逐年增多，发表文章的数量也逐年增多。随后，PRP的应用范围也越来越广。前期的研究主要集中在PRP修复骨与软组织。将PRP植入骨折区或骨缺损区加速骨愈合已获得广泛认可。另外，Bielecki将PRP经皮注射入骨不连区，实现了骨不连的完全愈合，并提出，这种微创方法有可能取代部分传统切开植骨手术。Yuan报道用PRP治疗骨髓炎也取得了良好疗效。他们认为，由于骨不连和骨髓炎病灶局部缺乏生长因子，无法启动愈合过程。PRP的加入提供了生长刺激因素，启动并加速了愈合。但PRP在这两方面的应用多为小样本病例报道，PRP治疗骨不连和骨髓炎的效果还有待大样本前瞻性随机双盲对照研究数据的支持。

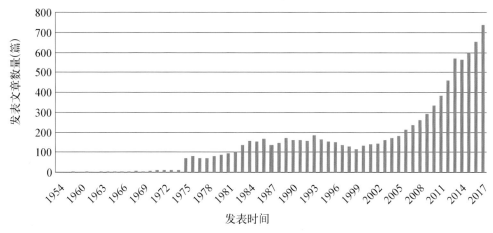

图 1-2-1　相关富血小板血浆（PRP）历年发表的文章

二、PRP 的应用现状

PRP 修复软组织创面，包括急性伤口和慢性伤口，在动物实验和临床治疗都显示了显著的修复效果。Kazakos 以 PRP 修复急性创面，包括开放性骨折、皮肤挫伤坏死和烧伤等，与传统换药相对照，在第 1、2、3 周，PRP 组创面的愈合速度均明显快于对照组（第 1 周 $P=0.003$，第 2 周 $P < 0.001$，第 3 周 $P < 0.001$）。PRP 组的平均愈合时间为 21.3 天，对照组为 40.6 天。PRP 对于急性伤口的修复明显好于传统方法。

大量的研究证实，PRP 在修复慢性难愈合伤口，效果尤其明显。在一项前瞻随机单盲的临床研究中，以 PRP 和安慰剂对照治疗经传统换药 8 周无生长迹象的慢性伤口，至第 8 周时，结果显示 PRP 组中有 81% 的患者伤口完全愈合，而对照组只有 15% 的愈合率（$P < 0.001$）。然后将对照组与 PRP 组患者交换治疗，所有的患者在平均 7.1 周后完全愈合。很多临床研究还发现，在 PRP 治疗慢性难愈合伤口的过程中，PRP 还能减少创面渗液，缓解疼痛，减少瘢痕。但这方面的机制目前尚未完全阐明。最近的研究发现，PRP 促进慢性创面的机制在于激活了 Erk-Akt 信号通路和 Yes 相关蛋白（yes-associated protein, YAP）。

PRP 修复软骨组织、肌腱韧带和慢性肌腱止点炎症（如网球肘、肩周炎、跖腱膜炎等）近几年逐渐发展起来，几乎成了最主要的治疗方法之一。软骨组织与肌腱韧带由于缺乏微血管网，生长因子供应不足，一旦受损后修复缓慢、愈合困难。PRP 为这类组织生长提供了丰富的生长因子。临床上已有很多研究将 PRP 与透明质酸（hyaluronic acid）或生理盐水作对照注射入膝关节腔治疗骨关节炎（osteoarthritis），发现 PRP 的疗效优于对照组。一些基础研究业已证实，PRP 可以促进软骨细胞的增殖和软骨基质的合成，刺激软骨形成，并减轻关节内炎症。在一项双盲随机对照研究中，PRP 与局部封闭对比治疗慢性网球肘，一年随访结果显示，PRP组有73%的患者视觉模拟疼痛评分（visual analog scores, VAS）下降25%，而局部封闭组只有49%的患者VAS评分下降25%（$P < 0.001$）。根据上肢功能障碍评定量表（disabilities of the arm, shoulder, and hand, DASH）评分，PRP组有73%的患者获得满意疗效，而局部封闭组为51%（$P=0.005$）。说明PRP的疗效要显著好于局部封闭，能更好地减轻疼痛，恢复功能。

PRP对于神经组织的修复也有促进作用，但目前此类研究还比较少。Takeuchi等通过PRP治疗脊髓损伤，发现PRP可促进脊髓组织的轴突生长，并认为这与PRP中IGF-1和VEGF有关。Ding以SD大鼠为模型，将PRP植入海绵体神经受损区，结果发现PRP可以促进神经再生，恢复阴茎勃起功能。在面神经修复研究中，PRP与神经细胞诱导的MSC的修复效果相似，并且两者合用效果更好。PRP在神经修复领域还被用来修复腕管综合征的神经卡压、桡神经断裂以及坐骨神经损伤。但目前还缺少大样本高级别临床研究的验证。神经再生一直是医学界的难题，特别是神经轴突在生长过程中的断端识别、通道重建，以及防止瘢痕形成和终末组织退化等问题至今未解决。PRP有加强神经细胞再生和防止瘢痕形成的作用，可能会为神经修复打开一个新的领域，这方面的研究相信在随后的几年内会越来越多。

PRP除在骨科领域内修复骨、创面、肌腱、韧带、软骨、神经以外，还被广泛应用在美容科，用于面部除皱、颞部凹陷填充、隆胸、乳房提升、痤疮瘢痕和秃发等。近几年，还有学者将PRP用于治疗薄型子宫内膜不孕症、性功能障碍、空鼻综合征、脑瘫等多种难治性疾病。

第三节　富血小板血浆的制作方法

早期的PRP是用细胞分离仪制取的，需要抽血400～450 ml，分离提取出富血小板层后，其余成分再回输体内。这种设备体积较大，抽血量多，对环境和技术要求高，费用也比较昂贵，必须在对患者进行生命体征的监控下由麻醉师来制作，不利于PRP的应用和推广。

随后，专门制作PRP的设备迅速发展，生产这些PRP设备的公司主要集中在欧美国家，如Cytomedix公司的AutoGel System, Harvest Technologies公司的SmartPReP APC+System, Depuy公司的Symphony Ⅱ血小板浓缩系统（platelet Concentrate system）和Biomet公司的GPS System等10余种；国内有威高公司的富血小板血浆制备套装。这些专业设备使PRP的制作变得简便、安全和快捷，大大推动了PRP的临床应用。一般需抽血30～60 ml即可，全部制作时间在30 min左右。由于设备体积小、操作简单，医生在门诊室即可以制作应用。

在没有专门PRP制作设备的医院或诊所，也可以手工制作PRP。无论是机器还是手工，PRP的制作原理是相似的：即根据全血中各种成分的沉降系数不同，利用离心的方法提取血小板。血液在离心过程中，由于红细胞沉降速度最快，离心后沉入试管底部，上清液在最上层，中间即为血小板层。白细胞和血小板沉降速度相似，也集中在血小板层。去除红细胞和部分上清液［即贫血小板血浆（platelet-poor plasma, PPP）］，剩下的则为PRP（见图1-3-1）。

目前，PRP的制作方法还没有统一的标准。有一次离心法、二次离心法以及全自动程序控制的多次离心法。在离心过程中，离心力、离心时间和离心次数这三要素都起着重要的作用。不同的离心力、离心时间或者离心次数制作出来的PRP中血小板浓度、活性、回收率都有显著差异。

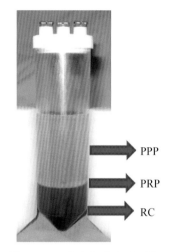

图1-3-1　全血经离心后，最下层为红细胞层（RC），最上层为上清液（PPP），中间为PRP

第四节　富血小板血浆研究中存在的问题

一、名称不统一

随着对PRP研究的深入，很多学者对PRP这一名称提出了异议，认为现在的PRP与早些年传统的PRP不一样，非输血用的异体血小板浓缩液，所以有必要强调自体（autologous），如自体血小板浓缩液（autologous platelet concentrate, APC）。另外，PRP中不仅含有血小板，还含有高浓度的白细胞、纤维蛋白等有效成分。PRP在使用时常与凝血酶混合后形成凝胶状（gel），而非血浆状态等，这些情况导致目前关于富血小板血浆的名称和简称相当混杂，如血小板浓缩物、富血小板浓缩液（platelet-rich concentrate, PRC）、血小板凝胶（platelet gel, PG）、富血小板纤维蛋白（platelet-rich fibrin, PRF）和血小板-白细胞凝胶（platelet-leukocyte gel, PLG）等。另外，根据PRP中成分比例不同，有学者提出了PRP的分类，分为富白细胞富血小板血浆（leukocyte-platelet rich plasma, L-PRP）和贫白细胞富血小板血浆（pure-platelet rich plasma, P-PRP）等。名称的混乱不利于文献的研究对比，尽快确定一个精确、通用的名称非常必要。到目前为止，PRP这一名称还是被大多数学者所使用和认可。PubMed对富血小板血浆采纳的Mesh词也是platelet-rich plasma。

二、PRP的适应证和禁忌证

PRP应用的适应证非常广泛,几乎所有部位的软组织创面、骨折骨缺损,以及骨髓炎都能应用。到目前为止还未见PRP应用后出现严重不良反应的报道。由于PRP为血制品,所以相关的血液性疾病如血小板功能障碍、严重贫血以及血源性感染应被视为PRP应用的相对禁忌证。

目前,PRP凝胶大多数是用牛凝血酶混合PRP凝固而成的。临床上一般以双注射器喷枪系统同时将PRP与凝血酶喷射至创面(见图1-4-1)。局部应用牛凝血酶有可能产生凝血因子V和凝血因子XI抗体,导致人体内凝血因子V和凝血因子XI缺乏,从而引发严重的凝血功能障碍。有局部应用牛凝血酶导致患者死亡的报道。虽然这种并发症发生的概率很小,但应该引起重视。不过,在PRP的相关文献中,至今未见PRP凝胶导致患者凝血功能障碍的报道。

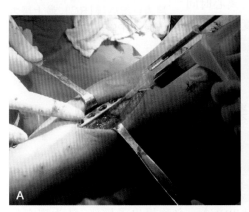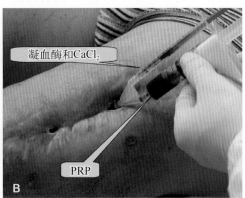

图1-4-1 A.～B. 双注射器喷枪系统将PRP与凝血酶同时喷出至骨折断端、窦道内

鉴于牛凝血酶的局部应用导致凝血因子V减少从而引发严重凝血功能障碍的可能性,Dohan提出了改进PRP的方案,即在PRP的制作过程中不添加任何制剂,包括抗凝剂和凝血酶。抽取全血后迅速离心,全血在离心过程中依靠自身的凝血因子凝成胶状;离心后,用剪刀剪去上段的上清液和下段的红细胞,中间即为PRF(见图1-4-2),作者称之为第二代PRP(a second-generation platelet concentrate)。PRF在口腔颌面外科应用较广泛。但由于其一次离心后,形状较为固定,体积较小,制作后即成为管状凝胶,在骨和软组织损伤中的应用并不太适合,因而在骨科领域的应用并不多。

三、PRP制作方法的多样性

如前所述,目前制作PRP的设备有很多种,制作出的PRP所含血小板、白细胞等成

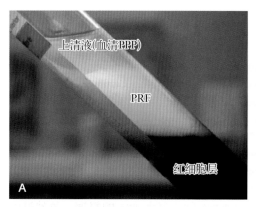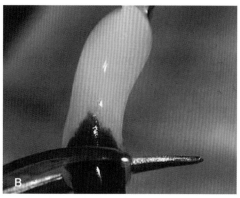

图1-4-2　PRF的制作

注：A. 在离心的过程中，血液通过自身的凝血因子凝成胶状；B. 用剪刀剪去红细胞层和上清液层，剩下即为PRF。引自Dohan DM, Choukroun J, Diss A, et al. Platelet-rich fibrin (PRF): a second-generation platelet concentrate. Part I: technological concepts and evolution[J]. Oral Surg Oral Med Oral Pathol Oral Radiol Endod, 2006, 101(3): e37-e44.

分的浓度并不相同。不同浓度的成分将显著影响PRP的作用。除了PRP设备的不同，PRP制作方法更是千差万别。在一些文献报道中，PRP被证实无效，甚至对组织的修复起抑制作用，这可能与PRP的制作设备和制作方法有关，制作出的PRP可能并不是有效的PRP。这一点在阅读文献的时候要注意鉴别。

四、应用前景

PRP修复骨与软组织的疗效逐渐得到了公认。随着PRP制作设备的自动化和智能化，PRP的制作将越来越简单，PRP的应用也会越来越方便，应用范围也会越来越广泛。

对于慢性皮肤溃疡、糖尿病足和韧带软骨损伤等这一类难愈合的疾病，临床上往往投入大量人力、物力但疗效不佳，PRP在这类组织的修复上显示了独特的优势和疗效。随着对PRP作用机制研究的深入和临床应用范围的扩大，PRP的优势将会被更好地开发出来。

另外，随着研究的深入，不同疾病所需的PRP成分可能也不尽完全相同。未来PRP的应用，将根据不同患者的不同疾病制作个性化的PRP，相信会获得更好的疗效。

（袁　霆，常　毅）

------------------------------ 参 考 文 献 ------------------------------

［ 1 ］ Akeda K, An HS, Okuma M, et al. Platelet-rich plasma stimulates porcine articular chondrocyte proliferation and matrix biosynthesis[J]. Osteoarthritis Cartilage, 2006, 14(12): 1272-1280.

［ 2 ］ Anitua E, Sanchez M, Nurden AT, et al. New insights into and novel applications for platelet-rich fibrin therapies[J]. Trends Biotechnol, 2006, 24(5): 227-234.

［ 3 ］ Babbush CA, Kevy SV, Jacobson MS. An *in vitro* and *in vivo* evaluation of autologous platelet concentrate in oral reconstruction[J]. Implant Dent, 2003, 12(1): 24-34.

［ 4 ］ Banks RE, Forbes M, Kinsey S, et al. Release of the angiogenic cytokine vascular endothelial growth factor (VEGF) from platelets: significance for VEGF measurements and cancer biology[J]. Br J Cancer, 1998, 77(6): 956-964.

［ 5 ］ Bielecki TM, Gazdzik TS, Arendt J, et al. Antibacterial effect of autologous platelet gel enriched with growth factors and other active substances: an *in vitro* study[J]. J Bone Joint Surg Br, 2007, 89(3): 417-420.

［ 6 ］ Brunner G, Nguyen H, Gabrilove J, et al. Basic fibroblast growth factor expression in human bone marrow and peripheral blood cells[J]. Blood, 1993, 81(3): 631-638.

［ 7 ］ Butcher A, Milner R, Ellis K, et al. Interaction of platelet-rich concentrate with bone graft materials: an in vitro study[J]. J Orthop Trauma, 2009, 23(3): 195-200. discussion 1-2.

［ 8 ］ Chen FM, Shelton RM, Jin Y, et al. Localized delivery of growth factors for periodontal tissue regeneration: role, strategies, and perspectives[J]. Med Res Rev, 2009, 29(3): 472-513.

［ 9 ］ Cieslik-Bielecka A, Gazdzik TS, Bielecki TM, et al. Why the platelet-rich gel has antimicrobial activity[J]. Oral Surg Oral Med Oral Pathol Oral Radiol Endod, 2007, 103(3): 303-305.

［10］ Ding XG, Li SW, Zheng XM, et al. The effect of platelet-rich plasma on cavernous nerve regeneration in a rat model[J]. Asian J Androl, 2009, 11(2): 215-221.

［11］ Dohan DM, Choukroun J, Diss A, et al. Platelet-rich fibrin (PRF): a second-generation platelet concentrate. Part I: technological concepts and evolution[J]. Oral Surg Oral Med Oral Pathol Oral Radiol Endod, 2006, 101(3): e37-e44.

［12］ Dohan Ehrenfest DM, Rasmusson L, Albrektsson T. Classification of platelet concentrates: from pure platelet-rich plasma (P-PRP) to leucocyte- and platelet-rich fibrin (L-PRF) [J]. Trends Biotechnol, 2009, 27(3): 158-167.

［13］ Everts PA, van Zundert A, Schonberger JP, et al. What do we use: platelet-rich plasma or platelet-leukocyte gel[J]. J Biomed Mater Res A, 2008, 85(4): 1135-1136, 1165.

［14］ Ganio C, Tenewitz FE, Wilson RC, et al. The treatment of chronic nonhealing wounds using autologous platelet-derived growth factors[J]. J Foot Ankle Surg, 1993, 32(3): 263-268.

［15］ Griffin XL, Smith CM, Costa ML. The clinical use of platelet-rich plasma in the promotion of bone healing: a systematic review[J]. Injury, 2009, 40(2): 158-162.

［16］ Guo SC, Tao SC, Yin WJ, et al. Exosomes derived from platelet-rich plasma promote the re-epithelization of chronic cutaneous wounds via activation of YAP in a diabetic rat model[J]. Theranostics, 2017, 7(1): 81-96.

［17］ Kazakos K, Lyras D, Verettas D, et al. The use of autologous PRP gel as an aid in the management of acute trauma wounds[J]. Injury, 2009, 40(8): 801−805.

［18］ Konya D, Gercek A, Akakin A, et al. The effects of inflammatory response associated with traumatic spinal cord injury in cutaneous wound healing and on expression of transforming growth factor-beta1 (TGF-beta1) and platelet-derived growth factor (PDGF)-A at the wound site in rats[J]. Growth Factors, 2008, 26(2): 74−79.

［19］ Korobelnik JF, Hannouche D, Belayachi N, et al. Autologous platelet concentrate as an adjunct in macular hole healing: a pilot study[J]. Ophthalmology, 1996, 103(4): 590−594.

［20］ Liu Y, Kalén A, Risto O, et al. Fibroblast proliferation due to exposure to a platelet concentrate in vitro is pH dependent[J]. Wound Repair Regen, 2002, 10(5): 336−340.

［21］ Marx RE, Carlson ER, Eichstaedt RM, et al. Platelet-rich plasma: Growth factor enhancement for bone grafts[J]. Oral Surg Oral Med Oral Pathol Oral Radiol Endod, 1998, 85(6): 638−646.

［22］ Marx RE. Platelet-rich plasma: evidence to support its use[J]. J Oral Maxillofac Surg, 2004, 62(4): 489−496.

［23］ Matras H. The use of fibrin sealant in oral and maxillofacial surgery[J]. J Oral Maxillofac Surg, 1982, 40(10): 617−622.

［24］ Mishra A, Woodall J Jr, Vieira A. Treatment of tendon and muscle using platelet-rich plasma[J]. Clin Sports Med, 2009, 28(1): 113−125.

［25］ Papli R, Chen S. Surgical treatment of infrabony defects with autologous platelet concentrate or bioabsorbable barrier membrane: a prospective case series[J]. J Periodontol, 2007, 78(1): 185−193.

［26］ Parsons P, Butcher A, Hesselden K, et al. Platelet-rich concentrate supports human mesenchymal stem cell proliferation, bone morphogenetic protein-2 messenger RNA expression, alkaline phosphatase activity, and bone formation in vitro: a mode of action to enhance bone repair[J]. J Orthop Trauma, 2008, 22(9): 595−604.

［27］ Peerbooms JC, Sluimer J, Bruijn DJ, et al. Positive effect of an autologous platelet concentrate in lateral epicondylitis in a double-blind randomized controlled trial: platelet-rich plasma versus corticosteroid injection with a 1-year follow-up[J]. Am J Sports Med, 2010, 38(2): 255−262.

［28］ Ross R, Glomset J, Kariya B, et al. A platelet-dependent serum factor that stimulates the proliferation of arterial smooth muscle cells in vitro[J]. Proc Natl Acad Sci U S A, 1974, 71(4): 1207−1210.

［29］ Shen L, Yuan T, Chen S, et al. The temporal effect of platelet-rich plasma on pain and physical function in the treatment of knee osteoarthritis: systematic review and meta-analysis of randomized controlled trials[J]. J Orthop Surg Res, 2017, 12(1): 16.

［30］ Silver FH, Wang MC, Pins GD. Preparation and use of fibrin glue in surgery[J]. Biomaterials, 1995, 16(12): 891−903.

［31］ Sun Y, Feng Y, Zhang CQ, et al. The regenerative effect of platelet-rich plasma on healing in large osteochondral defects[J]. Int Orthop, 2010, 34(4): 589−597.

［32］ Takeuchi M, Kamei N, Shinomiya R, et al. Human platelet-rich plasma promotes axon growth in brain-spinal cord coculture[J]. Neuroreport, 2012, 23(12): 712−716.

［33］ Tang YQ, Yeaman MR, Selsted ME. Antimicrobial peptides from human platelets[J]. Infect

Immun, 2002, 70(12): 6524-6633.

[34] Werner S, Grose R. Regulation of wound healing by growth factors and cytokines[J]. Physiol Rev, 2003 J, 83(3): 835-870.

[35] Whitman D, Berry R, Green D. Platelet gel: an autologous alternative to fibrin glue with applications in oral and maxillofacial surgery[J]. J Oral Maxillofac Surg, 1997, 55(11): 1294-1299.

[36] Witte LD, Kaplan KL, Nossel HL, et al. Studies of the release from human platelets of the growth factor for cultured human arterial smooth muscle cells[J]. Circ Res, 1978, 42(3): 402-409.

[37] Xie X, Wang Y, Zhao C, et al. Comparative evaluation of MSCs from bone marrow and adipose tissue seeded in PRP-derived scaffold for cartilage regeneration[J]. Biomaterials, 2012, 33(29): 7008-7018.

[38] Yuan T, Guo SC, Han P, et al. Applications of leukocyte- and platelet-rich plasma (L-PRP) in trauma surgery[J]. Curr Pharm Biotechno, 2012, 13(7): 1173-1184.

[39] Yuan T, Zhang C, Zeng B. Treatment of chronic femoral osteomyelitis with platelet-rich plasma (PRP): a case report[J]. Transfus Apher Sci, 2008, 38(2): 167-173.

[40] Yuan T, Zhang CQ, Tang MJ, et al. Autologous platelet-rich plasma enhances healing of chronic wounds[J]. Wounds, 2009, 21(10): 280-285.

[41] Yuan T, Zhang CQ, Wang JH. Augmenting tendon and ligament repair with platelet-rich plasma (PRP)[J]. Muscles Ligaments Tendons J, 2013, 3(3): 139-149.

[42] 常亚杰,张晓莉,杨星,等.富血小板血浆促子宫内膜增殖对妊娠结局的影响[J].实用妇产科杂志,2016,32(6):445-449.

[43] 程飚,刘宏伟,唐建兵,等.自体富血小板血浆促进美容外科伤口愈合的临床观察[J].中国输血杂志,2011,24(4):282-284.

[44] 谢雪涛,陈云丰,张长青.富血小板血浆修复关节软骨损伤临床研究进展[J].国际骨科学杂志,2013,34(6):393-395.

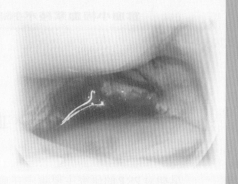

第二章

富血小板血浆的成分和作用

富血小板血浆（PRP）中最主要的成分是血小板、白细胞和纤维蛋白。PRP在使用中可以是液态的，便于注射，如膝关节注射、网球肘痛点注射等。PRP也可以与凝血酶合用，激活后凝成胶状，便于黏附骨块、填塞创口、覆盖创面和防止生长因子流失。PRP如与凝血酶合用，血小板会被迅速激活，10 min内即开始释放生长因子，1 h内能释放出95%的生长因子。这些生长因子与周围修复细胞上的受体结合，经过信号通路传至细胞核，刺激细胞增殖和分化。不过，由于血小板活化后释放出的生长因子种类较多，生长因子的作用方式，特别是生长因子之间的相互作用机制目前仍未完全阐明。

第一节　血小板和生长因子

早期对PRP的研究主要集中在血小板和生长因子。近十年,随着研究的深入,白细胞和纤维蛋白的作用被逐渐重视起来。由于白细胞与血小板在离心时沉降速度相近,在制作PRP的离心过程中,白细胞和血小板沉降几乎在同一层面,所以PRP中含有高浓度的白细胞,有报道称PRP中白细胞浓度为(30 130 ± 12 500)/μl。近几年,PRP中白细胞的作用逐渐受到重视,由于白细胞对人体的免疫功能及在骨折后的骨愈合中起着非常重要的作用,有作者甚至提出比PRP更精确的术语应该是富血小板-白细胞血浆(platelet-leukocyte-rich plasma, PLRP)。

纤维蛋白在血小板激活→聚集→形成胶状过程中发挥着关键作用。纤维蛋白可以形成一个三维的网状结构,包裹血小板和白细胞,防止其流失,为修复细胞的爬行提供支架。根据PRP制作方法的不同,PRP中纤维蛋白形成的三维结构是不一样的,在组织修复中的作用也不尽相同。

在最初的生长因子等分泌后,7天内血小板继续从其mRNA储备中合成更多的细胞因子和生长因子,超过1 000种不同的蛋白质和微颗粒、外泌体(exosome)等分泌到周围介质中,对不同细胞类型(肌细胞、肌腱细胞、不同来源的MSC、软骨细胞、成骨细胞、成纤维细胞和内皮细胞)有旁分泌效应,促进细胞增殖,刺激血管生成和细胞迁移,促进组织再生。血小板也分泌抗菌肽,具有抗菌作用;其他作用包括抗炎和镇痛等。白细胞也可以分泌生长因子如PDGF、VEGF等,中性粒细胞可以释放基质金属蛋白酶(matrix metalloproteinase, MMP)-9、白细胞介素(interleukin, IL)-1、单核细胞释放IL-1等。

一、血小板

1. 血小板的结构

血小板是哺乳动物血液中的有形成分之一,它有质膜而没有细胞核结构,一般呈圆形,体积小于红细胞和白细胞。人的血小板平均直径2 ～ 4 μm,厚度0.5 ～ 1.5 μm,平均体积7 μm³,由骨髓造血组织中的巨核细胞产生。血小板具有特定的形态结构和生化组成,在正常血液中有较恒定的数量(如人的血小板计数为$100×10^9$/L ～ $300×10^9$/L),在止血、伤口愈合、炎症反应、血栓形成及器官移植排斥等生理和病理过程中有重要作用。

血小板内散在着两种颗粒,即α颗粒和致密颗粒。α颗粒内容物是中等电子密度,有的颗粒中央还有电子密度较高的芯。α颗粒中含纤维蛋白原、PF-4、组织蛋白酶

A和D、酸性水解酶等。致密颗粒内容物电子密度极高,含有5-羟色胺、腺苷二磷酸(adenosine diphosphate, ADP)、腺苷三磷酸(adenosine triphosphate, ATP)、钙离子、肾上腺素、抗血纤维蛋白酶、焦磷酸等。另外,在血小板中还存有线粒体、糖原颗粒等。

2. 血小板的作用

正常情况下,血液中流动的血小板是没有黏性,也不相互聚集成团。当血管壁破损时,血小板迅速定位于应当形成止血栓的位置,并与破损血管内皮暴露出来的胶原纤维和基膜结合,快速黏附到血管壁上,随后血小板被活化及发生聚集,同时释放出多种促凝血物质,如血小板因子和糖蛋白Ⅰb、Ⅱb/Ⅲa、血小板活化因子(platelet activating factor, PAF)等,前者是凝血过程的始动因子,后者是血小板黏附与聚集的关键,其中PAF是最有效的血小板凝聚剂。在这些促凝血物质的作用下,血小板在破损血管处形成白色的血小板栓子,堵住出血口,完成以血小板为主的初期止血。就在初期止血发生的同时,破损血管处血液中几种凝血因子相继发生瀑布式的激活反应,形成凝血酶催化可溶性纤维蛋白原转变成不溶性纤维蛋白并交织成网,将血细胞和血浆网罗其中,形成较牢固的止血栓堵塞伤口;最后在Ca^{2+}的作用下,血小板内的微丝收缩,使止血栓成为更加坚实的塞子。至此整个止血过程完成。

PRP中血小板最重要的作用是其对组织的修复作用。实验证明,血小板通过黏附于血管壁和插入内皮细胞之间或并入内皮细胞的细胞质中修复血管内皮,保持内皮的完整性。实验证实,把同位素标记的血小板输给血小板减少症动物,发现标记物沉着到毛细血管内皮上。若输入没有血小板的标记血浆,则毛细血管内皮处找不到标记物。血小板还可以使供移植用的肾脏等脏器保存得更好。这些都证明血小板对保持血管内皮的健全以及对内皮的修复具有重要作用。血小板在血管生成方面也具有重要作用,可通过其释放的VEGF、bFGF等血管生成调节因子以及血小板表面的膜受体促进血管再生。

血小板除具有上述凝血和细胞修复的功能外,它还具有辅助、调控炎症和免疫反应的功能。血小板可通过调节其表面黏附及免疫受体的表达,调节多种产物(包括能够介导白细胞间相互作用、加速它们招募介质和细胞因子)的释放从而发挥上述功能。利用其生物学特点参与炎症反应,如吞噬病原体,其聚集在病原体周围防止病原体扩散,吸引吞噬细胞集中在炎症区,释放杀菌物质(溶菌酶等),参与组织损伤与修复反应。活化的血小板可表达IL-1,调节单核细胞或巨噬细胞的活性,以及调节其他能够与血小板黏附的细胞活性。IL-1可促进中性粒细胞、单核细胞、嗜酸性粒细胞、嗜碱性粒细胞黏附于内皮细胞;吸引白细胞向炎症区域游走,促进粒细胞内超氧阴离子合成和脱颗粒。另外,活化的血小板表面表达P-选择素(CD62),后者与单核细胞及中性粒细胞上的相应受体PSGL-1相互作用,使血小板聚集在这些细胞周围,从而增加这些细胞与内皮细胞的黏附。研究发现,细菌可通过整合素(integrin)-Iib-3介导刺激血小板激活和聚集。总之,血小板在机体炎症过程中起着聚集、释放、传导、直接杀灭等至关重要的作用,与整个机体的炎症网络连为一体,从而发挥多方面的作用。

二、生长因子

血小板在PRP中起着主要的修复作用,其理论基础在于血小板分泌的生长因子,如PDGF、TGF-β、VEGF、EGF和IGF等。这些生长因子主要存在于血小板的α颗粒中,当血小板被激活后,血小板的α颗粒和细胞膜融合,即血小板发生脱颗粒作用,生长因子从血小板中的α颗粒大量释放,一些生长因子如PDGF、TGF-β,在结合组蛋白和碳水化合物侧链后转化为活性状态。同时PRP形成一种三维的、具有生物相容性的纤维蛋白支架,随后这些活性蛋白通过内分泌、自分泌、旁分泌等方式作用于靶细胞,包括间充质细胞、成骨细胞、成纤维细胞、动脉平滑肌细胞、上皮细胞、软骨细胞、神经细胞等,与其表面的跨膜受体结合,进而激活细胞内的信号转导途径,引起基因序列的表达,诱导mRNA转录,合成组织再生过程所需的各种蛋白,指导细胞增殖、基质合成、类骨样物质产生、胶原合成等,从而促进组织的修复。

1. PDGF

PDGF最早在血小板中发现,是一种耐热、耐酸、易被胰蛋白酶水解的阳离子多肽,它是最早出现在骨折部位的生长因子之一,作为一种促进有丝分裂和生物趋化因子,可在创伤骨组织中高效表达,使成骨细胞趋化、增殖,并且增加胶原蛋白合成的能力,促进破骨细胞的吸收作用,从而促进骨形成。另外,PDGF还可促进成纤维细胞的增殖分化,促进组织重塑。

2. TGF-β

TGF-β是由2条链组成的多肽,它以旁分泌和(或)自分泌的形式作用于成纤维细胞和前成骨细胞,刺激成骨细胞和前成骨细胞的增殖及胶原纤维合成,作为趋化因子将骨祖细胞吸收到损伤处骨组织,抑制破骨细胞的形成和吸收。TGF-β还可以调控ECM合成,对中性粒细胞和单核细胞有趋化作用,介导局部的炎症反应。

3. VEGF

VEGF为二聚体糖蛋白,是通过自分泌或旁分泌与血管内皮细胞表面受体结合,促进内皮细胞增殖,诱导新生血管的形成和建立,为骨折端供氧,提供营养物质,运输代谢废物,为局部骨再生及代谢提供有利的微环境。然后,在VEGF的作用下,成骨细胞分化碱性磷酸酶活性增强,局部钙盐沉积,促进骨折愈合。另外,VEGF通过改善骨折周围软组织的血供促进软组织修复,间接促进骨折愈合,与PDGF有相互促进作用。

4. EGF

EGF是一种强有力的细胞分裂促进因子,刺激体内多种类型组织细胞的分裂和增殖,同时促进基质合成和沉积,促进纤维组织形成,并继续转变为骨以替代骨组织形成。EGF参与骨折修复的另一因素是它能激活磷脂酶A,从而促进上皮细胞释放花生四烯酸,通过调节环氧化酶和脂氧化酶的活性而促进前列腺素合成,而前列腺素早期具有骨吸收和后期骨形成的双重作用。由此可见,EGF参与骨折的愈合过程,并能加速骨折愈合。另外,EGF能促进表皮细胞、成纤维细胞和内皮细胞增殖,诱导内皮细胞向创面迁移。

5. IGF-1

IGF-1是单链多肽,与骨骼中的受体结合发生受体自身磷酸化后激活酪氨酸蛋白酶,促使胰岛素受体底物磷酸化,从而调节细胞的生长、增殖和代谢,它能刺激成骨细胞和前成骨细胞,促进软骨和骨基质形成。另外,通过介导作用调节成骨细胞和破骨细胞的分化形成及其功能活性,在骨改建偶联中发挥重要作用。此外,IGF也是创面修复的重要因子之一,是成纤维细胞进入细胞周期的促进因子,刺激成纤维细胞的分化及合成。

三、PRP中含有的生长因子的作用

已有多种研究证实,多种生长因子联合应用,对软组织和骨组织的修复效果明显好于单一生长因子(见表2-1-1)。PRP是自体血的浓缩物,其中所含的各种生长因子浓度比例接近于体内正常的比例,各生长因子之间有最好的协同促进作用。

表2-1-1　PRP中含有的生长因子的作用

生长因子	主要来源	作用		
		促分裂增殖	趋化性迁移	促合成和分泌
PDGF	血小板、巨噬细胞、内皮细胞、成纤维细胞、骨细胞	成纤维细胞、平滑肌细胞	中性粒细胞、巨噬细胞、成纤维细胞、平滑肌细胞	成纤维细胞和平滑肌细胞(胶原、纤维连接蛋白、透明质酸)
TGF-β	血小板、巨噬细胞、成纤维细胞、骨细胞	成纤维细胞、骨细胞(抑制淋巴细胞、内皮细胞)	血小板、巨噬细胞、成纤维细胞	成纤维细胞(纤维连接蛋白、胶原、蛋白酶抑制剂)、骨细胞(基质)
EGF	血小板	上皮细胞、成纤维细胞、内皮细胞	上皮细胞	成纤维细胞(胶原酶)
VEGF	血管内皮细胞、平滑肌细胞、巨噬细胞、骨细胞、神经细胞、骨髓间质细胞、心肌细胞	内皮细胞、成骨细胞、破骨细胞、神经干细胞	内皮细胞、成骨细胞、软骨细胞、肿瘤细胞、中性粒细胞、单核细胞	内皮细胞(骨形态发生蛋白、血浆纤溶酶原激活物抑制剂、间质蛋白酶、胶原酶)、神经细胞(基质金属蛋白酶)、成骨细胞(碱性磷酸酶)

（续表）

生长因子	主要来源	作　用		
		促分裂增殖	趋化性迁移	促合成和分泌
IGF-1、IGF-2	肝细胞、肌细胞、软骨细胞、骨细胞	原胚层细胞		成纤维细胞（胶原）、骨细胞（骨基质）、软骨细胞（软骨基质）
FGF	成纤维细胞、血管内皮细胞、平滑肌细胞、肾上腺皮质细胞、星形胶质细胞、骨细胞、肿瘤细胞	内皮细胞、角质细胞、骨细胞、软骨细胞、神经细胞	内皮细胞、成纤维细胞	成纤维细胞、平滑肌细胞（胶原、纤维连接蛋白、胶原酶）、内皮细胞（纤溶酶原活化剂）、骨细胞和软骨细胞（骨和软骨基质）
NGF	神经膜细胞、成纤维细胞	神经细胞		神经细胞
TNF	巨噬细胞	抑制：肿瘤细胞和内皮细胞	中性粒细胞	抑制成纤维细胞（胶原）和软骨细胞（蛋白多糖）
KGF	角质细胞、成纤维细胞	上皮细胞	上皮细胞	上皮细胞（角质蛋白）

注：FGF（成纤维细胞生长因子，fibroblast growth factor）；NGF（神经生长因子，nerve growth factor）；TNF（肿瘤坏死因子，tumor necrosis factor）；KGF（角质细胞生长因子，keratinocyte growth factor）。引自 Marx RE, Carlson ER, Eichstaedt RM, et al. Platelet-rich plasma: Growth factor enhancement for bone grafts[J]. Oral Surg Oral Med Oral Pathol Oral Radiol Endod, 1998, 85(6): 638−646.

第二节　白细胞、纤维蛋白和其他成分

一、白细胞

白细胞是一类无色有核球形的血细胞，能做变形运动，参与机体的免疫和防御功能。正常成年人白细胞计数是 $(4 \sim 10) \times 10^9/L$，在每天不同的时间和机体不同的功能状态下，白细胞计数在血液中有较大范围变化。PRP 含有多种高浓度的白细胞，如中性粒细胞、单核细胞和淋巴细胞。白细胞既可以帮助机体清除局部病原体，大大增强局部抗感染的能力，又可以帮助机体清除局部的坏死组织，明显加快局部损伤组织修复的速度，从两方面有力地促进局部损伤组织的修复。另外，白细胞受血小板分泌的生长因子趋化,本身还可分泌生长因子直接参与组织修复。

1. 中性粒细胞

中性粒细胞在血液的非特异性细胞免疫系统中起着十分重要的作用,它处于机体抵御微生物病原体,特别是化脓性细菌入侵的第一线。中性粒细胞膜上有趋化因子受体,当炎症发生时,它们被趋化性物质吸引到炎症部位,接触细菌形成含有异物的吞噬体或吞噬泡,然后产生大量的过氧化物及超氧化物等细胞毒性效应分子,对细菌进行杀灭。

2. 单核细胞

第二类白细胞为单核细胞,占血液中白细胞数的4% ～ 8%,是体积最大的白细胞,呈圆球形,直径为14 ～ 20 μm。单核细胞内含有更多的非特异性脂酶,并且具有更强的吞噬作用,能消灭入侵机体的病原微生物和异物,消除机体衰老病变的细胞,参与调节免疫应答。激活了的单核细胞能生成并释放多种细胞毒素、干扰素和IL,参与机体防御机制,还产生一些能促进内皮细胞和平滑肌细胞生长的因子。

3. 淋巴细胞

淋巴细胞是免疫细胞中的一大类,它们在免疫应答过程中起着核心作用,与其他白细胞共同组成保护屏障。但白细胞在PRP中是如何代谢,与周围组织如何作用,这些机制仍不清楚。

二、纤维蛋白

纤维蛋白在Dohan和Choukroun提出了第二代PRP,即PRF后,其重要性开始被重视起来。Dohan认为,从静脉抽取血液后不需要加抗凝剂,直接离心,血液在离心过程中自然凝固,这个过程与体内凝血过程相似,是一个慢聚合反应,纤维蛋白能产生一个合适的三维结构,有利于生长因子的分泌和组织的修复。而添加凝血酶的凝固过程是一个快聚合反应,纤维蛋白产生的三维结构不是PRF,而是富血小板血浆凝胶(platelet-rich plasma gel, PRPG)。PRPG与PRF之间在生长因子代谢、组织修复方面有显著差异。

三、其他

PRP中除了血小板、白细胞、纤维蛋白以外,还有很多其他成分,如纤维连接蛋白(fibronectin)、血小板反应蛋白(thrombospondin, TSP)、骨连接蛋白(osteonectin)、玻连蛋白(vitronectin)等。

1. 纤维连接蛋白

由于纤维连接蛋白对外周血中的单核、巨噬细胞具有化学趋动作用,可吸引单核细胞和巨噬细胞聚集于创伤区域,刺激单核细胞释放FGF,促进成纤维细胞生长和胶原合成。纤维连接蛋白的调理作用可介导单核细胞和巨噬细胞清除创伤区的失活组织，可增强吞噬细胞的趋化性；可维护细胞内骨架结构，使细胞健全完好；可增强吞噬细胞膜上对异物受体的表达；可增强吞噬细胞内的蛋白质代谢，增强其吞噬异物和杀菌能力，为创伤修复提供必要的细胞外环境。Wysocki将纤维连接蛋白局部用于老年慢性压疮和小腿静脉曲张所致的郁滞性小腿溃疡创面，并以自身作为两下肢对照，结果显示外用纤维连接蛋白伤口愈合能力明显提高，愈合时间缩短。此外，纤维连接蛋白可存在于整个骨折愈合过程中，可促进成骨细胞的生长、分化。在大鼠颅骨缺损模型的研究中，发现纤维连接蛋白具有潜在成骨的能力，而且可作为骨形态发生蛋白（bone morphogenetic protein, BMP）的载体。在骨折愈合早期，骨痂中各类细胞产生纤维连接蛋白的量最多，说明纤维连接蛋白在形成软骨基质过渡性纤维方面起一定的作用。全血中纤维连接蛋白含量少，PRP中含有较高浓度的纤维连接蛋白，局部外用PRP，可迅速增加伤口纤维连接蛋白的浓度梯度，加速单核细胞、成纤维细胞在伤口集聚，使合成和分泌纤维连接蛋白的细胞量增加，而使局部纤维连接蛋白的浓度梯度处于良性循环状态，对保持局部纤维连接蛋白的浓度梯度有重要意义，对防止伤口感染和促进组织修复也起着重要作用。

2. TSP

TSP又称血栓黏合素，是血小板α颗粒受到凝血酶刺激后释放的一种ECM蛋白。TSP-1参与细胞和基质间的黏附、细胞的迁移和趋化作用、炎症反应、血管发生及伤口愈合等过程，机体在生长发育或受到损伤发生炎症或伤口愈合时，TSP-1的表达会增加。TSP-1与转移性生长因子-β有高度亲和性，能有效促使TGF-β由潜在形式进入激活状态，缺乏TSP-1的小鼠皮肤和肌腱发脆、强度降低，说明它对于胶原纤维的形成起着重要作用。

3. 骨连接蛋白

骨连接蛋白是一种胶原结合型糖蛋白，具有细胞黏附因子及细胞因子的双重作用，主要在组织改建以及组织修复时表达。骨连接蛋白与各种类型的胶原蛋白、血小板生长因子及其受体等相互作用，调节细胞迁移、黏附、聚集和增生分化等功能，参与多种组织细胞对损伤的修复过程。有报道指出，骨连接蛋白中的SVVYGLR序列可以与整合素 $\alpha_9\beta_1$ 结合，使内皮细胞迁移能力增强、管腔形成，这是血管形成的必要过程，提示骨连接蛋白与血管生成有关。在实验中以纯化的骨连接蛋白溶液作为外用制剂涂于创面，观察了其对伤口愈合过程的影响。同时以具有明确疗效的EGF作为阳性对照，结果提示，骨连接蛋白在损伤早期的炎症反应中具有诱导作用，可趋化炎性细胞至伤口处，发挥炎性保护功能，术后第7天，骨连接蛋白组可见肉芽组织逐渐成熟，其中成纤维细胞和新生毛细血管含量丰富，胶原纤维和其他基质成分明显增多，但肉芽组织层明显较EGF组薄，说明骨连接蛋白作为一种促炎因子具有诱导创伤早期炎症反应和愈合后期抑制肉芽组织过度增生的功能，能加快创面的愈合。骨连接蛋白与骨形成、组织分化与更新有关。在骨愈合过程中，骨连接蛋白可与钙结合，促使羟基磷灰石与胶原连接，促进骨基质内钙化的启动和发展。在成骨早期，骨连接蛋白可能协同其他基质成分共同调节组织的形态发生，在骨折愈合中发挥一定作用。在大鼠股骨骨折的实验中，术后第1天增殖的骨膜就有此骨连接蛋白的表达，第3天出现于编织骨中，第5天出现于未成熟的软骨细胞中，第7天出现于骨内膜新形成的小梁骨中的成骨细胞中，第14天起又在骨外膜新形成的小梁骨中的成骨细胞中表达。这说明，骨连接蛋白在骨折愈合过程中，除可调节骨与软骨形成、矿化及骨再塑外，对成骨细胞和软骨细胞的分化、增殖及成熟可能也具有重要的调节作用。

4. 玻连蛋白

玻连蛋白是一种细胞黏附伸展因子，可促进细胞和ECM之间的黏附，增进许多正常和新生细胞的细胞附着、传播、增生及分化。在止血过程中，发挥分子纽带作用，连接细胞因子与凝血因子，抑制细胞溶解。玻连蛋白在细胞黏附、细胞迁移、补体结合、凝血链式反应、纤维溶解反应、止血、神经元轴突生长、细胞吞噬、组织修复及免疫应答中起保护作用；其参与血液-血管壁之间作用的调节。近年研究表明，在血管壁损伤后，玻连蛋白通过与血浆纤溶酶原激活物抑制物-1的相互作用，可使平滑肌细胞向血管内纤维层迁移和黏附，通过VN增加平滑肌细胞与纤维蛋白相互作用的能力来调节，增加新生血管内膜的形成。

第三节　富血小板血浆在创伤修复不同阶段的作用

创伤修复过程包括止血、炎性反应、增殖分化、血管发生、肉芽组织形成和重塑不同阶段，创伤修复过程就是炎症细胞和修复细胞的一系列活动，这些细胞以有规律而高度协调的方式参与愈合过程。主要的炎症细胞包括中性粒细胞、单核细胞、淋巴细胞等，修复细胞包括内皮细胞、表皮细胞、成纤维细胞等。如上所述，PRP含有的各种生长因子通过3种生物效应，即趋化作用、合成分泌作用和增殖分化作用来促进这些细胞的增殖分化。

组织损伤后，血小板暴露在损伤的血管处，与毛细血管基膜、胶原及内皮下微纤维直接接触，血小板被激活，其形态发生改变，同时释放ADP导致血小板进一步聚集，血小板内的α颗粒释放凝血因子等活性物质，通过内、外源性两种途径启动凝血机制进行有效止血。血小板在促凝过程中的作用如图2-3-1所示。

血小板释放的生长因子作用于创伤愈合的各个阶段，血小板分泌的PDGF、EGF等是炎症细胞的趋化剂，中性粒细胞是第一个侵入受伤部位的炎性细胞，可以为抗感染、移除组织碎片提供保护，持续数小时至数天；随后是单核细胞和T细胞，单核细胞转换

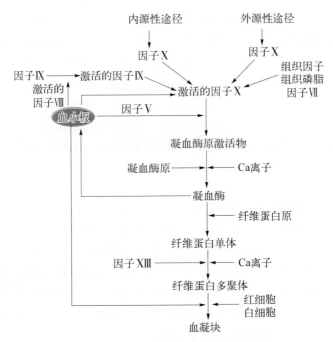

图 2-3-1　血小板在凝血过程中的作用

注：引自 Pietrzak WS, Eppley BL. Platelet rich plasma: biology and new technology[J]. J Craniofac Surg, 2005, 16(6): 1043-1054.

为巨噬细胞成为主要细胞类型，持续数天至数月，辅助中性粒细胞发挥功能和分泌因子，如转化生长因子 TGF-β、MDGF、FGF 等，这些生长因子刺激成纤维细胞、血管内皮细胞和表皮细胞向创口区迁移，而血肿内的纤维蛋白网络结构作为支架，为其提供增殖分化空间。MSC 迁移到损伤区域后，为各种组织如骨、软骨、纤维组织、血管等提供前体细胞；成纤维细胞增殖生成 ECM；损伤区域附近的血管内皮细胞开始增殖分化形成新的毛细血管网，并逐渐延伸到损伤部位，促发再血管化进程。在炎性反应晚期，肉芽组织形成并富含成纤维细胞、毛细血管和慢性炎性细胞，进而为组织修复提供适宜的微环境。

　　在增生期和修复期，伤口的炎症细胞数量减少，成纤维细胞、角化细胞和内皮细胞继续合成生长因子，如成纤维细胞分泌 PDGF、TGF-β、bFGF、IGF 和 KGF；角化细胞合成 TGF-α、TGF-β；内皮细胞合成 bFGF、PDGF 和 VEGF。这些细胞因子在局部环境中的其他因素如激素、营养素、pH 值以及氧张力等作用下，继续调控 MSC 分化为组织需要的各种细胞如成骨细胞、成纤维细胞、软骨细胞等，最终完成创伤的愈合。血小板在创伤修复过程中的作用如图 2-3-2 所示。

　　血小板中含有的多种高浓度生长因子的作用特点主要表现在多途径、多功能性、重叠性和协同性，不同生长因子之间构成复杂的调控网络，在促进骨愈合及骨缺损修

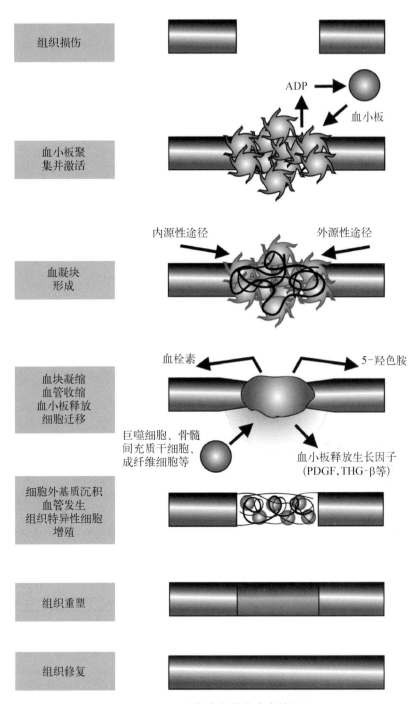

图 2-3-2 血小板在创伤愈合中的作用

注:引自 Eppley BL, Pietrzak WS, Blanton M. Platelet-rich plasma: a review of biology and applications in plastic surgery[J]. Plast Reconstr Surg, 2006, 118(6): 147e–159e.

复中,既有单因子的生物学效应,又有各种生长因子的协同作用。血小板激活后分泌的大量蛋白影响创伤愈合的多个方面,PDGF是巨噬细胞的趋化因子,而PDGF、TGF-β和IGF的联合作用则是对干细胞、成骨细胞起趋化和促有丝分裂的作用,并促进再血管化、骨基质蛋白以及胶原合成;TGF-β和PDGF有助于骨矿化;黏附蛋白因子如纤维连接蛋白、纤维蛋白胶、玻连蛋白和TSP-1主要参与血栓形成,并部分具有促有丝分裂作用。

创伤愈合是一个非常复杂的过程,创伤不仅是机体局部发生一系列变化,同时还可引发不同程度的全身性反应,在这一过程又有许多细胞参与,每种细胞分泌多种因子,这些细胞之间、因子之间、细胞和因子之间存在错综复杂的关系,涉及细胞运动、黏附、通信、增殖和分化等细胞生物学的各个方面。除了血小板所含有的各种生长因子对上述细胞发挥直接作用,如对细胞的趋化性;促进细胞生长活性;刺激细胞间质的合成,刺激弹性蛋白、胶原蛋白和纤维蛋白的合成;刺激血管生成;促进炎症消退等以外,由生长因子引发的机体自身的一系列继发反应在创伤愈合中发挥着至关重要的作用。

（袁　霆,贾伟涛,孙　源,谢宗平,仇建军,夏江霓,
宋文奇,徐铮宇,邵　雷,邹　剑,苏　琰）

参 考 文 献

[1] Alsousou J, Thompson M, Hulley P, et al. The biology of platelet-rich plasma and its application in trauma and orthopaedic surgery: a review of the literature[J]. J Bone Joint Surg Br, 2009, 91(8): 987−996.

[2] Anitua, Sanchez M, Nurden AT, et al. Reciprocal actions of platelet-secreted TGF-beta1 on the production of VEGF and HGF by human tendon cells[J]. Plast Reconstr Surg, 2007, 119(3): 950−959.

[3] Ariyanti AD, Sisjayawan J, Zhang J, et al. Elevating VEGF-A and PDGF-BB secretion by salidroside enhances neoangiogenesis in diabetic hind-limb ischemia[J]. Oncotarget, 2017, 8(57): 97187−205.

[4] Bhanot S, Alex JC. Current applications of platelet gels in facial plastic surgery[J]. Facial Plast Surg, 2002, 18(1): 27−33.

[5] Chen WH, Lo WC, Lee JJ, et al. Tissue-engineered intervertebral disc and chondrogenesis using human nucleus pulposus regulated through TGF-β₁ in platelet-rich plasma[J]. J Cell Physiol, 2006, 209(3): 744−54.

[6] Choukroun J, Diss A, Simonpieri A, et al. Platelet-rich fibrin (PRF): a second-generation platelet concentrate. Part IV: clinical effects on tissue healing[J]. Oral Surg Oral Med Oral

Pathol Oral Radiol Endod, 2006, 101(3): e56−e60.

［ 7 ］ Clemetson K, Clemetson JM, Proudfoot AE, et al. Functional expression of CCR1, CCR3, CCR4, and CXCR4 chemokine receptors on human platelets[J]. Blood, 2000, 96(13): 4046−4054.

［ 8 ］ Dohan DM, Choukroun J, Diss A, et al. Platelet-rich fibrin (PRF): a second-generation platelet concentrate. Part II: platelet-related biologic features[J]. Oral Surg Oral Med Oral Pathol Oral Radiol Endod, 2006, 101(3): e45−e50.

［ 9 ］ Dohan DM, Choukroun J, et al. Platelet-rich fibrin (PRF): a second-generation platelet concentrate. Part Ⅲ: leucocyte activation: a new feature for platelet concentrates?[J] Oral Surg Oral Med Oral Pathol Oral Radiol Endod, 2006, 101(3): e51−e55.

［ 10 ］ Dohan Ehrenfest DM, de Peppo GM, Doglioli P, et al. Slow release of growth factors and thrombospondin-1 in Choukroun's platelet-rich fibrin (PRF): a gold standard to achieve for all surgical platelet concentrates technologies[J]. Growth Factors, 2009, 27(1): 63−69.

［ 11 ］ Ducy P, Desbois C, Boyce B, et al. Increased bone formation in osteocalcin-deficient mice[J]. Nature, 1996, 382(6590): 448−452.

［ 12 ］ Eppley BL, Pietrzak WS, Blanton M. Platelet-rich plasma: a review of biology and applications in plastic surgery[J]. Plast Reconstr Surg, 2006, 118(6): 147e−159e.

［ 13 ］ Etulain J, Mena HA, Meiss RP, et al. An optimised protocol for platelet-rich plasma preparation to improve its angiogenic and regenerative properties[J]. Sci Rep, 2018, 8(1): 1513.

［ 14 ］ Everts PA, Devilee RJ, Brown Mahoney C, et al. Exogenous application of platelet-leukocyte gel during open subacromial decompression contributes to improved patient outcome. A prospective randomized double-blind study[J]. Eur Surg Res, 2008, 40(2): 203−210.

［ 15 ］ Hamada Y, Nokihara K, Okazaki M, et al. Angiogenic activity of osteopontin-derived peptide SVVYGLR[J]. Biochem Biophys Res Commun, 2003, 310(1): 153−157.

［ 16 ］ Han DK, Kim CS, Jung UW, et al. Effect of a fibrin-fibronectin sealing system as a carrier for recombinant human bone morphogenetic protein-4 on bone formation in rat calvarial defects[J]. J Periodontol, 2005, 76(12): 2216−2222.

［ 17 ］ Horner A, Kemp P, Summers C, et al. Expression and distribution of transforming growth factor-β isoforms and their signaling receptors in growing human bone[J]. Bone, 1998, 23(2): 95−102.

［ 18 ］ Jimbo R, Sawase T, Shibata Y, et al. Enhanced osseointegration by the chemotactic activity of plasma fibronectin for cellular fibronectin positive cells[J]. Biomaterials, 2007, 28(24): 3469−3477.

［ 19 ］ Kimura A, Ogata H, Yazawa M, et al. The effects of platelet-rich plasma on cutaneous incisional wound healing in rats[J]. J Dermatol Sci, 2005, 40(3): 205−208.

［ 20 ］ Konya D, Gercek A, Akakin A, et al. The effects of inflammatory response associated with traumatic spinal cord injury in cutaneous wound healing and on expression of transforming growth factor-beta1 (TGF-beta1) and platelet-derived growth factor (PDGF)-A at the wound site in rats[J]. Growth Factors, 2008, 26(2): 74−79.

［ 21 ］ Lindemann S, Tolley ND, Dixon DA, et al. Activated platelets mediate inflammatory signaling by regulated interleukin 1beta synthesis[J]. J Cell Biol, 2001, 154(3): 485−490.

［22］ Martin DE, Reece MC, Maher JE, et al. Tissue debris at the injury site is coated by plasma fibronectin and subsequently removed by tissue macrophages[J]. Arch Dermatol, 1988, 124(2): 226–229.

［23］ Martin P. Wound healing--aiming for perfect skin regeneration[J]. Science, 1997, 276(5309): 75–81.

［24］ Marx RE, Carlson ER, Eichstaedt RM, et al. Platelet-rich plasma: Growth factor enhancement for bone grafts[J]. Oral Surg Oral Med Oral Pathol Oral Radiol Endod, 1998, 85(6): 638–646.

［25］ Marx RE. Platelet-rich plasma: evidence to support its use[J]. J Oral Maxillofac Surg, 2004, 62(4): 489–496.

［26］ Peng L, Bhatia N, Parker AC, et al. Endogenous vitronectin and plasminogen activator inhibitor-1 promote neointima formation in murine carotid arteries[J]. Arterioscler Thromb Vasc Biol, 2002, 22 (6): 934–939.

［27］ Pietrzak WS, Eppley BL. Platelet rich plasma: biology and new technology[J]. J Craniofac Surg, 2005, 16(6): 1043–1054.

［28］ Sharma GD, He J, Bazan HE. p38 and ERK1/2 coordinate cellular migration and proliferation in epithelial wound healing evidence of cross-talk activation between map kinase cascades[J]. J Biol Chem, 2003, 278(24): 21989–21997.

［29］ Trippel SB. Growth factors as therapeutic agents[J]. Inst Course Lect, 1997, 46: 473–476.

［30］ Tsunawaki S, Sporn M, Ding A, et al. Deactivation of macrophages by transforming growth factor-beta[J]. Nature, 1988, 334(6179): 260–262.

［31］ Weibrich G, Kleis W K, Hafner G, et al Comparison of platelet, leukocyte, and growth factor levels in point-of-care platelet-enriched plasma, prepared using a modified Curasan kit, with preparations received from a local blood bank[J]. Clin Oral Implants Res, 2003, 14(3): 357–362.

［32］ Wysocki A, Baxter CR, Bergstresser PR, et al. Topical fibronectin therapy for treatment of a patient with chronic stasis ulcers[J]. Arch Dermatol, 1988, 124(2): 175–177.

［33］ Yuan T, Guo SC, Han P, et al. Applications of leukocyte- and platelet-rich plasma (L-PRP) in trauma surgery[J]. Curr Pharm Biotechnol, 2012, 13(7): 1173–1184.

［34］ Zachos TA, Bertone AL. Growth factors and their potential therapeutic applications for healing of musculoskeletal and other connective tissues[J]. Am J Vet Res, 2005, 66(4): 727–738.

［35］ Zhou Y, Poczatek MH, Berecek KH, et al. Thrombospondin 1 mediates angiotensin II induction of TGF-beta activation by cardiac and renal cells under both high and low glucose conditions[J]. Biochem Biophys Res Commun, 2006, 339(2): 633–641.

［36］ 李秉慧, 宋杏丽, 周强, 等. 骨桥蛋白促创面愈合的实验研究[J]. 中华实验外科杂志, 2004, 21(11): 1355–1357.

［37］ 向东, 刘强. 珊瑚羟基磷灰石结合重组合人胰岛素样生长因子–Ⅰ修复兔骨缺损的实验研究[J]. 山西医科大学学报, 2004, 35(3): 278–280.

［38］ 扬, 陈东明, 周茂华, 等. 大鼠皮肤创面愈合过程中IGF-1的定量学研究[J]. 中国体视学与图像分析, 2003, 8(4): 198.

［39］ 袁霆, 张长青. 富血小板血浆在组织修复中的作用[J]. 中华外科杂志, 2010, 48(22): 1753–1755.

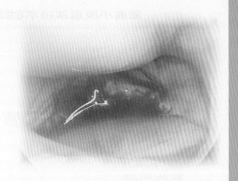

第三章

富血小板血浆的制作方法和原理

　　制作富血小板血浆（PRP）的方法很多，不同的离心次数、离心力和离心时间制作的PRP中血小板浓度、活性和回收率各不相同。除了以上制作三要素以外，离心管的材质、长度和直径，离心机旋转半径，以及离心方式（斜式固定离心或横摆式离心）不同，制作的PRP也不尽相同。自PRP技术问世以来，大量的专家、学者对PRP的制备技术和设备进行了多层次和多角度的研究，并取得了显著成果。在美国，已经接受FDA认证并商业化生产的PRP制备系统有10余种。

　　无论是手工制作还是设备自动化制作PRP，其原理都是相似的，即根据血液在离心过程中的沉降速度，第1次离心后血液分为3层，最下层是红细胞，中间层为血小板富集层，最上层为上清液；收集中间的血小板即可获得PRP。

第一节 富血小板血浆的制作

一、制作原理

根据PRP制作方法的原理主要分为三大类：一是细胞分离技术或者血浆分离技术（plasma pheresis）；二是一次离心技术；三是二次离心技术。最早期的PRP制作主要采用血浆分离技术，这种技术需要的血浆分离机器体积庞大、价格昂贵，且抽血量大（约450 ml），可制作PRP 70 ml，剩余成分回输入人体。整个制作过程需要患者在心电监护下才能进行。以上这些条件大大限制了PRP的应用和推广（见图3-1-1和图3-1-2）。

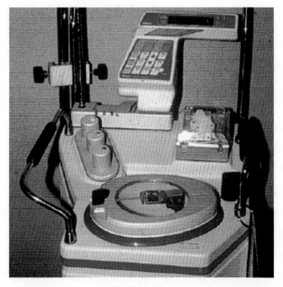

图3-1-1 细胞分离机器体积庞大，价格昂贵

注：引自Marx RE, Carlson ER, Eichstaedt RM, et al. Platelet-rich plasma: Growth factor enhancement for bone grafts[J]. Oral Surg Oral Med Oral Pathol Oral Radiol Endod, 1998, 85(6): 638-646.

二、离心技术

一次离心法技术即对抽取的血液只进行1次离心。离心后血液分为3层，去除最上层的部分上清液，吸取中间的富集血小板层。这种方法被认为不能制作出高浓度血小板的PRP，不是有效的PRP（therapeutic PRP）。由于只有1次离心，上清液中的血小

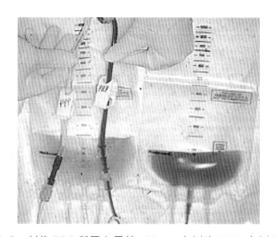

图3-1-2　制作PRP所需血量约450 ml,左侧为PPP,右侧为PRP

注:引自Marx RE, Carlson ER, Eichstaedt RM, et al. Platelet-rich plasma: Growth factor enhancement for bone grafts[J]. Oral Surg Oral Med Oral Pathol Oral Radiol Endod, 1998, 85(6): 638-646.

板被去除,导致血小板回收率低,浓度低。过低的血小板浓度无法分泌足够的生长因子。如果希望通过一次离心法得到有效的PRP,可取的方法是提高抽血量,但这种有效PRP是以牺牲回收率为代价的。

另一种一次离心技术是由Choukroun和Dohan Ehrenfest提出的PRF制作方法,称之为第二代PRP。整个制作过程不添加抗凝剂和凝血酶。抽取血液后迅速离心,由于没有用抗凝剂,血液会在离心过程中凝固,离心完成后根据血液中各种成分的沉降速度不同,PRF的上端为血清,下端是红细胞,中间为富含血小板与白细胞的PRF(见图3-1-3)。

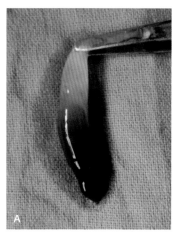
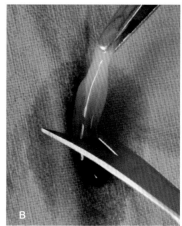

图3-1-3　PRF制作方法

注:A. 一次离心技术的PRF;B. 上端白色的为血清,下端红色的为红细胞,分别剪去上端的血清和下端的红细胞,剩余的中间层即为PRF

目前，主流的PRP制作方法是二次离心技术，也就是将血液抽取后分为2次离心来制作PRP。与一次离心技术相比，二次离心技术可以得到较高的血小板回收率，比较容易获得有效的PRP。但目前文献报道的二次离心法的离心时间和离心力千差万别，仍存在争议。

第二节　富血小板血浆制作方法与研究

一、PRP的制作方法的比较

1. 制作方法的对照研究

为了比较PRP的制作方法和探讨PRP制作原理，袁霆、张长青选择了4种PRP制作方法（包括一次离心技术和二次离心技术）进行对照研究，分析不同PRP中的血小板计数、回收率和血小板活化率。这4种方法制作的PRP已被证明含有高浓度的血小板，可显著加速组织修复。

在实验中，用预先装有2.4 ml ACD-A抗凝剂的50 ml针筒，以18G针头一针见血取血至24 ml，轻轻摇匀。从其中取出4 ml，2 ml作全血血小板计数、2 ml作血小板活性检测；剩余20 ml平均注入4支塑料离心管，每管5 ml，以不同方法离心。Anitua法：以$160 \times g$离心6 min，试管里的全血分为3层，上层是上清液，下层是红细胞，两层交界处可见一很薄的浅黄色层，即PRP层。用塑料吸管口接触液面，小心地吸取上清液至交界面上3 mm，弃掉，然后吸取全部上清及交界面下约3 mm共0.7 ml至一聚乙烯管，轻轻摇匀，即为PRP。Petrungaro法：分2次离心，第1次$1\,500 \times g$离心6 min。吸管吸取全部上清液至交界面下3 mm，移至另一离心管，平衡后再次离心，相对离心力$1\,000 \times g$，离心时间6 min。离心管中液体分为2层，上层上清液为PPP，下层为血小板浓缩物。吸取约3/4上清液弃掉，剩余约0.7 ml摇匀，即PRP。Landesberg法：操作过程同Petrungaro法，分2次离心，第1次$200 \times g$离心10 min，第2次$200 \times g$ 10 min。Aghaloo法：分2次离心，第1次$215 \times g$离心10 min，第2次$863 \times g$离心10 min。

20份全血标本的平均血小板计数是214 410/µl。在不同方法制作的PRP中，血小板计数明显高于全血，分别是629 950/µl（Anitua法）、1 093 000/µl（Petrungaro法）、1 323 800/µl（Landesberg法）和1 347 050/µl（Aghaloo法），分别是全血血小板计数的2.92、5.10、6.17和6.28倍。（见表3-2-1和图3-2-1）。散点图显示PRP中血小板计数与全血血小板计数呈正相关趋势（见图3-2-2），分析相关系数，分别为r_{Anitua}=0.79，$r_{Petrungaro}$=0.83，$r_{Landesberg}$=0.93和$r_{Aghaloo}$=0.89。对4种PRP的血小板计数两两比较，结果显示Aghaloo法和Landesberg法无显著性差异（$P > 0.05$）。但这两者与Anitua法、

Petrungaro法以及后两者之间均有统计学差异。

　　根据血小板回收率公式计算回收率，结果显示Petrungaro法（71.4%）、Landesberg法（86.4%）和Aghaloo法（87.9%）的血小板回收率明显高于Anitua法（40.9%）（见表3-2-1）。活性检测显示，CD62P的表达在全血中是0.85%，Anitua法4.87%，Petrungaro法9.79%，Landesberg法6.05%，Aghaloo法9.12%。所有PRP的CD62P表达率均显著高于全血。4种PRP中，Petrungaro法和Aghaloo法之间无统计学差异（$P > 0.05$），但这两者与Anitua法、Landesberg法之间均呈显著相关性。

表3-2-1　全血和4种不同方法制作的PRP中血小板计数、血小板回收率和CD62P的表达率

制作方法	PLT（×10⁹/L）	PR（%）	CD62P（%）
全　血	214.40	100	0.85
Anitua法	626.95	40.93	4.87
Petrungaro法	1 093.00	71.37	9.79
Landesberg法	1 323.80	86.44	6.05
Aghaloo法	1 347.05	87.96	9.12

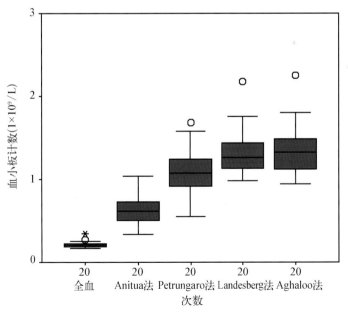

图3-2-1　全血和4种不同方法制作的PRP中血小板计数箱图

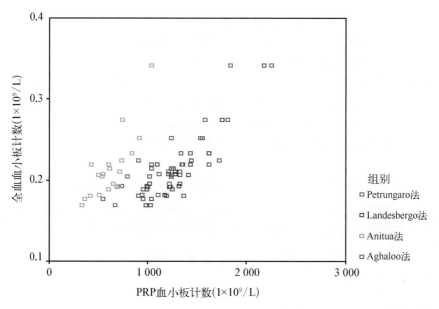

图3-2-2　全血和PRP血小板计数散点

在4种制作方法中，只有Anitua法是1次离心，所得血小板计数和回收率明显低于其他3种方法。作者把Anitua法的上清液从上至下依次三等分取出进行血小板计数，结果分别为122.8×10^9/L、165.5×10^9/L和497.7×10^9/L，说明还有相当部分血小板在上清液里，也就是说Anitua法取交界面上下各3 mm，漏掉了很多血小板，造成了血小板回收率低。不难理解，如果将Anitua法的上清液再一次离心，即可以回收到更多的血小板。Petrungaro法、Landesberg法和Aghaloo法均为2次离心，其血小板回收率明显高于Anitua法。

Petrungaro法首次相对离心力为$1\,500 \times g$，大于Landesberg法$200 \times g$和Aghaloo法的$215 \times g$，但PRP中血小板计数和回收率却小于后两者。作者取相同血细胞比容的血液用这3种方法离心，第1次离心后，把上清液从上至下依次三等分，红细胞层二等分取出测定血小板计数（见图3-2-3），结果（见表3-2-2和图3-2-4）显示，在上清液与红细胞交界处的血小板浓度较高，以交界面以下最高，交界面上其次。在红细胞下层即最底层的红细胞中，Petrungaro法的血小板计

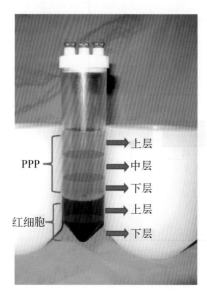

图3-2-3　第1次离心后，PPP平均分为三等分，红细胞平均分为二等分

表3-2-2　Petrungaro法、Landesberg法和Aghaloo法上清液和
红细胞层的血小板计数/（1×10⁹/L）

方　　法	全　血	上清液上层	上清液中层	上清液下层	红细胞上层	红细胞下层
Petrungaro法	217.5	3.9	7.4	97.5	833.4	204.4
Landesberg法	213.5	68.8	74.3	312.7	674.6	68.1
Aghaloo法	220.0	65.4	74	309.7	682.2	71.2

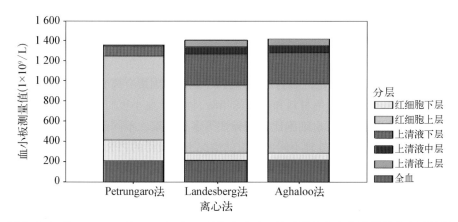

图3-2-4　Petrungaro法、Landesberg法和Aghaloo法上清液和红细胞层的血小板计数

数为$204.4×10^9/L$，根据相应体积计算出这一层血小板总量，明显大于Landesberg法和Aghaloo法。这一部分在第1次离心后被弃掉，这可能是Petrungaro法血小板回收率低于Landesberg法和Aghaloo法的原因之一。同时提示，如果以较大离心力离心制作PRP，可以在交界面以下获取较多的红细胞层。

2. 离心时间

关于离心时间，临床上主要由病情和手术需要决定。根据离心原理，离心时红细胞和离心管下方的血小板先较快沉淀下来，上方的血小板由于沉降速度慢，将沉淀在红细胞层表面或进入红细胞间隙；最上方的血小板将沉淀在前面形成的血小板层上。因此，理想的离心时间应是在一定离心力下，能使最多的血小板沉淀在红细胞层的上面。这样，在二次离心后就能得到体积最小、血小板浓度最高的PRP。显然，不同类型的离心机（固定角式、悬摆式、垂直式、连续流动式）和不同直径与长度的离心管，由于离心过程中血液有形成分沉降率不一样，在相同离心力下对应的离心时间是不一样的。最佳离心时间需综合多种因素考虑，尚有待进一步研究。作者的实验结果提示，

Landesberg法和Aghaloo法的血小板回收率高,离心时间2次均为10 min,是较理想的离心时间。

PRP和全血中的血小板计数呈显著正相关,提示在相同的离心力、离心时间和PRP体积的情况下,全血血小板计数高的患者PRP的血小板浓度亦高。

在4种方法中,Anitua法的CD62P表达率最低,Landesberg法其次,Petrungaro法和Aghaloo法最高,后两者之间无统计学差异。血小板在体外很脆弱,容易激活,Landesberg在光镜下观察到,相对离心力大于200×g血小板会出现聚集现象。这可能是Petrungarot法和Aghaloo法血小板活化率高的原因。实验结果提示,在其他条件一致的情况下,离心力过大、时间过长,以及离心次数过多都会导致血小板活化率的升高。

以上的制作方法均为手工制作,目前有一些自动化PRP设备在适当的离心力和离心时间下,一次离心也能获得较高的血小板浓度和血小板回收率,而且自动化设备制作相对于手工制作来说,PRP成分更加稳定。

3. 影响PRP制备的因素

无论是手工制备或者是机器制备,影响PRP制备的因素有离心力、离心时间、离心次数、离心温度、制备所用的材料和供体的年龄、性别及血小板初始浓度、血小板的大小、个体之间的生物差异、血细胞比容变异性等多种因素。不同的制备方法及同一种制备方法在不同的个体及处理不同血液量的情况下所获得的PPR品质也不一致,很难评估哪种PRP制备方案最佳。一般来讲,对于第1次离心,所获得的血小板数量比浓度更重要。而二次离心获得足够高浓度的血小板最重要。早期当自体PRP广泛使用时,较高水平的血小板被认为提供更高的功效;然而,稍后进行的研究表明,与预期相反,非常高的血小板水平可能没有正面作用,甚至可能通过下调受体而引起一些负面影响;而多数关于PRP制备方法的研究采用最终的血小板浓度来确定有效性,大多数学者认为血小板释放生长因子的最低浓度是1 000×10^9/L。血小板浓度的提高,不能带来活性物质成比例增长,反而有可能对细胞的生长起抑制作用;而对于不同的组织,其促进细胞增殖、迁移和浸润所需的最佳血小板浓度也不同。

4. PRP品质的评价

在评价PRP品质时应清楚地描述供体的年龄、性别、血小板浓度,制备时离心次数、离心力、离心时间、离心时的温度;还要注明PRP激活的方法、温度、测定PRP中血小板浓度及激活后生长因子的浓度,计算血小板回收率、生长因子释放量等各种指标,以便于与其他研究比较提供客观的指标。

程飚课题组统计在中国人民解放军南部战区总医院(以下简称"南部战区总医院",原名广州军区广州总医院)整形外科就诊并进行PRP相关治疗的患者共56例,使用二次离心法制备PRP,第1次离心转速选择1 500转/min(相对离心力377×g),离心时间10 min;第2次离心3 000转/min(相对离心力1 509×g),离心时间20 min。发现血小板计数在离心前为(207±49)×10^9/L,最小计数为123×10^9/L,最大血小板计数为297×10^9/L；二次离心后平均血小板计数为（1 016±119）$\times10^9$/L，最小计数为693$\times10^9$/L，最大计数为1 423$\times10^9$/L，离心后血小板计数变异更大，由于个体差异等原因，并不能保证所有患者的血小板计数都高于1 000$\times10^9$/L。事实上，离心力和离心时间等其他条件固然重要，但笔者认为最重要的应该是二次离心后的操作方法，也就是二次离心后所保留的PRP最终体积。在二次离心后由于血小板沉淀在试管底部，可以先保留包括血小板沉淀的少量PRP，然后检测其中的血小板浓度，根据血小板浓度使用PPP来调整最终的血小板浓度达到目标值。如果血量充足，要尽可能采集较多的血液制备PRP，以保证获得足够体积的合格的PRP。

因此，没有一种PRP制备方法可以满足所有疾病的要求，所谓血小板的制备标准化并非是一种统一的制备方法，而是根据个体特点和具体治疗目的等情况综合考量来决定的个体化制备方法。在制备PRP时，应该强调个体化治疗，根据患者的年龄、性别、不同的疾病状态及治疗目的，指导离心后选择要达到的血小板浓度的目标值，选择不同的离心方案制备，以达到个体化精准治疗。

5. PRP 的保存

PRP的长期保存仍然是值得关心的实际问题。PRP可以即制即用，即大量文献描述的新鲜法。Marx报道PRP在制备后8 h内保持稳定。室温下（20～24 ℃）在特殊容器和缓冲溶液中储存可以5～7天。研究表明，0～6 ℃储存的血小板浓缩液可以活化10天，并且在这些条件下储存的血小板止血功能升高。Hosnuter等研究发现，自体PRP可在-20 ℃保存14天而无须防腐剂。冷藏保存（4 ℃）或冷冻保存（-80或-196 ℃）以减少细菌污染的可能性，但也会不可逆转地缩短血小板的寿命。也可以采用冻干法保存，有研究表明冻干法PRP比新鲜PRP可明显促进伤口愈合，组织再生效果更好。如果自体PRP可以储存而不失去其固有特性，那么初次使用后剩余部分可以储存后再用于重复注射，可确保患者接受较少的侵入性手术，并且节省治疗时间。

总之，采用不同的制备方法和激活方法，所获得的血小板浓度及其所释放的生长因子浓度也不同；即使使用同一方法，由于个体差异等原因，释放的生长因子浓度及活性也不一致。目前亟须制定统一的PRP制备标准及生长因子测定标准，为实验及治疗的标准化提供便利。在制备PRP时应清楚地描述供体的年龄、性别、血小板浓度、制备时离心次数、离心力、离心时间、离心时的温度，还要注明PRP激活的方法、温度、测定PRP中血小板浓度及激活后生长因子的浓度，计算血小板富集率、生长因子释放量等各种指标，以便与其他研究相互比较，提供客观的指标。

（袁　霆，田　举，朱江婷，程　飚）

-------------------------------- 参 考 文 献 --------------------------------

[1] Aghaloo TL, Moy PK, Freymiller EG. Investigation of platelet-rich plasma in rabbit cranial defects: a pilot study[J]. J Oral Maxillofac Surg, 2002, 60(10): 1176−1181.

[2] Alsousou J, Thompson M, Hulley P, et al. The biology of platelet-rich plasma and its application in trauma and orthopaedic surgery: a review of the literature[J]. J Bone Joint Surg Br, 2009, 91(8): 987−996.

[3] Anitua E. Plasma rich in growth factors: preliminary results of use in the preparation of future sites for implants[J]. Int J Oral Maxillofac Implants, 1999, 14(4): 529−535.

[4] Choukroun J, Diss A, Simonpieri A, et al. Platelet-rich fibrin (PRF): a second-generation platelet concentrate. Part IV: clinical effects on tissue healing[J]. Oral Surg Oral Med Oral Pathol Oral Radiol Endod, 2006, 101(3): e56−e60.

[5] Choukroun J, Diss A, Simonpieri A, et al. Platelet-rich fibrin (PRF): a second-generation platelet concentrate. Part V: histologic evaluations of PRF effects on bone allograft maturation in sinus lift[J]. Oral Surg Oral Med Oral Pathol Oral Radiol Endod, 2006, 101(3): 299−303.

[6] Dohan DM, Choukroun J, Diss A, et al. Platelet-rich fibrin (PRF): a second-generation platelet concentrate. Part I: technological concepts and evolution[J]. Oral Surg Oral Med Oral Pathol Oral Radiol Endod, 2006, 101(3): e37−e44.

[7] Dohan DM, Choukroun J, Diss A, et al. Platelet-rich fibrin (PRF): a second-generation platelet concentrate. Part II: platelet-related biologic features[J]. Oral Surg Oral Med Oral Pathol Oral Radiol Endod, 2006, 101(3): e45−e50.

[8] Dohan DM, Choukroun J, Diss A, et al. Platelet-rich fibrin (PRF): a second-generation platelet concentrate. Part III: leucocyte activation: a new feature for platelet concentrates?[J] Oral Surg Oral Med Oral Pathol Oral Radiol Endod, 2006, 101(3): e51−e55.

[9] Landesberg R, Roy M, Glickman RS. Quantification of growth factor levels using a simplified method of platelet-rich plasma gel preparation[J]. J Oral Maxillofac Surg, 2000, 58(3): 297−300.

[10] Marx RE, Carlson ER, Eichstaedt RM, et al. Platelet-rich plasma: Growth factor enhancement for bone grafts[J]. Oral Surg Oral Med Oral Pathol Oral Radiol Endod, 1998, 85(6): 638−646.

[11] Marx RE. Platelet-rich plasma: evidence to support its use[J]. J Oral Maxillofac Surg, 2004, 62(4): 489−496.

[12] 袁霆, 张长青. 骨组织及软组织修复作用中富血小板血浆的制作及其原理[J]. 中国临床康复, 2005, 8(35): 7939−7941.

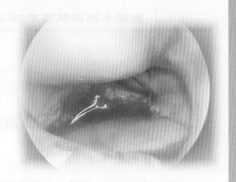

第四章

富血小板血浆设备的
设计和应用

富血小板血浆（PRP）已在临床上广泛应用，特别是在最近10多年，PRP的临床使用显示爆发式增长。多个国外市场调查结果显示，PRP市场值在未来10年还会继续增长。国外在多年前已有10余家生物医疗公司生产了专门的PRP制作设备，并且这些设备已获得美国FDA认证、欧盟CE认证、ISO、SGS等，如Harvest技术有限公司（Harvest Technologies Co.）Ltd、Cytomedix公司（Cytomedix, Inc.）Medtronic, Perfusion Partners & Associates、Biomet有限公司（Biomet, Inc.）RegenLab、COBE Cardiovascular有限公司（COBE Cardiovascular, Inc.）、Circle Biologic有限公司（Circle Biologic, LLC）、Arthrex有限公司（Arthrex Incorporated）等都获得美国FDA批准。国内山东威高集团医用高分子制品股份有限公司也开发了一套PRP制作设备，并在2013年获得中国食品药品监管局（China Food Drug Administration, CFDA）批准的三类医疗器械注册证。

第一节　国产富血小板血浆制备用套装

目前市场上不同PRP设备制作PRP的方法并不相同；PRP中所含血小板、白细胞，以及其他各种成分的浓度也有很大差异。PRP中各种成分的最佳浓度和最佳使用方法现在并没有完全一致的共识。在这种情况下，国内外销售PRP设备的公司，大力宣传自家产品的独特优势与优良疗效，对广大医务人员和患者都造成了一定困扰。

目前，还缺乏足够的将各家公司的PRP设备严格对照研究的文献报道，因此，在选用PRP设备时要依据患者、疾病以及设备本身特点来决定。总体原则是PRP的血小板浓度要在有效范围内、设备材料安全、治疗有效、临床操作方便。如Sequire系统血小板回收率仅为31%±15%，AutoloGel和Sequire系统制备的PRP血小板浓度分别是生理浓度的1倍和1.6倍，均未达到PRP发挥作用的"治疗浓度"。

本节介绍国内临床应用最广泛的威高集团生产的PRP制备用套装（见图4-1-1），为广大国内医生在临床应用上提供参考。

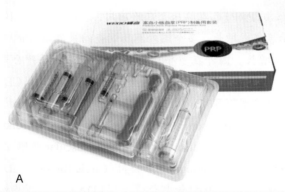

A

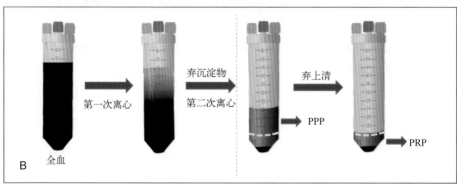

B

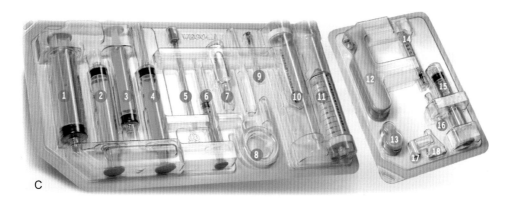

图4-1-1　威高集团生产的富血小板血浆（PRP）制备用套装

注：A. 制备用套装；B. 获取PRP；C. 制作包（左）和喷枪（右）[制作包：1. 50 ml注射器（黄绿色），2. 20 ml 注射器（黄绿色），3. 20 ml注射器（绿色），4. 20 ml注射器（绿色），5. 吸管，6. 3 ml注射器（蓝色），7. 抗凝剂，8. 采血针，9. 加长注射针，10. 平衡管，11. 离心管；喷枪包：12. 手柄，13. 推进板，14. 1 ml注射器（绿色），15. 10 ml注射器（黄绿色），16. 锥形喷嘴（喷管），17. 喷雾头，18. 喷雾三通]

制作包中，离心管设计有3个孔，分别为通气孔（内有过滤膜能过滤空气）、中间吸管孔（抽取PRP和下层红细胞）以及右侧离心管孔（抽取上层PPP），保证了前述所有接触血液的操作都在离心管内进行，PRP离心管盖设计避免了移液操作导致的污染（**见图4-1-2A**）和血小板过度激活。PRP离心管模型与实物如**图4-1-2B**所示。

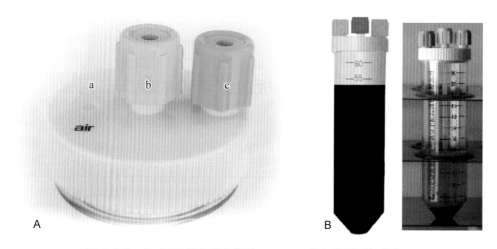

图4-1-2　A. PRP离心管盖设计；B. PRP离心管模型与实物

喷枪包中，对于喷雾装置的设计借鉴了各种雾化喷头的结构，可以保证雾化效果均匀。整个喷雾装置采用人性化设计，操作时容易把持。套装中的PRP喷枪包组合后可将凝血酶与PRP同时喷洒注射到创面,从而克服了形成凝胶后不易注射使用的缺点,同时使PRP的分布更均匀,增强了临床实用性。喷雾装置前端设计有喷雾三通和喷雾头2个部件,可以保证正常喷出液柱或液雾(**见图4-1-3**),满足临床上的不同需求。

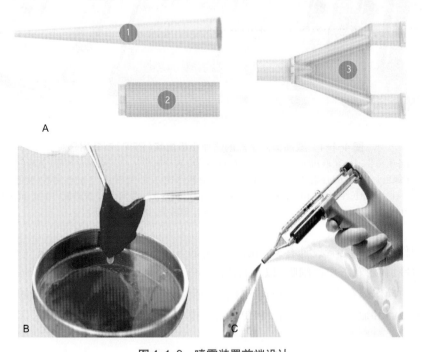

图4-1-3　喷雾装置前端设计

注:A. 各种雾化喷头的结构(1. 锥形喷嘴;2. 喷雾头;3. 喷雾三通);B. PRP凝胶;C. PRP喷枪

第二节　富血小板血浆套装的临床应用

通过实验分析采用威高集团生产的PRP套装获得的PRP中血小板、白细胞和生长因子的浓度,计算相关回收率和富集系数,并进行相关性分析,检验此套装的实用性和稳定性。

为保证样本的同质性,本实验所有抽血、离心和血细胞计数分析均由同一组医务人员进行,全程操作轻柔;尽量让志愿者在相同状态下快速顺利地一次性取血;计数前充分震荡混匀PRP;所有样本在采血后1 h内检测完。但笔者认为本实验中仍存在影响实验结果的可能因素,如第1次离心后吸取底层红细胞的量是通过注射器刻度和个人经验来判断,会存在一定误差,直接影响了第2次离心后剩余PRP的量,因为增加抽取的血液量和减少第1次离心后底层红细胞量,均会增加PRP中血小板和白细胞浓度。此外,考虑部分志愿者年龄偏大,静脉穿刺较难,有10名志愿者是在止血带帮助下抽取静脉血,这也可能造成PRP批内差异较大。

本套装的制作原理为二次离心法。第1次离心后从中间管抽取红细胞,第2次离心后从侧孔抽取PPP,剩下的即为PRP。PRP临床应用步骤如**图4-2-1**所示。

本套设备制作的PRP数据与市场上其他设备公布的数据比较结果如**表4-2-1**所示。

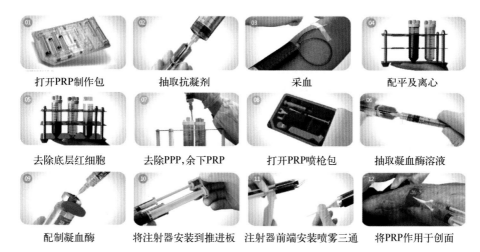

打开PRP制作包　　　抽取抗凝剂　　　采血　　　配平及离心

去除底层红细胞　　去除PPP,余下PRP　　打开PRP喷枪包　　抽取凝血酶溶液

配制凝血酶　　将注射器安装到推进板　注射器前端安装喷雾三通　将PRP作用于创面

图4-2-1　PRP临床应用步骤

表4-2-1　各种PRP制备系统相关参数比较

设 备 名 称	制备时间(min)	血小板富集系数	血小板回收率(%)
Cell Saver Based System	20	4 ～ 6	75
Sorin Angel	25	4.3	76
GenesisCS	16	10 ± 3	68.00 ± 1.75
AutoloGel	1~2	1	78
Harvest SmartPrep2	16	4	72 ± 10
Depuy Symphony	16	4	72 ± 10
Arterlocyte Medical Magelian	17	5.1	70
Sequire	20	1.6	31 ± 15
威高PRP制备套装	20	6.40 ± 1.06	60.85 ± 8.97

注:引自"李明,张长青,袁霆,等.富血小板血浆制备套装的评估研究[J].中国修复重建外科杂志,2011,25(1):112-116."

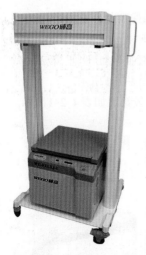

图4-2-2　PRP制作推车，包括PRP操作平台、贮物抽屉和离心机

本实验采用的套装制备PRP所需时间约20 min，血小板回收率和富集系数分别达到（60.85±8.97）%和6.40±1.06，与其他PRP制备系统比较均属于较好水平。

由于是临床及研究用PRP，在使用前常通过加入激活剂激活血小板，之后与支架材料混合或直接植入缺损修复，故制备PRP的全过程需严格无菌。此套装通过特殊设计的离心管阻位装置和与之配套的吸取管，减少了因操作者因素对制备过程的影响，可重复性强。

与PRP制作套装配套的专用PRP制作推车（见图4-2-2），可以方便移动；程序是经过优化的最佳PRP治疗离心力与离心时间；医务人员只需要按"第1次离心"和"第2次离心"，即可制作出稳定有效的PRP，操作简单。

此外，该套装中经特殊设计的离心管和与之配套的吸取管能够减少因操作者因素对制备过程的影响，因此认为此套装置操作客观、可重复性强，并可根据实际需要制备出不同浓度和体积的PRP，能满足各医学学科及相关研究对PRP的需要。

在产品材料应用上，各部件全部采用医学生物兼容性材料，符合相关毒理及血液相容性标准。

（吕汝举，田　举，朱江婷，程　飚）

------------------------------ 参 考 文 献 ------------------------------

[1] Marx RE. Platelet-rich plasma: evidence to support its use[J]. J Oral Maxillofac Surg, 2004, 62(4): 489–496.

[2] Potter BK. Bench to bedside: platelet-rich plasma-How do we adequately "untranslate" translational "breakthroughs" in an after-market setting?[J] Clin Orthop Relat Res, 2016, 474(10): 2104–2107.

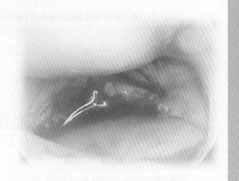

第五章

富血小板血浆与骨组织修复

坚强固定是骨折治疗的重要里程碑，随着对骨折愈合机制的进一步研究，生物学固定的概念已经深入人心。生物学固定对于不涉及关节面的骨折，不再过分强调完美对位和坚强固定，而是更多地注重保护局部的生长环境，尽量少剥离骨折区的软组织，远离骨折端进行复位，保护骨折区的血肿。骨折局部是一个充满血凝块的无效腔。这个无效腔低氧（PO_2为 5 ～ 10 mmHg）、酸性（pH值4 ～ 6），血肿里含有血小板、白细胞、红细胞和纤维胶原，与周围的骨细胞、成骨细胞、骨髓间充质干细胞（bone marrow stromal cell, BMSC）相邻。低氧有助于毛细血管再生，重建局部血供；酸性环境可以抑制微生物生长；血肿内大量的血小板能分泌多种生长因子与周围成骨细胞、基质细胞作用，促进这些修复细胞的增殖和分化；白细胞则可以清除细菌、控制感染；纤维胶原在局部构建三维结构，利于修复细胞的爬行，控制血小板分泌生长因子。

第一节　富血小板血浆在骨组织修复中的临床应用

一、骨折愈合分期和修复条件

1. 骨折愈合分期

骨折愈合分为4个阶段,即血肿期、炎症期、骨痂形成期和塑形期。骨折发生即刻就进入血肿期,组织损坏和血管破裂都是血小板激活的条件。早期对血小板的研究着重于血小板在组织破损处有止血功能,防止血液持续外流。随后血小板的修复功能逐渐得到了重视和认可,认为血小板的激活启动了骨折的修复,并间接地参与修复的整个过程。在炎症期,炎性细胞(巨噬细胞、单核细胞、淋巴细胞、多核细胞等)、基质细胞和成纤维细胞渗入骨折端。由于血小板激活后分泌出的多种生长因子,如VEGF、TGF-β、IGF和PDGF等,与基质细胞和成纤维细胞细胞膜上的受体结合,促进这些修复细胞在骨折端增殖和分化,促进血管再生和肉芽组织的形成。炎症细胞与修复细胞的作用在骨折愈合过程中是相辅相成的,可以通过旁分泌、自分泌等方式形成骨折修复的良性循环。骨痂形成期,软骨痂逐渐填充和包裹骨折端、骨化,形成骨性结构桥接骨折端。塑形期主要是在骨折负重后,骨质根据骨折传导的力学在需要的地方加强沉积,在不需要的地方被吸收。

2. 骨折的修复条件

在骨折修复的整个过程中,修复细胞、生长因子和支架是重要的三要素。修复细胞提供"种子来源",生长因子提供"营养",支架则为骨折的生长搭建"结构"。由于种种原因,很多骨折的修复并不能同时具备这3种条件,如长骨骨折内固定术中软组织剥离过多,导致局部血供不足,自身的愈合能力不足以促使骨折完全愈合,在这种情况下则需要加入额外的生长因子以促进修复。另外,对于大段骨缺损的治疗,自体骨供量有限,生物材料骨只起骨传导作用,无骨诱导作用,往往导致临床上治疗周期长、失败率高。PRP为解决以上问题提供了新的思路和方法。PRP与生物材料骨混合后,具有显著的骨诱导作用,并且能将修复细胞趋化至生物材料骨内形成活性骨,有效提高了大段骨缺损的疗效。

二、PRP在临床上的应用

PRP在临床上根据需要可以是液态的,用于注射;也可以经凝血酶激活后形成凝胶状,用于黏附移植骨颗粒、覆盖创面、填塞缺损。

　　液态PRP可经皮注射入膝关节腔用于治疗膝关节退行性变(简称退变),促进软骨面生长;注射入肌腱止点以治疗肌腱止点炎症,如网球肘、跳跃膝、慢性跟腱炎;注射入窦道以封闭无效腔、控制感染,促进伤口愈合;注射入骨不连区域以刺激骨生长,促进骨愈合。经皮注射对机体创伤小、操作简单,大量研究显示PRP注射有良好的临床疗效。软骨、肌腱、骨不连由于局部区域血供差,没有足够的生长因子刺激生长,导致愈合延迟甚至不愈合。PRP在局部能释放大量高浓度的生长因子,促使干细胞增殖、分化修复组织。PRP中大量的白细胞还可以防止局部感染。因此,PRP在一定程度上可以替代了以上各类疾病的部分手术治疗。

　　临床上,PRP的应用以凝胶状为主。使用时推动推杆,PRP和凝血酶同时从双注射器喷枪里喷出,喷出前PRP与凝血酶在喷嘴里混合,喷出后几秒钟内即可形成凝胶(见图5-1-1)。PRP凝胶有较强的黏性,可以防止PRP流失,便于黏附骨颗粒用于植骨、覆盖创面等。

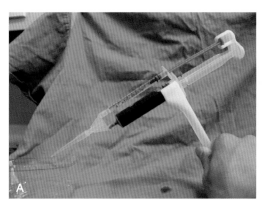

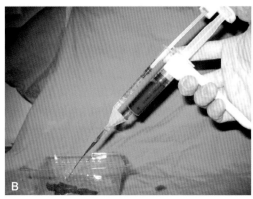
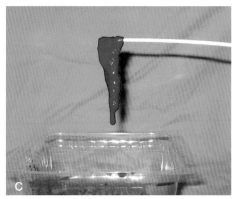

图5-1-1　PRP注射器喷枪及其操作

注:A. 双注射器喷枪,一支注射器里是PRP,一支注射器里是凝血酶;B. 双注射器喷枪,一支注射器是PRP,一支注射器里是凝血酶,凝血酶和PRP同时从喷枪中喷出,喷出前经喷嘴处混合;C. 喷出后PRP在几秒钟内形成凝胶

1. PRP修复骨缺损

PRP用于临床修复骨折、骨缺损在近几年逐渐流行起来,特别是在一些西方发达国家,如荷兰的Catharina医院的围手术血液管理科每年要使用1 600份血,其中60%用于制作PRP。PRP在骨科临床的应用能减少术后并发症,恢复更快。

临床上,骨缺损的治疗目前主要采用自体骨移植、异体骨移植和人工骨移植进行修复,但以上方法均存在缺陷。自体骨来源有限,取骨会增加患者的痛苦,且供骨区有顽固性疼痛、感染等并发症。同种异体骨虽然增加了供应来源,但目前同样存在着供体来源不足的问题,此外,还有传播肝炎、艾滋病等疾病的危险,异体间的免疫排斥也常导致移植失败。异种骨虽然可以完全解决供体来源不足,但异种间的组织相容性问题使移植体难以存活。人工骨由人工合成制备,既可以无限制地大批量生产,解决供源问题;又由于人工骨由惰性物质构成,可以避免免疫排斥。然而单纯人工骨移植只能起骨传导作用,无诱导成骨活性,不适用于大块骨缺损。其主要原因是由于缺损的中心区域与宿主组织相对远离,得不到充分的营养供应,导致成骨作用下降,表现为缺损中心区域骨组织形成少和软骨组织或纤维组织修复。PRP复合人工骨后,复合物既能起到骨传导作用,又能产生骨诱导作用。

最早用PRP修复骨缺损的临床研究开始于Whitman和Marx利用PRP复合移植骨修复下颌骨缺损。Marx的实验结果发现,复合PRP的移植骨修复速度是单用移植骨修复速度的1.62 ~ 2.16倍;组织学检查发现,PRP组移植骨密度(74.0% ± 11%)明显高于对照组(55.1% ± 8%)($P <$ 0.005)。PRP组的新生骨不仅面积大,而且是成熟的板状骨。对照组新生骨面积小,且为不成熟的编织骨。

Kitoh等将PRP与BMSC复合,用于2例软骨发育不全症和1例先天性胫骨假关节患者的股骨和胫骨牵张成骨术。首先从患者髂骨内抽取骨髓,分离出BMSC;其后在常规诱导培养液中培养、诱导和扩增,获得大量的成骨细胞,将其与自体来源的PRP复合,形成可注射的组织工程骨;最后在X线引导下,注入患者的牵张成骨间隙内。术后的X线片和临床检查显示,PRP和BMSC移植明显增强了牵张成骨的效果和速度(见**图5-1-2**)。

Bielecki报道采用PRP经皮注射治疗骨不连取得了成功。他认为治疗骨不连传统常以自体骨移植,切开手术常会导致骨折局部血供的破坏。经皮注射PRP是一种微创方法,将大量的生长因子注射入骨不连处,刺激骨折愈合。此方法的出现,在一定程度上替代了部分切开手术。在一项经皮注射PRP治疗12例延迟愈合和20例骨不愈合的病例报道中,平均随访期为9.3周(5 ~ 12周);在骨不连组,20例患者有13例骨愈合,平均愈合时间为10.3周。上海交通大学附属第六人民医院的张长青和袁霆等也开展了经皮注射治疗骨不连,取得了较好效果,并且强调骨不连有多种原因所致,对于局部营养缺乏的萎缩性骨不连,经皮注射效果更佳。采用PRP经皮注射治疗骨不连操作过程如**图5-1-3**所示。

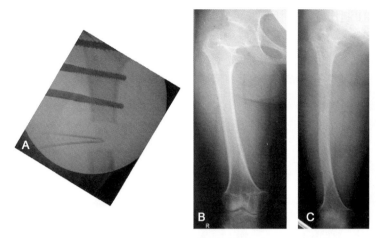

图5-1-2 PRP修复骨缺损的临床研究

注：A. 透视下以18号粗针头将PRP-MSCs复合物与凝血酶经皮注射入牵张成骨区；B. 为牵张成骨之前；C. 为牵引成骨拆除外固定之后。引自Kitoh H, Kitakoji T, Tsuchiya H, et al. Transplantation of marrow-derived mesenchymal stem cells and platelet-rich plasma during distraction osteogenesis —— a preliminary result of three cases[J]. Bone, 2004, 35(4): 892-898.

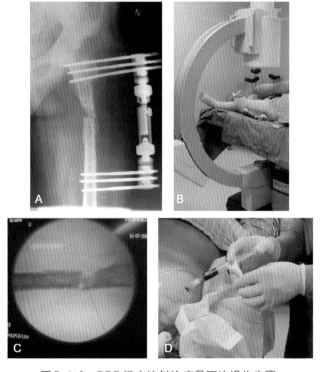

图5-1-3 PRP经皮注射治疗骨不连操作步骤

注：A. 萎缩性骨不连；B. 在C臂机下定位；C. 将PRP注射针插入骨不连处；D. 经皮PRP注射

由于PRP制作方便、时间短，可以与手术同步进行，不会影响手术，因此在临床上容易推广（见图5-1-4）。

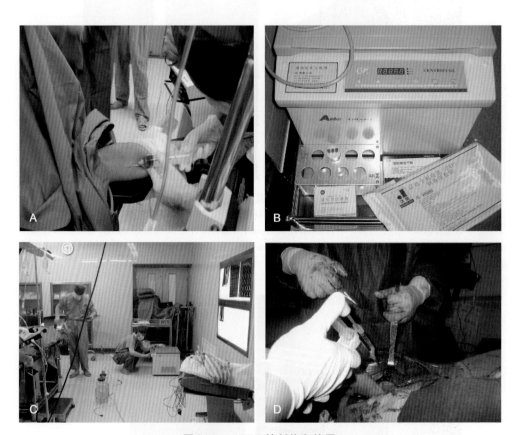

图5-1-4　PRP的制作和使用

注：A. 麻醉后抽血；B. 制作PRP的全套设备，包括离心机、试管架、凝血酶和CaCl₂，PRP制血用套装；C. PRP制作与手术同步进行；D. 将PRP打入骨折断端

2. 典型病例

患者为男性，50岁，因车祸致左胫腓骨骨折。完善术前检查后行胫骨髓内钉和腓骨钢板切开复位内固定术，术后1年X线片显示胫骨与腓骨均骨不连。入院后手术，去除胫骨髓内钉，切开骨不连处，清除骨折断端纤维组织，可见骨缺损较大。用钻头打磨断端至渗血。取周围骨痂打碎与PRP混合后植入胫骨骨折端，多余的PRP喷入胫骨骨折端周围和腓骨骨不连处。术后10个月，X线片显示胫腓骨愈合（见图5-1-5）。

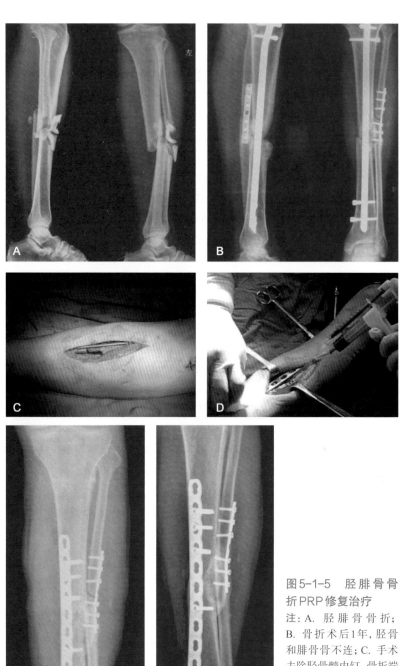

图5-1-5 胫腓骨骨折PRP修复治疗

注：A. 胫腓骨骨折；B. 骨折术后1年，胫骨和腓骨骨不连；C. 手术去除胫骨髓内钉，骨折端不健康组织后骨缺损；D. PRP注射入骨折端；E. 骨折术后X线片检查；F. 术后10个月，胫腓骨完全愈合

第二节　富血小板血浆在骨组织修复中的基础研究

一、细胞实验研究

早在1995年，Slater在体外培养BMSC，用PRP干预，发现PRP加速了基质细胞的生长，并且PRP作用BMSC定向分化为成骨细胞后，其成骨活性较单纯培养细胞高，分泌ALP及形成钙盐的能力强。在第3天，实验组细胞增殖数及分裂期细胞相明显高于对照组（常规培养组），表明PRP中多种高浓度生长因子有促进细胞增殖分化的作用。

随后，探讨PRP在成骨细胞、破骨细胞、骨祖细胞等方面的研究逐渐多了起来。Lucarelli发现PRP加强了BMSC的增殖，并且认为10%浓度的PRP对细胞增殖的效果最佳。Opera等人将鼠BMSC培养于一个三维的纤维结构中，表面加入PRP析出的上清液，通过观察纤维结构表面细胞迁移的数量来研究PRP对BMSC的作用。结果发现，加入PRP的结构表面与对照侧相比，细胞数量是对照侧的3.5倍，说明PRP能加强BMSC的增殖和趋化。

PRP可以通过凝血酶激活成胶体，在组织工程中，这种胶体结构可以作为BMSC的载体。将PRP与BMSC复合后，加入骨折端可促进骨愈合，并加快骨塑形的过程。

在骨愈合过程中，血管再生起着重要的作用。血管能为骨修复细胞运输营养和氧，为骨折提供良好的局部环境。Cennis将PRP作用于脐静脉内皮细胞，发现PRP显著加速了内皮细胞的增殖，PDGF-B mRNA、细胞间黏附分子（intercellular adhesion molecule 1，ICAM-1）和骨保护素的表达。以上结果说明PRP在骨修复过程中强化内皮细胞的成骨作用，包括对骨前体细胞的趋化作用与对单核细胞和巨噬细胞黏附分子的表达，同时还可抑制骨溶解。

Ogino从骨吸收角度进行实验研究，结果发现PRP抑制了破骨细胞生成素的表达，从而可以抑制骨吸收。

笔者对PRP在细胞方面的作用也进行了多方位的研究。张晔、曾炳芳、张长青等检测了PRP对体外培养BMSC增殖及成骨活性的作用。体外培养人BMSC分为实验组（$n=9$）和对照组（$n=9$），实验组进行PRP干预，于不同时间点收集两组细胞，采用流式细胞仪检测S期比例，MTT法检测细胞增殖活性，ALP测定和四环素荧光法检测细胞成骨活性，反转录PCR检测成骨启动基因*Cbfa1*的表达。

接种后24 h可见细胞呈大圆形单核状，72 h后逐渐贴壁伴伪足伸长。随后细胞增殖形成集落，多呈成纤维型，10～12天细胞融合成片（**见图5-2-1**）。

流式细胞仪的结果显示：在无条件培养基的情况下，除自发向成骨细胞转化外，可向脂肪细胞和破骨细胞分化。实验组和对照组细胞增殖活性不同（见图5-2-2），PRP作用24 h后细胞处于分裂期（S期）比例为14.5 ± 0.4，而对照组为7.2 ± 0.5，两组间差异有统计学意义（$P < 0.01$）。

通过MTT法吸光度值检测PRP对BMSC增殖的影响（见表5-2-1），MTT被细胞线粒体脱氢酶还原为蓝色甲赞（form azan），溶于二甲基亚砜（dimethyl sulfoxide, DMSO）。结果显示PRP作用

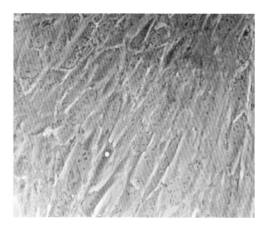

图5-2-1　体外原代培养的MSC（倒置相差显微镜 × 200）

后细胞增殖加速，第1天实验组为0.303 ± 0.112，对照组为0.230 ± 0.095，两者差异有统计学意义（$P < 0.05$）。随后逐日增高，第4天实验组细胞已达到1.080 ± 0.331，而对照组仅为0.702 ± 0.144（$P < 0.05$）。实验组已较早达到增殖平台期，这与PRP中的细胞因子刺激增殖有关；而对照组至第6天（1.004 ± 0.175）方达到平台期。

逆转录测试的实验组电泳结果显示 *cbfa1* 基因表达逐步增强，8 h时作用最显著，24 h时表达仍高于正常（见图5-2-3）。

BMSC具有分化为成骨细胞的能力，成骨细胞具有体外矿化特征，四环素标记后在荧光显微镜下显示金黄色结节。PRP作用后2周，钙结节染色显示结节数量增多，每

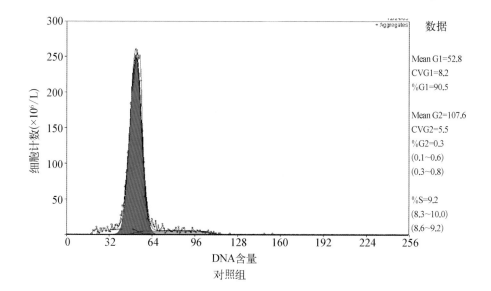

数据

Mean G1=52.8
CVG1=8.2
%G1=90.5

Mean G2=107.6
CVG2=5.5
%G2=0.3
(0.1~0.6)
(0.3~0.8)

%S=9.2
(8.3~10.0)
(8.6~9.2)

DNA含量
对照组

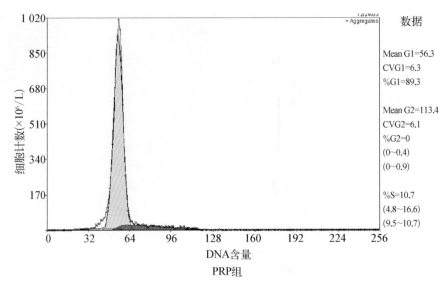

图5-2-2 实验组和对照组MSC的增殖活性(DNA含量)

表5-2-1 PRP作用对BMSC增殖影响($n=9, \bar{x} \pm s$)

组 别	第1天	第2天	第3天	第4天	第5天	第6天
对照组	0.230 ± 0.095	0.312 ± 0.109	0.571 ± 0.235	0.702 ± 0.144	0.937 ± 0.232	1.004 ± 0.175
实验组	0.303 ± 0.112*	0.648 ± 0.141*	0.874 ± 0.187*	1.080 ± 0.331*	1.075 ± 0.202	1.081 ± 0.198

注：与对照组比较,*$P < 0.05$

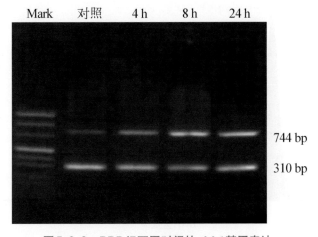

图5-2-3 PRP组不同时间的 *cbfa1* 基因表达

个高倍视野：对照组为(85.1 ± 23.2)/荧光镜，实验组为(146.7 ± 31.4)/荧光镜，差异有统计学意义($P < 0.05$)。

ALP测量结果(**见表5-2-2**)显示，第3天对照组为2.06 ± 0.77，实验组为7.79 ± 1.98($P < 0.05$)。第6、9天，实验组分别为9.51 ± 2.31和14.03 ± 3.02，均较对照组高($P < 0.05$)。BMSC加入PRP后ALP活性显著增强，与PRP刺激加强其定向分化成骨细胞有关。

表5-2-2　PRP作用后不同时间BMSC的ALP活性($n=9, \bar{x} \pm s$)

组　别	第3天	第6天	第9天
实验组	7.79 ± 1.98*	9.51 ± 2.31*	14.03 ± 3.02*
对照组	2.06 ± 0.77	2.84 ± 0.82	2.58 ± 0.84

注：与对照组比较，*$P < 0.05$

从实验结果可见PRP所包含的大量细胞因子，在骨缺损的修复过程中对局部种子细胞有活性调节作用。其可能的机制包括：① PRP中含有活性PDGF，这个间充质起源细胞的丝裂原是骨愈合中最先出现的因子，可以迅速刺激MSC的增殖，促进其分泌形成ECM。PRP所包含的TGF-β也可以刺激MSC的增殖与分化，促进成骨细胞和成软骨细胞的增殖。TGF-β通过靶细胞(干细胞和成纤维细胞)膜上的受体介导，刺激其分泌自己的TGF-β，通过旁分泌和自分泌作用于邻近细胞和自身，加快骨再生。② PRP所含各种内源性细胞因子的协同效应起重要作用。PRP能刺激培养的成骨细胞，使之呈现多重重叠增厚生长的状态，而用其他单个因子刺激，均不能达到同样密度，表明PRP刺激分裂的作用得益于其所含多种因子的协同作用。

骨愈合的加速一方面依赖于骨细胞的增殖，另一方面依赖于新生骨细胞在局部的成骨活性。本实验同时进行了PRP对培养BMSC的成骨活力分析，对细胞的辅肌动蛋白关联LIM蛋白质(actinin associated LIM protein, ALP)活性测定及钙结节染色显示，PRP作用后的BMSC定向分化为成骨细胞，其成骨活性较单纯培养细胞高，分泌ALP及形成钙盐的能力强。因此，PRP一方面具有刺激骨细胞增殖作用，另一方面又加强其成骨活性，从而在骨愈合部位加强了修复作用。

*cbfa1*基因是骨组织发育决定基因，是一种表达高度限制的基因，仅能在骨组织及成骨细胞检测到。*cfa1*是重要的成骨细胞成熟启动子，它可以调节骨钙素、E型胶原、骨桥蛋白及骨结蛋白等基因在成骨细胞的表达，以促进成骨细胞分化、成熟，当*cbfa1*第二个转录激活区的Runt结构域与顺式反应元件OSE2结合，可诱导骨钙素、骨桥蛋白和骨涎蛋白等分泌，促使基质沉积，使成骨细胞成熟，并可包绕于骨陷窝内，构成骨细胞及骨组织。TGF-β和骨形成蛋白可通过SMAD蛋白介导而引发*cbfa1*基因的表达。

本实验对细胞mRNA进行检测,重点观察并测定具有成骨启动能力的*cbfa1*基因,发现加入PRP后,细胞的*cbfa1*基因表达水平明显增高,8 h已达正常的2倍。因此,PRP作用于BMSC,通过其含有的TGF-β等因子诱发细胞内基因水平的改变,再由*cbfa1*等成骨启动基因的进一步调控加速成骨活性及骨修复可能是其在体内实验加速骨愈合的分子基础。

血小板及其生长因子在体内的寿命一般不超过10天,而创伤愈合通常需要数月之久,PRP即使在凝血酶或钙离子的激活下形成凝胶块,其PRP凝胶中血小板内容物(包括生长因子)持续释放也最多达1周左右。那么PRP是否能影响骨修复的整个过程? Marx应用抗PDGF和TGF-β受体的单克隆抗体对人类松质骨骨髓进行标记,发现其中大部分细胞膜表面有PDGF和(或)TGF-β受体的表达,且主要集中在髓腔血管床的周围。在应用PRP 6个月以后,应用PDGF和TGF-β的单克隆抗体发现局部仍然有TGF-β的持续分泌,只有极少数细胞为PDGF阳性。局部TGF-β的持续存在可能是PRP释放出来的TGF-β作用于周围细胞(如成骨细胞、成纤维细胞、巨噬细胞等)的功能活性增加,再分泌TGF-β作用于邻近的细胞或自身,形成一个良性循环的结果。PDGF检测阴性可能是PRP中的PDGF在局部5～7天代谢完成以后的结果。应用PRP修复骨缺损的组织学检测发现,PRP组自体移植骨的吸收比对照组明显,且在吸收过程中有破骨细胞出现。应用PRP 3天后,实验组即可检测到毛细血管的生成与长入,通过爬行替代新形成的活骨组织明显高于对照组;而对照组残存的自体移植骨呈现死骨形态,其新形成的骨组织不但少,而且被较多的纤维组织分割。PRP组纤维组织较少可能是由于和PRP相邻的骨前体细胞直接被PRP中生长因子激活,而较远的成纤维细胞的增殖和功能活性的提高程度小于骨前体细胞的结果。

二、动物实验研究

骨缺损一直是一个骨科临床面临的难题,至今没有得到很好解决。PRP在近些年结合人工骨用于骨缺损可促进骨修复已被很多动物实验所证实。Suba等将犬自体来源的PRP复合β-磷酸三钙(tricalcium phosphate, TCP),填入犬下颌前磨牙的牙槽窝内,以单纯β-TCP填入对侧牙槽窝作为对照,分别在术后6、12和24周取材,采用组织学与组织形态测量分析评价,证实PRP组的成骨量明显多于对照组。Zhang等将兔自体来源的PRP与多孔生物陶瓷复合,修复兔桡骨1 cm缺损,以单纯生物陶瓷植入作为对照组。X线片和组织学观察显示,PRP复合生物陶瓷组的成骨量和修复效果明显优于单纯生物陶瓷组。Fennis等进行了PRP与自体骨复合修复羊下颌骨缺损的实验研究,截取一段羊下颌骨角部的骨组织,去除内部的松质骨,用球钻在皮质骨表面散在钻孔,形成带网孔的皮质骨托槽,然后将取自羊自体髂骨的松质骨复合自体来源的PRP

填入骨皮质托槽中，原位回植于下颌骨缺损区，钛板固定。对照组采用相同的实验方法，但是植入不含PRP的同样的自体松质骨修复，分别在术后3、6和12周取材，组织学和组织形态测量分析显示PRP组的成骨量明显多于对照组。

Kovacs等在犬下颌骨缺损修复研究中发现通过骨密度评价和组织学评价，复合PRP的生物材料组均优于单纯使用生物材料组，认为PRP对骨缺损有修复作用。Thorwarth等在猪的颅骨上制作了6个直径10 mm、深1 mm的圆形骨缺损模型，分别植入自体骨颗粒、自体骨颗粒＋含低浓度血小板PRP、自体骨颗粒＋含高浓度血小板PRP、牛胶原、牛胶原＋含低浓度血小板PRP、牛胶原＋含高浓度血小板PRP，评价自体骨或者胶原复合PRP治疗骨缺损的疗效；分别在术后2、4、12和24周取材，采用免疫组织化学法检测BMP-2、I型胶原、骨钙素、骨连接素和骨桥蛋白的表达，结果显示所有含PRP组的成骨效应均明显优于不含PRP组，且呈血小板浓度依赖性。

Simman等报道了PRP对长骨骨折愈合的影响，首先制备了大鼠单侧股骨骨折模型，实验组骨折部位注射500 μl凝血酶活化的PRP，对照组注射等量的生理盐水，分别在术后1、4周取材，实验组放射学显示较厚的骨痂厚度、三点负荷显示增加的骨应力和组织学显示增强的骨形成均优于对照组，结果表明PRP可以通过调控TGF-β和BMP-2加速骨折愈合。Niemeyer等采用胫骨骨缺损模型比较了羊BMSC和脂肪干细胞（adipose derived stem cell, ASC）的成骨能力，并研究了PRP对ASC成骨能力的影响，实验结果表明在成骨能力方面，ASC远不如BMSC，但是前者的成骨能力可以被PRP增强。

李四波、张长青和袁霆等在将PRP结合体外BMSC培养修复新西兰大白兔的实验中，探讨了PRP和BMSC在单独和联合使用修复骨缺损中的能力。把48只新西兰大白兔分为4组，每组12只：1组左侧：PRP＋BMSC＋人工骨（β-TCP），右侧：BMSC＋β-TCP；2组左侧：自体骨，右侧：PRP＋BMSC＋β-TCP；3组左侧：自体骨，右侧：BMSC＋β-TCP；4组左侧：PRP＋β-TCP，右侧：β-TCP。1.2 cm的桡骨骨缺损中，各组材料植入方法如下：PRP＋BMSC＋β-TCP：取含有50万个细胞的DMEM悬液，离心弃掉液体，管底可见白色的细胞沉淀物，加入制备好的PRP 0.5 ml摇动混匀细胞，再加入含牛凝血酶1 000 IU/ml的10%的氯化钙溶液30 μl，轻轻摇动约15 s即形成胶冻状的PRP凝胶，再取约200 mg粉状TCP与含细胞的PRP凝胶混合后植入骨缺损处（见图5-2-4）。BMSC＋β-TCP：用0.5 ml全血混合细胞，其余操作方法同上。PRP＋β-TCP：用0.5 ml PRP凝胶混合TCP。β-TCP：用0.5 ml全血凝胶混合TCP。自体骨：用自身取下的桡骨，将其制备成骨碎粒植入缺损处。逐层缝合周围的软组织，将植入材料包裹起来，不加外固定，常规饮食，术后3天每天给予40万IU青霉素肌肉注射。术后分别在2、6和12周通过大体观察，以及X线片、组织学及生物力学观察桡骨缺损的愈合情况。

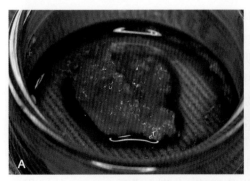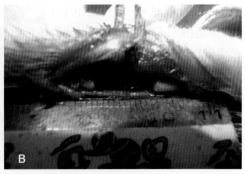

图5-2-4 PRP结合体外BMSC培养修复骨缺损动物实验
注：A. 体外混合好的植入材料；B. 填入兔子桡骨1.2 cm骨缺损处

大体观察：术后2周，TCP与TCP+PRP骨缺损处被肉芽组织覆盖，人工骨颗粒结合松散，缺损交界处明显，无骨桥接迹象。细胞＋TCP与细胞＋TCP＋PRP骨缺损被大量肉芽组织覆盖，缺损交界处有骨桥接迹象。自体骨缺损处肉芽组织少，自体骨颗粒结合紧密，缺损交界处骨桥接形成。术后6周，TCP与TCP+PRP骨缺损处被大量肉芽组织覆盖，人工骨颗粒结合紧密，与自体骨交界处不明显，有骨桥接迹象。细胞＋TCP与细胞＋TCP＋PRP骨缺损交界面消失，骨缺损处被少量纤维组织包裹，可见较多的新生骨形成，但未完全填充缺损，且细胞＋TCP＋PRP新生骨组织＞细胞＋TCP，自体骨骨缺损完全被新生骨组织填充，其中可见少量植入骨颗粒。在术后12周，TCP与TCP+PRP骨缺损交界面消失，缺损处被纤维组织包裹，可见到新生骨的形成。TCP+PRP人工骨颗粒包裹更加局限化，且新生骨组织＞TCP。细胞＋TCP与细胞＋TCP＋PRP缺损完全被新生骨组织填充，仅有少量的人工骨残留，细胞＋TCP＋PRP残留的人工骨少于细胞＋TCP，新生骨组织＞细胞＋TCP。自体骨植入骨颗粒消失，其轮廓接近正常桡骨外形（见**图5-2-5**）。

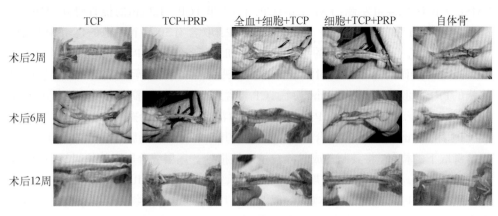

图5-2-5 术后2、6、12周骨缺损处大体表现

X线片观察：术后2周，TCP与TCP+PRP植入组骨缺损交界处断端整齐，骨折线存在。细胞＋TCP与细胞＋TCP＋PRP植入侧骨缺损交界处骨折线模糊，骨痂形成中。自体骨植入侧骨折线存在，骨缺损区域可见植入颗粒骨，其间散在高密度影，骨痂形成中。术后6周，TCP与TCP+PRP植入组骨折线模糊，缺损区域骨痂形成中TCP+PRP植入组骨折线模糊，缺损区域骨痂形成中。细胞＋TCP与细胞＋TCP＋PRP植入侧骨折线消失，缺损区域大量骨痂形成，充满整个缺损区域，有骨髓腔形成迹象。自体骨植入侧骨折线消失，缺损区域被骨痂填充，植入颗粒骨消失，骨髓腔形成。12周，TCP与TCP+PRP植入侧，缺损区域大量骨痂形成，有骨髓腔形成迹象。细胞＋TCP与细胞＋TCP＋PRP植入侧，新生骨外形近似于正常桡骨，骨皮质及髓腔可见，但细胞＋TCP＋PRP侧较细胞＋TCP更加清晰。自体骨缺损区域新生骨外形与正常桡骨类似，新生骨皮质及髓腔清晰可见，如**图5-2-6**所示。

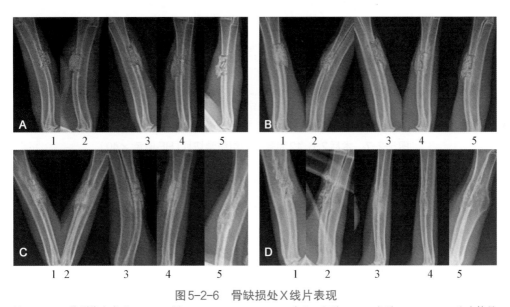

图5-2-6　骨缺损处X线片表现

注：A～D. 分别代表术后0、2、6、12周；1～5. TCP、TCP+PRP、全血＋细胞＋TCP、细胞＋TCP＋PRP和自体骨

HE染色组织切片：术后2周，TCP与TCP+PRP缺损区断端整齐，被纤维结缔组织填充，其间可见较多散在的软骨组织，未见新生骨。细胞＋TCP与细胞＋TCP＋PRP缺损区散在少量新生的编织骨与软骨组织，被纤维结缔组织分割包裹。自体骨缺损区可见许多空陷窝的死骨组织，周围可见大量新生骨组织，其间散在少许软骨组织和纤维结缔组织，新生骨量细胞＋TCP＋PRP＞细胞＋TCP。术后6周，TCP与TCP+PRP骨缺损区两端和中央可见一些散在的由新生编织骨和软骨组成的骨组织，其间被纤维结缔组织填充。细胞＋TCP与细胞＋TCP＋PRP缺损区可见大量的新生编织骨，软骨组织较术后2周减少，其间填充少量的纤维结缔组织，新生骨量细胞＋TCP＋PRP＞

细胞 + TCP，TCP+PRP > TCP。自体骨组织切片缺损区空陷窝的死骨组织减少，新生骨组织进一步增多，软组织较少。术后12周，TCP与TCP+PRP缺损区被大量的新生编织骨填充，软骨组织消失，其间散在少量的纤维结缔组织，新生骨量TCP+PRP > TCP。细胞 + TCP与细胞 + TCP + PRP缺损区可见大量的新生骨组织，其中细胞 + TCP + PRP主要为板层骨，散在少量的编织骨，细胞 + TCP编织骨较多。自体骨缺损区空陷窝的死骨完全消失，全部为新生的板层骨（见图5-2-7）。

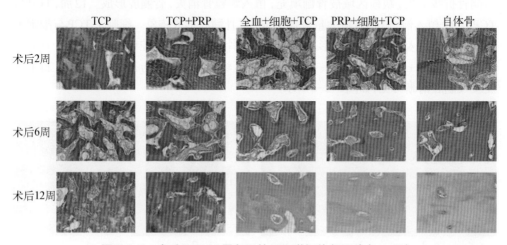

图5-2-7　术后2、6、12周各组的组织学切片（HE染色 × 40）

生物力学：术后2周，各试验组由于缺损区没有完全被骨组织桥接，因此无法做生物力学测试。术后6周，除TCP与TCP+PRP植入组以外，其余3组进行了纵向压缩试验，抗压强度自体骨明显优于细胞 + TCP和细胞 + TCP + PRP，细胞 + TCP + PRP优于细胞 + TCP组（$P < 0.05$）。术后12周，各组均进行了纵向压缩试验，抗压强度自体骨优于细胞 + TCP，细胞 + TCP + PRP优于细胞 + TCP（$P < 0.05$），自体骨略大于细胞 + TCP + PRP，TCP+PRP略大于PRP，但差异无统计学意义（$P > 0.05$）（见表5-2-3）。

表5-2-3　新生骨抗压强度（$\bar{x} \pm s$, N/mm^2）

组　　别		术后6周	术后12周
第1组	左：细胞 + TCP + PRP	27.45 ± 1.75*	52.25 ± 0.21*
	右：细胞 + TCP	20.55 ± 1.35	43.3 ± 0.42
第2组	左：自体骨	28.35 ± 1.25*	55.35 ± 0.35

（续表）

组　　别		术后6周	术后12周
	右：细胞 + TCP + PRP	17.25 ± 0.25	51.4 ± 0.99
第3组	左：自体骨	26.25 ± 1.63[*]	55.75 ± 1.06[*]
	右：细胞 + TCP	17.55 ± 1.20	37.5 ± 0.42
第4组	左：TCP + PRP	—	12.45 ± 0.21
	右：TCP	—	11.65 ± 0.35

注：各组间左侧与右侧比较，[*]$P < 0.05$

组织形态学：术后2、6、12周HE染色标本中新生骨在缺损区所占百分比，自体骨与细胞 + TCP + PRP大于细胞 + TCP（$P < 0.05$），自体骨与细胞 + TCP + PRP差异无统计学意义（$P > 0.05$）；术后12周，TCP+PRP > PRP，差异有统计学意义（$P < 0.05$）（见表5-2-4）。

表5-2-4　新生骨组织面积（$\bar{x} \pm s$，%）

组　　别		2周	6周	12周
第1组	左：细胞 + TCP + PRP	37.7 ± 2.97[*]	79.8 ± 3.39[*]	96.6 ± 0.8[**]
	右：细胞 + TCP	27.0 ± 2.26	67.9 ± 2.4	84.3 ± 1.01
第2组	左：自体骨	43.2 ± 2.4	73.65 ± 1.34	98 ± 0.98
	右：细胞 + TCP + PR	40.95 ± 3.6	72.5 ± 0.77	97.2 ± 0.85
第3组	左：自体骨	43.6 ± 3.25[*]	77.2 ± 1.98[*]	98.5 ± 1.66[**]
	右：细胞 + TCP	28.4 ± 4.53	66.3 ± 1.27	83.5 ± 1.04
第4组	左：TCP + PRP	—	41.05 ± 2.05	76.2 ± 0.74[*]
	右：TCP		36.5 ± 0.99	64.3 ± 1.35

注：各组间左侧与右侧比较，[*]$P < 0.05$，[**]$P < 0.01$

本试验在植入不同的材料以后，通过大体观察、X线片、组织学、形态学和生物力学的检测，发现在术后12周的观察期内，TCP + PRP组相对于TCP组未能表现出明显促进骨缺损修复的作用，这与Masaki等的报道不一致，可能是由于以下2个原因所致，① 制成的PRP凝胶植入兔桡骨缺损处以后，由于手术处的渗血以及较大的缺损和软组织间隙可能造成生长因子的流失,而 Masaki 与 Katalin 等是用于口腔颌面部骨缺损的修复,由于其修复的缺损处呈网兜状结构,缝合的软组织犹如盖子将 PRP 释放的生长因子局限在内部,防止生长因子的流失,促进骨缺损的修复;② 与人工骨(如 TCP、HA等)混合,可能局部缺少成骨活性细胞(BMSC 或成骨细胞),使 PRP 中的生长因子未能发挥相应的生物学效应,最终未能表现出对骨缺损修复的促进作用。

三、小结

在组织工程学中,细胞与支架材料的复合比较困难,是组织工程学发展亟须解决的问题,主要表现在以下 3 个方面:① 细胞与材料表面的黏附性;② 黏附的细胞在材料表面的生物学特性;③ 黏附的数量难以控制。因此,选择适合细胞生长与发挥生物学特性的材料是组织工程学当前发展的一个主要方向。PRP 在添加凝血酶后形成的纤维蛋白凝胶则很好地解决了这一问题。首先,在实验中笔者通过显微镜下观察发现混合细胞的 PRP 在添加凝血酶形成凝胶后,细胞被全部固定在形成的纤维蛋白网中,渗出的血清中未见细胞,这说明添加的细胞很好地和 PRP 凝胶中的纤维蛋白网结合起来;其次,通过形成的纤维蛋白网固定细胞使复合细胞的数量得以控制;最后,纤维蛋白原对细胞的增殖与分化活性具有明显的促进作用,已在许多研究中已得到证实。

本试验中,PRP＋TCP＋细胞组成骨效果明显优于全血＋TCP＋细胞,推测可能由以下两方面原因造成,① 混合进 PRP 凝胶中的 BMSC 被固定在纤维蛋白网中,凝胶中血小板释放的生长因子如 PDGF-AB、TGF-β_1 直接作用于细胞,促进其大量增殖和分泌 ECM;② 增殖后期,细胞在纤维蛋白网以及骨折局部存在的一些促进分化的生长因子如 BMP、IGF-1 等的作用下,分化活性提高,进一步促进 ECM 的矿化,加速骨缺损的修复。

全血组由于血小板浓度低,因此释放出的生长因子含量在局部浓度比较低,对细胞的增殖和 ECM 的合成没有明显的促进作用,植入的细胞可能在纤维蛋白网及骨折局部产生的生长因子作用下逐渐发生增殖与分化,进而矿化成骨修复骨缺损,因此其新生骨的成熟度及数量方面都低于 PRP＋TCP＋细胞组。

在骨折修复重塑的过程中有多种生长因子参与,各种各样的生长因子除了发挥其各自的作用外,生长因子间的相互作用在骨折的愈合与修复过程中也发挥着重要的作用。PRP 是从自体全血浓缩而成,其中各生长因子间具有最佳的浓度配比,在骨修复过程中可能发挥较好的协同作用,促进骨缺损的修复。

综上,骨愈合是一个较长期的过程,而伤口里血小板的寿命和其中含有的生长因子的作用时间不多于 5 天。Marx 认为,骨的修复和再生有两种机制,第一种机制是 BMSC 在生长因子作用下转换为成骨细胞的数量和活性增加,成骨细胞本身也可以分泌 TGF-β 作用于邻近细胞和自身,构成一个促进成骨的良性循环;第二种机制也是最重要的机制,由于 PDGF 的作用和移植处的无效腔与周围正常组织的氧压差

（> 20 mmHg）使巨噬细胞游走到移植处（移植处氧分压5～10 mmHg，正常组织氧分压是45～55 mmHg，两处相差30～40 mmHg），增强了巨噬细胞的趋化性和活性，3天后巨噬细胞将代替血小板成为生长因子的主要来源。

当PDGF逐渐凋亡时，巨噬细胞源性生长因子和血管生长因子将取而代之。事实上，巨噬细胞源性生长因子、血管生长因子和PDGF均可促进骨修复。BMSC自分泌TGF-β，可持续刺激骨细胞形成。另外，VEGF、IGF、EGF也可促进毛细血管生成和成骨。最后由于BMP的作用，移植骨从排列紊乱的编织骨逐渐成熟为具有哈弗系统的板状骨。然后，成骨细胞的骨基质形成，发生矿物质化，移植骨在破骨细胞的作用下塑形。

虽然已有大量的基础研究和临床报道显示PRP可显著促进骨折愈合，但目前还缺乏临床大样本前瞻性随机双盲对照研究的数据。

另外，由于PRP制作和应用方法目前还没有统一的标准，导致一些报道得出的结论也不一致。有些报道与前述的研究结果截然不同，认为PRP在体内对成骨无明显作用，甚至是抑制成骨的。Pryor等在SD大鼠颅骨上制成2个直径6 mm圆形骨缺损，实验组采用来源于同种异体大鼠的PRP与胶原的复合物修复，对照组以单纯胶原修复，在术后4周、8周取材，进行X线片、组织学和组织形态测量分析评价修复效果。结果显示：两组的部分或完全愈合率无明显差异，认为PRP无促进骨缺损修复的作用。Choi等在每只犬下颌骨两侧前磨牙区分别制成15 mm骨缺损，一侧植入自体来源的PRP与颗粒状的自体骨复合物，另一侧植入单纯的自体骨颗粒，在术后6周取材，组织学检查显示，单纯自体骨修复的缺损区有大量的新骨形成，而复合PRP组缺损区有大量岛状的纤维组织和残存无活力的骨移植颗粒。组织形态测量分析显示，复合PRP组成骨量明显少于单纯自体骨组。

（冯　勇，李四波，袁　霆，仇建军，张　晔）

参 考 文 献

［1］ Bielecki T, Gazdzik TS, Szczepanski T. Benefit of percutaneous injection of autologous platelet-leukocyte-rich gel in patients with delayed union and nonunion[J]. Eur Surg Res, 2008, 40(3), 289-296.

［2］ Butcher A, Milner R, Ellis K, et al. Interaction of platelet-rich concentrate with bone graft materials: an in vitro study[J]. J Orthop Trauma, 2009, 23(3): 195-200; discussion 201-202.

［3］ Celotti F, Colciago A, Negri-Cesi P, et al. Effect of platelet-rich plasma on migration and proliferation of SaOS-2 osteoblasts: role of platelet-derived growth factor and transforming growth factor-beta[J]. Wound Repair Regen, 2006, 14(2): 195-202.

[4] Cenni E, Ciapetti G, Granchi D, et al. Endothelial cells incubated with platelet-rich plasma express PDGF-B and ICAM-1 and induce bone marrow stromal cell migration[J]. J Orthop Res, 2009, 27(11): 1493-1498.

[5] Cenni E, Ciapetti G, Pagani S, et al. Effects of activated platelet concentrates on human primary cultures of fibroblasts and osteoblasts[J]. J Periodontol, 2005, 76(3): 323-328.

[6] Cenni E, Perut F, Ciapetti G, et al. In vitro evaluation of freeze-dried bone allografts combined with platelet rich plasma and human bone marrow stromal cells for tissue engineering[J]. J Mater Sci Mater Med, 2009, 20(1): 45-50.

[7] Cenni E, Perut F, Ciapetti G, et al. In vitro evaluation of freeze-dried bone allografts combined with platelet rich plasma and human bone marrow stromal cells for tissue engineering[J]. J Mater Sci Mater Med, 2009, 20(1): 45-50.

[8] Choi BH, Im CJ, Huh JY, et al. Effect of platelet-rich plasma on bone regeneration in autogenous bone graft[J]. Int J Oral Maxillofac Surg, 2004, 33(1): 56-59.

[9] Creeper F, Lichanska AM, Marshall RI, et al. The effect of platelet-rich plasma on osteoblast and periodontal ligament cell migration, proliferation and differentiation[J]. J Periodontal Res, 2009, 44(2): 258-265.

[10] Dallari D, Fini M, Stagni C, et al. In vivo study on the healing of bone defects treated with bone marrow stromal cells, platelet-rich plasma, and freeze-dried bone allografts, alone and in combination[J]. J Orthop Res, 2006, 24(5): 877-888.

[11] Dohan Ehrenfest DM, Bielecki T, Corso MD, et al. Shedding light in the controversial terminology for platelet-rich products: Platelet-rich plasma (PRP), platelet-rich fibrin (PRF), platelet-leukocyte gel (PLG), preparation rich in growth factors (PRGF), classification and commercialism[J]. J Biomed Mater Res A, 2010, 95(4): 1280-1282.

[12] Everts PA, Knape JT, Weibrich G, et al. Platelet-rich plasma and platelet gel: a review[J]. J Extra Corpor Technol, 2006, 38(2), 174-187.

[13] Fennis JP, Stoelinga PJ, Jansen JA. Mandibular reconstruction: a histological and histomorphometric study on the use of autogenous scaffolds, particulate cortico-cancellous bone grafts and platelet rich plasma in goats[J]. Int J Oral Maxillofac Surg, 2004, 33(1) 48-55.

[14] Ferreira CF, Carriel Gomes MC, Filho JS, et al. Platelet-rich plasma influence on human osteoblasts growth[J]. Clin Oral Implants Res, 2005, 16(4): 456-460.

[15] Findikcioglu K, Findikcioglu F, Yavuzer R, et al. Effect of platelet-rich plasma and fibrin glue on healing of critical-size calvarial bone defects[J]. J Craniofac Surg, 2009, 20(1): 34-40.

[16] Floryan KM, Berghoff WJ. Intraoperative use of autologous platelet-rich and platelet-poor plasma for orthopedic surgery patients[J]. AORN J, 2004, 80(4): 668-674; quiz 675-678.

[17] Frechette JP, Martineau I, Gagnon G. Platelet-rich plasmas: growth factor content and roles in wound healing[J]. J Dent Res, 2005, 84(5): 434-439.

[18] Gassling VL, Acil Y, Springer IN, et al. Platelet-rich plasma and platelet-rich fibrin in human cell culture[J]. Oral Surg Oral Med Oral Pathol Oral Radiol Endod, 2009, 108(1): 48-55.

[19] Goto H, Matsuyama T, Miyamoto M, et al. Platelet-rich plasma/osteoblasts complex induces bone formation via osteoblastic differentiation following subcutaneous transplantation[J]. J Periodontal Res, 2006, 41(5): 455-462.

[20] Hadjipanayi E, Brown RA, Mudera V, et al. Controlling physiological angiogenesis by

hypoxia-induced signaling[J]. J Control Release, 2010, 146(3): 309−317.

［21］ Hu ZM, Peel SA, Ho SK, et al. Comparison of platelet-rich plasma, bovine BMP, and rhBMP-4 on bone matrix protein expression in vitro[J]. Growth Factors, 2009, 27(5): 280−288.

［22］ Kanno T, Takahashi T, Tsujisawa T, et al. Platelet-rich plasma enhances human osteoblast-like cell proliferation and differentiation[J]. J Oral Maxillofac Surg, 2005, 63(3): 362−369.

［23］ Kasten P, Vogel J, Beyen I, et al. Effect of platelet-rich plasma on the in vitro proliferation and osteogenic differentiation of human mesenchymal stem cells on distinct calcium phosphate scaffolds: the specific surface area makes a difference[J]. J Biomater Appl, 2008, 23(2): 169−188.

［24］ Kawase T, Okuda K, Wolff LF, et al. Platelet-rich plasma-derived fibrin clot formation stimulates collagen synthesis in periodontal ligament and osteoblastic cells in vitro[J]. J Periodontol, 2003, 74(6): 858−864.

［25］ Kim SG, Chung CH, Kim YK, et al. Use of particulate dentin-plaster of Paris combination with/without platelet-rich plasma in the treatment of bone defects around implants[J]. Int J Oral Maxillofac Implants, 2002, 17(1): 86−94.

［26］ Kitoh H, Kitakoji T, Tsuchiya H, et al. Transplantation of marrow-derived mesenchymal stem cells and platelet-rich plasma during distraction osteogenesis — a preliminary result of three cases[J]. Bone, 2004, 35(4): 892−898.

［27］ Kovacs K, Velich N, Huszar T, et al. Histomorphometric and densitometric evaluation of the effects of platelet-rich plasma on the remodeling of beta-tricalcium phosphate in beagle dogs[J]. J Craniofac Surg, 2005, 16(1): 150−154.

［28］ Lai CF, Cheng SL. Signal transductions induced by bone morphogenetic protein-2 and transforming growth factor-beta in normal human osteoblastic cells[J]. J Biol Chem, 2002, 277(18): 15514−15522.

［29］ Lo WC, Chiou JF, Gelovan JG, et al. Transplantation of embryonic fibroblasts treated with platelet-rich plasma induces osteogenesis in SAMP8 mice monitored by molecular imaging[J]. J Nucl Med, 2009, 50(5): 765−773.

［30］ Lucarelli E, Fini M, Beccheroni A, et al. Stromal stem cells and platelet-rich plasma improve bone allograft integration[J]. Clin Orthop Relat Res, 2005, (435): 62−68.

［31］ Marx RE. Platelet-rich plasma (PRP): what is PRP and what is not PRP[J]. Implant Dent, 2001, 10(4): 225−228.

［32］ Niemeyer P, Fechner K, Milz S, et al. Comparison of mesenchymal stem cells from bone marrow and adipose tissue for bone regeneration in a critical size defect of the sheep tibia and the influence of platelet-rich plasma[J]. Biomaterials, 2010, 31(13): 3572−3579.

［33］ Ogino Y, Ayukawa Y, Kukita T, et al. Platelet-rich plasma suppresses osteoclastogenesis by promoting the secretion of osteoprotegerin[J]. J Periodontal Res, 2009, 44(2): 217−224.

［34］ Oprea WE, Karp JM, Hosseini MM, et al. Effect of platelet releasate on bone cell migration and recruitment in vitro[J]. J Craniofac Surg, 2003, 14(3): 292−300.

［35］ Parsons P, Butcher A, Hesselden K, et al. Platelet-rich concentrate supports human mesenchymal stem cell proliferation, bone morphogenetic protein-2 messenger RNA expression, alkaline phosphatase activity, and bone formation in vitro: a mode of action to enhance bone repair[J]. J Orthop Trauma, 2008, 22(9): 595-604.

[36] Pieri F, Lucarelli E, Corinaldesi G, et al. Effect of mesenchymal stem cells and platelet-rich plasma on the healing of standardized bone defects in the alveolar ridge: a comparative histomorphometric study in minipigs[J]. J Oral Maxillofac Surg, 2009, 67(2): 265-272.

[37] Pryor ME, Polimeni G, Koo KT, et al. Analysis of rat calvaria defects implanted with a platelet-rich plasma preparation: histologic and histometric observations[J]. J Clin Periodontol, 2005, 32(9): 966-972.

[38] Pryor ME, Yang J, Polimeni G, et al. Analysis of rat calvaria defects implanted with a platelet-rich plasma preparation: radiographic observations[J]. J Periodontol, 2005, 76(8): 1287-1292.

[39] Rattner A, Sabido O, Le J, et al. Mineralization and alkaline phosphatase activity in collagen lattices populated by human osteoblasts[J]. Calcif Tissue Int, 2000, 66(1): 35-42.

[40] Simman R, Hoffmann A, Bohinc RJ, et al. Role of platelet-rich plasma in acceleration of bone fracture healing[J]. Ann Plast Surg, 2008, 61(3): 337-344.

[41] Slater M, Patava J, Kingham K, et al. Involvement of platelets in stimulating osteogenic activity[J]. J Orthop Res, 1995, 13(5): 655-663.

[42] Suba Z, Takacs D, Gyulai-Gaal S, et al. Facilitation of beta-tricalcium phosphate-induced alveolar bone regeneration by platelet-rich plasma in beagle dogs: a histologic and histomorphometric study[J]. Int J Oral Maxillofac Implants, 2004, 19(6): 832-838.

[43] Thirunavukkarasu K, Miles RR, Halladay DL, et al. Stimulation of osteoprotegerin (OPG) gene expression by transforming growth factor-beta (TGF-beta). Mapping of the OPG promoter region that mediates TGF-beta effects[J]. J Biol Chem, 2001, 276(39): 36241-36250.

[44] Thorwarth M, Rupprecht S, Falk S, et al. Expression of bone matrix proteins during de novo bone formation using a bovine collagen and platelet-rich plasma (prp) — an immunohistochemical analysis[J]. Biomaterials, 2005, 26(15): 2575-2584.

[45] Whitman DH, Berry RL, Green DM. Platelet gel: an autologous alternative to fibrin glue with applications in oral and maxillofacial surgery[J]. J Oral Maxillofac Surg, 1997, 55(11): 1294-1299.

[46] Xu Y, Zuo Y, Zhang H, et al. Induction of SENP1 in endothelial cells contributes to hypoxia-driven VEGF expression and angiogenesis[J]. J Biol Chem, 2010, 285(47): 36682-36688.

[47] Yazawa M, Ogata H, Kimura A, et al. Basic studies on the bone formation ability by platelet rich plasma in rabbits[J]. J Craniofac Surg, 2004, 15(3): 439-446.

[48] Zhang CQ, Yuan T, Zeng BF. Experimental study of the effect of platelet-rich plasma on osteogenesis in rabbit[J]. Chin Med J (Engl), 2004, 117(12): 1853-1855.

[49] Zhang CQ, Yuan T, Zeng BF. Experimental study of the effect of platelet-rich plasma on osteogenesis in rabbit[J]. Chin Med J (Engl), 2004, 117(12): 1853-1855.

[50] 李四波, 张长青, 袁霆, 等. 复合细胞和人工骨的富血小板血浆成骨能力研究[J]. 中国修复重建外科杂志, 2007, 21(1): 58-64.

[51] 袁霆, 张长青. 富血小板血浆促进骨修复的研究进展[J]. 国外医学. 骨科学分册, 2004, 25(1): 46-48.

[52] 张长青, 袁霆, 曾炳芳, 等. 富血小板血浆促进骨缺损修复的实验研究[J]. 中国修复重建外科杂志, 2003, 17(5): 355-358.

[53] 张晔, 曾炳芳, 张长青, 等. 富血小板血浆对体外培养骨髓间充质干细胞增殖及成骨活性的作用[J]. 中国修复重建外科杂志, 2005, 19(2): 109-113.

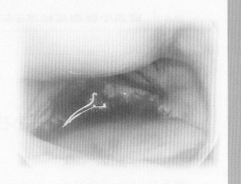

第六章

富血小板血浆与
创面修复

　　随着社会经济的发展,我国因交通事故受伤和工伤导致创伤的患者数量逐年上升,其中以四肢伤尤为严重,由于四肢与身体其他部位相比,伤口本身就易感染,愈合时间长,直接导致了目前临床上伤口延迟愈合和不愈合的数量增加。另外,随着我国逐渐进入老龄化社会,老年人口增多,由于老年人的伤口愈合较慢,加上糖尿病、压疮等老年人易患的疾病,进一步增加了难愈合伤口的数量。因此,如何促进难愈合伤口的修复成了目前研究的热点。

第一节　富血小板血浆创面修复机制研究

　　难愈合伤口,又称溃疡。发病原因主要有创伤或创伤合并感染、糖尿病溃疡、局部长期受压、过量射线照射以及神经源性和静脉源性溃疡。其发病机制复杂,病程时间长。除全身性因素外,目前关于伤口局部难愈合的机制主要分以下几类:一是伤口感染或坏死组织存在;二是伤口血供微循环差;三是局部生长因子数量减少、活性降低或多种因子间网络调节失控;四是修复细胞支架改变和过度凋亡,细胞膜上受体结构变化,导致生长因子与受体之间失偶联。

　　难愈合伤口在我国主要是创伤感染所致,占难愈合伤口住院患者的67.5%。因此,除治疗原发病外,防止伤口感染和清除坏死组织在难愈合伤口的治疗中是首当其冲的重要一步。其他因素如烧伤、电击伤和大剂量放射线局部照射形成的难愈合伤口与局部血供有密切关系。刘建忠等研究发现,这类伤口局部组织修复细胞(成纤维细胞、血管内皮细胞和表皮细胞)增殖受抑、相关生长因子的表达减少以及出现血管病变(常发生增生性动脉内膜炎等病变),影响伤口血液循环,而局部血供不足直接导致伤口缺氧、红细胞增多、血液浓缩、黏滞度增高、血小板易黏集发生血栓,加重了循环功能障碍。

一、创面修复的过程和机制

1. 创面修复过程

　　创面修复是一个复杂的过程,主要依靠修复细胞、炎性细胞、ECM和生长因子的协同作用来重建受损的软组织。软组织与骨组织修复相似,其修复也分为4个阶段:血凝块期、炎症期、增生期和塑形期。这4个阶段互相交织,包括成纤维细胞增生、血管再生、ECM沉积、表皮化、伤口收缩及重塑。在整个修复过程中,PDGF起到重要的作用。早期就有大量的文献报道,创面局部应用这类生长因子可以增加伤口愈合的速度和质量(见图6-1-1)。

2. 创面修复的机制

　　关于伤口处生长因子数量、活性以及生长因子间联合调控作用已有许多文献报道。Cooper等对照研究了长期受压的慢性伤口与创伤后的急性伤口,发现慢性伤口的生长因子含量低于急性伤口。Greenhalgh在静脉性溃疡和糖尿病溃疡同样发现了生长因子含量减少,并指出其原因是因为炎性渗出的纤维蛋白包裹了毛细血管,导致血液中的生长因子无法穿透血管壁达到伤口。另外,慢性伤口的生长因子代谢加快,Robson认为这可能由于长期炎症反应导致蛋白水解酶增多,促进了局部生长因子的代

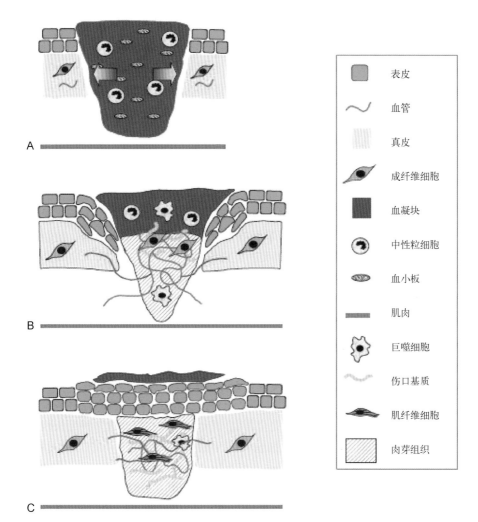

图6-1-1 在软组织受损至愈合过程中,修复细胞、炎性细胞、ECM和生长因子协同作用以促进伤口修复

注:引自"袁霆,张长青,李四波,等.自体富血小板血浆与难愈合伤口的修复[J].中华整形外科杂志,2006,22(5):391-393."

谢。孙同柱等用不同剂量的重组人血小板源性生长因子(recombinant human platelet derived growth factor-BB, rhPDGF-BB)修复糖尿病大鼠的创面,实验结果显示中剂量的rhPDGF-BB($7 \mu g/cm^2$)有明显促进创面修复的作用;而小剂量rhPDGF-BB($3.5 \mu g/cm^2$)与大剂量rhPDGF-BB($14 \mu g/cm^2$)却没有观察到对创面有促进作用。提示低浓度rhPDGF-BB在创面上达不到有效剂量,不足以启动对修复细胞生长的促进作用,而高浓度rhPDGF-BB则破坏了创面局部生长因子之间的平衡,抑制了其他生长因子的活性,使创面多种生长因子之间调节失控,也不利于修复细胞的生长。由于创面愈合是一个包括多种生长因子参与的复杂调控过程,应用单一的生长因子往往难以达到良好的修复效果。有很多文献报道了多种生长因子与单一生长因子修复伤口的对比研究,发现多种生长因子的修复效果往往好于单一生长因子,这可能与多种因子之间有联合促进作用,能作用于伤口愈合过程中的多个阶段有关。

伤口难愈合与修复细胞支架改变、过度凋亡、细胞膜上受体结构变化均有密切关系。付小兵等在研究中发现,溃疡创面纤维连接蛋白基因表达水平较正常皮肤与瘢痕组织通常减少1/3 ~ 1/2,同时纤维连接蛋白基因表达下调导致组织修复细胞和移动支架遭到破坏,创面愈合延迟。另外还发现,慢性难愈合创面抑制凋亡基因 *BCL-2* 表达比正常对照组下降约60%,证明组织细胞过度凋亡是创面延迟愈合或难愈合的重要细胞学基础,并且认为其原因在于:一是早期即刻基因 *c-FOS* 与 *c-JUN* 在炎性细胞中表达明显增加,由此激活的中性粒细胞等释放大量蛋白酶,导致 ECM 溶解,使创面不愈或难愈;二是与调控创面愈合密切相关的生长因子靶细胞上的结构与功能发生了改变,使生长因子难与其相应受体正常结合而发生信号转导失控。

二、理论与研究

1. PRP修复创面的理论研究

经过20余年的临床应用和基础研究,目前已得到共识,认为PRP修复难愈合伤口是有效的。Crovetti等用PRP治疗皮肤溃疡,与对照组相比,发现PRP能更好地在伤口处形成肉芽组织,促进伤口上皮组织完全再生,提示PRP在局部释放多种生长因子共同促进伤口的修复,如TGF-β_1对中性粒细胞和单核细胞的趋化作用介导伤口的炎症反应,PDGF刺激成纤维细胞的增殖分化,促进组织重塑,VEGF则加快血管再生。有意思的是PRP治疗组的患者伤口处疼痛也较对照组轻,这与Marx的实验结果一致,但具体机制尚未阐明,可能与皮肤组织的修复速度比神经末梢生长速度快有关;也可能与伤口愈合的天数减少和疼痛检测时间有关。Carter在用PRP修复马小腿伤口的实验中,也发现PRP有良好的修复效果,组织切片显示PRP加快了上皮细胞增殖,促进了伤口胶原合成以及血管再生。马的小腿由于离血管主干较远,血供不足,组织相对缺氧,且温度较低,以及生长因子不平衡,伤口往往很难愈合。Carter认为,PRP里含有大量的生长因子弥补了马小腿伤口处的生长因子过少,较快地启动了修复机制,形成上皮组织,加快血管再生,为伤口的修复提供了较好的环境和血供。另外,在实验中还发现,PRP治疗组伤口瘢痕少,可能是由于PRP中含有大量白细胞和单核细胞,抑制了伤口处的炎症反应,导致瘢痕减少。在创面修复领域,还有许多文献报道,如PRP用于皱纹切除后,发现可减轻伤口水肿、愈合加快和减少并发症。将PRP用于外科手术中可减少伤口出血、防止伤口感染等。

2. PRP用于伤口修复的优势

PRP用于伤口的修复有其独特的优势。① 作为自体血小板浓缩物,PRP中所含的各种生长因子比例与正常生理浓度相近。各生长因子之间能有最佳的协同作用,这是PRP可更快促进组织修复的一个重要因素;② PRP含有大量的纤维蛋白,为修复细胞提供良好的支架,还可以收缩创面;③ PRP可用凝血酶凝固成胶状,敷于伤口,不仅提供了湿润的环境,有利于伤口愈合生长。还可以使生长因子长时间局限作用于伤口处,避免了目前广泛应用于临床的液态重组生长因子试剂在伤口易流失、易蒸发的缺点;④ PRP是自源性的,从根本上避免了外源性生长因子引起的免疫排斥、传播疾病以及异种重组基因产品可能改变人类遗传结构的担忧;⑤ 由于白细胞、单核细胞与血小板在血液中的沉降系数相近,所以经离心法制作的PRP中还含有较大量的白细胞和单核细胞,这可以更好地防止感染;⑥ PRP制作简单,只需要从患者静脉采血(多从颈静脉或肘静脉采血),对患者创伤小,历时20～30 min即可完成。而且成本很低,可以减轻医疗费用;⑦ 到目前为止,还没有发现PRP对机体的不良反应。

临床上,相关PRP治疗创面的报道很多,在一项前瞻、单盲的临床研究中,用打孔器在志愿者大腿制造全层皮肤缺损模型,以PRP与传统方法[抗生素软膏和(或)常规换药]相比较进行治疗。结果发现PRP组伤口愈合时间明显短于对照组(P=0.001)。在第17天,PRP组愈合率为(81.1±2.5)%,对照组为(57.2±5.9)%。从组织学上观察发现PRP能更早地形成上皮和肉芽组织。

将PRP应用于伤口局部,可以增加胶原沉积,刺激血管再生,增强早期伤口的修复强度,其原因可能在于PRP细胞缩短了伤口的炎症反应期,增加伤口早期氨基葡聚糖和纤维结合蛋白的沉积。临床上,相关PRP修复创面的研究更多一些,PRP可以加速表皮化生长,减轻创伤后局部肿胀和疼痛,减少术后伤口的渗出。无论对于急性创面还是慢性难愈合伤口,PRP均显示了优异的修复效果。

PRP大量的临床应用要得益于PRP设备。目前,临床上所用的PRP设备多是双注射器喷枪,PRP和凝血酶同时喷出,喷到创面后几秒钟内即形成凝胶,PRP最初的功能是可加强止血。有报道显示PRP与对照组相比,在5 min内可减少创面70%的出血量。Man将PRP凝胶用于皮瓣移植手术,发现PRP凝胶应用后3 min,血管床出血即会被凝住封成功闭,提高了手术率。

第二节　富血小板血浆创面修复的临床应用

一、PRP在压疮创面修复中的应用

患者为男性,41岁。因高处坠落后第2腰椎(L$_2$)骨折致双下肢瘫痪15个月,右侧股骨大粗隆可见一巨大压疮,外口小,内口大。外口约7 cm×8 cm,内口约16 cm×

12 cm,窦道口往髂前上棘和腹股沟处延伸。基底均为灰白色脓性坏死组织（见图6-2-1至图6-2-8）。平脐以下平面躯体及双下肢感觉丧失，肌力0级，肌张力降低，双下肢肌肉萎缩明显，生理反射完全消失。在当地医院经过常规清创换药249天伤口无明显好转，转入我院治疗。

入院后彻底刮除坏死组织，清除不健康的肉芽，直至创面少许渗血为度。应用PRP凝胶进行创面修复，把PRP制成凝胶状，覆盖在伤口，医用薄膜封闭创面，每隔7～15天换一次药。在修复过程中，创面渗出液显著减少，随着治疗次数的增加，在PRP贴合的创面区域肉芽组织生长良好、新鲜，创面收缩，并且上皮组织随创面缩小愈合同步生长，创面闭合程度较快。经PRP凝胶治疗9次，期间，在第10周予以伤口缝合，缩小伤口，约14周后压疮创面基本愈合（见图6-2-1），其后随访3月，压疮愈合良好。

二、PRP在电击伤创面修复中的应用

患者为女性，53岁。因"双侧多囊肾，右肾结石"入院，在腹腔镜下行"左肾囊肿减压术"时，因电极漏电致左内踝6 cm×6 cm皮肤电灼伤，经常规换药清创，约50天后

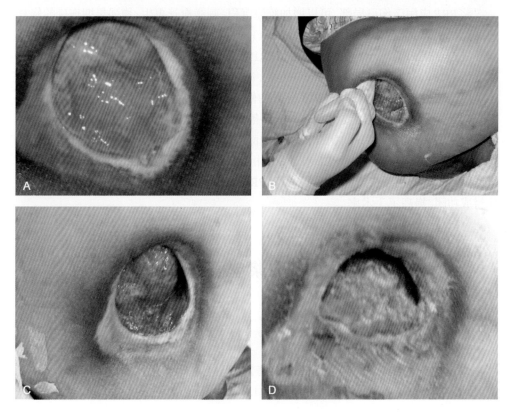

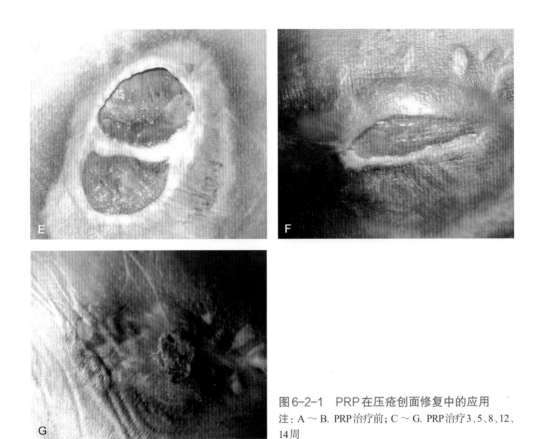

图6-2-1　PRP在压疮创面修复中的应用
注：A～B. PRP治疗前；C～G. PRP治疗3、5、8、12、14周

伤口呈扩大趋势，直至骨膜。以PRP治疗后，伤口逐渐变小，肉芽组织增多，经过3次PRP治疗，伤口痊愈，如图6-2-2所示。

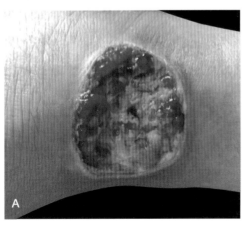

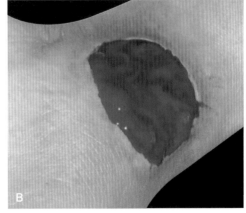

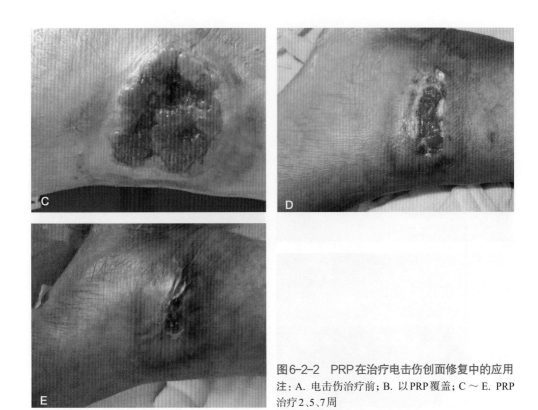

图6-2-2　PRP在治疗电击伤创面修复中的应用
注：A. 电击伤治疗前；B. 以PRP覆盖；C～E. PRP治疗2、5、7周

三、PRP在跟腱区创面修复中的应用

患者为男性，9岁。因左足绞入车轮后致足后跟软组织缺损，直至骨面，创口内可见碎骨块。在当地医院行常规清创术、定期换药，6周内伤口无好转。转入我院，见跟腱外露，伤口内可触及骨面，拟行皮瓣移植术，术前试行PRP治疗。经PRP治疗后14天复查，伤口基本愈合；至第17天，伤口愈合，表皮完全覆盖伤口（见图6-2-3）。

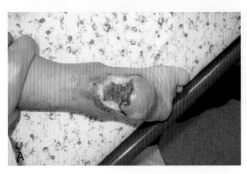

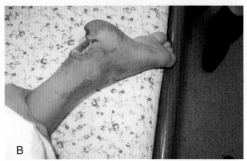

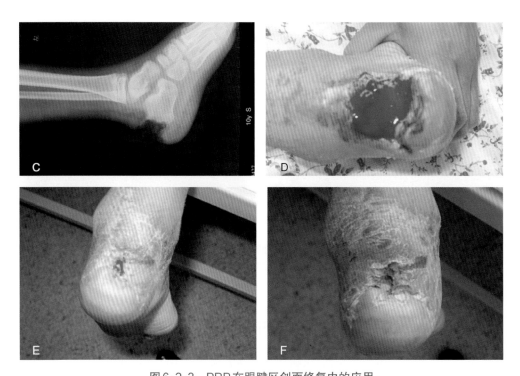

图6-2-3 PRP在跟腱区创面修复中的应用

注：A～B. 跟腱区创面治疗前；C. X线片上可见软组织缺损至骨面；D. PRP覆盖创面；E. PRP治疗后14天；F. PRP治疗后17天

四、PRP在下肢静脉溃疡创面修复中的应用

患者为女性，78岁。双下肢慢性静脉功能不全多年，双下肢色素沉着。两年前因夏天蚊叮咬胫骨中段前侧皮肤后患者自行抓破皮肤，伤口一直不愈，并逐渐增大。家人为医务人员自行在家每天换药护理，其间清创一次，曾用过多种生长因子产品，伤口2年内无生长愈合趋势。遂来我院行PRP治疗。治疗过程如图6-2-4所示，经治疗3个月，伤口痊愈。

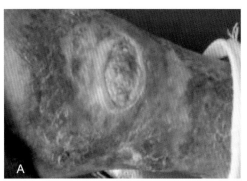
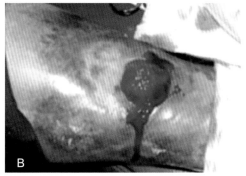

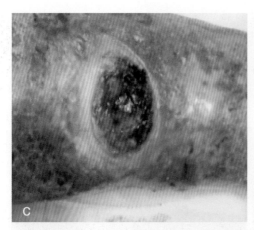
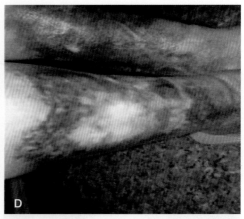

图6-2-4　PRP在下肢静脉溃疡创面修复中的应用

注：A. PRP治疗前；B. PRP治疗中；C. PRP治疗后1个月，肉芽组织生成；D. PRP治疗后3个月，皮肤完全愈合

五、PRP在胫前区骨外露创面修复中的应用

患者为男性，45岁。11年前，小腿外伤后致右踝前侧皮肤缺损，胫骨外露。在多家医院行清创4次，其中2次行皮瓣手术，术后皮瓣坏死。11年来定期换药，每天有少许液体渗出，胫骨持续外露，逢下雨天、洗澡等，患者感到极大的不便和痛苦。来我院检查发现踝前区胫骨外露，周围瘢痕明显。入院后先行清创术，钻头在外露的胫骨上打洞，其目的在于PRP可以把骨髓内的BMSC趋化至骨质外，然后以PRP覆盖创面，伤口经治疗3个月后完全愈合（见**图6-2-5**），随访至今8年，无复发。

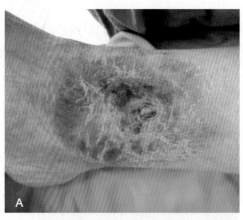
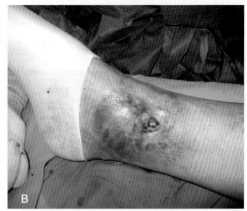

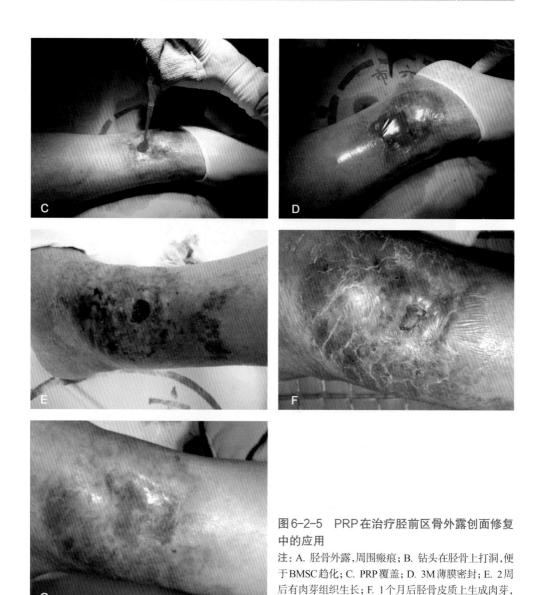

图6-2-5　PRP在治疗胫前区骨外露创面修复中的应用

注：A. 胫骨外露，周围瘢痕；B. 钻头在胫骨上打洞，便于BMSC趋化；C. PRP覆盖；D. 3M薄膜密封；E. 2周后有肉芽组织生长；F. 1个月后胫骨皮质上生成肉芽，与骨结合牢固；G. 3个月后伤口完全愈合

六、PRP在放疗创面修复中的应用

患者为女性，52岁。骶骨肿瘤切除，2周后行放疗。在放疗过程中，伤口裂开，经医院换药6周，伤口无生长趋势。伤口内有少许坏死组织，经会诊后行PRP治疗。应用PRP治疗后，创面完全愈合（见图6-2-6）。

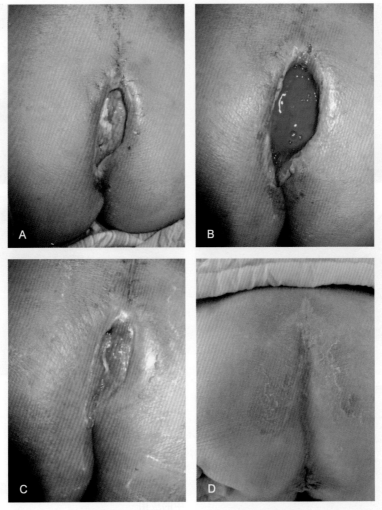

图6-2-6　PRP在放疗后创面修复中的应用
注：A、B. PRP治疗前，伤口无生长趋势；C. PRP治疗中；D. PRP治疗2周后创面完全愈合

七、PRP在瘢痕创面修复中的应用

患者为男性，27岁。因外伤至左股骨干粉碎性骨折、髌骨骨折和皮肤脱套伤，至我院行外固定，清创植皮术。术后骨断端吸收、骨不连，伤口窦道形成。随后多次手术，行髂骨移植，带血管腓骨移植，内固定及再次外固定等。股骨愈合，术后14天拆线后瘢痕区出现一绿豆大小裂口。经换药2周后无愈合趋势。再次缝合，1个月后拆线，伤口再次裂开。经会诊后发现，瘢痕裂口微循环血供极差，遂行PRP治疗，治疗2周后裂口完全愈合，如**图6-2-7**所示。

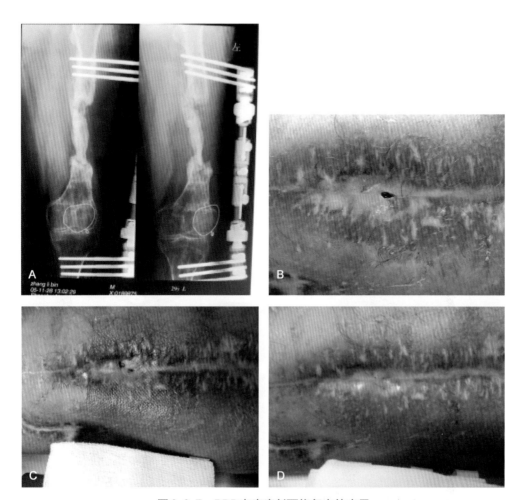

图6-2-7　PRP在瘢痕创面修复中的应用

注：A. 多次手术后，骨愈合；B. 手术瘢痕区裂口；C. PRP治疗后10天，肉芽组织填塞裂口；D. PRP治疗2周后伤口完全愈合

八、PRP在骶尾部脊索瘤术后伤口裂开创面修复中的应用

患者为女性，67岁，因"骶尾部脊索瘤"于北京某医院行手术治疗，将肿瘤切除，自第3骶骨、尾骨全部切除。患者术后大小便失禁，骶、臀部感觉丧失。骶尾部切口皮肤坏死，伤口裂开，骶、臀两侧有潜在腔隙，术后1个月不愈合。随后进入威海海大医院治疗。经2次PRP注射治疗，第2次注射后半个月，伤口痊愈，骶尾部痛觉恢复。治疗过程如**图6-2-8**所示。

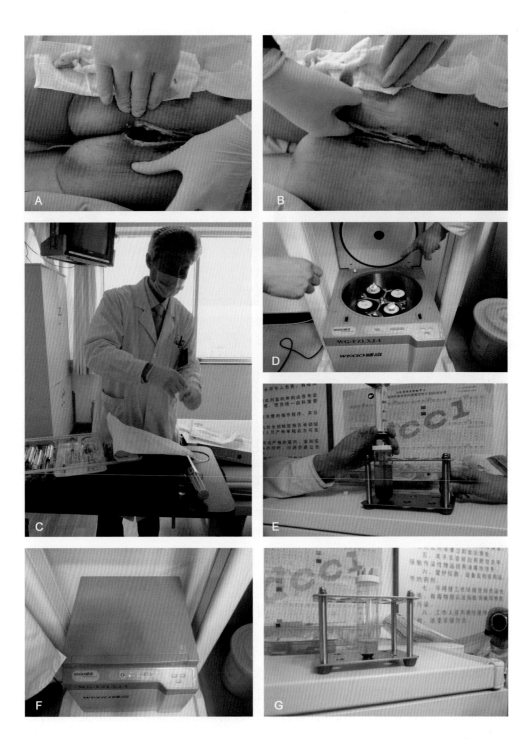

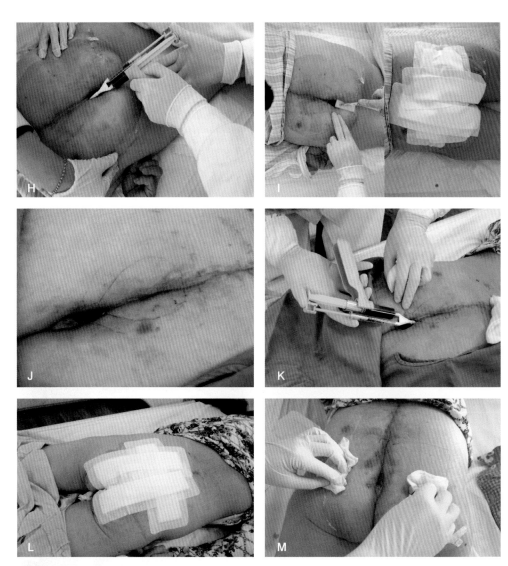

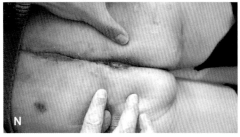

图6-2-8 PRP在治疗肿瘤术后骶尾切口皮肤坏死、伤口裂开创面修复中的应用

注：A、B. 臀、骶部伤口裂开，有14 cm×14 cm潜行腔隙、坏死组织和渗液；C. 第1次PRP注射、抽血；D. 第一次离心；E. 抽取红细胞；F. 第2次离心；G. 抽取血浆（保留10 ml），分离出PRP；H. PRP凝血酶激活，混合液注入腔隙内；I. 明胶海绵封堵填塞（防止PRP流失），并用美迪芳吸水敷料（威高产品）封闭；J. 第1次PRP术后7天首次打开伤口，创口有上皮生长，腔隙缩小，期间无积液、疼痛或明显渗出；K. 第2次PRP注射（第1次治疗后7天）；L. 敷料固定；M. 第2次PRP治疗后8天，可见腔隙封闭，挤压无积液，有痛感，创面基本愈合；N. 第2次PRP注射后14天，伤口痊愈，骶尾部痛觉恢复（本病例由威海海大医院骨创伤科主任、主任医师孙迎放提供）

九、PRP在久治不愈创面修复中的应用

患者为男性,63岁。左小腿足靴区内侧破溃流液2个月,既往"双下肢大隐静脉曲张"病史20年。1997年行双下肢大隐静脉高位结扎加剥脱术;2004年患者感觉小腿胀痛,左侧为重,以长时间站立及劳动后明显,休息后可缓解,逐渐加重伴瘙痒;2个月前皮肤破溃,初始伤口约黄豆粒大小,经换药及外用药物治疗(具体药物名称、用法及用量不详),伤口溃疡面逐渐增大至花生米大小并伴有渗液。无高血压、糖尿病等疾病史,否认传染病史。

患者行清创加PRP治疗术。首先,清除创面及周围坏死失活组织,然后将部分PRP喷在伤口上形成凝胶,其余的PRP做成凝胶覆盖在伤口及创周皮肤;1周后打开创面,原PRP凝胶变为黑色干痂,无渗出液,创周皮肤无红肿,肿胀明显减轻;3周后随访,创面PRP干痂脱落,创面愈合,水肿完全消退,色素沉着明显减退(见图6-2-9)。

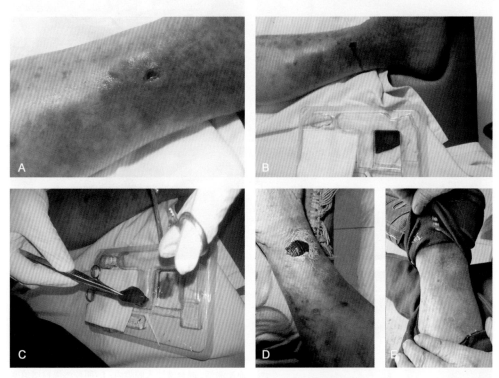

图6-2-9　PRP在久治不愈创面修复中的应用

注:A. 清创后,可见花生米大小伤口溃疡面并伴有渗液;B. PRP制备后部分喷于伤口处形成凝胶;C. PRP制备成凝胶覆盖于伤口及创周皮肤;D. 1周后原PRP凝胶变为黑色干痂,无渗出液,创周皮肤无红肿,水肿明显减轻;E. 3周后创面PRP干痂脱落,创面愈合,水肿完全消退,色素沉着(本病例由威海市立医院创伤关节科主治医师郭燕庆提供)

十、PRP在软组织缺损、左拇指末节骨折创面修复中的应用

患者为男性,43岁。左手挤伤伴疼痛,活动障碍,手背软组织缺损,X线片显示左拇指末节骨折。经常规治疗18天创面不愈合,后彻底清创后使用PRP,7天后创面周围开始上皮化,15天后创面明显缩小,28天后创面完全愈合(见图6-2-10)。

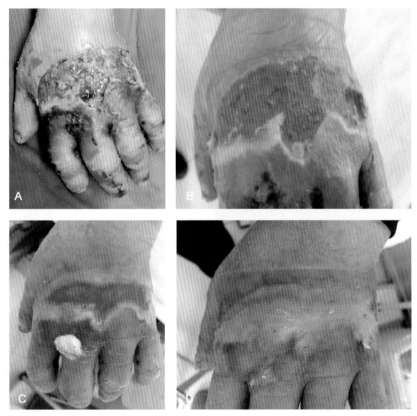

图6-2-10 PRP在 软组织缺损、左拇指末节骨折创面修复中的应用

注:A. 手背软组织缺损,创面18天不愈合,清创后第一次使用PRP;B. 7天后,创面上皮化;C. 15天后,创面明显缩小;D. 28天后创面完全愈合(本病例由淄博骨科医院骨科主任兼脊柱外科主任、手外科主任、主任医师李嗣生提供)

十一、PRP在糖尿病合并部分软组织缺损创面修复中的应用

患者为男性,47岁。糖尿病史2年,3个月前在工地上右前臂被挤压,部分软组织

缺损。经常规换药治疗3个月无好转,部分软组织坏死,还有脓性液渗出,遂转入中国人民解放军第八十九医院治疗,前期常规换药效果不明显,即行PRP治疗术。经PRP治疗14天后,创面明显缩小,治疗21天后创面基本愈合(见图6-2-11)。

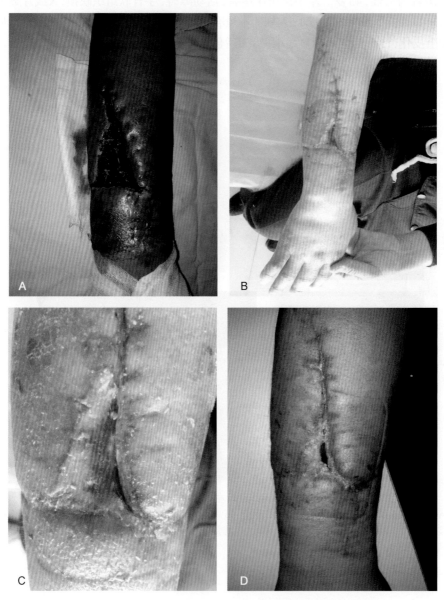

图6-2-11　PRP在糖尿病合并部分软组织缺损创面修复中的应用

注:A. 部分软组织缺损,常规换药治疗3个月不愈;B、C. PRP治疗后14天可见创面明显缩小;D. PRP治疗后21天,创面明显缩小,伤口基本愈合(本病例由中国人民解放军第八十九医院小儿骨科主治医师刘勇提供)

十二、PRP在乳腺癌根治术后创面修复中的应用

患者为女性,45岁,在中国人民解放军总医院第四医学中心行乳腺癌根治术。患者术后行放疗,3个月切口一直未愈合,并出现脓性物渗出,遂行PRP治疗,1次PRP治疗后伤口即完全愈合(见图6-2-12)。

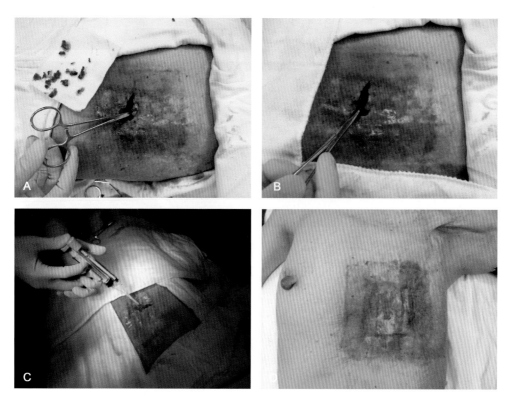

图6-2-12　PRP在乳腺癌根治术后创面修复中的应用
注:A、B. 术前清创,可见难愈合伤口;C. 注射PRP入伤口;D. PRP治疗后伤口完全愈合

十三、PRP在开放性右足趾骨骨折术后创面修复中的应用

患者为女性,31岁。因车祸伤导致开放性右足趾骨骨折,术后出现足背5 cm×8 cm皮肤缺损,换药4周后创面愈合无进展,后改行PRP治疗。按照统一流程分离制备PRP后,待创面或窦道清理干净后将PRP覆盖创面或注入窦道内,术后常规护理,治疗4周后创面愈合(见图6-2-13)。

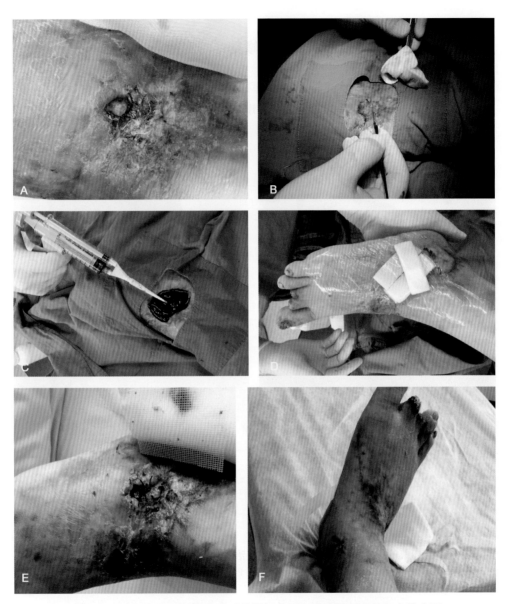

图6-2-13　PRP在开放性右足趾骨骨折术后皮肤缺损创面修复中的应用

注：A. 术前清创，可见难愈合伤口；B. 手术清创；C. 注射PRP入伤口；D. 敷料包裹伤口；E、F. PRP治疗4周后，创面愈合（本病例由上海市第一人民医院骨科主任医师王秋根提供）

十四、PRP在开放性左跟骨骨折术后创面修复中的应用

患者为女性，48岁。因车祸伤导致开放性左跟骨骨折，术后出现5 cm×8 cm皮肤

缺损,创面有一深2 cm的窦道,换药3周创面愈合无进展,遂行PRP治疗。按照统一流程分离制备PRP,待创面或窦道清理干净后将PRP覆盖创面或注入窦道内,术后常规护理,治疗5周后创面完全愈合(见图6-2-14)。

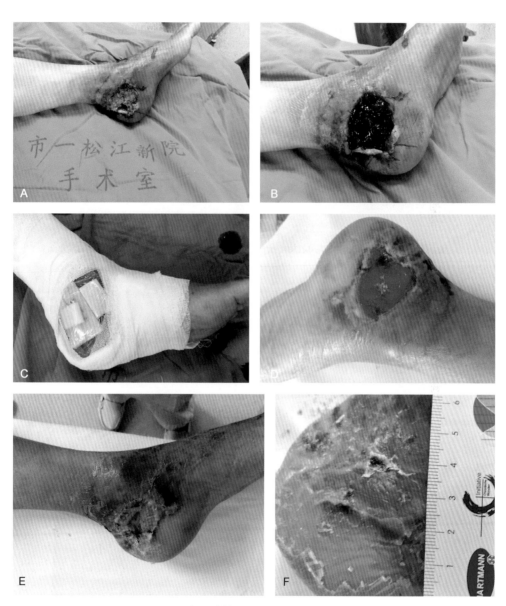

图6-2-14　PRP在开放性左跟骨骨折术后创面修复中的应用

注:A. 术前清创,可见难愈合伤口;B. PRP凝胶覆盖创面;C. 敷料包裹伤口;D. 治疗1周后,创周肉芽组织血运丰富;E. 治疗4周后,皮肤缺损基本覆盖;F. 治疗5周后,创面完全愈合(本病例由上海市第一人民医院骨科主任医师王秋根提供)

十五、PRP在开放性骨折致软组织挫伤、皮肤坏死创面修复中的应用

患者为男性，40岁。不慎从2 m高处堕落摔伤致开放性右胫骨Pilon骨折，因软组织挫伤、皮肤坏死，导致胫前肌腱外露。经PRP治疗50天后，创面完全愈合。治疗经过如图6-2-15所示。

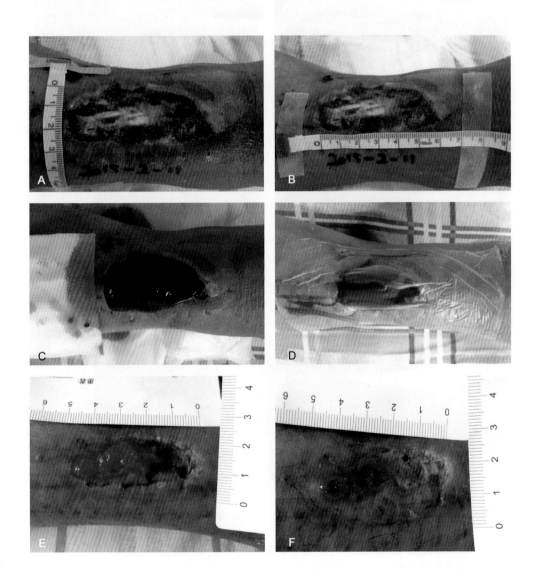

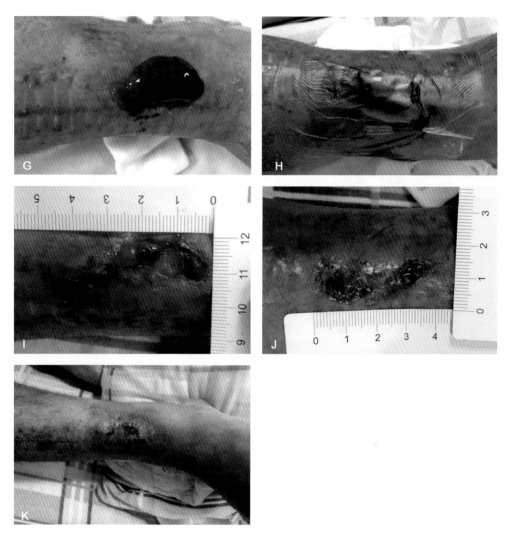

图6-2-15　PRP在开放性骨折致软组织挫伤、皮肤坏死创面修复中的应用

注：A、B. PRP治疗前；C、D. 第1次PRP治疗；E. PRP治疗1个月后的创面情况；F. 创面清创后；G、H. 第1次PRP治疗后1个月行第2次PRP治疗；I、J. 第2次PRP治疗后2周的创面情况；K. 第2次PRP治疗后2周创面愈合(本病例由南部战区总医院一五七分院骨科主任黄山东提供)

十六、PRP在右胫腓骨开放性粉碎性骨折

患者右小腿车祸伤16天，因"右胫腓骨开放性粉碎性骨折"入院治疗。经PRP治疗后2个月，创面完全愈合。治疗过程如**图6-2-16**所示。

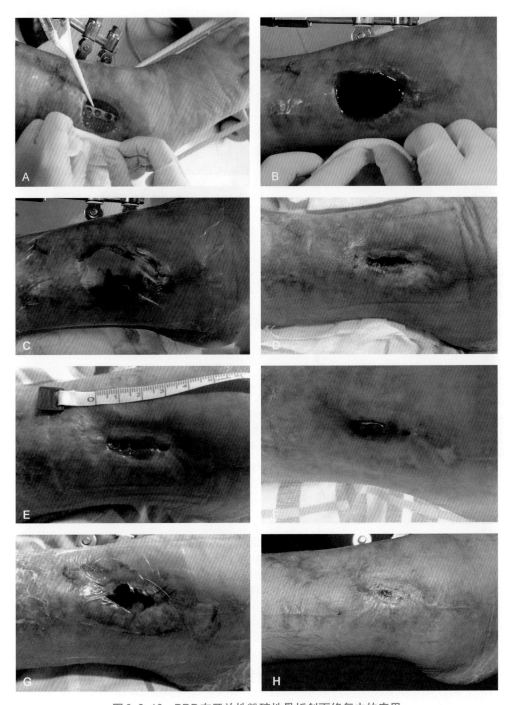

图6-2-16　PRP在开放性粉碎性骨折创面修复中的应用

注：A. 创面清创后；B、C. 第1次PRP治疗；D、E. PRP治疗2周后的创面情况；F. 创面清创后情况；G. 第2次PRP治疗；H. 第2次PRP治疗后创面愈合（本病例由南部战区总医院一五七分院骨科主任黄山东提供）

第三节　富血小板血浆创面修复的基础研究

一、动物模型制作

　　袁霆、张长青等用PRP和自体全血作对照修复新西兰大白兔皮肤缺损。新西兰大白兔16只，体重2.5～3.0 kg，雌雄不限。在背部脊柱两侧分别制作面积为3 cm×3 cm的全层皮肤缺损，随机选择任一侧为实验组，用PRP凝胶覆盖伤口，对照组以自体全血凝胶覆盖伤口，随后分别用3M膜紧贴皮肤覆盖创面。分别于术后第5、10、15、20天通过大体和组织学观察比较两侧伤口愈合情况，如图**6-3-1**所示。

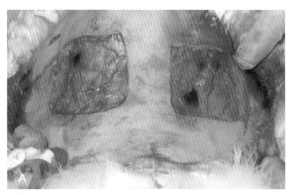

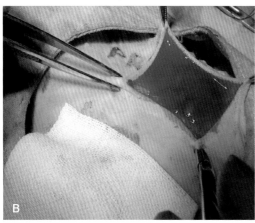
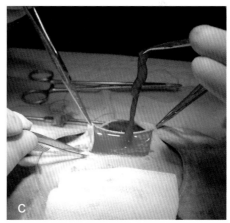

图6-3-1　动物模型制作

注：A. 在兔背部两侧制作皮肤缺损模型；B. 实验侧以自体富血小板凝胶覆盖；C. 覆盖创面的PRP凝胶有很好的黏性

二、大体形态观察

术后5天内,对照组炎性渗出物较多,其中有2只兔子伤口内可见少量脓性物,PRP组伤口较干燥,无1例出现脓性分泌物。术后第5～20天,两组创面均逐渐缩小,PRP组收缩率明显大于对照组(见**表6-3-1**)。术后第20天,剩下的4只兔子PRP组创面完全闭合,对照组有2例表皮没有完全覆盖伤口,如**图6-3-2**所示。

表6-3-1 皮肤损伤后不同时间点两组创面面积比较($\bar{x} \pm s$, cm^2)

组　别	当天(n=16)	第5天 (n=16)	第10天 (n=12)	第15天 (n=8)	第20天 (n=4)
PRP组	9.03 ± 0.570	6.38 ± 1.001	2.22 ± 0.872	0.56 ± 0.443	0
对照组	9.01 ± 0.645	7.05 ± 1.062	3.15 ± 0.902	1.09 ± 0.524	0.21 ± 0.237
P值	0.919	0.027	0.018	0.044	0.138

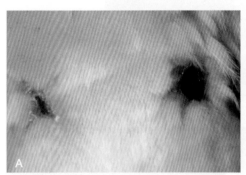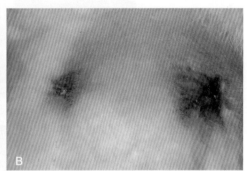

图6-3-2 两组动物皮肤损伤后大体形态观察

注:A. 术后15天,B. 术后20天;左:PRP组,右:对照组

三、组织学观察

术后第5天,PRP组创面的PRP凝块里修复细胞较多,提示PRP对修复细胞的趋化性较好,而对照组中的自体血凝块中修复细胞较少(见**图6-3-3A和B**);术后第10天,PRP组表皮细胞的分化较对照组成熟,在基底层可见较明显的黑色素细胞,对照组表皮细胞幼稚,无明显黑色素细胞(见**图6-3-3C和D**)。术后第15天,两组创面的新生皮肤组织进一步成熟,逐渐形成层次较完整的皮肤结构,PRP组肉芽组织中可见血管密度较大。表皮中棘层细胞分裂明显,可见多个双核细胞,显示出较强的增生现象。

对照组新生表皮则相对较薄,棘层细胞无明显核分裂现象,肉芽组织中血管密度较小(见图6-3-3E和F)。术后第20天,两组皮肤结构均较完整,但PRP组皮肤更显成熟,真皮层纤维排列较对照组整齐(见图6-3-3G和H)。

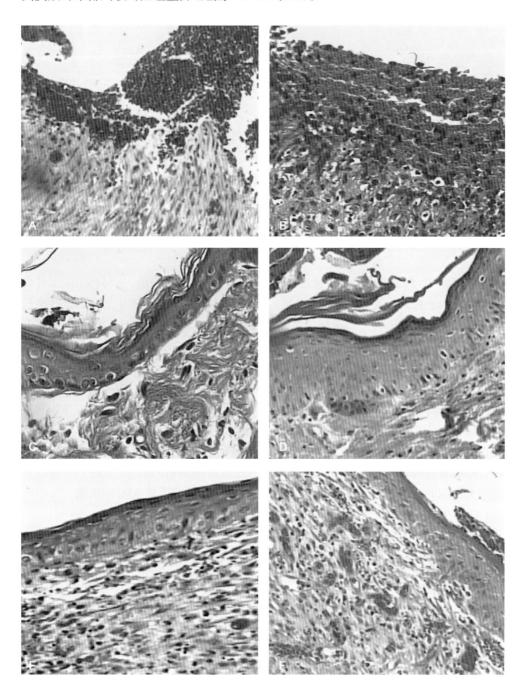

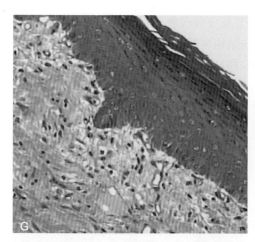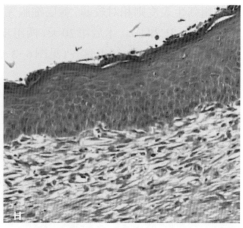

图6-3-3　术后两组动物皮肤创面组织学观察

注：A. 术后第5天，自体血凝块中，修复细胞较多；B. 术后第5天PRP凝块中较多修复细胞趋化；C. 术后第10天，对照组表皮细胞较幼稚；D. 术后第10天，PRP组基底层可见较多黑色素细胞；E. 术后15天对照组肉芽组织血管密度较小；F. 术后15天实验组肉芽组织毛细血管丰富；G. 术后20天，对照组纤维排列欠整齐；H. 术后20天，PRP组表皮结构成熟，纤维排列较整齐

本研究中，PRP组伤口愈合速度和愈合质量明显好于对照组，这与PRP中多种高浓度生长因子有关。虽然生长因子之间的相互作用还未阐明，PRP中所含的这些生长因子已被大量文献证实可加速伤口愈合。如，如PDGF在局部对MSC、成纤维细胞有趋化作用，与TGF-β有良好的协同作用，刺激成纤维细胞的分化、胶原蛋白合成以及血管再生；TGF-β可加速内皮细胞、表皮细胞的生长，调控ECM合成，对中性粒细胞和单核细胞有趋化作用，介导局部的炎症反应。VEGF可刺激血管内皮再生；IGF可加强胶原蛋白的合成，促进成纤维细胞分化；FGF可刺激成纤维细胞、肌细胞、内皮细胞和表皮细胞生长，还促进血管再生，胶原蛋白合成和伤口收缩。

Kalian等发现PRP中不同的生长因子有协同作用，能促进内皮细胞的增殖和趋化。Karudo等将PRP干预人体ASC和皮肤源性成纤维细胞的培养，发现PRP可以促进两类细胞的增殖，并认为浓度在1%～5%的PRP最适合人体ASC的增殖，5%浓度的PRP对皮肤源性成纤维细胞有最大的促进作用。

PRP应用于创面修复时，同样能起到良好的促进细胞增殖分化和迁移的作用。用PRP复合内皮祖细胞和（或）基质角层细胞修复全层皮肤缺损，结果显示PRP组血管再生明显增多（$P < 0.001$），且血管结构更好，表皮再生更强。

（袁　霆，位晓娟，夏江霓，郭彦杰，张昭远，杨　帆）

参 考 文 献

［ 1 ］ Anitua E, Aguirre JJ, Algorta J, et al. Effectiveness of autologous preparation rich in growth factors for the treatment of chronic cutaneous ulcers[J]. J Biomed Mater Res B Appl Biomater, 2008, 84(2): 415−421.

［ 2 ］ Bhanot S, Alex JC. Current applications of platelet gels in facial plastic surgery[J]. Facial Plast Surg, 2002, 18(1): 27−33.

［ 3 ］ Carter CA, Jolly DG, Worden CE Sr. Platelet-rich plasma gel promotes differentiation and regeneration during equine wound healing[J]. Exp Mol Pathol, 2003, 74(3): 244−255.

［ 4 ］ Chandra RK, Handorf C, West M, et al. Histologic effects of autologous platelet gel in skin flap healing[J]. Arch Facial Plast Surg, 2007, 9(4): 260−263.

［ 5 ］ Cooper DM, Yu EZ, Hennessey P, et al. Determination of endogenous cytokines in chronic wounds[J]. Ann Surg, 1994, 219(6): 688−691.

［ 6 ］ Crovetti G, Martinelli G, Issi M, et al. (2004) Platelet gel for healing cutaneous chronic wounds[J]. Transfus Apher Sci, 2004, 30(2): 145−151.

［ 7 ］ Cui Y, Xia G, Fu X, et al. Relationship between expression of Bax and Bcl-2 proteins and apoptosis in radiation compound wound healing of rats[J]. Chin J Traumatol, 2001, 4(3): 135−138.

［ 8 ］ Dart AJ, Dowling BA, Smith CL. Topical treatments in equine wound management[J]. Vet Clin North Am Equine Pract, 2005, 21(1): 77−89.

［ 9 ］ Driver VR, Hanft J, Fylling CP, et al. Autologel Diabetic Foot Ulcer Study G. A prospective, randomized, controlled trial of autologous platelet-rich plasma gel for the treatment of diabetic foot ulcers[J]. Ostomy Wound Manage, 2006, 52(6): 68−70.

［ 10 ］ Everts PA, Knape JT, Weibrich G, et al. Platelet-rich plasma and platelet gel: a review[J]. J Extra Corpor Technol, 2006, 38(2): 174−187.

［ 11 ］ Floryan KM, Berghoff WJ. Intraoperative use of autologous platelet-rich and platelet-poor plasma for orthopedic surgery patients[J]. AORN J, 2004, 80(4): 668−674.

［ 12 ］ Fu X, Gu X, Sun T, et al. Thermal injuries induce gene expression of endogenous c-fos, c-myc and bFGF in burned tissues[J]. Chin Med J (Engl), 2003, 116(2): 235−238.

［ 13 ］ Fu X, Jiang L, Sun T, et al. Expression of oncoproteins c-fos and c-jun in hypertrophic scars and chronic dermal ulcers and their regulation of basic fibroblast growth factor[J]. Chin Med J (Engl), 2001, 114(8): 852−856.

［ 14 ］ Greenhalgh DG. Wound healing and diabetes mellitus[J]. Clin Plast Surg, 2003, 30(1): 37−45.

［ 15 ］ Hom DB, Linzie BM, Huang TC. The healing effects of autologous platelet gel on acute human skin wounds[J]. Arch Facial Plast Surg, 2007, 9(3): 174−183.

［ 16 ］ Kakudo N, Minakata T, Mitsui T, et al. (2008) Proliferation-promoting effect of platelet-rich plasma on human adipose-derived stem cells and human dermal fibroblasts[J]. Plast Reconstr Surg, 122: 1352−1360.

［ 17 ］ Kilian O, Flesch I, Wenisch S, et al. Effects of platelet growth factors on human mesenchymal stem cells and human endothelial cells in vitro[J]. Eur J Med Res, 2004, 9(7): 337−344.

［ 18 ］ Man D, Plosker H, Winland-Brown JE. The use of autologous platelet-rich plasma (platelet gel) and autologous platelet-poor plasma (fibrin glue) in cosmetic surgery[J]. Plast Reconstr Surg, 2001, 107(1): 229-237.

[19] Margolis DJ, Kantor J, Santanna J, et al. Effectiveness of platelet releasate for the treatment of diabetic neuropathic foot ulcers[J]. Diabetes Care, 24(3): 483-488.

[20] Marx RE. Platelet-rich plasma: evidence to support its use[J]. J Oral Maxillofac Surg, 2004, 62(4): 489-496.

[21] Pierce GF, Tarpley JE, Yanagihara D, et al. Platelet-derived growth factor (BB homodimer), transforming growth factor-beta 1, and basic fibroblast growth factor in dermal wound healing. Neovessel and matrix formation and cessation of repair[J]. Am J Pathol, 1992, 140(6): 1375-1388.

[22] Pietrzak WS, An YH, Kang QK, et al. Platelet-rich and platelet-poor plasma: development of an animal model to evaluate hemostatic efficacy[J]. J Craniofac Surg, 2007, 18(3): 559-567.

[23] Robson MC. The role of growth factors in the healing of chronic wounds[J]. Wound Repair Regen, 1997, 5(1): 12-17.

[24] Rozman P, Bolta Z. Use of platelet growth factors in treating wounds and soft-tissue injuries[J]. Acta Dermatovenerol Alp Pannonica Adriat, 2007, 16(4): 156-165.

[25] Takamiya M, Saigusa K, Aoki Y. Immunohistochemical study of basic fibroblast growth factor and vascular endothelial growth factor expression for age determination of cutaneous wounds[J]. Am J Forensic Med Pathol, 2002, 23(3): 264-267.

[26] Thodis E, Kriki P, Kakagia D, et al. Rigorous Vibrio vulnificus soft tissue infection of the lower leg in a renal transplant patient managed by vacuum therapy and autologous growth factors[J]. J Cutan Med Surg, 2009, 13(4): 209-214.

[27] Vermeulen P, Dickens S, Degezelle K, et al. A plasma-based biomatrix mixed with endothelial progenitor cells and keratinocytes promotes matrix formation, angiogenesis, and reepithelialization in full-thickness wounds[J]. Tissue Eng Part A, 2009, 15(7): 1533-1542.

[28] 程天民, 胡友梅. 创伤难愈的主要原因与发生机制[J]. 中华创伤杂志, 2004, 20(10): 577-580.

[29] 付小兵. 进一步重视体表慢性难愈合创面发生机制与防治研究[J]. 中华创伤杂志, 2004, 20(8): 449-451.

[30] 刘建忠, 周元国, 程天民, 等. 不同剂量软X射线照射对大鼠伤口愈合影响规律的研究[J]. 中华放射医学与防护杂志, 2002, 22(3): 183-186.

[31] 孙同柱, 付小兵, 赵志力, 等. 重组人血小板源性生长因子凝胶剂促进糖尿病大鼠创面愈合的实验研究[J]. 中国危重病急救医学, 2003, 15(10): 596-599.

[32] 袁霆, 张长青, 李四波, 等. 自体富血小板血浆与难愈合伤口的修复[J]. 中华整形外科杂志, 2006, 22(5): 391-393.

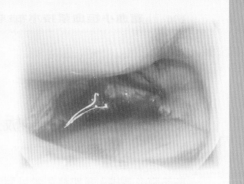

第七章

富血小板血浆与
足踝疾病

在中国，足踝外科是一门新兴的学科。近10年来随着人们生活水平的提高和国际交流的深入，我国从事足踝外科工作的医师逐渐增多，对足踝部疾病的认识也在不断地强化。姆外翻、踝关节韧带损伤、距骨软骨损伤、踝关节骨关节炎、跟腱疾病、跖筋膜炎、肌腱炎等是足踝外科常见的疾病。尽管这些疾病在必要时或有手术指征时均可以通过手术治疗，但部分患者更愿意接受保守治疗。

足踝部疾病有自己的特殊性。由于足及踝关节是下肢的负重关节，无论是骨性疾病或是肌腱软组织疾病，患者不适的症状主要是疼痛，其次是麻木、酸胀感等。普通疼痛可以通过制动、口服非类固醇抗炎药或局部封闭进行治疗；但顽固性疼痛用上述方法治疗无效或是效果不明显，部分患者只能依靠长期服用止痛片或是封闭进行治疗，对身体造成一定影响。本章主要介绍富血小板血浆（PRP）足踝部疾病治疗中的应用。

第一节 富血小板血浆在跖筋膜炎中的应用

跖筋膜炎是成人足跟痛的常见原因之一，影响约10%的普通人群。跖筋膜炎治疗分为保守治疗和有创治疗。保守治疗跖筋膜炎治愈率可达85%～90%。2010年，美国足踝外科协会推荐的保守治疗方法包括体重控制、非类固醇抗炎药物、跖筋膜特殊拉伸训练以及矫形支具的佩戴。此外，近年来在临床广泛使用的包括体外震波治疗、肌内效布贴，但大部分疗效欠佳，远期疗效尚不清楚，容易复发，严重影响患者的工作和生活。PRP富含PDGF，具有促进血管生成和纤维修复的功能。故富含血小板血浆局部注射治疗的实质是促进跖筋膜的修复。

一、跖筋膜炎及其治疗方法

跖筋膜炎又称作足底筋膜炎，比较典型的症状是晨起下床足部触地后或久坐后步行时出现剧烈疼痛，行走数步后有所缓解，但步行距离过长或站立时间较久后疼痛加剧，病情严重者在站立位休息时也有疼痛感。足底筋膜炎好发于40～70岁的中老年人，男女无明显差别。该疾病也多见于运动引起的足底筋膜的慢性损伤，其病因可能与经常长时间走路或健步走、登山、徒步旅行等活动密切相关，因为连续长时间行走较容易引起足底慢性损伤，尤其是肥胖、长时间负重站立、扁平足、有骨刺生成等更容易发生，进而导致足底筋膜炎。

足底筋膜位于足底皮下脂肪组织深面，起源自跟骨跨足底至跖趾关节和邻近足趾之间以维持足弓。足底筋膜是致密坚韧很厚的筋膜，厚度2～4 mm，包括内侧带、中央带和外侧带3部分。跖筋膜是维持足弓最重要的静态结构之一，跖筋膜炎源于跟骨内侧结节肌腱起点的重复性微小创伤，是人体持重时牵引力导致的炎症，并逐渐发生纤维化和退变。1954年，Hicks提出了"绞盘理论"，提示跖筋膜炎是引起跟骨结节内侧疼痛的重要因素，从理论上阐述了跖筋膜作为足底静态支持结构的重要性，并且由此解释了跖筋膜炎的部分发病机制。他将足弓比作连接杆，跖骨头比作绞盘，远端趾骨比作手柄；当手柄上抬（趾骨背伸）时，因为绞盘的存在带动连接杆向远端延伸（足弓伸长，高度降低）；此时，连接于跖骨头与跟骨结节内侧缘的跖筋膜张力增加，并且牵引跟骨结节向远端移动，由此将足弓长度缩短、高度恢复。作为足弓的稳定结构之一，跖筋膜在跟骨结节处及跖骨头处受力最集中，这也解释了临床上跖筋膜炎好发于此两处位置的原因，同时也揭示了跖筋膜炎的病理力学，阐述了跖筋膜炎运动损伤修复与局部炎症共同存在但彼此分开的理论。

从目前的研究来看,治疗足底筋膜炎的方法主要是运用传统保守治疗和手术治疗。有学者提出冲击波在治疗足底筋膜炎病症方面有较好的效果。保守治疗主要是通过冰敷、夜间夹板、功能锻炼、皮质类固醇注射等缓解病情,但疗效并不十分理想;尽管手术疗效较好,但由于其损伤性、费用昂贵和恢复期较长等原因不被众多患者所接受。相对于手术治疗,冲击波治疗慢性足底筋膜炎的机制尚不清楚,但因其无创、安全、方便、快捷、显效快的特点,从最初只应用于泌尿系统碎石治疗到如今逐渐应用于慢性足底筋膜炎的治疗中。

二、PRP在跖筋膜炎治疗中的应用

1. 国外相关研究

Babak Vahdatpour等在2004年实施了一项关于跖筋膜炎的随机对照研究,试验组采用PRP局部注射,对照组采用非类固醇抗炎药加利多卡因的局部封闭治疗,分时间段随访患者的VAS和RMS评分,治疗后6个月PRP组VAS评分较对照组显著降低,治疗后1个月和3个月PRP组RMS评分较对照组显著降低,表明PRP治疗跖筋膜炎可以缓解疼痛且具有持久效应。同样,Kowshik Jain等也实施了一项PRP与非类固醇抗炎药治疗跖筋膜炎的对照研究,治疗后3、6个月后两组间疗效区别不显著,12个月后PRP组的VAS评分显著低于激素组,美国足踝外科医师协会(American Orthopedic Foot and Ankle Society, AOFAS)评分PRP组显著高于激素组,提示PRP在跖筋膜炎早期作用不明显,而在后期作用却很显著,能够长期缓解疼痛。Nicolo Martinelli为了评估PRP治疗跖筋膜炎的安全性与疗效,对14名患者进行长达1年的随访,1年后在RMS评分方面,满意度达92.9%,VAS评分由治疗前的(7.1 ± 1.1)分下降到治疗后的(1.9 ± 1.5)分,无并发症发生。

2. 国内相关研究

2015年7月至今,共有25名诊断为跖筋膜炎的患者在上海交通大学附属第六人民医院骨科接受PRP注射治疗。患者均为顽固性跖筋膜炎,腓肠肌常规拉伸1个月症状无好转。患者于痛点接受PRP注射(见图7-1-1),每个月1次,最多3次;在PRP注射期间,患者依旧每日进行腓肠肌常规拉伸20 min。10名患者在PRP注射后半年内疼痛症状得到缓解;11名患者在注射后1年内疼痛症状得到缓解;4名患者症状无明显缓解。疼痛缓解患者的VAS疼痛评分由注射前的6.8分降至0.4分。

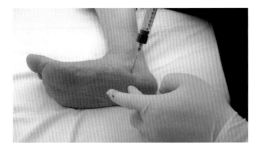

图7-1-1　筋膜止点处注射PRP

第二节 富血小板血浆在跟腱断裂中的应用

近50年来,随着全民健身运动的迅速普及,急性跟腱断裂的发生率不断增加,主要发生于爱好运动者,男性发病率比女性高4～5倍,具有一定的致残率。跟腱由比目鱼肌和腓肠肌下端汇合而成,是人体最坚韧的肌腱,同时也是人体最常断的肌腱。据国外统计,跟腱断裂的发病率已从1994年的26.95/10万增加到2013年的31.17/10万,且有不断上升趋势。跟腱的血供主要来自腱腹结合部、腱周组织和腱骨结合部。其中腱腹结合部、腱骨结合部血供主要来自胫后动脉,腱周组织中血供主要来自腓动脉。跟腱断裂常发生在血供最差的位置即跟腱止点近端2～6 cm处。治疗急性跟腱断裂主要有非手术治疗与手术治疗,目前尚无统一的"金标准"。非手术治疗后期跟腱再次断裂率高达13%～30%;术后跟腱再次断裂率仅为0～6%,能够使患者早期更好地恢复运动,但其切口愈合不良、感染及神经损伤发生率显著高于保守治疗。将PRP注入跟腱断端,借助其"桥接增强"作用可以动员潜在的血小板源性活性蛋白聚焦创面,促进愈合。

一、跟腱断裂以及治疗方法

退变理论认为,长年累月的静态生活造成跟腱血供减少,后续不断地微损伤伴随着愈合能力受损导致广泛性跟腱退变、损伤。最终,受损的跟腱在一次强大的负荷下彻底断裂。跟腱近端及远端血供来自胫后动脉,中间部分来自腓动脉,20世纪中期已有研究者通过血管造影发现,跟腱止点上方2～6 cm的节段血管显影较少,Stein等通过放射性核素扫描证实了这一观点。

PRP是用自体血提取的血小板浓聚物,经激活后能释放多种生长因子,这些生长因子对肌肉骨骼系统的修复起着至关重要的作用,对肌腱和韧带的修复也有极大的作用。

近年来,在膝关节前叉韧带断裂的治疗方式上涌现一种"桥接增强"修复前叉韧带法,将以ECM为基础填充自体血液的生物活性支架注入韧带断端,缝合断端后支架上的生物活性物质激活韧带断端潜在的修复能力,促进其愈合,与在跟腱断端注入PRP有异曲同工之妙。PRP中的各种细胞因子和生物活性蛋白构成跟腱断端天然的"桥梁",在促进跟腱细胞增殖分化、调控细胞内外信号通路和诱导血管形成等方面发挥着重要作用。

二、PRP在跟腱断裂治疗中的应用

1. 动物实验

Takamura等建立动物跟腱断裂模型,给兔子跟腱断端注入PRP后定期通过免疫组织化学法测定跟腱组织的病理变化,结果发现PRP组成纤维细胞数量和$CD31^+$细胞较对照组显著增加,表明PRP可以缩短跟腱的炎症反应期,在增殖期促进跟腱愈合。Serdar等在兔子动物模型中也发现PRP能够在跟腱断裂修复早期发挥积极作用。邹剑等在临床对照研究中发现,术后3个月PRP组腓肠肌等速运动肌力明显好于对照组($P < 0.05$),术后6个月PRP组健康调查量表36(short form 36, SF-36)评分,以及术后3、6个月Lappilahti评分均明显好于对照组($P < 0.05$);术后6、12、24个月,PRP组踝关节活动度明显好于对照组($P < 0.05$),差异有统计学意义。在并发症方面,对照组发生1例浅表感染和1例再次断裂,表明PRP作为一种生物活性增效剂,通过其在跟腱断端的"桥接增强"作用能够安全且有效地促进急性跟腱断裂愈合,可以提高术后早期疗效。Sánchez等通过病例对照研究发现,手术缝合跟腱联合PRP注入断端的试验组较单纯手术缝合的对照组能够更早地恢复踝关节活动度,花费更少的时间恢复运动能力,从而说明PRP能够提高跟腱愈合能力。然而,Kaniki N等通过跟腱断裂保守治疗的回顾性队列研究发现,PRP组和对照组在腓肠肌等速运动跖屈肌力、踝关节活动度、腓肠肌周长及Leppilahti评分方面均无明显差异。

2. 临床应用

2016年1月至2017年1月,上海交通大学附属第六人民医院骨科共收治52例急性跟腱断裂患者。排除部分不适合人群后,最终共有36例纳入研究,其中PRP组共有16例,对照组20例。

术前采用PRP制备装置(威高,中国)制备PRP。所有患者采用硬膜外麻醉,取俯卧位,大腿绑止血带,在跟腱内侧0.5 cm处纵行切开皮肤、筋膜和腱旁组织,暴露跟腱断端。PRP组:为了保留两断端的跟腱组织,只清除断端的血凝块,然后用2-0爱惜邦(强生,美国)不可吸收缝线按改良Krackow法缝合断端,用3-0爱惜邦可吸收编织聚酯缝线缝合腱鞘,4-0尼龙线(强生,美国)缝合皮肤;对照组:对跟腱断端清创后直接缝合断端。典型病例如**图7-2-1**所示。

术后两组患者均取跖屈位石膏固定3周,术后2周检查切口并拆线;3周后将石膏固定换成带有足跟垫的步行器,之后每周去除一片足跟垫,可以部分负重;术后3个月完全负重;术后6个月恢复正常活动。

术后3、6、12、24个月采用等速运动测试仪(Firenze公司,意大利)以60°/s、20°/s、240°/s的角速度测量患者的等速运动肌力;术后6、12、24个月评估患者的SF-36评分、Lappilahti评分和踝关节活动度、腓肠肌周长,所有测量、评估过程都由一位独立的运动

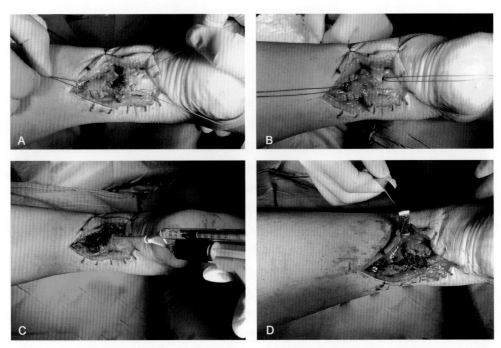

图7-2-1　术中采用改良Krackow缝合,PRP注入跟腱断端和腱鞘内

注：A. 术中采用改良Krackow缝合肌腱；B. 采用改良Krackow缝合肌腱并修补撕裂的组织；C. 将PRP注入跟腱断端和腱鞘内；D. 闭合腱鞘并保留PRP于其中

理疗师完成。

　　对照组中18例患者在3个月内愈合，2例有浅表感染通过抗生素治疗痊愈，1例发生深部感染（主要原因是不可吸收线产生的过敏反应，经清创后切口在术后4个月愈合），1例再次断裂（由于患者意外跌倒，通过穿步行器保守治疗1个月成功治愈）。PRP组中16例患者于术后3个月内均愈合，既未发生感染也未发生再次断裂。两组患者均没有腓肠神经损害和皮肤问题。在等速运动肌力方面，术后3个月PRP组明显好于对照组（$P < 0.05$）；术后6个月及后期随访，两组间差异无统计学意义（见表7-2-1、表7-2-2和图7-2-2）；SF-36评分方面，术后6个月PRP组明显好于对照组（$P < 0.05$），但术后1年和2年两组间差异无统计学意义。在Lappilahti评分方面，术后6个月和术后1年PRP组明显好于对照组（$P < 0.05$），但术后2年两组间差异无统计学意义（见图7-2-3）。对照组患者完全愈合12例（60%），良好7例（35%），一般1例（5%）；PRP组患者完全愈合13例（72%），良好5例（28%）；术后6个月、1年和2年，PRP组在踝关节背伸和跖屈方面均明显好于对照组（$P < 0.05$）（见表7-2-3）；在腓肠肌周长方面，PRP组与对照组比较在术后6个月、1年和2年均无统计学差异，但两组的患侧均较健侧短（见表7-2-4）。

表7-2-1　PRP组和对照组跖屈肌力占比比较($\bar{x} \pm s$, %)

项　　　目	3个月	6个月	1年	2年
60°/s				
对照组	64.2 ± 7.0	86.0 ± 4.7	95.1 ± 2.8	94.4 ± 3.3
PRP组	68.8 ± 3.3	89.6 ± 6.4	96.0 ± 2.3	95.0 ± 2.3
t值	3.6	2.3	0.6	1.1
P值	0.022	0.059	0.28	0.54
120°/s				
对照组	62.8 ± 5.5	83.2 ± 4.6	92.9 ± 3.5	93.8 ± 3.5
PRP组	66.6 ± 2.9	86.1 ± 4.0	93.5 ± 3.2	93.5 ± 3.6
t值	2.103	1.996	0.489 9	0.295 3
P值	0.043	0.054	0.63	0.77
240°/s				
对照组	61.4 ± 9.2	80.6 ± 5.1	92.6 ± 2.0	94.1 ± 3.4
PRP组	67.8 ± 5.5	83.1 ± 3.1	92.5 ± 2.7	94.2 ± 3.0
t值	2.4	3.9	0.7	0.2
P值	0.021	0.091	0.9	0.94

表7-2-2　PRP组和对照组背伸肌力占比比较($\bar{x} \pm s$, %)

项　　　目	3个月	6个月	1年	2年
60°/s				
对照组	65.6 ± 6.6	86.6 ± 6.6	95.1 ± 2.8	95.7 ± 2.4
PRP组	69.7 ± 4.0	90.6 ± 6.0	96.0 ± 2.3	96.2 ± 1.9
t值	2.2	1.8	0.6	0.7
P值	0.035	0.072	0.52	0.46
120°/s				
对照组	63.0 ± 5.3	83.2 ± 4.6	93.1 ± 3.0	94.7 ± 2.6

（续表）

项　　目	3个月	6个月	1年	2年
PRP组	67.9 ± 4.4	86.1 ± 4.0	94.0 ± 3.3	94.4 ± 3.2
t值	3.2	1.996	0.2	0.1
P值	0.006	0.054	0.39	0.74
240°/s				
对照组	61.4 ± 3.2	80.6 ± 5.1	94.9 ± 2.6	95.0 ± 3.1
PRP组	67.9 ± 4.1	83.1 ± 3.1	94.7 ± 3.5	95.6 ± 2.8
t值	5.3	3.9	0.2	0.5
P值	< 0.01	0.091	0.83	0.61

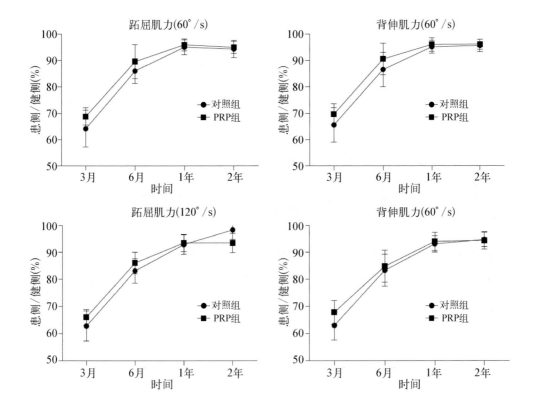

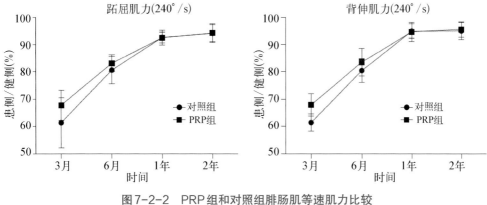

图7-2-2　PRP组和对照组腓肠肌等速肌力比较

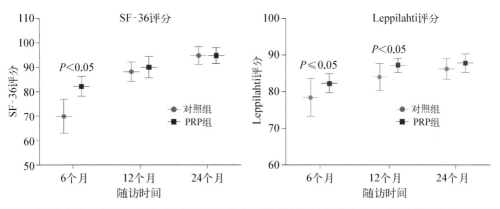

图7-2-3　术后6、12和24个月PRP组和对照组SF-36评分和Leppilahti评分比较

表7-2-3　PRP组和对照组踝关节活动度比较($\bar{x} \pm s$, °)

项目	对照组	PRP组	P值
跖屈			
6个月	−4.5 ± 0.5	−3.0 ± 0.3	< 0.001
12个月	−2.2 ± 0.4	−0.9 ± 0.4	< 0.001
24个月	−2.0 ± 0.4	−1.1 ± 0.3	< 0.001
背伸			
6个月	−4.4 ± 0.4	−2.6 ± 0.4	< 0.001
12个月	−2.2 ± 0.3	−1.1 ± 0.5	< 0.001
24个月	−1.9 ± 0.4	−1.0 ± 0.4	< 0.001

表7-2-4　术后不同时间PRP组和对照组腓肠肌周长比较($\bar{x}\pm s$,%)

组　别	6个月	1年	2年
对照组	85.3±4.0	95.8±3.3	96.2±3.1
PRP组	88.1±4.9	95.5±3.0	96.8±2.2
t值	1.9	0.3	0.6
P值	0.07	0.73	0.64

第三节　富血小板血浆在慢性跟腱病中的应用

　　跟腱病在以骨骼肌肉症状为主诉的疾病中占多数,慢性化程度很高且易复发,导致患者致残率和失业率增加,造成了一定的社会经济负担。慢性跟腱病囊括了一个疾病谱,包括滑囊炎、腱鞘炎、止点炎和肌腱炎。跟腱病变好发于爱好运动和娱乐的人群,甚至是久坐的人群。根据病变部位分为止点性和非止点性改变,致病因素包括内在性和外在性因素。修复失败反应和退行性改变常发生于跟腱组织,修复失败反应包括3个不同的连续阶段(肌腱反应期、修复停滞期和退行性跟腱病变期),组织学研究发现其肌腱细胞增加、细胞基质黏多糖浓缩、胶原蛋白变性分解和新生血管形成。治疗跟腱病可采用保守疗法和手术治疗。然而,目前还没有"金标准",不同研究间存在争议。临床多采用保守治疗,但疗效大多不理想。反复、长期使用非类固醇抗炎药的保守治疗容易导致消化道溃疡发生,并且仅起到镇痛作用,改变了跟腱炎的病程。糖皮质激素封闭也是临床治疗跟腱炎的常用方式,但其作用一直颇有争议。有人认为局部注射该药物可直接引起胶原坏死,导致跟腱力学性能降低,甚至断裂。

一、慢性跟腱病及其治疗方法

　　跟腱是由肌腱细胞、水分和细胞基质构成的胶原结构,疏松结缔组织和腱鞘围绕在胶原结构周围,形成的弹性袖套提供肌腱自由活动的空间,肌纤维穿行的狭窄区域形成的腱鞘滑囊有助于减少肌腱与周围组织间的摩擦。肌腱本身发生的变化是由于肌腱细胞本身表达上调诱发的一系列病理性事件,细胞基质由蛋白多糖转变为蛋白聚糖,会导致相对分子质量增加,基质吸收更多的水分,致细胞水肿;随之发生的将是胶原蛋白束的裂解或分离,以及退行性改变;最终血管将会发生改变,即新生血管形成,伴随着神经长入,导致肌腱痛。疼痛和功能紊乱是跟腱病的主要临床表现,其他的临床症状包括肌腱的肿胀或增厚,可感知的功能减弱或腓肠肌挤压试验表明跟腱撕裂或断裂。

现阶段跟腱病的非手术治疗方法主要为离心负荷训练、体外冲击波疗法、类固醇激素及硬化剂治疗等,但这些方法尚无确切的疗效,临床上褒贬不一。近年来,许多研究表明,PRP活化后血小板内的 α 颗粒释放出生长因子以及一些趋化因子,对巨噬细胞和成骨细胞等起到趋化作用。这些细胞在生长因子的协同作用下去除退变组织,对损伤的跟腱组织进行修复重建。

二、PRP在跟腱病治疗中的应用

1. 国外相关研究

Yan等在兔子模型中设置了病变处注入贫白细胞的PRP(P-PRP)、富白细胞的PRP(L-PRP)和生理盐水3组,4周后通过免疫组织化学法测定病变跟腱相关分子的表达情况。结果发现,L-PRP组相较生理盐水组在治疗后断端 I 型胶原蛋白表达显著增加,L-PRP和P-PRP组相较生理盐水组MMP表达显著减少,提示PRP能够促进慢性跟腱病愈合。Lei Chen等通过实验发现,接受PRP的大鼠较生理盐水组在组织病理学和生物学功能上都有显著的优势,PRP诱导病变处跟腱基因转录翻译表达 I 型胶原蛋白,激活跟腱细胞相关基因黏着斑激酶(focal adhesion kinase, FAK)和胞外信号调节激酶(extracellular signal-regulated kinase, ERK)的通路。Guelfi等对73例接受过PRP治疗的慢性非止点性跟腱炎患者进行术后随访,术后6个月,患者满意率高达91.6%,无患者发生跟腱断裂。Murawsk等对只注射PRP的跟腱病患者进行术后随访发现,治疗后6个月78%的患者症状消失并能参加日常活动和体育活动,最终随访显示踝-后足评分系统及足踝疗效评分(foot and ankle outcomes score, FAOS)从治疗前的51分增加到治疗后的87分,SF-36评分从68分增加到91分,差异具有统计学意义。然而,Salini等在慢性跟腱病患者中发现,PRP对于60岁的老年患者和中青年患者效应不同,老年患者效果要差于中青年患者,提示PRP可能只在特点人群发挥作用。

2. 国内临床应用

2015年7月至今,共有16名止点性跟腱炎及12名非止点性跟腱炎患者在上海交通大学附属第六人民医院骨科接受PRP注射治疗。患者注射PRP前均曾接受正规治疗,包括腓肠肌拉伸、口服非类固醇抗炎药、休息、后足鞋垫,但疼痛均无缓解。磁共振成像(magnetic resonance imaging, MRI)也均显示跟腱止点及非止点处水肿影。患者于痛点接受PRP注射,每月1次,共3次;在注射期间,患者依旧每日进行腓肠肌常规拉伸20 min。6例止点性跟腱炎患者及3例非止点性跟腱炎患者在半年内症状得到缓解,疼痛VAS评分从6.2分降为0.3分;注射PRP 1年内分别又有3例及2例患者症状得到缓解。故56.25%(9/16)的止点性跟腱炎患者及41.67%(5/12)的非止点性跟腱炎患者在1年内症状得到缓解。从总体上看,与文献报道的基本一致,PRP注射对止点性跟腱炎有效,对非止点性跟腱炎效果不确切。所有症状得到缓解的患者至今未复发。

典型病例:男性,19岁。主诉跟腱后侧疼痛。MRI检查显示跟腱止点炎,采用跟腱周围注射PRP的方法治疗,症状获得缓解(见图7-3-1)。

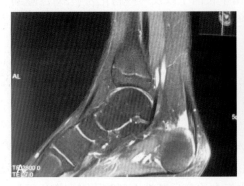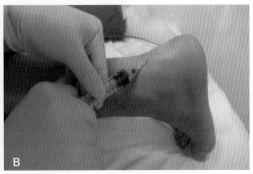

图7-3-1　PRP治疗止点性跟腱炎

注:A. MRI检查显示跟腱止点处出现水肿,符合跟腱止点炎表现;B. 于跟腱止点周围注射PRP

第四节　富血小板血浆在距骨软骨损伤中的应用

距骨软骨损伤是踝关节慢性疼痛的主要病因之一,常由于外伤导致。根据病史、临床症状及影像学检查一般可确诊。大多数距骨软骨损伤与踝关节扭伤和骨折相关。通常有踝关节损伤或踝关节不稳病史的患者,除了需拍摄X线片,MRI和CT扫描结果常被用来反映软骨损伤的程度和软骨下骨的受累程度。距骨软骨损伤的治疗主要包括保守治疗和手术治疗。但是,目前对于距骨软骨损伤的治疗策略存在着争议,多数学者根据损伤分期进行治疗,另一些学者则主张根据损伤范围进行治疗。非手术治疗包括休息、避免剧烈活动和药物治疗。手术治疗包括病灶清除、刺激软骨生长(微骨折术或钻孔术);如软骨片足够大,可以进行保护距骨颈的钻孔、植骨以及内固定术;其他方法包括自体或异体软骨移植及自体软骨细胞移植。目前,关节内注射PRP辅助手术治疗的方法成为治疗距骨软骨损伤的热点。PRP是自体全血经离心后得到的血小板浓缩物,含有大量生长因子、炎症调节因子及纤维蛋白原,可被激活形成纤维蛋白填充组织缺损,进而修复损伤软骨。

一、距骨软骨损伤及其治疗方法

距骨软骨是人体重要的负重组织,能有效地减少踝关节活动的摩擦力,主要由软骨细胞和包裹软骨细胞的 ECM 构成。软骨细胞只占软骨组织体积的 1% ~ 2%，其余大部分为 ECM，其中以 II 型胶原和蛋白多糖为主。软骨组织的组织液有助于维持软骨的机械特性并提供营养，与邻近组织进行细胞外液交换。透明软骨有效地降低了关节在活动时的摩擦力，且能有效地分散关节表面的载荷。关节软骨分为浅层、中间层、辐射层、钙化层，每层的组成及功能都不相同，构成与关节软骨基本功能相关的构造，使关节软骨具有承受负荷、减轻运动震荡、减少摩擦力等功能。然而，关节软骨是一种缺少血管及淋巴管的组织，因此其难以发生自发的组织再生过程。距骨软骨的损伤和退化能导致踝关节骨关节炎的发生，早期可出现蛋白聚糖减少，软骨表面出现变性退化，进而出现磨损性损伤，导致软骨下骨的暴露，后期因为损伤修复过程可形成骨赘；关节腔内的滑液增多，滑膜组织出现增生、肥厚等变化，在后期可导致关节的僵硬及活动受限。当踝关节骨关节炎进行性加重时，随之发生一系列严重的并发症，导致患者需要进一步行踝关节置换或踝关节融合等手术，严重影响患者的生活质量，增加患者及社会的经济负担。随着这类患者的增多，骨关节炎所造成的健康问题也日益凸显。此外，严重的关节损伤常伴随关节表面的软骨组织以及软骨下骨组织的缺损，其发病年龄通常较骨关节炎患者轻，一般多由外伤引起。目前，许多学者认识到，软骨下骨损伤可能在关节病变的发展和转归中起决定作用。因此，软骨下骨的再生对于关节软骨缺损的修复尤为重要。

PRP 是自体全血经离心后获得的血小板浓缩物，包括血小板、白细胞和少量血浆。PRP 中的浓缩血小板被激活后可释放大量生长因子，包括 TGF-β、PDGF 和 bFGF 等。TGF-β 家族已被证明在软骨发育过程中发挥重要作用，是诱导 MSC 向软骨细胞方向分化的主要生长因子，并且能促进软骨细胞的增殖，增强软骨 ECM 的产生。FGF 是一种参与创伤愈合的有丝分裂原，已被证明具有维持扩增的软骨细胞的软骨生成能力，并能促进软骨细胞增殖，可以促进软骨 ECM 的沉积和加速软骨组织的修复。有研究表明，联合使用 TGF-β_1、FGF-2、PDGF 可以增强软骨细胞增殖，同时保持其扩增后的软骨组织生成能力。

距骨软骨损伤可发生于距骨软骨面的任何部位，但典型的距骨软骨损伤发生在距骨穹隆的后内侧和前外侧。距骨穹隆内侧缘损伤由足内翻、跖屈和胫骨外旋暴力联合造成，该暴力导致距骨穹隆内侧缘与内踝关节面发生撞击；距骨穹隆外侧缘损伤由足距骨软骨损伤引起，典型的临床表现是以前存在踝关节扭伤病史后，出现踝关节慢性持续性疼痛，或者反复发生踝关节肿胀、乏力、僵硬或不稳。系外翻、背伸和胫骨内旋暴力联合造成，该暴力导致距骨穹隆外侧缘与外踝关节面发生撞击。体格检查时，踝关节不同部位压痛点提示不同部位损伤，当踝关节跖屈时距骨顶前外侧压痛，提示距骨前外侧骨软骨损伤；当踝关节背伸时距骨颈后内侧压痛，提示距骨后内侧骨软骨损伤。踝关节稳定性检查包括前抽屉试验、内外翻应力试验。测量踝关节活动度，并与健侧对比；体格检查应排除神经性与血管性疼痛；急性期患者需排除踝关节骨折和踝部韧带损伤。X线片是诊断距骨软骨损伤的主要手段之一,负重位踝关节正、侧位及踝穴位X线片可发现可疑损伤,但不能对软骨损伤和软骨分离移位进行判断。CT检查可对软骨下骨的损伤进行评价,但不能显示软骨病变。MRI检查是目前诊断距骨软骨损伤的最佳无创手段,可对软骨或软骨下骨损伤进行评估并对其进行分级,同时可发现周围软组织损伤或异常。核素骨显像可发现影像学表现正常的隐性损伤,灵敏度和特异度均较高。

根据MRI检查表现,距骨软骨损伤可分为5期:Ⅰ期为软骨损伤;Ⅱa期为软骨损伤伴软骨下骨损伤和周围骨髓水肿;Ⅱb期为软骨损伤伴有软骨下骨损伤,但无周围骨髓水肿;Ⅲ期为软骨与骨床分离,但无移位;Ⅳ期为软骨与骨床分离,且有移位;Ⅴ期为软骨下囊肿。根据关节镜表现,距骨软骨损伤可分为6期:A期:软骨平滑完整,但比较柔软;B期:软骨表面粗糙;C期:软骨纤维化或裂缝形成;D期:出现软骨片或骨质外露;E期:软骨片分离,但无移位;F期:软骨层分离,且有移位。

距骨软骨损伤的治疗包括保守治疗和手术治疗。Ⅰ期损伤,采取保守治疗是没有争议的。对于Ⅱ期损伤,一些学者主张在决定手术前应采取至少1年的非手术治疗。非手术治疗初期采用非负重石膏制动,后期采用保护性制动并逐渐活动。药物治疗采用前列环素类,如伊洛前列素(Iloprost)治疗无软骨下骨损伤的患者,可改善局部血运,减轻骨髓水肿。对于非手术治疗无效和Ⅲ～Ⅳ期及软骨损伤直径 > 1.5 cm者,可考虑手术治疗。距骨软骨损伤的手术治疗包括病灶清除、刺激软骨生长(包括微骨折术或钻孔术);如果软骨损伤足够大,可以进行保护距骨颈的钻孔、植骨以及内固定术;其他方法包括自体或异体软骨移植及自体软骨细胞移植。目前,关节内注射PRP的方法成为治疗距骨软骨损伤的热点。PRP是自体全血经离心后得到的血小板浓缩物,含有大量生长因子、炎症调节因子及纤维蛋白原,其可被激活形成纤维蛋白填充组织缺损,进而修复损伤软骨。

二、PRP在距骨软骨损伤治疗中的应用

1. 国外相关研究

Akeda等通过制备猪PRP和PPP,并将猪软骨细胞分别在10% PRP、10% PPP和10%胎牛血清(FBS)中培养3天。结果显示,PRP组DNA含量较FBS组和PPP组显著增高;PRP组的蛋白多糖和胶原合成显著高于FBS组和PPP组。生化检查结果显示,猪软骨细胞在PRP的存在下,保持蛋白表达的稳定。Haleem等报道将BMSC与自体PRP混合,然后激活PRP形成BMSC-PRP凝胶,用以填充修复5例21 ～ 37岁患者膝关节软骨缺损(3 ～ 12 cm^2),平均随访1年以上,发现患者平均Lysholm膝关节功能评分及修订的特种外科医院膝关节功能评分(Revised Hospital for Special Surgery Knee, RHSSK)均较治疗前有显著改善($P < 0.05$),其中3例经MRI评估发现缺损区已完全

由新生组织填充,且与周围软骨有良好连续性,2例同意并接受膝关节镜复查发现新生软骨形态与周围正常软骨相似。Ahmet等比较了关节镜下微骨折联合PRP和单纯行微骨折治疗对距骨软骨损伤的预后,结果显示两组的AOFAS踝-后足评分和足踝功能评分(Foot and Ankle Ability Measure, FAAM)相似,但微骨折联合PRP组的VAS评分更低。Mei-Dan等通过比较PRP和透明质酸治疗距骨软骨损伤的结果显示,PRP组的VAS评分更低,踝关节活动度更好,AOFAS踝-后足评分和足踝功能评分更高。

2. 国内临床研究

2015年7月至今共有73例距骨软骨损伤患者在上海交通大学附属第六人民医院骨科进行PRP治疗。其中Ⅱ期患者12例,行保守治疗单纯踝关节内注射PRP并保持制动,每个月注射1次PRP,总共3次,对注射前后的VAS疼痛评分及MRI表现进行评估;其余61例均存在不同疼痛的距骨囊肿,行手术治疗并注射PRP,同样对注射前后的VAS疼痛评分进行对比,并对术前、术后的CT影像进行比较,测量距骨囊肿的大小。

12例行保守治疗的患者疼痛症状均在半年内获得不同程度的缓解,VAS疼痛评分从术前4.1分降为1.2分,注射前MRI上显示的水肿影在注射后也有不同程度的减少或消失。61例手术患者中,14例行切开植骨;其余47例均进行关节镜下微骨折治疗。切开病例中,取部分髂骨与PRP混合后植入骨缺损处,术后不再进行PRP注射;行关节镜微骨折手术的患者在刮除微骨折或是囊肿、清除关节内的积水后,将PRP注射入微骨折或骨缺损处,术后同样不再进行PRP注射。术后将患者制动,术后6周允许患者部分负重,术后3个月允许患者完全负重。术后半年随访时,患者疼痛症状均有明显改善,VAS疼痛评分从术前6.3分降为1.5分。CT扫描显示原本距骨软骨损伤的面积在术后明显缩小。从年龄上来看,40岁以下不伴有骨赘的患者症状缓解尤其明显。对于50岁以上距骨软骨损伤且伴有不同程度踝关节炎及骨赘的患者,疼痛症状缓解较慢。

(1)典型病例1:患者为男性,32岁,主诉踝关节疼痛。MRI扫描诊断为距骨软骨损伤Ⅱ度,于踝关节内侧注射PRP,诊疗过程如**图7-4-1**所示。

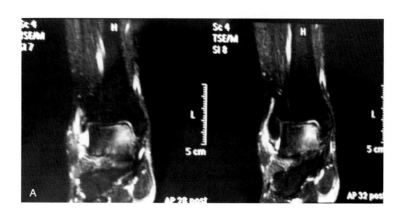

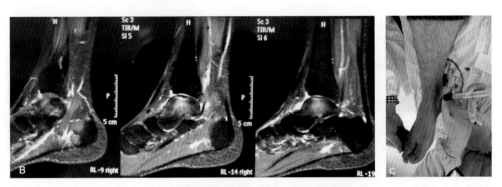

图 7-4-1　PRP 治疗 Ⅱ 度距骨软骨损伤

注：A. MRI 冠状位扫描显示右距骨内侧水肿；B. MRI 矢状位扫描显示右距骨内侧水肿；C. 于踝关节内侧注射 PRP，注射点位于胫前肌内侧缘与踝关节平面的交界处

（2）典型病例 2：患者为男性，32 岁，主诉左踝关节疼痛。X 线片和 MRI 扫描诊断为左距骨软骨损伤 Ⅴ 期，诊疗过程如图 7-4-2 所示。

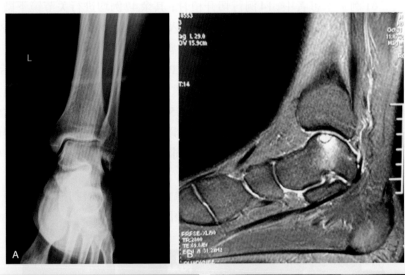

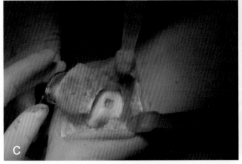

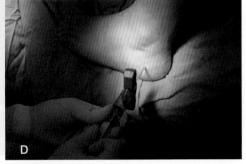

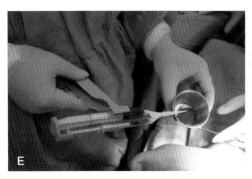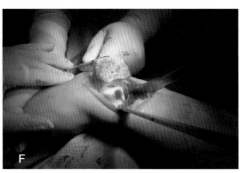

图7-4-2 PRP治疗Ⅴ期距骨软骨损伤

注：A. X线片示左距骨内侧距骨软骨损伤伴骨囊肿；B. MRI矢状位检查显示左距骨内侧距骨软骨损伤伴骨囊肿，同时有骨水肿；C. 内踝截骨后暴露距骨软骨损伤后刮除囊肿；D. 取骨装置于跟骨外侧取松质骨；E. 将PRP与松质骨混合；F. 将混合PRP的松质骨填入骨缺损处

第五节　富血小板血浆在跗骨窦综合征中的应用

跗骨窦因其特殊的解剖结构及韧带功能容易受到损伤，跗骨窦区长期疼痛不缓解即形成跗骨窦综合征。随着对跗骨窦综合征的认识和研究的深入。MRI和距下关节镜检查的诊断价值已得到公认。跗骨窦综合征患者的治疗首选局部封闭治疗，保守治疗失败的患者可采取手术治疗。手术治疗包括传统手术松解治疗、选择性跗骨窦去神经支配术、距下关节镜和关节融合术。但目前对跗骨窦综合征的治疗仍存在争议。

一、跗骨窦综合征的病因

跗骨窦由距骨下面中部的距骨沟与跟骨后关节面前方的跟骨沟相合而成，呈长管形，故又称为跗骨管。依据管腔形态部位不同可分为两部分，前外侧部管腔较大为跗骨窦腔，后内侧部管腔较小且长为跗骨窦管。跗骨窦腔为漏斗形，上壁为距骨前下面，下壁为跟骨前上面，内侧壁为距骨头及距骨颈，外侧壁为距骨体。外（前）口朝前外侧方向，内（后）口朝后内方向。外口宽大，内口狭小续为跗骨管。跗骨窦管位于跗骨窦腔后部。

跗骨窦内有5条韧带（颈韧带、骨间韧带，以及伸肌下支持带的外、中、内侧束）、脂肪组织、动脉吻合支及神经末梢。颈韧带位于跗骨窦腔外口稍后方，表面有深筋膜附着，封闭覆盖跗骨窦腔外口。此韧带联结距骨和跟骨，有限制距骨前移和向内移位、防止足过度内翻的作用。距跟骨间韧带位于跗骨窦腔内，较坚韧强厚，起自跗骨窦腔顶部距骨下方,斜向外下,止于跟骨后关节面前方,后部移行于距跟关节囊前臂。此韧带可稳定距下关节,防止距骨或跟骨后脱位。跗骨窦内有许多脂肪组织充填,并有许多纤维组织束分隔在脂肪组织间,正常时量适中。Schwarzenbach等研究显示,跗骨窦血供并非直接来自足背动脉,而是来自足外侧区各动脉支的吻合支。Akiyama等研究显示,跗骨窦不仅是距跟关节间的腔隙,还是足踝部活动时感受伤害和本体感觉的信息源;所有被检跗骨窦滑膜中均观察到大量神经元(游离神经末梢为主要成分)以及很多环层小体、高尔基小体和Ruffini小体。由此可见,跗骨窦蕴含一庞大的神经网络,神经损伤和本体感受器功能缺失可能是跗骨窦综合征的病因之一。

跗骨窦综合征最常见病因为创伤(占70%),如跗骨窦周围肌腱韧带损伤及关节创伤后纤维化;其余多为炎症性反应(占30%),如强直性脊柱炎、类风湿关节炎、痛风、腱鞘囊肿及足部畸形(高弓足、平足症)等,足部肿瘤也可能引起跗骨窦综合征。另外,医源性损伤也可引起跗骨窦综合征,可能是足踝部损伤后长期外固定治疗不当,引起跗骨窦周围组织瘢痕挛缩、足踝部活动受限,从而产生疼痛。

跗骨窦综合征的发病机制尚不明确。目前主要有窦间韧带损伤机制和窦内压力增高机制两种假说。跗骨窦综合征患者多有以下临床表现:① 有踝关节内翻扭伤及治疗史;② 主要症状表现为局部水肿,外踝前下方疼痛及深压痛或伴足底痛,常有后足不稳定;③ 行走、跑步或负重时疼痛可加重,休息后缓解,但关节活动时不会使疼痛明显加剧;④ 遇天阴下雨、气候转凉时发作;⑤ 小腿发凉或发软,足趾、足底发麻。

二、跗骨窦综合征的治疗方法

跗骨窦综合征患者的治疗首选局部封闭治疗,于跗骨窦外口注入适量局部麻醉药和糖皮质激素,一般不超过4次,症状可完全缓解或显著改善。若疼痛暂时缓解后再次复发,则需考虑手术治疗。

传统手术治疗常用于病程长、症状重、久治无效的跗骨窦综合征患者。手术的关键是切除跗骨窦脂肪垫和表层韧带。对踝关节内翻扭伤经传统治疗后疼痛复发的跗骨窦综合征患者,可行选择性跗骨窦去神经支配术。

距下关节镜在进一步确诊跗骨窦综合征的同时即可行治疗性手术,是改善距下关节功能的可重复性微创诊疗方法。局部感染是距下关节镜的绝对禁忌证,相对禁忌证包括严重水肿影响骨性标志的定位、肢体血供不佳、关节严重纤维化以致关节镜不能插入关节腔。距下关节镜下可行清创、软骨成形及去除游离组织,也可行腱鞘囊肿解压术。据文献报道,术前诊断为跗骨窦综合征患者,经距下关节镜治疗显著有效和有效者达94%。对于跗骨窦综合征术后复发或仍有症状而无更好治疗方案的患者,可考虑行跟距关节融合或三关节融合。

目前,仍没有关于PRP注射治疗跗骨窦综合征患者的文献报道。

三、PRP在跗骨窦综合征的临床应用

2015年7月至今，共有12例跗骨窦综合征患者在上海交通大学附属第六人民医院骨科接受PRP注射治疗。患者均明确诊断存在跗骨窦综合征，且进行过一次或多次（≤3次）治疗，症状略有缓解或是没有缓解。在告知患者病情及注射须知后，进行跗骨窦内PRP注射。每个月注射1次PRP，总共3次，注射前后进行VAS疼痛评分。12例患者中有4例症状完全缓解，缓解时间分别是注射后的4个月、4个月及6个月，观察一年患者症状未出现复发；5例症状得到缓解，VAS评分从术前6.6分降到2.4分；3例症状依旧没有缓解。

典型病例：患者为女性，32岁，主诉左足疼痛。查体及MRI检查诊断为"左跗骨窦综合征"，于左跗骨窦处注射PRP，获得很好的疗效，诊疗过程如图7-5-1所示。

综上，PRP是用自体血提取的血小板浓聚物，经激活后能释放多种生长因子，这些生长因子对肌肉骨骼系统的修复起着至关重要的作用。足踝外科疾病以韧带损伤、

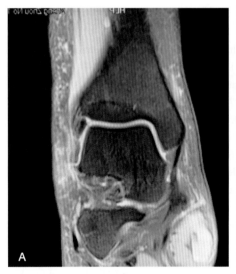
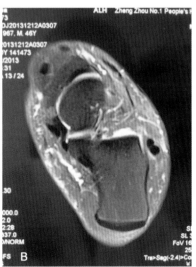
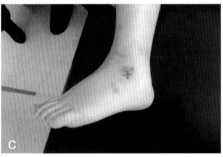

图7-5-1 PRP在跗骨窦综合征治疗中的应用

注：A、B. MRI显示跗骨窦处线条紊乱，诊断为跗骨窦综合征；C. 于跗骨窦处（记号笔标记处）注射PRP

软骨损伤及滑膜炎症为主。根据文献报道及作者的经验,PRP注射治疗跟腱止点炎效果比较肯定,能有效缓解疼痛及抑制炎症。PRP对于腱骨交界处的炎症治疗有一定疗效。反观非止点性跟腱炎,PRP的疗效则不太显著。但将PRP用于治疗急性跟腱断裂修补时,又能体现出加速愈合的优势。此外,PRP在治疗距骨软骨损伤时也有一定优势,无论是采取保守治疗还是手术治疗,患者疼痛及不适症状均能得到极大改善。但目前没有与空白对照组比较的研究,是将来需要研究的方向。对于滑膜炎症性疾病,目前尚未进行PRP注射治疗的病例。笔者考虑PRP自身存在生长因子,在治疗滑膜疾病时可能也会引起滑膜生长,导致疗效下降,因此在行踝关节清理术时不进行PRP注射。总之,PRP的诞生一定是伴有争议的,在一些诊断基本明确,但患者又不愿接受手术治疗的前提下,可以为患者注射PRP进行尝试性治疗。

（邹　剑,施忠民,金汉樯）

-------------------------------- 参 考 文 献 --------------------------------

［1］ Alfredson H, Lorentzon R. Chronic Achilles tendinosis: recommendations for treatment and prevention[J]. Sports Med, 2000, 29(2): 135−146.

［2］ Attarzadeh AP, Ryge C. Bilateral rupture of the Achilles tendons after treatment with ciprofloxacin[J]. Ugeskr Laeger, 2013, 175(39): 2264−2265.

［3］ Casati L, Celotti F, Negri-Cesi P, et al. Platelet derived growth factor (PDGF) contained in platelet rich plasma (PRP) stimulates migration of osteoblasts by reorganizing actin cytoskeleton[J]. Cell Adh Migr, 2014, 8(6): 595−602.

［4］ Chen L, Liu JP, Tang KL, et al. Tendon derived stem cells promote platelet-rich plasma healing in collagenase-induced rat achilles tendinopathy[J]. Cell Physiol Biochem, 2014, 34(6): 2153−2168.

［5］ Debenham J, Butler P, Mallows A, et al. Disrupted tactile acuity in people with achilles tendinopathy: a preliminary case-control investigation[J]. J Orthop Sports Phys Ther, 2016, 46(12): 1061−1064.

［6］ Douglas J, Kelly M, Blachut P. Clarification of the Simmonds-Thompson test for rupture of an Achilles tendon[J]. Can J Surg 2009, 52(3): E40−E41.

［7］ Foster TE, Puskas BL, Mandelbaum BR, et al. Platelet-rich plasma: from basic science to clinical applications[J]. Am J Sports Med, 2009, 37(11): 2259−2272.

［8］ Guelfi M, Pantalone A, Vanni D, et al. Long-term beneficial effects of platelet-rich plasma for non-insertional Achilles tendinopathy[J]. Foot Ankle Surg, 2015, 21(3): 178−181.

［9］ Hicks JH. The mechanics of the foot. II. The plantar aponeurosis and the arch[J]. J Anat, 1954, 88(1): 25−30.

［10］ Hudgens JL, Sugg KB, Grekin JA, et al. Platelet-rich plasma activates proinflammatory signaling pathways and induces oxidative stress in tendon fibroblasts[J]. Am J Sports Med, 2016, 44(8): 1931−1940.

[11] Kaniki N, Willits K, Mohtadi NG, et al. A retrospective comparative study with historical control to determine the effectiveness of platelet-rich plasma as part of nonoperative treatment of acute achilles tendon rupture[J]. Arthroscopy, 2014, 30(9): 1139−1145.

[12] Labib SA, Rolf R, Dacus R, et al. The "Giftbox" repair of the Achilles tendon: a modification of the Krackow technique[J]. Foot Ankle Int, 2009, 30(5): 41041−41044.

[13] Martinelli N, Marinozzi A, Carni S, et al. Platelet-rich plasma injections for chronic plantar fasciitis[J]. Int Orthop, 2013, 37(5): 839−842.

[14] Morrissey D, Mani-Babu S, Barton C. The effectiveness of ESWT in lower limb tendinopathy: response[J]. Am J Sports Med, 2015, 43(10): 44−45.

[15] Murawski CD, Smyth NA, Newman H, et al. A single platelet-rich plasma injection for chronic midsubstance achilles tendinopathy: a retrospective preliminary analysis[J]. Foot Ankle spec, 2014, 7(5): 372−376.

[16] Murray MM, Flutie BM, Kalish LA, et al. The bridge-enhanced anterior cruciate ligament repair (BEAR) procedure: an early feasibility cohort study[J]. Orthop J Sports Med, 2016, 21, 4(11): 2325967116672176.

[17] Perut F, Filardo G, Mariani E, et al. Preparation method and growth factor content of platelet concentrate influence the osteogenic differentiation of bone marrow stromal cells[J]. Cytotherapy, 2013, 15(7): 830−839.

[18] Reid D, McNair PJ, Johnson S, et al. Electromyographic analysis of an eccentric calf muscle exercise in persons with and without Achilles tendinopathy[J]. Phys Ther Sport, 2012, 13(3): 150−155.

[19] Roxas M. Plantar fasciitis: diagnosis and therapeutic considerations[J]. Altern Med Rev, 2005, 10(2): 83−93.

[20] Salini V, Vanni D, Pantalone A, et al. Platelet rich plasma therapy in non-insertional achilles tendinopathy: the efficacy is reduced in 60-years old people compared to young and middle-age individuals[J]. Front Aging Neurosci, 2015, 7: 228.

[21] Sanchez M, Anitua E, Azofra J, et al. Comparison of surgically repaired Achilles tendon tears using platelet-rich fibrin matrices[J]. Am J Sports Med, 2007, 35(2): 245−251.

[22] Seyhan N, Keskin S, Aktan M, et al. Comparison of the effect of platelet-rich plasma and simvastatin on healing of critical-size calvarial bone defects[J]. Craniofac Surg, 2016, 27(5): 1367−1370.

[23] Stein V, Laprell H, Tinnemeyer S, et al. Quantitative assessment of intravascular volume of the human Achilles tendon[J]. Acta Orthop Scand, 2000, 71(1): 60−63.

[24] Takamura M, Yasuda T, Nakano A, et al. The effect of platelet-rich plasma on Achilles tendon healing in a rabbit model[J]. Acta Orthop Traumatol Turc, 2017, 51(1): 65−72.

[25] Vahdatpour B, Kianimehr L, Moradi A, et al. Beneficial effects of platelet-rich plasma on improvement of pain severity and physical disability in patients with plantar fasciitis: a randomized trial[J]. Adv Biomed Res, 2016, 28, 5: 179.

[26] Yan R, Gu Y, Ran J, et al. Intratendon delivery of leukocyte-poor platelet-rich plasma improves healing compared with leukocyte-rich platelet-rich plasma in a rabbit achilles tendinopathy

model[J]. Am J Sports Med, 2017, 45(8): 1909-1920.

［27］ Yuan T, Guo SC, Han P, et al. Applications of leukocyte- and platelet-rich plasma (L-PRP) in trauma surgery[J]. Curr Pharm Biotechnol, 2012 Jun, 13(7): 1173-1184.

［28］ Yuksel S, Adanir O, Gultekin MZ, et al. Effect of platelet-rich plasma for treatment of Achilles tendons in free-moving rats after surgical incision and treatment[J]. Acta Orthop Traumatol Turc, 2015, 49(5): 544-551.

［29］ Zou J, Mo X, Shi Z. A prospective study of platelet-rich plasma as biological augmentation for acute achilles tendon rupture repair[J]. Biomed Res Int, 2016 (1) : 1-8.

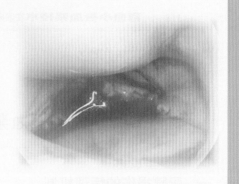

第八章

富血小板血浆与足踝
外科基础研究

　　PRP在足踝外科的临床应用包括跟腱疾病、跖筋膜炎、踝关节软骨损伤和踝关节融合等。其中关于踝关节软骨损伤以及关节融合等相关基础研究在前面PRP对软骨和骨修复中的应用章节已有详细阐述，本章将重点介绍PRP作用于跟腱及跖筋膜疾病相关的基础研究，而与之相关的主要是PRP对肌腱以及腱骨止点的修复作用。

第一节　富血小板血浆对肌腱损伤修复的基础研究

一、肌腱损伤的病理机制

　　肌腱是连接肌肉和骨的致密结缔组织，它们通过向骨传递肌肉力量使关节运动。因此，肌腱通常会承受较大的机械负荷，从而可能导致损伤和功能障碍。在美国的骨科门诊，肌腱和韧带损伤是最普遍的健康问题之一，每年大约有1 640万人寻求医疗干预。其中跟腱、肩袖、足底筋膜等是最容易由于过度使用而导致损伤的部位。在通常情况下，肌腱血供较少。然而，对慢性肌腱损伤或病变的组织病理学观察显示其血管分布增多和紊乱，这可能会影响肌腱的力学特性并诱发疼痛。病理性肌腱还具有一些其他特点，例如间质缝隙（细微撕裂）、不连续的胶原纤维以及一系列退行性改变包括脂质沉积、蛋白聚糖堆积以及钙化。同时，病理性肌腱还可导致总胶原蛋白含量减少，增加Ⅲ型胶原蛋白与Ⅰ型胶原蛋白含量比值，提高MMP-1、MMP-3和MMP-9的表达，降低MMP抑制剂的表达。除了肌腱代谢方面的改变，有报道称出现在肌腱的早期炎症反应如果不能得到有效控制将会逐渐诱导肌腱退变。近年来，PRP正成为治疗包括肌腱病在内的运动系统损伤的热门选择。目前，在美国和欧洲，PRP已被用于治疗近86 000名运动员的急慢性肌腱、韧带损伤和腱骨愈合等。

二、PRP在治疗肌腱损伤中的优势

　　PRP能被广泛使用的主要优势在于其使用安全以及制备和管理方法简便。PRP的安全性体现在它是源于患者自身血液的自体产物，并且包含能够改善损伤部位生物微环境的血小板和生物活性因子，可以促进组织愈合。更重要的是，与非类固醇抗炎药不同，目前尚未发现PRP有任何不良反应，而非类固醇抗炎药则会影响消化系统、心血管系统和肾脏功能。PRP因其制备方案简便易于使用，事实上，许多PRP制备试剂盒是市售的，并被广泛应用于骨科临床。此外，应用注射形式的PRP是非侵入性的，可在临床环境中便于管理。迄今为止，许多基础研究表明PRP在肌腱损伤愈合中的有益作用。特别是PRP中的生长因子能显著促进肌腱修复，如肌腱病的愈合。这些生长因子包括PDGF、TGF-β、VEGF、EGF、IGF-I、FGF和HGF。当血小板被激活时，不仅生长因子会被释放，PRP还会生成一种纤维蛋白凝胶，它可以提供一种生物支架帮助细胞迁移，吸收新生细胞促进肌腱愈合。尽管在临床试验中PRP治疗肌腱病的疗效还存在争议，但PRP仍是一种很有前景的治疗肌腱病的选择。在本节中，将通过讨论基于良好控制条件下在体内和体外进行的基础研究所呈现的关于PRP对肌腱的作用机制。根据已有研究表明,目前PRP对肌腱修复过程主要有如下的作用。

1. 促细胞增殖效应

首先,已有文献指出PRP会引起腱细胞和肌腱干细胞(tendon stem cells, TSC)的增殖。腱细胞是肌腱最主要的细胞,对维持肌腱内稳态具有重要作用。当肌腱损伤时,腱细胞会增殖并帮助肌腱修复,然而腱细胞的增殖率是有限的。体外研究表明PRP可以显著促进腱细胞增殖。Wang等已证实用PRP激活释放液处理人类腱细胞会产生剂量依赖性促增殖作用。除腱细胞外,肌腱还包含TSC,它们是肌腱所特有的成熟干细胞,占肌腱细胞总数的 $0 \sim 5\%$ 。TSC近年来在小鼠、大鼠、家兔和人类肌腱中被发现,本身具有高增殖率,而PRP激活释放液会使其增殖速率进一步提高。另外,PRP还可以加速外周血干细胞诸如BMSC和ASC的增殖速率,从而加速肌腱愈合。因此,大量证据表明PRP能够促进肌腱细胞增殖。但是治疗肌腱病所需的最适宜血小板浓度或PRP组成仍不清楚。早期研究表明PRP的疗效很可能与其浓度相关。然而"多多益善"的理论并未受到研究支持,因为PRP诱导细胞增殖只有在一定浓度以内才能以剂量依赖形式增加。确切地说,人PRP中的血小板只有在 $1 \times 10^9/L$ 浓度以内才能强烈诱导腱细胞增殖和迁移,一旦超过此浓度细胞增殖和迁移则会减少。此外,当家兔PRP浓度为培养基总量20%或更多时,家兔PRP在体外实验中对细胞增殖的效果也会降低。有趣的是,L-PRP与P-PRP相比,不仅不抑制肌腱细胞增殖,反而对其有促进作用。

2. 促成腱分化作用

多项研究已表明PRP具有诱导TSC分化为腱细胞的能力。PRP激活释放液被证实可以在体外实验中诱导家兔TSC分化为腱细胞,同时,新生的腱细胞 α-SMA为阳性,表明它们是有活性的腱细胞。一项研究明确表明PRP中的PDGF能够促进ASC向肌腱源性细胞分化。应当指出,目前还没有已知的腱细胞特异性标志物,成腱细胞分化是由一组包括Ⅰ型和Ⅲ型胶原蛋白以及腱调蛋白在内的标志物所评估的。因此,在某种程度上,对于这些分化的细胞是否真是由TSC分化而来的腱细胞仍然存在不确定性。另外,TSC的PRP激活释放液疗法并不诱发非腱细胞相关性基因(*PPARγ*、*Sox-9*和*Runx-2*)的表达,体现了其在肌腱损伤治疗过程中的安全性。有研究指出,自体PRP激活释放液可抑制大鼠TSC分化为非腱细胞谱系。随后Zhang和Wang发现了一个重要现象,即PRP激活释放液只能诱导TSC分化为腱细胞,但不能逆转晚期病理性肌腱常见的TSC向非腱细胞方向的分化。这个发现可能解释了临床上PRP注射治疗非腱组织在损害部位占主导的晚期肌腱病效果不佳的原因。采用外科清创手术切除肌腱病变组织后再行PRP治疗可能是晚期肌腱病的有效治疗方法。在这种情况下,去除肌腱中对PRP疗效有负面影响的非肌腱部分可能会改善PRP的治疗效果。L-PRP与P-PRP均可显著促进TSC分化(见图8-1-1)。

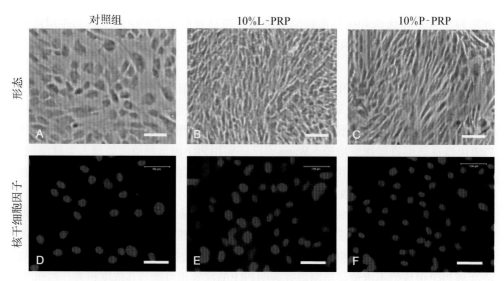

对照组　　　　　　　10%L-PRP　　　　　　　10%P-PRP

形态

核干细胞因子

图8-1-1　L-PRP与P-PRP血浆均可显著促进TSC分化

3. 代谢调节作用

许多体外研究表明PRP可以影响伤口愈合过程中肌腱细胞的代谢。有研究显示PRP可以增加腱细胞和TSC中总胶原蛋白合成,并特异性增强Ⅰ型和Ⅲ型胶原基因的表达。一项关于肌腱组织的体外研究使用PRP治疗马的指浅屈肌腱,同时发现PRP疗法能够增强Ⅰ型和Ⅲ型胶原的表达并提高Ⅰ型与Ⅲ型的比值。然而在另一项细胞培养研究中PRP疗法并未显著改变Ⅰ型和Ⅲ型胶原比值,但Ⅰ型胶原和Ⅲ型胶原的基因表达得到显著提升。

PRP不仅能影响胶原蛋白,还能影响其他肌腱相关基因与蛋白的表达。例如,PRP治疗可通过激活FAK和ERK 1/2信号通路使腱细胞相关基因[scleraxis, SCX和肌腱蛋白(tenascin)-C]的mRNA和蛋白表达提高。此外,PRP治疗已被证实能够提高软骨寡聚基质蛋白(cartilage oligomeric matrix protein, COMP)、核心蛋白聚糖(decorin)和腱生蛋白C(tenascin-C)的表达。COMP是肌腱愈合相关性糖蛋白,在正常肌腱中数量充足,但在纤维瘢痕组织中数量减少。核心蛋白聚糖是一种基质蛋白多糖,在肌腱中同样数量充足,通过与Ⅰ型胶原蛋白纤维紧密连接而发挥重要作用。腱生蛋白C也是一种在肌腱生长过程中数量充足的糖蛋白。这些非胶原基质标志物是基质合成的指示物,PRP治疗可使其表达增加,从而对肌腱产生有利的合成代谢影响。

P-PRP以及L-PRP的制备方法,如图8-1-2所示。

然而,PRP对肌腱细胞合成代谢的积极影响并未得到共识,其中一个原因就是PRP中白细胞的存在或缺失。基于白细胞的数量,PRP可以分为含有少量或不含白细胞的P-PRP以及含有较多白细胞的L-PRP。既然制备PRP的治疗方案因基础科学研究与临床试验的不同而不同,PRP的疗效也会随之变化。一项体外研究表明,PRP可以刺激人类腱细胞增殖和总胶原蛋白生成，但它在没有改变Ⅰ型与Ⅲ型胶原蛋白比值的情况下减少了Ⅰ型和Ⅲ型胶原蛋白的基因表达。值得注意的是，这项研究中的PRP含有较高水平的白细胞。在另一项研究中，增加L-PRP中血小板浓度，尽管会产生更多的合成代谢生长因子，但会显著减少Ⅰ A1型胶原蛋白与Ⅲ A1型胶原蛋白在肌腱中的合成。在另外一项体外实验中，无论L-PRP还是P-PRP都会提高Ⅰ型和Ⅲ型胶原蛋白基因与蛋白质的表达，但L-PRP比P-PRP会诱导更多的Ⅲ型和更少的Ⅰ型

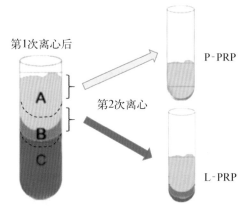

图8-1-2　PRP和L-PRP的制备方法

注：A. 血小板层；B. 白细胞层；C. 红细胞层

胶原蛋白表达。因为Ⅲ型与Ⅰ型胶原蛋白的高比值意味着纤维化即肌腱机械力量的降低，这似乎说明使用白细胞水平较高的L-PRP可能会导致肌腱愈合较差的结果（见图8-1-3）。然而，血小板和白细胞对胶原蛋白比值有不同的影响。血小板能够增加Ⅰ型胶原蛋白，从而增加其与Ⅲ型胶原蛋白的比值；白细胞能够增加Ⅲ型胶原蛋白，从而减少Ⅰ型胶原蛋白与其的比值。此外，血小板可以减少Ⅲ型胶原蛋白但能增加COMP和核心蛋白聚糖，而白细胞作用则正相反。总体来说，这些研究清楚地表明PRP中白细胞可通过增加Ⅲ型和Ⅰ型胶原蛋白比值来对PRP合成代谢效果产生消极影响，并可能导致瘢痕形成。

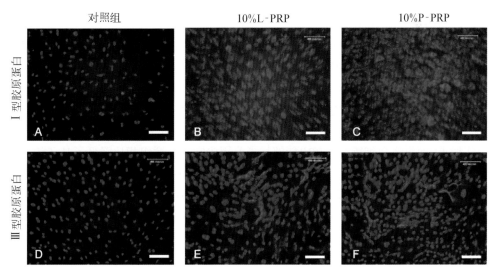

图8-1-3　L-PRP与P-PRP均促进TSC分化并且表达更多的Ⅰ型和Ⅲ型胶原蛋白，但P-PRP促进更多Ⅰ型胶原蛋白表达，L-PRP则促进更多Ⅲ型胶原蛋白表达

相较于L-PRP可以诱导分解代谢效应,P-PRP尚未发现参与分解代谢活动。使用PRP尤其是P-PRP治疗腱细胞,不会影响分解代谢分子MMP-3和MMP-13。事实上,在体外实验中,PRP治疗会降低MMP-13在腱细胞中的表达,同时血小板浓度与MMP-3和MMP-13的水平呈负相关。然而,由于PRP激活释放液中大量白细胞的存在,PRP激活释放液很可能会上调MMP-1和MMP-3的表达。在近期一项研究中发现,L-PRP能够显著诱导MMP-1和MMP-13的表达,而与对照组相比P-PRP仅能轻度提高MMP-1的表达。这些研究清楚地表明了PRP中的白细胞是在肌腱和腱细胞中诱导分解代谢活动的关键因素。

4. 抗炎作用

PRP在组织愈合的炎性阶段也发挥了积极作用。体外实验结果表明,对肌腱细胞进行PRP治疗能够诱导主要抗炎生长因子HGF的释放。近期一项研究结果也与这些发现一致,同时还指出PRP疗法可以提高VEGF和HGF在病理性肌腱中的表达。此外,HGF的抗炎效应可以通过被PRP或HGF处理过的肌腱细胞中促炎介质环加氧酶(cyclo-oxygenase, COX)-1、COX-2和PGE$_2$水平的降低来证明。然而在体外培养中添加HGF抗体则会扭转这种抑制,显示了HGF作为PRP制备过程中的抗炎介质起了关键作用。类似地,HGF抗体注入小鼠受伤跟腱可以扭转由PRP或HGF注射所引起的PGE$_2$、COX-1和COX-2蛋白水平的降低。另外,PRP中的HGF能够提高IκBα的表达,IκBα是NFκB的抑制剂,也是常用于针对感染的免疫应答调节器,在肌腱病的治疗中具有重要意义,因为炎症肌腱的腱细胞内会出现NFκB的表达上调,而PRP治疗可使其降低。潜在的PRP中的IGF-1或PDGF同样能抑制IκB激酶(IKKα)以及抑制NFκB的生成从而抑制炎症。此外,有研究表明PRP疗法可以降低从病理性肌腱分离出来的肌腱细胞中促炎细胞因子IL-6及其配体CXCL-6和IL-8及其配体CXCL-8的表达。这种降低被证明是HGF疗法的特定影响,HGF疗法能降低IL-6的生成并提高抗炎细胞因子IL-10的水平。TGF-β作为同样存在于PRP中的抗炎细胞因子,也已被证明能够控制局部炎症。

然而,PRP中的白细胞能够潜在地增加炎症,因为它们能显著增加肌腱细胞中IL-1β、IL-6和TNF-α的基因和蛋白质表达。这项研究证实了白细胞会使肌腱细胞中的炎症加重,而没有白细胞的P-PRP能够抗炎是因为它与对照组相比降低了IL-6的基因表达。类似地,与IL-1β处理过的肌腱细胞相比,PRP还可以降低肌腱细胞IL-6的生成和基因表达。值得注意的是,PRP可以增加2D和3D肌腱细胞培养水凝胶中的IL-6水平,因此,关于P-PRP对IL-6的准确作用可能还需要未来的研究来确定。McCarrel等研究表明,相较于P-PRP,PRP中高浓度白细胞可以诱导IL-1β和TNF-α的高表达。血小板吸附白细胞和祖细胞至血管损伤和炎症部位,可以诱导细胞渗透性改变,并提升细胞的趋化性,促进细胞增殖,这些都是组织修复的重要步骤。巨噬细胞是白细胞的一种,参与炎症状态的维持或先天性免疫反应。它还可以诱导腱细胞合成相应数量的

MCP-1/CCL2和RANTES/CCL5,减弱单核/巨噬细胞的迁移,而单核/巨噬细胞能够激发炎症和血管生成机制。L-PRP能够通过产生和释放炎症介质诸如细胞因子IL-1β和CD40L以及趋化因子CXCL-1和CCL2直接参与炎症反应。另外,PRP可诱导趋化因子受体的表达,尤其是CCR1、CCR3、CCR4以及CXCR4,从而调控与愈合过程相关的炎症反应。

以上结果显示PRP有很好的抗炎作用,故而近年来PRP治疗与类固醇治疗肌腱病的疗效对比也成了研究热点。尽管糖皮质激素可能会引起多种不良反应,但仍是现阶段临床治疗肌腱病主要手段之一。糖皮质激素地塞米松应用于人TSC培养将会诱发非腱细胞分化,可见细胞形态改变,Ⅰ型胶原蛋白表达几乎全被抑制,非腱细胞相关基因(PPARγ和Sox-9)上调(尤其在高浓度时)。另一项研究显示,地塞米松会减少细胞活性,增加衰老细胞数量。但是,当地塞米松与10% PRP混合处理后,其诱导的细胞衰老将会显著减少。类似,单独使用甲泼尼龙也会减少腱细胞活性,但加入PRP后会在一定程度上改善这种负面效应。此外,糖皮质激素类与PRP联合注射会折中PRP对肌腱细胞的潜在益处和肌腱损伤部位细胞活性的降低。因此,类固醇治疗主要是因其强大的抗炎作用而对肌腱的组织修复有一定的抑制作用,而PRP因为富含HGF等因子也具有一定的抗炎作用,并且如前面所述还有强大的促修复作用,因而对于肌腱的临床治疗和预后,PRP治疗应优于类固醇治疗。

5. 抗感染作用

此外,血小板还是一些活性代谢产物和蛋白质的来源,这些活性代谢产物和蛋白质能够促进不同种类细胞间的相互作用,与细胞源性微粒一起提供一层活性表面,促进血液凝固和蛋白酶活化,并在脓毒症和抗感染中发挥积极作用(包括促进先天性免疫反应)。Intravia等比较了不同种类PRP(贫白细胞和血小板浓度的PRP以及高白细胞和血小板浓度的PRP)的抗生素疗效。结果表明,与全血相比,无论哪种PRP制备方式都会显著减少细菌生长。据观察,两种方式在抗菌过程中并无明显差异,表明了白细胞是否存在及其浓度的变化可能不会影响PRP的抗菌效果。

基于这些体外研究,显然PRP可以提高细胞增殖水平,并能诱导TSC分化,从而为肌腱的有效愈合补充细胞来源。PRP还能诱导合成代谢效应并能增加胶原蛋白生成,从而有助于肌腱愈合过程中ECM的储存和组织重塑。除了血小板,有研究发现PRP中的血浆也能积极影响纤维蛋白支架上的细胞附着和铺展,并能促进细胞增殖。然而,如上所述,血小板和白细胞浓度能够显著影响PRP功能。含有过高或过低血小板浓度的PRP不建议用于临床上治疗肌腱病。正如同上文所讨论的,L-PRP可能比P-PRP引起更高的分解代谢和炎症活动,这意味着白细胞在降低PRP疗效时起主要作用。

6. 体内应用效果及安全性

动物实验已经证明PRP在治疗肌腱病以及促进肌腱愈合方面有积极作用。在大鼠髌腱和跟腱内注射PRP治疗肌腱病可提高关节活动度并能在治疗后25天改善肌腱纤维组织。在这项研究中,作者还通过将PRP注射入正常肌腱来测试PRP的毒性,作者未发现经PRP处理的正常肌腱与对照组在试验参数上有统计学差异,这意味着PRP在体内使用是安全的。Spang等比较了血小板浓缩液与生理盐水在大鼠体内肌腱愈合模型中的效果,发现血小板浓缩液组治疗后14天最终拉伸负荷和能量吸收峰值较生理盐水组显著增加。组织学结果也显示血小板浓缩液组中更多的细长细胞意味着腱细胞的存在而无其他异种细胞的存在,从而更确定了PRP在体内用于肌腱治疗的安全性。Lyras等观察了PRP凝胶在髌腱愈合早期阶段的效果,发现在PRP治疗2周后,与对照组相比负荷峰值增加了72.2%,极限应力增加了39.1%,刚度增加了53.1%;PRP治疗后2周,免疫组织化学法分析进一步显示了与对照组相比,血管密度显著增加;此外,PRP组治疗3～4周后,血管生成显著降低。PRP治疗还可以诱导更好的细胞适应和组织成熟。这些结果表明PRP能加速肌腱损伤的愈合过程。另一项研究指出,在经过PRP治疗的一段较长愈合过程后,新生血管减少。最后,有研究还发现PRP能增加已愈合肌腱中IGF-1的表达。

最近生物制品也已经将PRP与其他组织工程模式结合起来促进肌腱愈合。特别是干细胞与PRP结合在肌腱病的治疗上已经展现出良好的前景。用PRP+(BMSC)疗法治疗犬的肌腱损伤相较于单独使用PRP或BMSC能显著提高愈合肌腱的强度和刚度。Carvalho等进行了一项动物随机对照试验,发现联合使用ADMSC和血小板浓缩液治疗16周后可以阻止损害进展,诱导更大规模的胶原纤维,并减少炎症渗入。此外,TSC和PRP联合使用展示了肌腱愈合过程中的协同作用。然而,联合使用外周血来源间充质干细胞(PB-MSC)与PRP注射入绵羊受损趾屈肌肌腱与单独使用PB-MSC相比并未发现有额外益处。

PRP还与一些其他形式相结合用于治疗肌腱损伤。Moshiri等发现使用3D胶原蛋白嵌入血小板凝胶植入家兔受损跟腱对愈合、塑造、重塑肌腱是有效的。此外,Barbosa等发现PRP联合低能量激光治疗能增加Ⅰ型胶原蛋白沉积并能促进肌腱组织的重建。

因此,目前动物体内实验证明PRP应用于肌腱疾病的修复具有足够的安全性,并能有效促进肌腱病的愈合。

第二节　富血小板血浆对腱骨愈合的作用

一、概述

足踝外科领域的肌腱疾病除了肌腱本身的病变,很多情况损伤也会发生在肌腱与骨连接的衔接处,这个衔接处是骨组织转变为肌腱组织的移形带,该区域通常称之为腱骨连接。腱骨连接处是由4种组织构成:肌腱、未钙化的纤维软骨、钙化的纤维软骨和骨组织。腱骨连接主要负责肌腱与骨之间力的传导,该特殊组织可抵抗较强的应力,提升肌腱与骨的连接强度,减少肌腱与骨因拉力过大而分离损伤的概率。同时由于其组织复杂的结构,一旦腱骨连接受到损伤,重建将十分困难。通常来讲,腱骨连接损伤后,基本无法自然恢复到正常结构。另外,临床医师曾不断尝试通过手术方式并辅以各种材料或药物以图促进腱骨连接再生修复,但常会面对失败。不难想象将骨这般硬的组织与肌腱这般软的组织固定在一起以重建修复腱骨连接区域是一项巨大的挑战。在足踝外科领域,跟腱与跟骨止点以及足底筋膜与骨止点的损伤和病变恰恰在临床中也极为常见。而近年来,由于PRP自身的特质以及其在骨科和运动医学领域的不断推广,因而也不断有研究应用PRP促进腱骨界面的修复,观察其修复作用。

二、PRP修复腱骨的研究

研究表明,P-PRP中富含高浓度的血小板,激活后可以释放大量因子,包括PDGF、TGF-β、VEGF和HGF等,有利组织修复。并且也有研究单独使用PRP可以促进肌腱细胞和成骨细胞增殖,这也可能有利于腱骨界面的愈合。但是腱骨愈合不同于肌腱组织的愈合修复,腱骨愈合过程中腱骨界面的愈合关键是移形带的再生,特别是纤维软骨的再生,这是腱骨连接发挥力学稳定的关键,也是腱骨愈合观察的重点,对预防腱骨连接再损伤有重要意义。因而能否促进腱骨界面的纤维软骨再生是PRP能否真正促进腱骨愈合的关键。

从体外研究上讲,腱骨界面理论上可能存在TSC和MSC,但目前研究尚无证据证明PRP能有效地促进TSC以及BMSC成软骨分化,促进纤维软骨再生。另外,体内研究方面,Zhou等在大鼠踝关节建立腱骨损伤愈合模型,通过加入PRP与空白对照组比较发现PRP组显著加快腱骨界面的缝隙的愈合速度。但是通过3个月的病理随访观察,PRP的使用主要是促进了骨组织和肌腱组织连接界面的瘢痕连接愈合速度,并未促进腱骨界面的纤维软骨及移形带再生。因而最终生物力学显示,PRP使用并未显著增加腱骨界面的抗牵拉等力学属性。另外Lamplot等的动物体内实验也证实单独应用PRP不能在腱骨界面显著增加纤维软骨的生成。因此,现有研究证据提示单独使用PRP促进腱骨界面修复的作用是有限的,这也与目前的临床研究结果一致。近年来,诸多临床试验结果也表明:PRP单独应用于临床患者促进腱骨愈合没有显著效果。

尽管单独使用PRP以促进腱骨愈合未取得积极的疗效,但是PRP依然可以作为辅助因素在腱骨愈合过程中发挥重要作用。PRP在激活后为凝胶状态,可作为诸多干预因素的载体置于修复区域,并且PRP凝胶相比于其他类型的载体,不断释放大量细胞因子的能力可以促进损伤部位各种细胞的增殖速度,间接促进修复。而在Zhou等的研究中通过PRP凝胶负载一种强力的促干细胞成软骨分化的小分子化合物（Kartogenin，KGN）后置入腱骨界面（动物模型**见图8-2-1**），结果显示其可以有效地促进界面的纤维软骨再生，愈合界面的生物力学性能也显著优于其他对照方式。而单独KGN溶液属于液态，单独使用则无法局限于腱骨界面（**见图8-2-2**）。该研究中KGN的应用可以有效促进腱骨损伤界面存在的TSC以及MSC等具有分化潜能的细胞成软骨分化，从前文总结的PRP特性显示，其可以有效地促进细胞的增殖速率，因而PRP携带KGN共同的促腱骨愈合效果令人惊喜。

综上，单独使用PRP修复腱骨损伤界面的疗效还不够积极，而作为辅助因素PRP具有可以成为干预因素的载体以及释放细胞因子协助修复两重功能，在腱骨愈合中依然可以发挥重要作用。

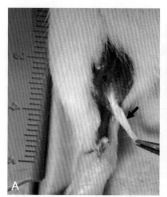 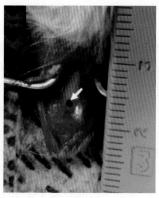 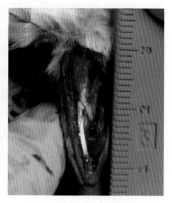

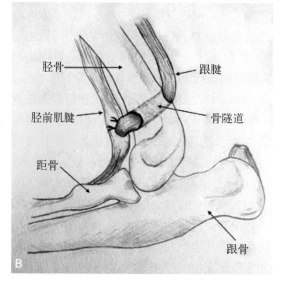

图8-2-1　骨愈合动物模型

注：A. 术中图片；B. 示意图

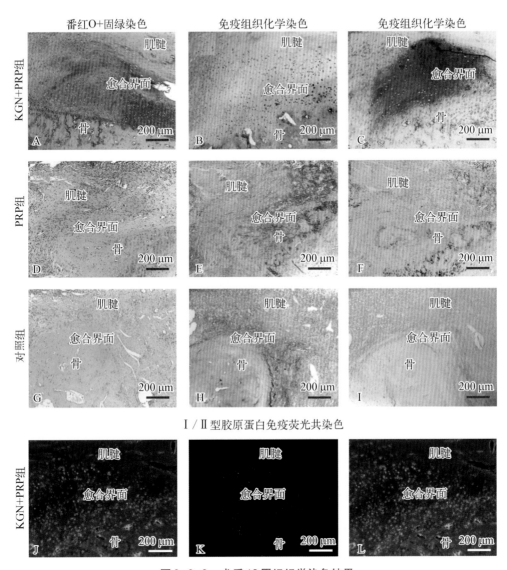

图8-2-2　术后12周组织学染色结果

注：A、D、G. 红色代表番红O阳性染色；B、E、H. 棕色代表Ⅰ型胶原蛋白阳性染色；C、F、I. 棕色代表Ⅱ型胶原蛋白阳性染色；J、K、L. 绿色代表Ⅰ型胶原蛋白阳性染色，红色代表Ⅱ型胶原蛋白阳性染色，黄色代表Ⅰ/Ⅱ型胶原蛋白均为阳性

（周义钦,韩亚光,邵加华）

-------------------------------- 参 考 文 献 --------------------------------

[1] Alsousou J, Ali A, Willett K, et al. The role of platelet-rich plasma in tissue regeneration[J]. Platelets, 2013, 24(3): 173–182.

[2] Andia I, Rubio-Azpeitia E, Maffulli N. Platelet-rich plasma modulates the secretion of inflammatory/angiogenic proteins by inflamed tenocytes[J]. Clin Orthop Relat Res, 2015, 473(5): 1624–1634.

[3] Andia I, Rubio-Azpeitia E. Angiogenic and innate immune responses triggered by PRP in tendon cells are not modified by hyperuricemia[J]. Muscles Ligaments Tendons J, 2014, 4(3): 292–297.

[4] Anitua E, Andia I, Sanchez M, et al. Autologous preparations rich in growth factors promote proliferation and induce VEGF and HGF production by human tendon cells in culture[J]. J Orthop Res, 2005, 23(2): 281–286.

[5] Bi Y, Ehirchiou D, Kilts TM, et al. Identification of tendon stem/progenitor cells and the role of the extracellular matrix in their niche[J]. Nat Med, 2007, 13(10): 1219–1227.

[6] Carvalho Ade M, Badial PR, Alvarez LE, et al. Equine tendonitis therapy using mesenchymal stem cells and platelet concentrates: a randomized controlled trial[J]. Stem Cell Res Ther, 2013, 4(4): 85.

[7] Chen L, Dong SW, Liu JP, et al. Synergy of tendon stem cells and platelet-rich plasma in tendon healing[J]. J Orthop Res, 2012, 30(6): 991–997.

[8] Chen L, Dong SW, Tao X, et al. Autologous platelet-rich clot releasate stimulates proliferation and inhibits differentiation of adult rat tendon stem cells towards nontenocyte lineages[J]. J Int Med Res, 2012, 40(4): 1399–1409.

[9] Chen L, Liu JP, Tang KL, et al. Tendon derived stem cells promote platelet-rich plasma healing in collagenase-induced rat achilles tendinopathy[J]. Cell Physiol Biochem, 2014;34(6): 2153–2168.

[10] Cheng X, Tsao C, Sylvia VL, et al. Platelet-derived growth-factor-releasing aligned collagen-nanoparticle fibers promote the proliferation and tenogenic differentiation of adipose-derived stem cells[J]. Acta Biomater, 2014, 10(3): 1360–1369.

[11] Coudriet GM, He J, Trucco M, et al. Hepatocyte growth factor modulates interleukin-6 production in bone marrow derived macrophages: implications for inflammatory mediated diseases[J]. PLoS One, 2010, 5(11): e15384.

[12] Dallaudiere B, Lempicki M, Pesquer L, et al. Efficacy of intra-tendinous injection of platelet-rich plasma in treating tendinosis: comprehensive assessment of a rat model[J]. Eur Radiol, 2013, 23(10): 2830–2837.

[13] de Mos M, van der Windt AE, Jahr H, et al. Can platelet-rich plasma enhance tendon repair? A cell culture study. Am J Sports Med, 2008, 36(6): 1171–1178.

[14] DeLong JM, Russell RP, Mazzocca AD. Platelet-rich plasma: the PAW classification system[J]. Arthroscopy, 2012, 28(7): 998–1009.

[15] Giusti I, D'Ascenzo S. Platelet concentration in platelet-rich plasma affects tenocyte behavior in vitro[J]. Biomed Res Int, 2014, 630870.

［16］ Intravia J, Allen DA, Durant TJ, et al. In vitro evaluation of the anti-bacterial effect of two preparations of platelet rich plasma compared with cefazolin and whole blood[J]. Muscles Ligaments Tendons J, 2014, 4(1): 79-84.

［17］ James R, Kesturu G, Balian G, et al. Tendon: biology, biomechanics, repair, growth factors, and evolving treatment options[J]. J Hand Surg Am, 2008, 33(1): 102-112.

［18］ Kelly BA, Proffen BL, Haslauer CM, et al. Platelets and plasma stimulate sheep rotator cuff tendon tenocytes when cultured in an extracellular matrix scaffold[J]. J Orthop Res, 2016, 34(4): 623-629.

［19］ Lamplot JD, Angeline M, Angeles J, et al. Distinct effects of platelet-rich plasma and BMP13 on rotator cuff tendon injury healing in a rat model[J]. Am J Sports Med, 2014, 42(12): 2877-2887.

［20］ Lyras DN, Kazakos K, Georgiadis G, et al. Does a single application of PRP alter the expression of IGF-I in the early phase of tendon healing?[J] J Foot Ankle Surg, 2011, 50(3): 276-282.

［21］ Lyras DN, Kazakos K, Verettas D, et al. The influence of platelet-rich plasma on angiogenesis during the early phase of tendon healing[J]. Foot Ankle Int, 2009, 30(11): 1101-1106.

［22］ Martinello T, Bronzini I, Perazzi A, et al. Effects of *in vivo* applications of peripheral blood-derived mesenchymal stromal cells (PB-MSCs) and platlet-rich plasma (PRP) on experimentally injured deep digital flexor tendons of sheep[J]. Orthop Res, 2013, 31(2): 306-314.

［23］ McCarrel T, Fortier L. Temporal growth factor release from platelet-rich plasma, trehalose lyophilized platelets, and bone marrow aspirate and their effect on tendon and ligament gene expression[J]. J Orthop Res, 2009, 27(8): 1033-1042.

［24］ McCarrel TM, Minas T, Fortier LA. Optimization of leukocyte concentration in platelet-rich plasma for the treatment of tendinopathy[J]. J Bone Joint Surg Am, 2012, 94(19): e143(1-8).

［25］ Mehallo CJ, Drezner JA, Bytomski JR. Practical management: nonsteroidal antiinflammatory drug (NSAID) use in athletic injuries[J]. Clin J Sport Med, 2006, 16(2): 170-174.

［26］ Montaseri 16A, Busch F, Mobasheri A, et al. IGF-1 and PDGF-bb suppress IL-1β-induced cartilage degradation through down-regulation of NF-κB signaling: involvement of Src/PI-3K/ AKT pathway[J]. PLoS One, 2011, 6(12): e28663.

［27］ Morizaki Y, Zhao C, An KN, et al. The effects of platelet-rich plasma on bone marrow stromal cell transplants for tendon healing in vitro[J]. J Hand Surg Am, 2010, 35(11): 1833-1841.

［28］ Rothrauff BB, Tuan RS. Cellular therapy in bone-tendon interface regeneration[J]. Organogenesis, 2014, 10(1): 13-28.

［29］ Rubio-Azpeitia E, Sánchez P, Delgado D, et al. Three-dimensional platelet-rich plasma hydrogel model to study early tendon healing[J]. Cells Tissues Organs, 2014, 200(6): 394-404.

［30］ Rui YF, Lui PP, Li G, et al. Isolation and characterization of multipotent rat tendon-derived stem cells[J]. Tissue Eng Part A, 2010, 16(5): 154915-154958.

［31］ Schnabel LV, Mohammed HO, Miller BJ, et al. Platelet rich plasma (PRP) enhances anabolic gene expression patterns in flexor digitorum superficialis tendons[J]. J Orthop Res, 2007, 25(2): 230-240.

［32］ Spang JT, Tischer T, Salzmann GM, et al. Platelet concentrate vs. saline in a rat patellar tendon healing model[J]. Knee Surg Sports Traumatol Arthrosc, 2011, 19(3): 495−502.

［33］ Vaishya R, Agarwal AK, Ingole S, et al. Current Trends in Anterior Cruciate Ligament Reconstruction: A Review[J]. Cureus, 2015, 7(11): e378.

［34］ Wang JH, Guo Q, Li B. Tendon biomechanics and mechanobiology—a minireview of basic concepts and recent advancements[J]. J Hand Ther, 2012, 25(2): 133−140.

［35］ Wasterlain AS, Braun HJ, Harris AH, et al. The systemic effects of platelet-rich plasma injection[J]. Am J Sports Med, 2013, 41(1): 186−193.

［36］ Xie X, Wang Y, Zhao C, et al. Comparative evaluation of MSCs from bone marrow and adipose tissue seeded in PRP-derived scaffold for cartilage regeneration[J]. Biomaterials, 2012, 33(29): 7008−7018.

［37］ Yuan T, Guo SC, Han P, et al. Applications of leukocyte- and platelet-rich plasma (L-PRP) in trauma surgery[J]. Curr Pharm Biotechnol, 2012, 13(7): 1173−1184.

［38］ Zargar Baboldashti N, Poulsen RC, Franklin SL, et al. Platelet-rich plasma protects tenocytes from adverse side effects of dexamethasone and ciprofloxacin[J]. Am J Sports Med, 2011, 39(9): 1929−1935.

［39］ Zhang J, Middleton KK, Fu FH, et al. HGF mediates the anti-inflammatory effects of prp on injured tendons[J]. PLoS One, 2013, 8(6): e67303.

［40］ Zhang J, Wang JH. Characterization of differential properties of rabbit tendon stem cells and tenocytes[J]. BMC Musculoskelet Disord, 2010, 11: 10.

［41］ Zhang J, Wang JH. Platelet-rich plasma releasate promotes differentiation of tendon stem cells into active tenocytes[J]. Am J Sports Med, 2010, 38(12): 2477−2486.

［42］ Zhou Y, Zhang J, Wu H, et al. The differential effects of leukocyte-containing and pure platelet-rich plasma (PRP) on tendon stem/progenitor cells - implications of PRP application for the clinical treatment of tendon injuries[J]. Stem Cell Res Ther, 2015, 6: 173.

［43］ Zhou Y, Zhang J, Yang J, et al. Kartogenin with PRP promotes the formation of fibrocartilage zone in the tendon-bone interface[J]. J Tissue Eng Regen Med, 2017, 11(12): 3445−3456.

［44］ Zhou Z, Akinbiyi T, Xu L, et al. Tendon-derived stem/progenitor cell aging: defective self-renewal and altered fate[J]. Aging Cell, 2010, 9(5): 91191−91195.

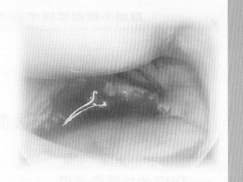

第九章

富血小板血浆与
骨髓炎

　　慢性骨髓炎作为一种骨组织感染，主要特征是进行性骨坏死及死骨形成。临床治疗"金标准"是严格外科清创，消灭死骨腔隙，以足够的软组织覆盖，4～6周的抗生素静脉注射治疗。然而慢性骨髓炎比较难以治愈且治疗费用较高，对传统抗生素有较广泛的耐药性，治疗后复发率较高。为了解决由于抗生素系统用药所致的多发耐药，抗生素链珠越来越广泛地被应用于骨髓炎的局部治疗（包括骨水泥和生物可降解材料）。抗生素的局部用药可增加抗生素浓度并减少系统毒性。然而骨水泥作为异物在抗生素释放后需二次手术取出。生物可降解材料的抗感染效果尚有争议，且费用较高。

第一节 富血小板血浆在骨髓炎研究中的作用

一、PRP 的抗感染作用

PRP 由自体血浆浓缩后形成,含较高浓度的血小板。富含白细胞和血小板的血浆凝胶由 PRP 经凝血酶激活后形成,被广泛应用于外科领域促进骨及软组织愈合。凝血酶激活后产生较高浓度的自体生长因子,可促进组织再生。近年来,PRP 在抗感染方面的作用受到广泛关注。Bielecki 等曾报道 PRP 对金黄色葡萄球菌和大肠杆菌的抑制作用。Moojen 等也发现 PRP 可抑制金黄色葡萄球菌的生长。笔者研究团队其中一项实验也显示 PRP 对骨髓炎有预防作用。一项针对急性伤口早期闭合的荟萃分析发现,PRP 可明显降低感染率。PRP 也被临床试验证实可有效治疗股骨和跟骨骨髓炎。笔者近期另一项研究发现 PRP 中的血小板、白细胞分别是全血中的7.2 和 5.0 倍,与 Bielecki 等的报道一致。血小板和白细胞在宿主防御中均发挥重要作用。

作为宿主防御系统的重要组成部分,血小板通过多种方式发挥抗菌作用:① 产生抗菌氧代谢因子;② 促进补体在菌体上的附着;③ 清除血液中的病原体;④ 对抗体依赖的细胞毒性作用;⑤ 促进白细胞的抗菌作用;⑥ 脱颗粒释放阴性抗菌肽,此种抗菌肽被定义为血小板抗菌蛋白。血小板抗菌蛋白的一个亚组被发现为具有抗菌特性的经典趋化因子,可与传统抗生素产生协同作用,减少耐药性的发生。本次试验中,PRP 结合万古霉素的治疗效果明显优于单独使用万古霉素或 PRP。Biekecki 等也发现抗生素可增强 PRP 的抗菌作用。

二、促血管生成作用

在 PRP 中,血小板在凝血酶的激活下可释放 VEGF、PDGF-BB、IGF-1 和 TGF-β_1 等生长因子。这些生长因子都具有促血管生成作用,新生血管则可促进抗生素运输和细菌清除;这些生长因子也可以促进新骨形成,以消灭清创后形成的无效腔(无效腔可促进感染的持续存在)。清除无效腔对防止骨髓炎复发和保持骨结构完整有重要作用。尽管临时炎症可促骨再生,但严重持久的炎症则会影响正常的骨再生。笔者的实验显示 PRP+万古霉素组的新骨形成要明显高于万古霉素组或 PRP 组,表明在感染控制的情况下 PRP 可明显促进骨再生。总之,PRP 可通过促血管再生和骨再生作用间接抗感染。

　　白细胞主要包括中性粒细胞、单核细胞和淋巴细胞，在免疫系统中发挥重要作用。其中中性粒细胞主要发挥直接杀菌作用，淋巴细胞则参与抗体特异性的免疫反应。PRP中白细胞的抗感染和免疫调节作用已被多个实验证实。白细胞，尤其是中性粒细胞，可以像血小板一样释放大量抗菌肽。中性粒细胞主要有两种颗粒：原始性颗粒（嗜苯胺蓝的颗粒）和继发性颗粒。过氧化物酶阳性的原始性颗粒参与细胞内病原体清除过程，其含有多种杀菌因子，比如髓过氧化物酶、serprocidins（一种丝氨酸蛋白酶类）、天青杀素、弹性蛋白酶、组织蛋白酶G、蛋白酶3、溶菌酶、促杀菌性/通透性蛋白和a防御素。过氧化物酶阴性的继发性颗粒更倾向于保护外分泌释放抗菌蛋白，如MMP、明胶酶、抗菌肽（cathelicidin）、乳铁蛋白、胶原酶和溶菌酶。在这些蛋白和多肽的协助下，白细胞可发挥杀菌和抑菌作用。

　　激活的白细胞除了抗菌作用外，也可释放大量VEGF，后者在促血管再生和组织再生中发挥重要作用。最近，Dohan等发现PRP中存在的白细胞可释放大量生长因子，如TGF-β_1、VEGF和PDGF-AB。

　　总之，PRP不仅可以促进骨组织和软组织再生，还有抗菌作用。笔者团队的研究证实了PRP结合抗生素使用可发挥明显的抗菌和抑菌作用，其促骨再生作用更使其在治疗骨髓炎、清创导致的骨缺损方面受到更多重视。

第二节　富血小板血浆在骨髓炎中的临床应用

一、骨髓炎患者PRP治疗前临床资料

　　患者为男性，53岁。因被重物砸伤双侧大腿致畸。入院后查体：患者神志清楚，生命体征平稳，双侧大腿肿胀畸形，无开放性伤口，皮肤及软组织轻微挫伤，双侧足背动脉可及搏动，双下肢感觉正常。X线片显示：双侧股骨干骨折。给予双侧胫骨结节牵引1周，术前检查血常规、肝肾功能和血液电解质，检查结果显示凝血功能全套等正常。在麻醉下行双侧股骨髓内钉内固定术，术中双大腿外侧小切口切开辅助复位。术后1周患者高热40 ℃，双侧大腿伤口先后渗出脓液，窦道深及骨面。每天换药均见大量脓性渗出物，窦道细菌培养为甲氧西林耐药金黄色葡萄球菌。1年后X线片显示双侧有较厚骨痂形成，患者可下地行走。遂先后取出双侧髓内钉，清创，去除死骨。术后伤口仍然不愈，持续渗出脓液，每天换药。住院期间患者检查诊断出IgA肾病，经长期服用激素、降压药以及护肾等对症治疗后，肾病好转。

　　患者先后进行19次清创手术及其他治疗，如清创去除坏死骨（见图9-2-1），开凿后肌瓣填塞、抗生素链珠以及妥布霉素骨填塞无效腔、髓腔冲洗、24 h敏感抗生素灌

洗、负压持续抽吸渗液、敏感抗生素万古霉素静脉滴注等多种手术方法和治疗手段,均无明显好转。

在每天一次换药期间,患者伤口的脓性渗出物逐渐增多,伤口周缘出现白色坏死组织,红肿;直至每次换药后渗液在6 h内即渗透整个敷料,污染床单。此时,笔者选择手术清创。术后患者的渗液明显减少,3 ~ 7天后渗液又逐渐增多,伤口周围出现白色坏死组织、红肿,直至下一次手术,这样周而复始(见图9-2-2)。

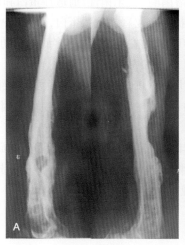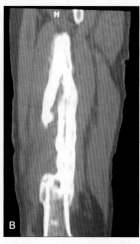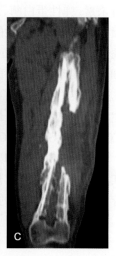

图9-2-1　影像学检查可见因清创去除死骨后外侧骨皮质缺损,髓腔开放,骨痂中可见死骨存在
注:A. X线片;B. 右大腿CT影像;C. 左大腿CT影像

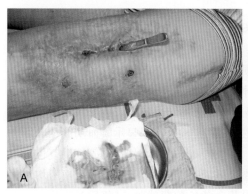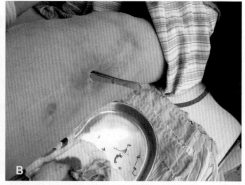

图9-2-2　镊子能触及髓腔,换药碗中可见大量脓性渗出液
注:A. 左侧伤口;B. 右侧伤口

二、PRP治疗骨髓炎及其疗效

此后笔者在换药的同时以Landesberg法制作PRP。在换药过程中用盐水棉球清理

窦道内脓性渗出物。然后从患者肘中静脉抽血约30 ml，以3 ml枸橼酸钠抗凝。第一次相对离心力为200×g，离心10 min，离心后血液分为3层，最上层为上清液，最下层为红细胞层，中间薄层为富血小板层。从离心管底部吸出最下面的红细胞层至交界面下3 mm弃去，剩下的血样再次以200×g离心10 min，第二次离心后液体分2层，最上层为上清液，下层即为PRP。吸取上清液弃去，剩下PRP约5 ml，与500 IU凝血酶以长注射管同时注入窦道（见图9-2-3），用3M膜覆盖伤口。

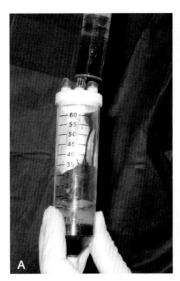
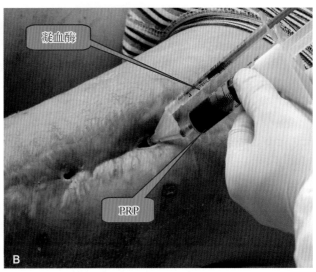

图9-2-3　PRP的制作和应用

注：A. PRP制作，第一次离心后抽取最下面的红细胞；B. 约5 ml PRP和凝血酶一同注入窦道

经PRP治疗后，患者主诉伤口肿胀感和疼痛减轻。3M膜为透明膜，可见渗出物较少，创口周缘无红肿。术后2周打开3M膜，可见伤口内陷，窦道已愈合。术后第3个月，双侧大腿伤口均未复发，伤口瘢痕色泽逐渐接近正常（见图9-2-4）。

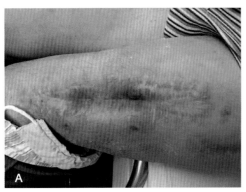
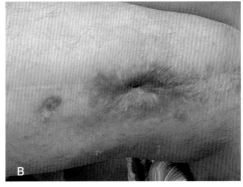

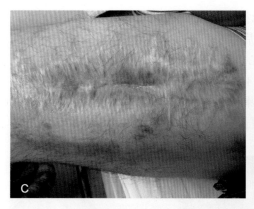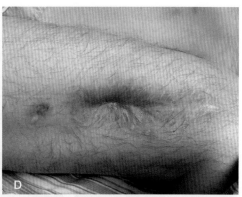

图9-2-4　PRP治疗后效果

注：A、B. PRP应用后2周伤口（A. 左侧，B. 右侧）愈合、内陷，周缘无红肿；C、D. PRP应用3个月后伤口（C. 左侧，D. 右侧）逐渐好转，周缘皮肤色泽逐渐接近正常

三、PRP治疗骨髓炎的原理

此位患者因闭合性骨折入院，发展成慢性骨髓炎，可能是血源性感染或者医源性感染，也可能是IgA肾病等其他原因综合所致。早期没有去除髓内钉而采用外固定支架，是因为外固定支架对于股骨干骨折固定强度不够，其抗旋转和抗前后弯曲力较差，股骨干骨折在这种不稳定固定的情况下容易导致骨不连，也不利于感染的控制；而且外固定支架固定下患者功能锻炼困难，较容易产生膝关节僵硬等并发症，遂采取开放引流，至牢固骨痂形成后才去除髓内钉。

髓内钉术后髓腔感染的治疗一直是骨科医师面临的难题之一。患者在髓内钉去除后进行多次手术，包括去除死骨、扩髓冲洗、打通髓腔持续敏感抗生素灌洗、抗生素链珠填塞、开放髓腔换药、抗生素静脉滴注等多种治疗方法均无法完全控制感染。主要原因在于骨痂中存在无效腔与髓腔或窦道相通。这种无效腔使抗生素难以发挥作用，且无法彻底清除。从影像学看，患者自身骨质坏死较多，主要靠这些骨痂承重，如果过多去除骨痂将导致再次骨折。由于多次手术对患者创伤较大，而且疗效不明显，至后期笔者团队拟寻找创伤小的方法治疗。

PRP是通过离心自体血而得到的含有高浓度血小板的血浆。其中含有多种高浓度的生长因子，如PDGF、TGF-β、VEGF和EGF等。这些生长因子可促进细胞增殖、基质合成及血管再生，加速伤口愈合和骨折修复。由于PRP制作简单、对患者损伤小，且能缓减疼痛、减少瘢痕形成，目前在欧美国家已广泛应用于口腔、骨科、整形和神经外科等领域。

由于白细胞沉降系数与血小板相近，在离心过程中白细胞与血小板沉降在同一层面，因此，PRP中同时还含有大量的白细胞。这些白细胞在局部吞噬细菌，清除坏死组织,抑制炎症反应。Crovetti认为,在慢性感染伤口中,蛋白酶增多,生长因子降解加快,炎症反应导致血管壁外周形成炎性纤维鞘阻挡了血管内营养因子的外渗。PRP的应用不仅提供了高浓度的生长因子刺激血管再生,促进组织修复,而且高浓度的白细胞抑制了炎症反应,以上综合作用是修复慢性感染伤口的重要原因。

随着PRP在慢性难愈合伤口修复中取得成功及其相关研究的深入,Namazi提出PRP可能将成为骨髓炎治疗的新方法,Bielecki在PRP干预细菌培养的实验中发现,PRP能抑制耐药性金黄色葡萄球菌的生长,而耐药性金黄色葡萄球菌是慢性骨髓炎的常见感染菌。Acosta-Feria在2006年以胫骨骨移植复合PRP治疗额面部慢性骨髓炎取得了成功。用PRP治疗骨髓炎的原理可能在于: ① 慢性骨髓炎由于生长因子降解较快、浓度低,PRP提供了大量高浓度生长因子弥补了局部生长因子的不足,刺激组织再生。② PRP中高浓度的白细胞能抑制甚至吞噬杀灭有害菌,清除坏死组织,减轻炎症反应,减少脓性渗液。③ 骨髓炎由于早期髓腔压力过高以及长期的炎性液浸泡,血运破坏严重,血管再生缓慢,血供差。而PRP中含有高浓度的PDGF、VEGF和EGF,有强烈刺激血管再生的协同作用。Marx在以PRP复合髂骨治疗颌面骨缺损的研究中发现,PRP应用后第3天,即可见新生血管从周围组织长入伤口。④ PRP能显著促进软组织的修复,良好的软组织条件是骨髓炎愈合的重要基础。⑤ PRP以液态注入窦道后形成凝胶,能用来填充和封闭无效腔。

PRP制作简便,整个制作过程20 ~ 30 min,对人体损伤小,只需抽取30 ml自体血即可制作。PRP成本低廉,易于在临床上推广。本例慢性骨髓炎在PRP应用后取得良好疗效,但由于样本量太少,尚不足以说明PRP在骨髓炎治疗中的作用。PRP治疗骨髓炎的具体机制和疗效还有待进一步深入研究和大样本的临床疗效统计。

(袁 霆,贾伟涛,朱弘一)

参 考 文 献

[1] Alsousou J, Thompson M, Hulley P, et al. The biology of platelet-rich plasma and its application in trauma and orthopaedic surgery: a review of the literature[J]. J Bone Joint Surg Br, 2009, 91(8): 987-996.

[2] Bielecki TM, Gazdzik TS, Arendt J, et al. Antibacterial effect of autologous platelet gel enriched with growth factors and other active substances: an in vitro study[J]. J Bone Joint Surg Br, 2007, 89(3): 417-420.

[3] Borregaard N, Sorensen OE, Theilgaard-Monch K. Neutrophil granules: a library of innate immunity proteins[J]. Trends Immunol, 2007, 28(8): 340-345.

[4] Carter MJ, Fylling CP, Parnell LK. Use of platelet rich plasma gel on wound healing: a systematic review and meta-analysis[J]. Eplasty, 2011, 11: e38.

［ 5 ］ Cieslik-Bielecka A, Gazdzik TS, Bielecki TM, et al. Why the platelet-rich gel has antimicrobial activity?[J] Oral Surg Oral Med Oral Pathol Oral Radiol Endod, 2007, 103(3): 303-305.

［ 6 ］ Dohan DM, Choukroun J, Diss A, et al. Platelet-rich fibrin (PRF): a second-generation platelet concentrate. Part III: leucocyte activation: a new feature for platelet concentrates?[J]Oral Surg Oral Med Oral Pathol Oral Radiol Endod, 2006, 101(3): e51-e55.

［ 7 ］ Dohan Ehrenfest DM, Bielecki T, Jimbo R, et al. Do the fibrin architecture and leukocyte content influence the growth factor release of platelet concentrates? An evidence-based answer comparing a pure platelet-rich plasma (P-PRP) gel and a leukocyte- and platelet-rich fibrin (L-PRF)[J]. Curr Pharm Biotechnol, 2012, 13(7): 1145-1152.

［ 8 ］ Dohan Ehrenfest DM, Bielecki T, Mishra A, et al. In search of a consensus terminology in the field of platelet concentrates for surgical use: platelet-rich plasma (PRP), platelet-rich fibrin (PRF), fibrin gel polymerization and leukocytes[J]. Curr Pharm Biotechnol, 2012, 13(7): 1131-1137.

［ 9 ］ Dohan Ehrenfest DM, Rasmusson L, Albrektsson T. Classification of platelet concentrates: from pure platelet-rich plasma (P-PRP) to leucocyte- and platelet-rich fibrin (L-PRF) [J]. Trends Biotechnol, 2009, 27(3): 158-167.

［ 10 ］ Foster TE, Puskas BL, Mandelbaum BR, et al. Platelet-rich plasma from basic science to clinical applications[J]. Am J Sport Med, 2009, 37(11): 2259-2272.

［ 11 ］ Frechette JP, Martineau I, Gagnon G. Platelet-rich plasmas: growth factor content and roles in wound healing[J]. J Dent Res, 2005, 84(5): 434-439.

［ 12 ］ Hancock RE. Peptide antibiotics[J]. Lancet, 1997, 349(9049): 418-422.

［ 13 ］ Hanssen AD, Spangehl MJ. Practical applications of antibiotic-loaded bone cement for treatment of infected joint replacements[J]. Clin Orthop Relat Res, 2004(427): 79-85.

［ 14 ］ Jia WT, Zhang CQ, Wang JQ, et al. The prophylactic effects of platelet-leucocyte gel in osteomyelitis: an experimental study in a rabbit model[J]. J Bone Joint Surg Br, 2010, 92(2): 304-310.

［ 15 ］ Lazzarini L, Mader JT, Calhoun JH. Osteomyelitis in long bones[J]. J Bone Joint Surg Am, 2004, 86-A(10): 2305-2318.

［ 16 ］ Lew DP, Waldvogel FA. Osteomyelitis[J]. Lancet, 2004, 364(9431): 369-379.

［ 17 ］ Li GY, Yin JM, Ding H, et al. Efficacy of leukocyte- and platelet-rich plasma gel (L-PRP gel) in treating osteomyelitis in a rabbit model[J]. J Orthop Res, 2013, 31(6): 949-956.

［ 18 ］ Marx RE. Platelet-rich plasma (PRP): what is PRP and what is not PRP?[J] Implant Dent, 2001, 10(4): 225-228.

［ 19 ］ Mehta S, Watson JT. Platelet rich concentrate: basic science and current clinical applications[J]. J Orthop Trauma, 2008, 22(6): 432-438.

［ 20 ］ Moojen DJ, Everts PA, Schure RM, et al. Antimicrobial activity of platelet-leukocyte gel against Staphylococcus aureus[J]. J Orthop Res, 2008, 26(3): 404-410.

［ 21 ］ Nelson CL. The current status of material used for depot delivery of drugs[J]. Clin Orthop Relat Res, 2004(427): 72-78.

［ 22 ］ Nielsen HJ, Werther K, Mynster T, et al. Bacteria-induced release of white cell--and platelet-derived vascular endothelial growth factor in vitro[J]. Vox Sang, 2001, 80(3): 170-178.

［23］ Risso A. Leukocyte antimicrobial peptides: multifunctional effector molecules of innate immunity[J]. J Leukoc Biol, 2000, 68(6): 785−792.

［24］ Sheehy SH, Atkins BA, Bejon P, et al. The microbiology of chronic osteomyelitis: prevalence of resistance to common empirical anti-microbial regimens[J]. J Infect, 2010, 60(5): 338−343.

［25］ Shuford JA, Steckelberg JM. Role of oral antimicrobial therapy in the management of osteomyelitis[J]. Curr Opin Infect Dis, 2003, 16(6): 515−519.

［26］ Szczepanski T, van der Velden VH, Hoogeveen PG, et al. Vdelta2-Jalpha rearrangements are frequent in precursor-B-acute lymphoblastic leukemia but rare in normal lymphoid cells[J]. Blood, 2004, 103(10): 3798−3804.

［27］ Thomas MV, Puleo DA. Infection, inflammation, and bone regeneration: a paradoxical relationship[J]. J Dent Res, 2011, 90(9): 1052−1061.

［28］ Wang HF, Gao YS, Yuan T, et al. Chronic calcaneal osteomyelitis associated with soft-tissue defect could be successfully treated with platelet-rich plasma: a case report[J]. Int Wound J, 2013, 10(1): 105−109.

［29］ Werther K, Christensen IJ, Nielsen HJ. Determination of vascular endothelial growth factor (VEGF) in circulating blood: significance of VEGF in various leucocytes and platelets[J]. Scand J Clin Lab Invest, 2002, 62(5): 343−350.

［30］ Wiesner J, Vilcinskas A. Antimicrobial peptides: the ancient arm of the human immune system[J]. Virulence, 2010, 1(5): 440−464.

［31］ Yeaman MR. Platelets in defense against bacterial pathogens[J]. Cell Mol Life Sci. 2010;67(4): 525−544.

［32］ Yuan T, Zhang C, Zeng B. Treatment of chronic femoral osteomyelitis with platelet-rich plasma (PRP): a case report[J]. Transfus Apher Sci, 2008, 38(2): 167−173.

［33］ Zalavras CG, Patzakis MJ, Holtom P. Local antibiotic therapy in the treatment of open fractures and osteomyelitis[J]. Clin Orthop Relat Res, 2004 (427): 86−93.

［34］ Zelken J, Wanich T, Gardner M, et al. PMMA is superior to hydroxyapatite for colony reduction in induced osteomyelitis[J]. Clin Orthop Relat Res, 2007, 462: 190−194.

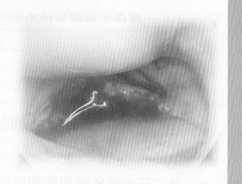

第十章

富血小板血浆与骨关节炎

　　骨关节炎(osteoarthritis)是一种以关节软骨退变、软骨下骨硬化、骨赘形成为主要临床表现的退行性关节疾病,可同时伴有慢性疼痛、关节不稳、关节强直,影像学可表现为关节间隙狭窄。骨关节炎是关节炎中最常见的一种,是导致老年人活动能力受损的主要原因。据估计,至2020年美国罹患骨关节炎的人数将占成年人口数的25%,大约超过5 000万人,同时也将成为40岁以上人口运动能力受限的首要因素。骨关节炎除了众所周知的影响运动能力和生活质量,进而产生抑郁和焦虑以外,还会产生巨大的经济负担。2008年,美国花费在骨关节炎的相关费用合计已超过了1 850亿美元。通过初步的流行病学调查,我国人群中膝关节的骨关节炎患病率为9.56%,60岁以上者高达78.5%,其发生率呈现随年龄增高而增多的特点。

第一节　富血小板血浆在骨关节炎研究中的作用

一、骨关节炎的危险因素和临床指南

　　导致骨关节炎发病和进展的危险因素有多种,包括年龄、性别、创伤、肥胖、代谢功能紊乱以及环境、基因等因素。在过去的20年中,尽管对骨关节炎的病理机制进行了很深入的研究,但要完全了解其起因和进展因素还有待于进一步探讨。正因为如此,目前还无法做到对骨关节炎进行早期诊断。而骨关节炎临床产生关节疼痛、活动受限和关节畸形等症状,是导致患者长期痛苦和身体残疾的常见原因,不仅极大地影响了人们的生活质量,导致人力资源的丧失,也给家庭和社会带来沉重负担。

　　2013年美国骨科医师学会年会(American Academy of Orthopaedic Surgeons, AAOS)出版的《膝关节骨关节炎临床指南》(以下简称《指南》)对症状性膝关节骨关节炎治疗方法的选择给出了专业指导。《指南》建议患者参与自我管理项目,包括力量训练、低强度有氧运动、神经肌肉训练。如果 BMI > 25 kg/m^2,建议减肥,推荐口服或局部使用非类固醇抗炎药或曲马朵。对于症状性膝内侧骨关节炎患者,医师可以实施胫骨近端外翻截骨术。《指南》既不赞成也不反对使用物理疗法(包括电刺激疗法)、按摩治疗、使用外翻应力支具(使膝内侧间室不负重);既不赞成也不反对口服对乙酰基酚、阿片类药物和关节腔内注射糖皮质激素;对于合并半月板破裂的膝关节骨关节炎患者,《指南》既不赞成也不反对在关节镜下行半月板部分切除术。《指南》不建议使用外侧楔形鞋垫、针灸疗法、口服氨基葡萄糖和软骨素、关节内注射透明质酸、注射器灌洗治疗以及关节镜下灌洗和(或)清理术。对于症状性内侧间室膝关节骨关节炎患者,《指南》建议不使用自由浮动的(非固定)间隔装置。而晚期骨关节炎患者除了服用止痛药物或关节置换以外,目前尚无其他更好的治疗方法。

二、PRP在治疗骨关节炎中的应用

　　《指南》也对关节腔内注射生长因子或PRP的生物治疗方法做了陈述,指出许多临床应用PRP治疗骨关节炎的研究提示取得了良好的疗效,能有效缓解疼痛等不适症状,但由于缺少双盲的随机对照临床研究结果,《指南》对此类技术的意见表示既不赞成也不反对。但必须看到在传统治疗方法存在诸多弊端和生物学技术不断取得新进展的今天,PRP技术为治疗骨关节炎提供了一种崭新的思路和方法。

1. 可能的作用机制

PRP被激活后，通过血小板中的 α 颗粒脱颗粒释放大量生长因子，包括PDGF、TGF-β、VEGF、IGF和EGF等。这些被释放的生长因子通过跨膜受体立即结合到靶细胞的细胞膜表面，反过来诱导内源性蛋白信号的激活，进一步激活细胞内第二信号，后者诱导细胞内基因表达，如细胞增殖、基质形成、胶原蛋白合成等。因此，生长因子从未进入细胞或细胞核中，因而它们没有致突变性，而且能促进正常组织损伤后更快愈合。因此，PRP不会诱导肿瘤等不良组织形成，保证了临床应用的安全性。另外，生长因子也在信息传递方面，比如在不同的细胞、微环境及ECM之间，以及在创伤愈合、胚胎发育和组织再生的过程中发挥着关键作用。

虽然现在还不清楚哪些生长因子是组织再生必不可少的，但多项研究已经表明，多个生长因子有促进软骨细胞增殖和ECM合成的作用。另外，在DNA含量、表型和Ⅱ型胶原mRNA的表达等方面也有研究支持PRP的促软骨生成作用。Akeda等抽取55 ml猪静脉血后用二次离心法制备出PRP和PPP，加入凝血酶和氯化钙获得凝胶，离心得到PRP和PPP释放物后在−80 ℃低温下储存，然后以10% PRP、10% PPP、10%胎牛血清（FBS）分别作为培养基，将猪关节软骨细胞复合到藻酸盐三维支架上培养3天后发现，10% PRP组软骨细胞DNA复制及转录较FBS组或PPP组更为活跃，ECM中蛋白多糖和胶原的含量明显增高；生物学分析显示PRP所含生长因子并不改变软骨细胞产生的蛋白多糖和胶原类型，说明体外培养的软骨细胞保持了基因表型的稳定。该研究认为，在一维和三维培养系统中，PRP表现出对软骨细胞增殖的促进作用。最近，Spreafico等研究发现PRP释放物不但能促进人关节软骨细胞增殖，还能显著诱导软骨细胞在增殖过程中分泌多种蛋白。Pettersson等将PRP作为诱导物在明胶微载体模型上培养人关节软骨细胞，发现样本周边细胞密度随着时间的延长不断增加，而中央部分的细胞却在减少，软骨ECM有显著增加，但也主要集中在样本周边；实验证实PRP确实能促进软骨细胞增殖和基质形成，同时也提示选择合适的载体支架对软骨细胞的复合培养至关重要。Sommar等的研究提示PRP发挥作用还体现在PRP凝胶能为细胞增殖提供三维支架，利于修复细胞黏附。

PRP对关节软骨退变的短期疗效还可能与其对膝关节微环境的调节作用有关，这包括了对周围结缔组织的修复和对关节滑液的影响。多位学者已经展开了PRP对体内微环境影响的相关研究，其中Frisbie等认为PRP能减轻关节内滑膜增生和调整周围活性蛋白的浓度。而Banfi等在研究局部应用PRP治疗肌腱病时发现PRP可能影响系统凝血和组织兴奋性。

另外，目前对PRP中的白细胞仍缺少系统性研究，尤其是白细胞的局部抗炎作用和在PRP凝胶形成过程中对生长因子释放的作用。Bielecki等认为PRP中血小板裂解后能释放多种抑菌抗炎物质及超氧化物等代谢产物直接杀灭细菌，或释放IL趋化免疫细胞间接杀灭细菌，且实验证实PRP能抑制多种细菌生长，尤其是对甲氧西林敏感的金黄色葡萄球菌。因此,PRP中高浓度的血小板和白细胞可能会在一定程度上对退变软骨的局部滑模等软组织炎症起到抑制作用。

2. PRP 应用简介

根据应用形式又可以将PRP分为未激活PRP和激活后的PRP,后者又包括了PRP凝胶和PRP释放物或提取物(又被称为富含生长因子的PRP,platelet-rich growth factor,PRGF)。PRP凝胶是指血小板被激活释放生长因子的同时,释放出的纤维蛋白原聚合为纤维蛋白,连接成网状,形成肉眼可见的凝胶状,有一定黏附性和强度。PRP释放物通常用于描述血小板活化后释放入血浆或血清中含有的生长因子和活性蛋白的上清液。

激活PRP的方法有添加氯化钙、凝血酶、氯化钙和凝血酶、物理方法(冻结和融化)4种,至于哪一种激活方法更充分,尚无研究予以证明。当PRP在体外应用或将PRP作为止血剂或组织包埋的媒介时,都必须体外激活血小板。如果应用在体内是否仍需要体外激活是有争议的,因为体内有足够的内源性凝血酶原激酶。目前最常用的体外激活方法是添加氯化钙和凝血酶启动凝血过程,可以得到PRP凝胶和释放物,再经过快速离心后就可得到生长因子。尽管有许多凝血酶不良反应的个案报道,比如Xi等报道在体外凝血酶的浓度可影响细胞的增殖、组织因子及炎症因子的释放,高浓度时具有神经毒性,抑制细胞的增殖,甚至引起脑细胞死亡。但在大型临床实验中没有证实凝血酶的免疫排斥等不良反应。重组人凝血酶可能是一种替代选择。物理方法激活是通过低温(−80 ℃)冻结PRP后再常温(37 ℃)融化,可以导致血小板破裂从而释放生长因子,离心去除细胞碎片得到PRP释放物。另外,从理论上讲当PRP接触富含胶原蛋白等损伤的肌肉骨骼组织时也可以被激活,并且可能会维持更长的生长因子释放时间。

未激活的PRP、激活后PRP释放物等都是液态的,可以注射用,并且未激活的PRP可以通过人为添加氯化钙或凝血酶控制凝集时间,使之在到达靶向部位后再形成凝胶,从而达到使生长因子缓释的目的。关节内注射PRP治疗膝关节软骨退变、膝关节置换后喷洒PRP、糖尿病足局部应用PRP、网球肘局部注射PRP以及注射PRP治疗足底筋膜炎等临床实验正是基于PRP以上特点设计的。根据笔者团队的临床应用经验,注射应用PRP虽然方法简单、操作方便,但也存在一些不足之处。它的主要缺点是PRP分布不均以及无法准确地将PRP分布到损伤部位,因此,很难保证局部的高浓度生长因子。此外,周围组织受到医源性损伤的风险增加。因此,笔者建议可以在超声或关节镜协助下将PRP或其凝胶准确地放置在受损部位,而关节镜还可以用来清理骨赘和增生的滑膜等软组织。

第二节　富血小板血浆在骨关节炎治疗中的应用

一、PRP治疗的有效性

1. 临床治疗

通过检索PubMed数据库发现近年来PRP与关节软骨的相关文献持续增多,提示基础及临床工作者对PRP治疗关节软骨退变和骨关节炎的兴趣越来越大。本次检索确定了符合纳入标准的13项临床试验:其中5项为随机对照研究,4项为比较研究,4项为非对照研究。已有的临床研究结果都倾向于支持关节内注PRP治疗关节退变。Cugat等采用PRGF治疗运动员软骨缺损和软骨病变取得了很好的结果,认为PRGF处于生理浓度就能安全有效地修复结缔组织,PRGF可增加总葡糖氨基葡聚糖Ⅱ型胶原的合成,并减少关节软骨的退化。Sanchez等按年龄、性别、BMI及X线片所呈现疾患的严重性将60例膝骨关节炎患者分为两组做对照研究,分别在关节内注射透明质酸钠和PRGF。在治疗5周后的结果显示试验组和对照组治疗前后疼痛缓解成功率分别为33.4%和10%,两组功能改善和总体WOMAC评分也有显著差异。Kon等报道关节内注射PRP治疗100例患有慢性膝关节软骨退行性疾病患者(每次注射PRP 5 ml,21天注射1次,3次为1个疗程)。术前和术后应用患者自评总体健康状况视觉类比量表(EQ-VAS)和国际膝关节评分委员会(IKDC)评估表进行临床评分,结果显示治疗2、6和12个月后各项评分均较术前显著提高。最近Filardo和Kon等公布了该研究随访2年后的疗效,证实关节内注射PRP长期有效。Sampson等对PRP注射治疗肌肉骨骼损伤进行系统论述,指出关节内注射自体PRP是安全的,并可能对早期膝关节退行性病变患者有很好的疗效,可减轻疼痛、改善膝关节功能活动和生活质量;作者在论述总结中特别强调,采用自体PRP所含生长因子治疗相关疾病的方法很可能是“自体生物学”治疗模式的开端,并将PRP视作继第一代关节内注射物透明质酸钠后的新一代关节内注射物,对PRP的应用前景给予了很高期望。在近期的*Osteoarthritis*(《骨关节炎》)杂志上,Sampson等报道了一项小样本临床研究的结果,所有接受关节内注射PRP治疗的14例初期和晚期膝关节炎患者在疼痛等症状缓解方面表现出显著甚至是直线上升式改善,在第12个月随访时大多数患者表达了对治疗的满意。Spakova等还比较了120例患者运用PRP与黏弹剂的疗效差异,在随访6个月时两组患者均表现了良好的临床效果,但在统计学上PRP组明显优于黏弹剂组。最近,5组随机对照试验报道了他们的研究成果。Sanchez等研究了关节内注射P-PRP与透明质酸治疗153例膝关节退变患者的疗效,随访时间为6个月。发现其中P-PRP组在患者疼痛程度减少方面明显优于透明质酸组。除了这个发现外，这项研究并没有表明PRP在中重度骨关节炎患者中取得更好的疗效。Filardo等的研究取得了相似的结论，根据比较PRP和透明质酸在109例患者中的随机双盲试验的初步结果，发现两组之间无统计学差异；第6和12个月随访时，在低度关节退变（Kellgren Lawrence Ⅱ级）患者中PRP组有更好的效果发展趋势。而Cerza等用低浓度的P-PRP和透明质酸治疗120例患者，出人意料的是PRP组在包括3级膝骨关节炎患者在内的所有患者中比注射透明质酸有更好的疗效。此外，随着时间的增加PRP组的疗效优势更加明显。由Patel等所做的随机试验是第一项测试PRP与盐水的比较研究，纳入78例Kellgren Lawrence Ⅰ～Ⅲ级的骨关节炎患者。治疗方案为注射1次PRP、间隔3周第2次注射PRP或注射1次生理盐水治疗。尽管病例数少，但PRP组和生理盐水组之间观察到的临床效果存在统计学差异。有趣的是注射1次与注射2次PRP之间无明显差异。只有一项比较PRP和透明质酸治疗距骨软骨病变的研究。在短期28周的随访内，PRP组的临床表现更好。

2. 临床应用

根据笔者的临床研究结果可知关节内注射PRP和玻璃酸钠注射液在4个月内都能有效地缓解疼痛和改善关节功能。随着时间的延长，关节内注射PRP患者的膝关节症状和功能都得到改善并保持稳定，没有加重的趋势，而关节内注射玻璃酸钠注射液的患者在6个月时疗效已经明显减弱。尽管远期疗效可能比较鼓舞人心，但短期疗效却与Sanchez等的对照研究结果有所不同。考虑主要原因可能与设计方案不同有关。其一，患者关节内环境调节能力差，笔者选择了3周注射1次的疗程，可以让关节充分复原，避免严重并发症的发生；其二，随访时间设定为6个月，以便软骨有充足的修复时间；其三，选用Lequesene指数作为评价指标，Lequesne指数是国际骨关节炎常用的评分标准，尤其作为药物治疗的远期效果指标是有益的；其四，PRP的制备方法不同。Sanchez等是在$640 \times g$的相对离心力下离心8 min得到的PRP。目前，国际上公认且应用比较普遍的方法是二次离心法，但离心力和离心时间设定有较大差别。在本研究中笔者选用的是由张长青教授等设计、山东威高集团医用高分子材料公司生产的套装，两次离心均采用$378 \times g$, 10 min，得到的PRP中血小板和白细胞达到了外周血的6.4和6.1倍。由于制备的PRP中血小板浓度不同，PRP所释放的生长因子的含量自然也就不同，而这可能会对临床疗效产生一定的影响。

另外，PRP在运动医学的其他领域也取得了良好的疗效。Mishra等在美国的《运动医学杂志》报道了他们治疗140例慢性肘关节髁疼痛患者的研究结果。所有患者经历了标准化的物理治疗和其他各种非手术治疗。但在平均治疗15个月后，仍有20名患者的顽固性关节疼痛未能缓解并等待进一步手术治疗。遂将这20例患者作为PRP治疗的研究对象，其中有15例接受了PRP注射治疗，5例注射局部麻醉剂作为对照。在随后的8周、6个月和后续的12～38个月对患者进行随访，治疗组的VAS疼痛评分分别有81%、60%、93%的提高，有94%的患者可以继续参加体育活动，99%的患者可以参与日常活动。2003年,Edwards等报道用自体PRP注射治疗28例难治性慢性肱骨外上髁炎,22例获得完全疼痛缓解,到作者报道为止没有疼痛加重或复发的报道。Barett等通过局部注射PRP治疗足底筋膜炎患者,将拒绝接受包括外固定、非类固醇抗炎药以及可的松注射等保守治疗的9例患者作为研究对象。所有患者在超声下表现为低回声和增厚的足底筋膜;局部麻醉胫后神经和腓肠神经,3 ml的PRP在超声引导下注入足底筋膜处;2个月后6例患者达到症状完全缓解,1例患者经再次注射PRP治疗后症状完全缓解,另外2例患者效果不佳;1年后77.9%的患者症状完全改善。Berghoff等回顾性分析了自体PRP对全膝关节置换术患者的影响。这项研究包括66个对照组,其中71例患者于假体安装后在暴露创面上应用自体PRP,6周后干预组表现出较高的血红蛋白水平,以更少的输血、较短的住院时间获得更大范围的膝关节活动度。

对关节内注射PRP治疗关节退变的临床研究也显示总体良好的效果。尽管大多数研究集中于软骨组织,有研究指出PRP注射后报道的临床益处可能是由于其他的作用机制。关节内注射不只是针对软骨,PRP可能影响整个关节环境,一些在体外研究也证实了PRP对其他来源细胞的作用。滑膜细胞、半月板细胞和MSC也似乎都受到PRP诱导继而协同促进组织愈合。PRP的化学引诱活性可以有助于可能迁移到受损组织的其他细胞的募集,引发愈合反应。PRP具有通过增强所有关节组织细胞信号级联反应,并诱导整个关节内环境积极变化的潜在作用。其中,组织再生并不是唯一的,也不是最重要的PRP作用机制。越来越多的证据支持PRP在调节炎症反应中所担负的复杂角色。有研究报道PRP的抗炎活性,随着MMP刺激滑膜细胞及细胞因子的释放,PRP通过减少炎症分子和预防单核细胞样细胞的趋化来限制炎症反应。疼痛是软骨损害和膝骨关节炎最突出的症状,上述PRP作用机制的研究结果可以充分解释疼痛减轻的原因。然而,一些研究结果发现了PRP作用机制的另一个有趣的方面,其具有直接的镇痛作用。Lee等的研究结果显示PRP对大麻素受体CB1和CB2具有增强作用。进一步的研究需要重点了解和优化PRP的镇痛和抗炎作用机制。

尽管关节内注射PRP这一复杂领域尚处于起步阶段,一些研究结果还存在争议,但通过梳理文献可以得出如下结论:一是越来越多的研究立项和论文发表说明这个议题引起了众多科研工作者的兴趣,表明了PRP应用的光明前景;二是除了小部分体外动物实验存在争议结果,绝大多数临床前文献支持关节注射PRP治疗软骨损伤和骨关节炎。此外,笔者还注意到以下几点可能对临床使用有指导意义。① PRP注射剂的安全性。文献报道没有大的不良事件发生,仅有一小部分文献报道了自限性的疼痛和肿胀反应;② 所有研究似乎同意PRP的整体临床益处,但临床益处是有时间限制的,大约维持在1年以内。这可能提示为保证更持久的效果,这种治疗可以循环应用。③ 目前尚无研究结果表明哪种应用技术提供了更优异的临床效果。

二、PRP治疗的安全性

首先,PRP的自体来源保证了PRP技术的安全性,既不会出现免疫排斥反应,也不存在传播疾病的风险。另外,细胞因子作用于细胞膜而非细胞核,不影响其基因表达,也保证了其临床应用的安全性。PRP中还含有较高浓度的白细胞,从理论上讲其具有防止感染的作用。Kon等报道了一例PRP治疗后出现严重疼痛和肿胀的患者,但2天后症状消失,作者建议遇到此类患者应该终止治疗。在笔者团队曾进行的PRP研究中,试验组和对照组分别注射了45次。两组间一般不良反应的起始时间、结束时间、持续时间均无统计学差异($P > 0.05$)。所有出现不良反应的患者在经局部冰敷、限制活动或口服对症消炎镇痛药(乙酰氨基酚或非类固醇抗炎镇痛药)后在4 d内均获得康复,两组均无严重不良反应发生。2例(6次)PRP组患者和3例(9次)对照组患者注射后无任何不良反应。在6个月随访期内无患者出现反复发生注射后不良反应。但是必须注意,目前对注射PRP导致的疼痛肿胀等不良反应、应对措施及注射后如何让关节周围组织尽快恢复功能尚缺乏长期系统性的研究。

另外,作为注射物的PRP还被用于治疗肌腱炎、网球肘、足底筋膜炎和膝关节置换术后等,到目前为止尚无关节内感染、肌肉萎缩、深静脉血栓、发热、异常组织增生等不良反应的相关报道,初步证实了PRP注射的安全性。

第三节　富血小板血浆治疗骨关节炎的临床试验和研究

一、临床试验

临床试验的目的是通过与关节内注射透明质酸钠注射液做比较,探索关节内注射PRP这种新方法在治疗关节软骨退行性病变方面的安全性和疗效。首先,通过收集和评估治疗过程中相关不良事件的数量、发生时间、严重程度、持续时间和处理结果来评估这种治疗方法的安全性。其次,分析治疗的短期效果,验证此方法的可行性和适应证,为进一步开展更广泛的研究和临床应用提供参考和依据。

根据患者的年龄、性别、BMI以及Kellgren & Lawrence骨关节炎分级情况(见表10-3-1)将30例患者分配到PRP组(试验组,$n=15$)和透明质酸钠(山东福瑞达生物医药有限公司生产)(对照组,$n = 15$),骨关节炎分级情况由第一和第二作者根据X线片或MRI表现共同决定。本试验设计已通过上海交通大学附属第六人民医院伦理委员会认可。

1. 治疗指证

慢性关节疼痛或肿胀(持续时间≥4个月),X线片或MRI检查显示有退变表现。

2. 排除标准

(1)相对禁忌证:糖尿病、类风湿关节炎、痛风、明显关节畸形、血液病、严重心血管疾病、感染;使用免疫抑制剂,服用抗凝血剂,5天内用过非类固醇抗炎药;血红蛋白水平 < 11 g/L、血小板计数 < 1.5×10^9/L。

(2)绝对禁忌证:孕妇、哺乳期妇女。

3. PRP制作

制备PRP套装由山东威高高分子医用材料有限公司提供。PRP制作步骤:用预先装有 4 ml 枸橼酸钠抗凝剂的 50 ml 一次性注射器以 18 g 针头从每例志愿者肘前静脉取血 37 ml,轻轻摇匀后,取 1 ml 做全血血小板分析计数。剩余 40 ml 注入PRP制备套装离心管中,在严格无菌状态下制备PRP。根据血液中各组分的沉降系数不同,以离心半径 15 cm,2 000 转/min 离心 10 min 后,全血分为 3 层,上层为上清液,下层为红细胞,两层交界处一浅黄色层即为PRP层。吸取下层红细胞约 16 ml,将剩余的血液以离心半径 15 cm,2 000 转/min 再离心 10 min,可见在离心管底部红细胞表面有白色膜样物质,即为血小板和白细胞沉积层;其上部为透明的血浆层。吸取上部大部分血浆后,离心管中约剩余 4 ml 血浆。静置片刻后振荡离心管约 5 min,使血小板充分重悬于剩余的血浆中即得到PRP。取 0.5 ml PRP 做血细胞分析后发现此种方法制备的PRP中平均血小板计数和白细胞浓度明显高于全血,分别是全血计数的 6.4 和 6.1 倍。每次注射进关节内的血小板和白细胞计数分别为 2.87×10^9/L 和 1.12×10^{11}/L**(见图10-3-1)**。所有操作在同一治疗室内由同一批医务人员操作完成,操作人员均戴一次性口罩、帽子和无菌手套。

4. 手术方法及疗程

患者取仰卧位,患侧膝关节略屈曲位,根据影像学表现选取注射部位并常规消毒膝关节皮肤,于髌骨外侧或内侧方进针,经皮由关节间隙穿入关节腔,回抽出少量关节液**(见图10-3-1)**。对照组注射入透明质酸钠 2 ml,试验组用 22 g 注射器以"撒胡椒粉式"均匀注射 3.5 ml PRP 于关节腔内。如关节腔内有较多积液时可先抽出部分积液。注射后拔出针头,用消毒敷料覆盖针孔处,并协助患者缓慢活动膝关节数次。

试验组和对照组均为每 3 周注射 1 次,3 次为 1 个疗程。术后注意事项:① 术后患侧关节 24 h 限制活动,此后可轻微活动,但严禁剧烈运动;② 嘱患者 3 天内避免注射部位触水,以防感染;③ 术后止痛药首选对乙酰氨基酚类镇痛药;④ 告知患者术后疼痛及肿胀等属人体正常反应,可局部冰敷以消肿止痛。

在医护人员协助下,术前所有患者填写"基本情况登记表",术后第 3、4、6 个月随访时记录患者出现疼痛、肿胀等不良反应的起始与结束时间,并填写"随访表"以评估膝关节疼痛肿胀、功能活动和生活质量是否改善。以上两表均包括以下内容：2000国际膝部文件委员会（IKDC）主观膝部评估表、WOMAC评价表、Lequesne指数评估表。将研究内容和可能的并发症告知患者，在征得患者同意后签署知情同意书。

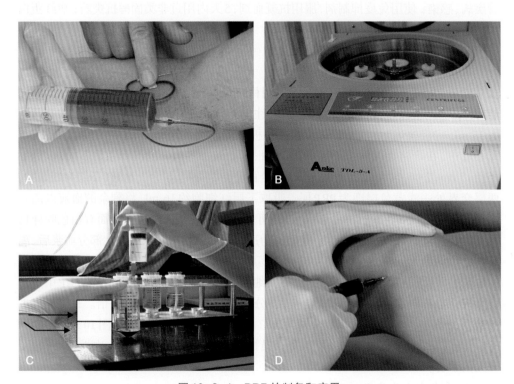

图 10-3-1　PRP 的制备和应用

注：A. 抽取静脉血 37 ml；B. 2 000 转/min，离心 10 min（离心 2 次）；C. 吸取上层血浆；D. 关节内注射 PRP

5. 观察指标

（1）注射前后的 IKDC 主观评分、WOMAC 评分和 Lequesne 指数。

（2）注射后的不良反应，包括疼痛、肿胀以及活动受限等。

6. 术后统计学分析

笔者对 30 例患者随访了 6 个月（见表 10-3-1），3 种评分的重复测量结果显示 6 个月内 PRP 组和透明质酸钠组之间存在统计学差异（$P < 0.05$）（见表 10-3-2）。为了进一步明确不同时间点的疗效差异，对组内和组间数据进行统计学分析。组内比较结果提示：PRP 组患者的症状表现和功能状态在 6 个月内保持稳定；而透明质酸钠组在前 4 个月内保持稳定，在第 3 次随访时表现出明显的减低（$P_{IKDC}=0.003$，$P_{WOMAC}=0.048$，$P_{Lequesne}=0.002$）（见表 10-3-3）。组间比较结果表明：在随访的前 4 个月内 PRP 组

患者的状态改善并不优于SH组（$P > 0.05$），但在随访到第6个月时IKDC评分和Lequesne指数的改变提示此时PRP组患者膝关节状态优于透明质酸钠组（P_{IKDC}=0.000，$P_{Lequesne}$=0.013）（见表10-3-4）。综上可知，关节内注射PRP和透明质酸钠在治疗后4个月内都能有效缓解疼痛和改善关节功能。但是随着时间的延长，关节内注射PRP患者的膝关节症状和功能得到改善的同时保持稳定，没有加重的趋势，而关节内注透明质酸钠的患者在治疗6个月时疗效已经有明显减弱。

另外，笔者发现在PRP组研究中有2例患者年龄分别为40岁和45岁，在治疗6个月后均表现出很高的满意度和评分结果，可能说明关节内注射PRP对年轻患者可能疗效更佳，但由于本组年轻患者少，未能做进一步分析。不能评估年龄对疗效的影响是本研究需要完善之处。

表10-3-1　PRP组和透明质酸钠组基线资料比较

组　　别	PRP组	透明质酸钠组
年龄（$\bar{x}\pm s$，岁）	57.64 ± 13.59	58.21 ± 12.84
性别（男/女，n/n）	6/9	7/8
BMI/（$\bar{x}\pm s$，kg/m²）	24.29 ± 3.00	24 ± 3.35
Kellgren和Lawrence评分（n）		
Ⅰ级	6	6
Ⅱ级	2	3
Ⅲ级	4	3
Ⅳ级	3	3

表10-3-2　PRP组和透明质酸纳组评分结果比较（$\bar{x}\pm s$，分）

组　　别	PRP组			透明质酸钠组		
	IKDC评分	WOMAC评分	Lequesne指数	IKDC评分	WOMAC评分	Lequesne指数
基础值	55.4 ± 8.8	27.7 ± 13.8	8.0 ± 3.7	57.5 ± 9.4	30.9 ± 13.9	9.3 ± 2.9
治疗后3个月	71.3 ± 12.5	13.3 ± 9.4	4.8 ± 2.4	70.1 ± 12.5	13.8 ± 4.7	4.7 ± 2.0

（续表）

组　别	PRP组			透明质酸钠组		
	IKDC评分	WOMAC评分	Lequesne指数	IKDC评分	WOMAC评分	Lequesne指数
治疗后4个月	75.9 ± 13.5	12.9 ± 9.7	3.3 ± 1.2	73.1 ± 9.9	12.5 ± 6.6	3.7 ± 1.2
治疗后6个月	76.4 ± 13.5	10.7 ± 9.9	3.1 ± 1.0	63.2 ± 11.9	20.6 ± 8.3	6.6 ± 2.1
F值	65.004	19.822	31.676	30.489	33.231	49.174
P值	0.000	0.000	0.000	0.000	0.000	0.000

注：重复测量检验结果提示随访6个月内PRP组和透明质酸钠组的3个评分均存在统计学差异（$P < 0.05$）

表 10-3-3　PRP组和透明质酸钠组的组内不同时间点评分比较

组　别	时间点	P_{IKDC}	P_{WOMAC}	$P_{Lequesne}$
PRP组（n=15）	治疗后3、4个月	0.16	0.69	0.15
	治疗后4、6个月	0.87	0.69	0.76
透明质酸钠组（n=15）	治疗后3、4个月	0.29	0.74	0.3
	治疗后4、6个月	0.003	0.048	0.002

注：LSD检验结果显示，PRP组患者的症状表现和功能状态在治疗后6个月内保持稳定，而对照组的3个评分在第3次随访时就表现出明显的减低（$P=0.003$，$P=0.048$，$P=0.002$）

表 10-3-4　PRP组与透明质酸钠组间不同时间点评分比较（P值）

时　间　点	P_{IKDC}	P_{WOMAC}	$P_{Lequensne}$
3个月	0.240	0.570	0.170
4个月	0.130	0.390	0.330
6个月	0.000	0.160	0.013

注：LSD检验结果显示：在随访的前4个月内PRP组患者的状态改善并不优于SH组（$P > 0.05$），但在随访到第6个月时IKDC评分和Lequesne指数的改变提示此时PRP组患者膝关节状态优于透明质酸钠组（$P=0.000$，$P=0.013$）

本研究中的不良反应是指在无外伤等其他诱因情况下,注射后出现的膝关节局部疼痛或者肿胀活动受限较注射前加重,但通常不伴有皮温升高和局部皮肤红肿等表现。PRP组患者共注射45次PRP,有12例(31次)出现不良反应,平均起始时间1.1 h,平均终止时间为42.0 h,平均持续时间36.2。透明质酸钠组患者一共注射45次SH,有12例(30次)出现不良反应,平均起始时间为0.9 h,平均终止时间35.5 h,平均持续时间为34.5 h。统计学分析显示:PRP组和透明质酸钠组之间在不良反应起始时间、终止时间及持续时间方面比较差异均无统计学意义($P=0.985$, $P=0.499$, $P=0.862$)。两组均无严重不良反应发生,如关节内感染、深静脉血栓等。2例(6次)PRP组患者和3例(9次)透明质酸钠组患者注射后无任何不良反应(见表10-3-5)。所有出现不良反应的患者在经局部冰敷、限制活动或口服对乙酰氨基酚后4天内均获得康复,提示膝关节内注射PRP引起的不良反应经过正确处理都能较快恢复。

表10-3-5　PRP组与透明质酸钠组不良反应发生时间比较($\bar{x} \pm s$, h)

时　　间	PRP组(n=15)	透明质酸钠组(n=15)	P值
开始时间	1.1 ± 1.5	0.9 ± 1.5	0.985
结束时间	42.0 ± 27.7	35.5 ± 29.0	0.499
持续时间	36.2 ± 25.1	34.5 ± 28.4	0.862

至今为止,体外研究结果的荟萃分析表明PRP对软骨组织修复总体起积极作用。除了一些有争议的结果,大多数研究结果支持PRP促进软骨细胞增殖的作用,而不会影响软骨表型和基质产生。这些特性保证了PRP在不同的软骨损伤动物模型取得良好的研究结果,这些动物模型包括:急性局灶性病变后软骨再生、更复杂的骨关节退变模型和更具有挑战性的类风湿关节炎模型。

关节内注射PRP治疗膝关节退变及骨关节炎是一个新兴领域,受到越来越多的关注。已有证据支持使用PRP注射剂可能会通过提供促进愈合的良好环境来发挥作用,这不仅针对软骨也包括滑膜和半月板组织。一些高品质的研究结论已经发表,验证了PRP的临床应用价值,但作用效果有明显的作用时效性。可能影响临床结果的许多生物变量尚需要进一步研究,以优化PRP对软骨变性和骨关节炎的疗效。

总之,可以初步认为用自体PRP所含的生长因子来治疗相关疾病的方法很可能是"自体生物学"治疗模式的开端。作为第一代关节内注射物的SH已经有效地用于缓解膝关节骨关节炎患者疼痛的治疗,主要通过非生物学效应来影响关节生化环境进而发挥作用。被视为第二代关节内注射物的PRP富含高浓度的生长因子能促进创伤愈合,已于2009年12月份被美国FDA批准应用于临床。来自2007年在华沙举行的国际软骨修复协会会议的报告可知,PRP能加强软骨细胞的增殖,并对膝关节软骨退化有积极的临床效果。

未来生物制品的研究将不再局限于其广泛的生物学特性,而是针对一类特定的靶细胞发挥作用。随着对血小板中细胞和细胞因子作用机制越来越多研究,将为以PRP为代表的血小板浓缩物的靶向性治疗开启一扇大门。由于其安全性和易于制备,PRP在临床医学领域的应用会越来越多。但在临床应用时也要保持谨慎,因为到目前为止,对其临床疗效和安全性仍缺乏高水平的临床证据。以下几个方面可能会成为PRP的研究重点和热点。① 应用PRP的时机、频率、制备和应用技术的标准化,最有效的浓度和局部环境还有待进一步研究。从2010年1月1日起,世界反兴奋剂组织禁止经肌肉应用PRP,同时要求其他的应用路径必须符合治疗应用的国际标准。② 局部应用PRP会不会对整体系统产生影响? Banfi等在研究局部应用PRP治疗肌腱病时发现其可能影响系统凝血和组织兴奋性。③ 作为一种新的疗法,临床应用PRP后的不良反应仍然缺乏研究,尤其在运动医学方面,这可能会影响PRP的效用和疾病的预后。④ 部分学者对PRP的治疗效果仍持怀疑态度。如Kim等提出应用PRP所出现的良好临床效果,可能是由于纤维蛋白凝胶形成和周围结缔组织增生所引起的软组织快速愈合,从而减少了伤口裂开和局部感染的概率。因此,需要更多的大样本临床试验来验证其实用性、稳定性和安全性。

二、典型病例

1. PRP治疗右距下关节炎

患者为男性,43岁。1年前开始无诱因出现右足疼痛,长时间行走后逐渐加重,1个月前因外伤后症状加重,未好转,来医院复查X线片显示:右距下关节炎,距骨载距突囊性变;右距下关节内侧压痛,载距突处及其后侧压痛;右距下关节较对侧活动度降低,右踝感觉血运良好。经PRP治疗3周后症状明显改善(见图10-3-2)。

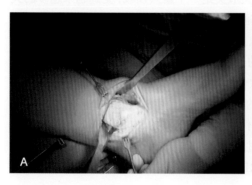
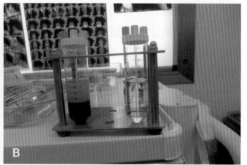

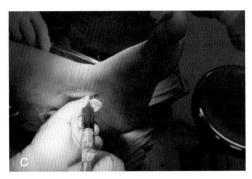
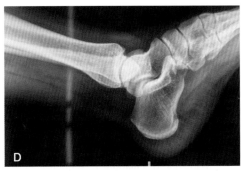

图 10-3-2　PRP治疗右距下关节炎,距骨载距突囊性变

注:A. 患处手术治疗;B. 离心制备PRP;C. PRP注射入关节;D. 疼痛明显改善(本病例由上海交通大学附属第六人民医院骨科主任医师施忠民提供)

2. PRP治疗外伤后双膝关节肿痛

患者为女性,52岁,外伤后双膝关节肿痛半年。半年前患者从高处下跳后感双膝关节不适,活动受限;后感膝关节肿痛,逐渐加重,持续不能缓解。患者既往体健。行PRP治疗术注射3次,每次间隔1周,疼痛明显缓解(**见图10-3-3**)。

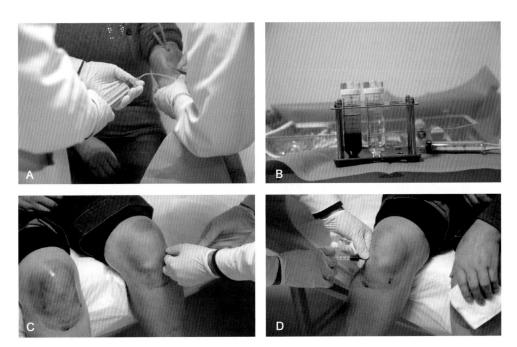

图 10-3-3　PRP治疗外伤后双膝关节肿痛

注:A. 抽血;B. 离心制备PRP;C. PRP注射入膝关节;D. PRP注射入膝关节

（李　明,谢雪涛,沈龙祥）

参 考 文 献

［1］ Akeda K, An HS, Okuma M, et al. Platelet-rich plasma stimulates porcine articular chondrocyte proliferation and matrix biosynthesis[J]. Osteoarthritis Cartilage, 2006, 14(12): 1272−1280.

［2］ Banfi G, Corsi MM, Volpi P. Could platelet rich plasma have effects on systemic circulating growth factors and cytokine release in orthopaedic applications[J]. Br J Sports Med, 2006, 40(10): 816.

［3］ Battaglia M, Guaraldi F, Vannini F, et al. Platelet-rich plasma(PRP)intra-articularultrasound-guided injections as a possible treatment for hiposteoarthritis: a pilot study[J]. Clin Exp Rheumatol, 2011, 29(4): 754.

［4］ Berghoff W, Pietrzak W, Rhodes R. Platelet-rich plasma application during closure following total knee arthroplasty[J]. Orthopedics, 2006, 29(7): 590−598.

［5］ Bielecki TM, Gazdzik TS, Arendt I, et al. Antibacterial effect of autologous platelet gel enriched with growth factors and other active substainces: an invitrostudy[J]. J Bone Joint Surg(Br), 2007, 89(3): 417−420.

［6］ Blunk T, Sieminski AL, Gooch KJ, et al. Differential effects of growth factors on tissue-engineered cartilage[J]. Tissue Eng, 2002, 8(1): 73−84.

［7］ Cerza F, Carn S, Carcangiu A, et al. Comparison between hyaluronic acid and platelet-rich plasma, intra-articular infiltration inthe treatment of gonarthrosis[J]. Am J Sports Med, 2012, 40 (12) : 2822−2827.

［8］ Crean S, Michels SL, Moschella K, et al. Bovine thrombin safety reporting: an example of study design and publication bias[J]. J Surg Res, 2010, 158(1): 77−86.

［9］ Cugat R, Carrillo JM, Serra I, et al. Articular cartilage defects reconstruction by plasma rich growth factors//Zanasi S, Brittberg M, Maracci M. Basic science, clinical repair and reconstruction of articular cartilage defects: current status and prospects[M]. Bologna: Timeo, 2006: 801−807.

［10］ Edwards SG, Calandruccio JH. Autologous blood injections for refractory lateral epicondylitis[J]. Am J Hand Surg, 2003, 28(2): 272−278.

［11］ Filardo G, Kon E, Buda R, et al. Platelet-rich plasma intra-articular knee injections for the treatment of degenerative cartilage lesions and osteoarthritis[J]. Knee Surg Sports Traumatol Arthrosc, 2011, 19(4): 528−535.

［12］ Filardo G, Kon E, Pereira Ruiz MT, et al. Platelet-rich plasma intra-articular injections for cartilagedegeneration and osteoarthritis: single-versus double-spinning approach[J]. Knee Surg Sports Traumatol Arthrosc, 2012, 20(10): 2082−2091.

［13］ Frisbie DD, Kawcak CE, Werpy NM, et al. Clinical, biochemical, and histologic effects of intra-articular administration of autologous conditioned serumin horses with experimentally induced osteoarthritis[J]. Am J Vet Res, 2007, 68(3): 290−296.

［14］ Gaissmaier C, Fritz J, Krackhardt T, et al. Effect of human platelet supernatant on proliferation and matrix synthesis of human articular chondrocytes in monolayer and three-dimensional alginate culture[J]. Biomaterials, 2005, 26(14): 1953−1960.

［15］ Jakob M, Demarteau O, Schafer D, et al. Specific growth factors during the expansion and redifferentiation of adult human articular chondrocytes enhance chondrogenesis and cartilaginous tissue formation in vitro[J]. J Cell Biochem, 2001, 81(2): 368−377.

［16］ Kim SG, Chung CH, Kim YK, el a1. Use of particulated entin-piaster of Paris combination with/without platelet-rich plasma in the treatment of bone defects around implants[J]. Int J oral Maxillofac Implants, 2002, 17(1): 86−94.

［17］ Kon E, Buda R, Filardo G, et al. Platelet-rich plasma: intra-articular knee injections produced favorable results on degenerative cartilage lesions[J]. Knee Surg Sports Traumatol Arthrosc, 2010, 18(4): 472−479.

［18］ Kon E, Mandelbaum B, Buda R, et al. Platelet-rich plasma intra-articular injection versus hyaluronicacid viscosupplementation as treatments for cartilage pathology: from early degeneration to osteoarthritis[J]. Arthroscopy, 2011, 27(11): 1490−1501.

［19］ Lee HR, Park KM, Joung YK, et al. Platelet rich plasma loaded hydrogel scaffold enhances chondrogenic differentiation and maturation with up-regulation of CB1 andCB2[J]. J Control Release, 2012, 159(3): 332−337.

［20］ Mishra A, Pavelko T. Treatment of chronic elbow tendinosis with buffered platelet-rich plasm[J]. Am J Sports Med, 2006, 34(11): 1774−1778.

［21］ Mishra A, Pavelko T. Treatment of chronic elbow tendinosis with buffered platelet-rich plasma[J]. Am J Sports Med, 2006, 10(10): 1−5.

［22］ Patel S, Dhillon MS, Aggarwal S, et al. Treatment with platelet-rich plasma is more effective than placebo for knee osteoarthritis: a prospective, double-blind, randomized trial[J]. Am J Sports Med, 2013, 41(2): 356−364.

［23］ Pereira RC, Scaranari M, Benelli R, et al. Dual effect of platelet lysate on humanarticular cartilage: a maintenance of chondrogenic potential and atransient proinflammatory activity followed by an inflammationresolution[J]. Tissue Eng Part A, 2013, 19(11−12): 1476−1488.

［24］ Pettersson S, Wetter J, Tengvall P, et al. Human articular chondrocytes on macroporous gelatin microcarriers form structurally stable constructs with blood-derived biological glues in vitro[J]. J Tissue Eng Regen Med, 2009, 3(6): 450−460.

［25］ Qi YY, Chen X, Jiang YZ, et al. Local delivery of autologous platelet in collagen matrix stimulated in situ articular cartilage repair[J]. Cell Transplant, 2009, 18(10): 1161−1169.

［26］ Riedel K, Riedel F, Goessler UR, et al. Current status of genetic modulation of growth factors in wound repair[J]. Int J Mol Med, 2006, 17(2): 183−193.

［27］ Saito M, Takahashi KA, Arai Y, et al. Intraarticular administration of platelet-rich plasma with biodegradable gelatin hydrogel microspheres prevents osteoarthritis progression in the rabbit knee[J]. Clin Exp Rheumatol, 2009, 27(2): 201−207.

［28］ Sampson S, Gerhardt M, Mandelbaum B. Platelet rich plasma injection grafts for musculoskeletal injuries: a review[J]. Curr Rev Musculoskelet Med, 2008, 1(3−4): 165−174.

［29］ Sampson S, Reed DM, Silvers H, et al. Injection of platelet-rich plasma in patients with primary and secondary knee osteoarthritis: a pilot study[J]. Osteoarthritis, 2010, 89(12): 961−969.

［30］ Sanchez M, Anitua E, Azofra J, et al. Intra-articular injection of an autologous preparation rich in growth factors for the treatment of knee OA: a retrospective cohort study[J]. Clin Exp

Rheumatol, 2008, 26(5): 910−913.

[31] Schmitz JP, Hollinger JO. The biology of platelet-rich plasma[J]. J Oral Maxillofac Surg, 2001, 59(9): 1119−1121.

[32] Sommar P, Pettersson S, Ness C, et al. Engineering three-dimensional cartilage and bonelike tissues using human dermal fibroblasts and macroporous gelatine microcarriers. Journal of Plastic[J]. J Plast Reconstr Aesthet Surg, 2010, 63(6): 1036−1046.

[33] Spreafico A, Chellini F, Frediani B, et al. Biochemical investigation of the effects of human platelet releasates on human articular chondrocytes[J]. J Cell Biochem, 2009, 108(5): 1153−1165.

[34] Tayalia P, Mooney DJ. Controlled growth factor delivery for tissue engineering[J]. Adv Mater, 2009, 21(32−33): 3269−3285.

[35] Weibrich G, Kleis WKG, Hafner G, et al. Growth factor levels in platelet-rich plasma and correlations with donor age, sex, and platelet count[J]. J Craniomaxillofac Surg, 2002, 30(2): 97−102.

[36] Wu CC, Chen WH, Zao B, et al. Regenerative potentials of platelet-richplasma enhanced by collagen in retrieving pro-inflammatory cytokine-inhibited chondrogenesis[J]. Biomaterials, 2011, 32(25): 5847−5854.

[37] Xi G, Keep RF, Hua Y, et al. Attenuation of thrombin-induced brain edema by cerebral thrombin preconditioning[J]. Stroke, 1999, 30(6): 1247−1255.

[38] Zhang W, Moskowitz RW, Nuki G, et al. OARSI recommendations for the management of hip and knee osteoarthritis, part II: OARSI evidence-based, expert consensus guidelines[J]. Osteoarthritis Cartilage, 2008, 16(2): 137−162.

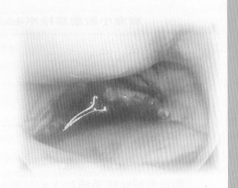

第十一章

富血小板血浆与
肌腱韧带损伤

　　随着PRP基础与临床研究的深入，大部分研究证实PRP注射治疗对多种运动损伤有效。PRP分类标准及成熟制备系统的出现将为标准化研究和治疗提供依据。

　　PRP在运动医学包括骨、软骨、肌腱、韧带、肌肉和其他软组织等疾病的应用研究较多，但获得较好临床疗效及无效的报道均存在，且大多数有效报道均属于小样本研究或个案报道，尚缺乏足够证据表明其临床有效性和安全性，亦无明确证据支持PRP可广泛用于临床骨科疾病的治疗。因此，未来还需要设计更大样本、更高质量的临床随机对照研究。此外，对于PRP稳定高效的制备及保存技术、适应证的把握、标准的应用方法、患者的康复方案及疗效评估方法等缺少统一标准，还需要进一步规范。

第一节 概 述

肌肉骨骼疾病是导致人们长期痛苦和身体残疾的最常见原因。由于机械因素，关节周围肌腱或韧带容易受到损伤，并且常常会难以愈合，如肩袖损伤、跟腱炎和网球肘等。如果关节的不断运动使损伤进一步发展，疼痛明显加重，会导致关节功能障碍。以往治疗上多采用RICE法，即休息（rest）、冷敷（ice）、热敷患处（compression）和抬高患肢（elevation），同时可用非甾体抗炎药帮助减轻炎症和疼痛，也可局部注射皮质类固醇激素治疗。但上述方法均不能改变肌腱自身愈合不佳的固有特性。并且，用于局部注射的皮质类固醇的不良反应，包括肌腱萎缩、脆性增加和持久影响的结构改变；非甾体抗炎药长期口服具有重大风险，包括出血性溃疡和肾脏损害。自源性PRP拥有许多其他药物不具备的优势，随着近年来对其在肌腱及关节周围韧带损伤或软骨缺损中修复作用实验研究和临床使用的增加，PRP治疗有希望成为一种替代手术治疗并促进组织自然愈合的有效治疗办法。

肌腱组织缺乏血供、生长因子贫乏、胶原纤维生长缓慢的固有特性决定了其自身愈合不佳。如何加速肌腱的修复一直是临床医师的共同目标，也是再生医学的研究热点，尤其肌腱—骨连接损伤的治疗更是一项挑战。肌腱—骨界面通常愈合不良，并且很难重新形成纤维软骨区，PRP作为一种生物学方法可加速肌腱—骨之间的联系，建立胶原纤维爬行支架，促进肌腱骨的愈合。

基于多项体外细胞培养和动物实验研究结果，PRP能增强受伤肌腱新生血管化，以此促进瘢痕愈合；PRP释出物在人类肌腱细胞的增殖和基质代谢中有积极作用，可加强肌腱的修复，这也就为临床应用PRP治疗肌腱韧带损伤提供了理论和实验支持。随着对PRP认识的深入，PRP在临床上的多种用途也被发掘出来，并得以应用。目前仍然缺乏大样本的临床应用和长期的随访报道，相信通过更大规模的临床验证，PRP对运动系统的治疗效果将进一步得到肯定。通过多学科、多领域的交叉和合作，能够制作出更加高效的PRP制品，或者能更精确、更集中地作用于靶部位，从而取得更佳的临床效果。如超声引导PRP注射，已被建议作为顽固性肌腱病的二线治疗方案，包括肌腱退行性改变、慢性肌腱炎、肌腱病和肌腱部分撕裂等。在超声引导下皮质类固醇治疗失败后，PRP治疗值得考虑。

2003—2015年，在多项PRP应用于肌腱韧带领域的临床研究中，最常见用于肱骨外上髁炎，有9项随机对照试验和7项前瞻性对照研究，其中6项研究与皮质类固醇注射对比，3项与自体血对比，2项与局部麻醉对比。2016年的一项荟萃分析中指出，PRP和自体血在减轻疼痛和改善功能方面均优于皮质类固醇。PRP对冈上肌腱撕裂的疗效是有争议的,5项研究中有2项认为PRP疗效优于皮质类固醇组和干针组。在髌腱病变的4项对照研究中和8个病例报道中,PRP改善了临床疗效,但并非所有病例,是否需要超过1次的注射仍在讨论中。在跟腱病的3项前瞻性对照研究(单次注射)和6个病例报道中,患者表现出基线值的改进,但其中2项研究未能揭示与对照组的差异。

在Fitzpatrick等对PRP治疗肌腱病变临床实验的荟萃分析中发现,使用L-PRP治疗的患者总体效果显著;与使用P-PRP的治疗组相比,L-PRP组有强烈的阳性效应。

Kim等报道对肩袖部分撕裂患者在超声引导下于撕裂部位注射PRP,将单纯用康复疗法作为对照组,PRP组治疗后3周及3个月时撕裂范围(通过最大纵向撕裂长度测量撕裂尺寸)均减小,VAS、MMT及ASES评分改善均优于对照组,差异有统计学意义。

Shams等为了验证PRP局部注射是否能改善肩袖肌腱病变的预后,对40例有症状的肩袖撕裂患者进行了一个随机、双盲的对照试验,观察肩峰下注射PRP与皮质类固醇的治疗效果,结果显示两组患者注射后临床疗效均较注射前显著改善;但在注射后12周,PRP组的VAS、ASES、CMS和SST评分改善均优于皮质类固醇组,差异存在统计学意义($P<0.05$)。注射后6个月,MRI显示两组肌腱病变/撕裂等级总体有改善,虽然并不显著。

Dallaudière等评估超声引导腱内注射PRP对肌腱撕裂和肌腱病的潜在治疗效果,对408例患者做了最长达32个月(平均20.2个月)的随访研究。注射6周后,DASH和WOMAC评分明显改善,超声测量病变范围减小,且随访期间无临床并发症。为超声引导腱体内注射PRP可使肌腱快速愈合提供了有效依据。

Nidihi等用PRP治疗肌腱损伤的专业舞者也取得了很好的效果。大部分舞者在6个月或更短时间内恢复,小部分舞者需要超过6个月的恢复时间。除个别舞者需要重复注射并都在二次注射后11个月内恢复之外,其余均为单次注射。在注射后6个月的随访中,超声评估显示肌腱的低回声区域较术前范围减小,肌腱纤维性回声纹理广泛改善,肌腱病变区域的能量多普勒血管减少。

第二节　富血小板血浆在膝关节损伤中的应用

PRP被广泛地应用于不同的肌肉骨骼疾病,特别是在运动损伤领域。由于其安全性以及制备和使用方便,极大地增加了PRP的功效和临床应用,被广泛应用于肱骨外上髁炎、修复韧带肌腱损伤、促进半月板愈合、软骨损伤等方面的治疗。

一、PRP治疗韧带损伤

目前,韧带重建是治疗前交叉韧带(anterior cruciate ligament, ACL)断裂的"金标准"。韧带重建后肌腱移植物在体内经历急性炎性反应、血管发生、基质合成、胶原重塑4个"韧带化"阶段。从理论上讲，PRP富含一定数量的TGF-β_1和PDGF等，这些生长因子有利于触发韧带愈合过程中的急性炎性反应，并参与骨传导加速"韧带化"进程，能够在不同程度上促进韧带的重塑。

Lubowitz等在ACL重建手术时使用PRP，治疗后患者的临床功能有所改善，但缺乏长期、大样本量的积累，临床证据还处于起步阶段。

Komzák等在40例ACL重建患者中，将PRP注射入骨隧道以及关节内的移植物中，术后3个月和12个月进行IKDC评分以及MRI评估，结果显示，术后两个时间点的评估数据无统计学差异，使用PRP不能加速韧带重塑以及韧带化。Rupreht等研究发现PRP能够有效减少水肿程度以及增加近侧胫骨隧道的血管密度与微血管的通透性。

Figueroa等在半腱肌重建ACL术后6个月行MRI评估，控制组移植物63.2%表现低信号，无PRP的对照组只有42.11%的移植物表现低信号，但两组间无统计学差异。

Sánchez等基于ACL重建的滑膜覆盖度、厚度和张力进行评估，PRP组优质ACL移植物占57.1%，对照组占33.3%，两组间差异无统计学意义。

对近年ACL重建手术临床研究的文献统计显示，PRP仅能加速移植物的成熟，并不能提高骨隧道的愈合，也没有证据显示PRP能提高临床效果。因此，有关PRP对ACL重建的移植物重塑、腱骨愈合等还需进一步的基础与临床研究。目前，尚缺少充足证据支持或否定PRP用于ACL重建的疗效，需要更大样本的高质量临床研究验证。

二、PRP治疗半月板损伤

Pujol等研究显示，在年轻患者的中期随访中，PRP对开放性修复半月板进入无血管区的水平撕裂是有效的。在这项病例对照研究中，PRP轻微增加了临床疗效。

三、PRP治疗骨关节炎

Dai等发表的一项荟萃分析共纳入10项随机对照试验，共1 069例。分析显示，注射PRP与透明质酸6个月后，在疼痛缓解和功能改善方面无统计学差异；但1年后，PRP组能明显缓解疼痛并改善功能，且与生理盐水注射相比没有增加不良事件发生的风险。提示关节内注射PRP与透明质酸或生理盐水相比，在注射1年后对有症状的膝关节骨关节炎患者可以更好地缓解疼痛和改善功能。

在一项对36只早期膝骨关节炎雄性大鼠关节内PRP注射的研究中，PRPr注射可显著减轻疼痛和关节滑膜厚度，并且似乎可以调节滑膜巨噬细胞表型。研究中的PRP经过CaCl$_2$激活处理（即PRPr）。研究表明PRPr的注射不该作为终末期骨关节炎的治疗，而在用于关节创伤和早期骨关节炎的早期干预治疗更为有效。

在一项为期1年纳入160例膝骨关节炎患者的队列研究中,PRP组与透明质酸对照组在WOMAC疼痛评分、躯体疼痛均获得明显改善,且PRP组的疗效更好($P < 0.001$)。WOMAC和SF-36的其他评价指标仅在PRP组得到改善;在2级骨关节炎患者中的改善更明显,但无统计学意义。

四、PRP治疗髌腱炎

目前相关研究表明PRP可有效治疗髌腱疾病。Charousset等在一项包含28例慢性髌腱炎患者的前瞻性研究中发现,多次注射(1次/周,共3次)PRP能够显著减轻患者的症状以及恢复关节功能。Vetrano等进行了一项随机对照研究,将56例跳跃膝运动员患者随机分为2组,分别采用PRP和体外冲击波治疗。治疗后2组患者临床症状均明显改善,注射PRP治疗的运动员跳跃膝较体外冲击波治疗能取得更好的中期疗效。

尽管以上研究均显示PRP对髌腱疾病治疗有效,但这些研究同样存在设计缺陷,未来应该采用更多随机双盲对照实验以提供最佳证据。

五、作者在PRP治疗膝关节炎中的研究结果

PRP治疗膝关节炎可以直接注射,也可以在关节镜下注射(见图11-2-1)。本例患者为女性,56岁。左膝关节疼痛数年,加重2个月。门诊完成第1次左膝PRP注射后,于第8天门诊完成第2次左膝PRP注射。第2次PRP注射后,左膝MRI显示软骨磨损较前改善,如图11-2-2所示。表11-2-1为患者在PRP治疗前后的VAS和HSS评分。

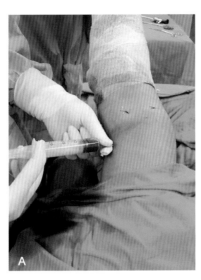
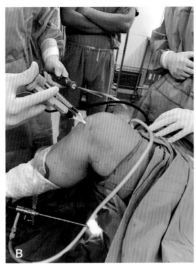

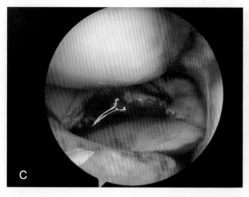
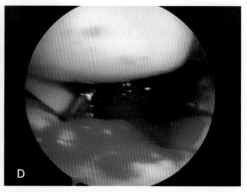

图 11-2-1　膝关节镜手术联合 PRP 治疗前后

注：A、B. 膝关节镜术联合 PRP 注射；C. PRP 注射前；D. PRP 注射后

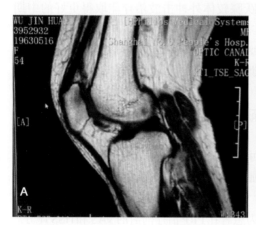
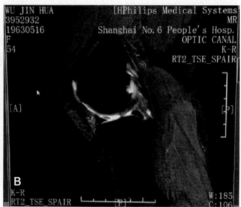

图 11-2-2　患者影像学资料

表 11-2-1　PRP 治疗前后的 VAS 和 HSS 评分

随 访 时 间	VAS 评分	HSS 评分
术　　前	5	80
术后 1 个月	2	80
术后 3 个月	2	85

本研究结果提示，在治疗膝骨关节炎方面，PRP 可明显缓解疼痛并改善膝关节功能；与透明质酸相比，PRP 在改善 WOMAC 评分及减轻疼痛方面的疗效更优。

第三节　富血小板血浆在肩关节损伤中的应用

一、肩袖修补

近年来,PRP因含有超过生理水平的血小板和大量生物活性因子,被广泛应用于促进肩袖撕裂的愈合。

在应用双排技术修补中小肩袖损伤的治疗中,PRP在腱骨交界处的应用可以显著降低患者术后的再撕裂率,改善患者术后的疼痛度和满意度,提高患者的临床结果评分。

在一项关节镜下修复巨大肩袖损伤的随机对照试验中,应用PRP在改善再撕裂率方面具有显著疗效。对照组再撕裂率为20%,而PRP组仅为3%。在PRP组中冈上肌的横截面积也得到显著改善。虽然未与白细胞丰富的PRP制剂组进行任何比较,但作者认为这种疗效部分归因于他们的PRP配方———一种少白细胞的PRP制剂。作者认为,白细胞在肌腱损伤的再生过程中起着重要作用,但在肩袖修复阶段基质合成更为重要,炎症反应需要尽量避免。

在一项纳入60例接受关节镜下双排肩袖修补手术患者的研究中显示,在超声引导下注射PRP的患者肩关节疼痛以及外展强度均在治疗中期即得到明显改善;此外,术后7天和14天注射PRP对肌腱完整性均无额外优势。

在一项纳入40例接受关节镜下肩袖单排修补联合肱二头肌长头腱切断手术患者的研究中,PRP的应用显著改善了患者术后1周及术后1个月的疼痛评分,而术后6个月的疼痛评分则与对照组并无显著差异。该研究表明,应用PRP可以显著改善患者短期疼痛评分,利于患者早期功能康复锻炼。

临床上采用PRP治疗肌腱韧带损伤的临床应用如**图11-3-1～图11-3-6**,选取的病例均为慢性关节疼痛和(或)关节活动障碍的患者;超声或MRI显示有损伤或退变;保守治疗无效或效果不佳超过3个月。

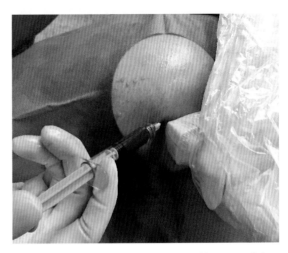

图11-3-1　局部注射PRP治疗慢性冈上肌腱炎

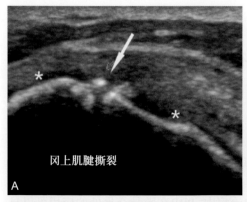

冈上肌腱撕裂

A

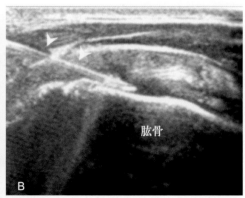

肱骨

B

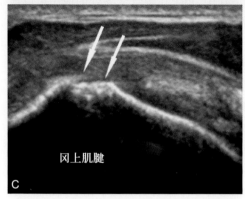

冈上肌腱

C

图11-3-2 63岁男性患者,予以冈上肌腱 PRP注射治疗(2次)

注:A. 冈上肌腱肱骨大结节附着端撕裂伴局部骨皮质撕脱(长箭头),标尺显示撕裂范围;B. 超声引导下穿刺针尖达病变区(短箭头);C. 6周后随访,肌腱撕裂范围和骨皮质缺损明显减小(长箭头)。*表示标尺

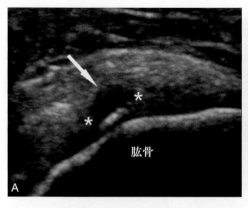

肱骨

A

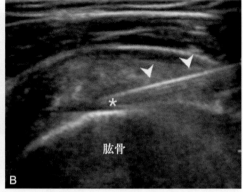

肱骨

B

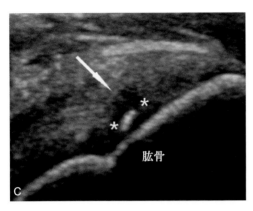

图11-3-3　55岁女性患者,予以冈下肌腱PRP注射治疗(1次)

注:A. 冈下肌腱钙化性肌腱炎伴腱体内局部撕裂(长箭),标尺显示撕裂范围;B. 超声引导下穿刺(短箭)针尖达病变区(标尺);C. 6周后随访,肌腱撕裂(长箭头),范围减小(标尺)。*表示标尺

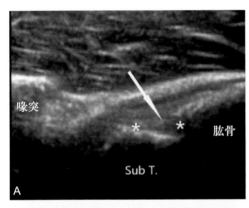

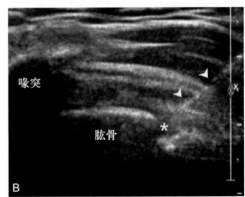

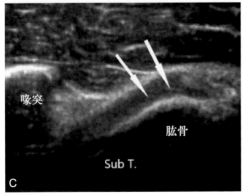

图11-3-4　49岁男性患者,予以肩胛下肌腱PRP注射治疗(2次)

注:A. 肩胛下肌腱肱骨小结节附着端部分撕裂(长箭头),标尺显示撕裂范围;B. 超声引导下穿刺(短箭头)针尖达病变区(标尺);C. 6周后随访,撕裂完全消失(长箭头)。*表示标尺

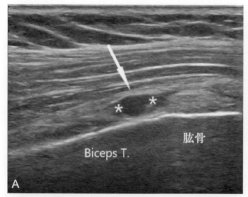

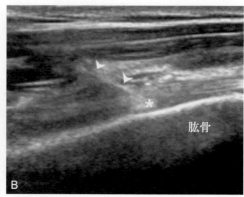

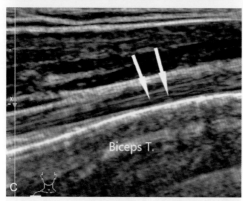

图11-3-5　23岁男性患者,予以肱二头肌长头腱PRP注射治疗(1次)

注:A. 肱二头肌长头腱撕裂(长箭头),标尺显示撕裂范围;B. 超声引导下穿刺(短箭头)针尖达病变区(标尺);C. 6周后随访,撕裂完全消失(长箭头)。

*表示标尺

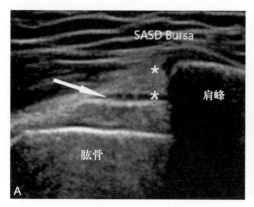

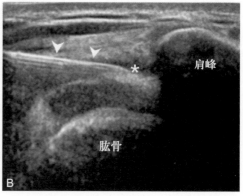

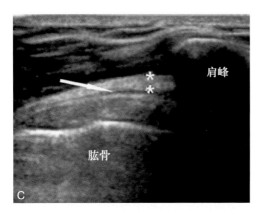

图11-3-6 37岁女性患者,予以肩峰下滑囊PRP注射治疗(1次)

注: A. 肩峰下滑囊增厚(标尺)伴积液(长箭头); B. 超声引导下穿刺(短箭头)针尖达肩峰下滑囊内(标尺); C. 6周后随访,肩峰下滑囊厚度减少(标尺),滑囊积液几乎消失(长箭头)。*表示标尺

PRP治疗肩袖肌腱损伤的临床病例中,各项指标较术前有显著改善。PRP组临床改善优于康复治疗组,且在超声影像上能够直观显示撕裂范围的减小,如**图11-3-7**至**图11-3-9**所示。

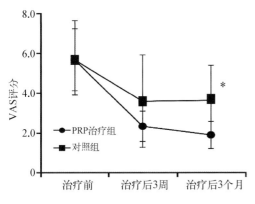

图11-3-7 PRP治疗组和对照组治疗前后VAS评分的变化($^*P<0.05$)

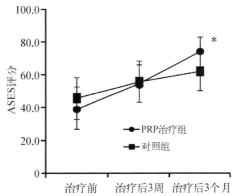

图11-3-8 PRP治疗组和对照组治疗前后ASES评分的变化($^*P<0.05$)

但几乎还没有文献报道局部注射PRP后肌腱愈合时间,也没有文献报道应用PRP后的功能锻炼的注意事项。Virchenko等在研究中发现,肌腱损伤后注射一次血小板在4周后仍能促进其愈合,认为一定的机械刺激对14天后血小板发挥作用是一个先决条件。因此,注射PRP后适当的康复锻炼应有助于功能活动的恢复。

有关PRP术后非甾体抗炎药的应用,目前尚无统一定论。Elizaveta Kon等认为PRP术后止痛药应禁用NSAID。而近来Meadows Molly等的一项研究发现,PRP治疗后是否使用NSAID,肌腱的生物力学强度没有差异,PRP和NSAID之间没有相互作用。

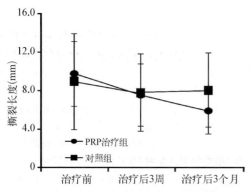

图 11-3-9　PRP治疗组和对照组治疗前后超声测量最大纵向撕裂长度的变化

总之，自体PRP富含的生长因子，能促进创伤愈合，这种"自体生物学"治疗模式，可能成为应对肌腱、韧带及骨界面的有限再生能力的新方案，最终改变界面的生物动力学。虽然已有大量的基础研究和临床报道，但由于缺乏大样本前瞻性随机双盲对照研究数据，证据水平仍然很低，现有的科学证据不保证PRP用于第一线治疗肌腱韧带病变。因此，需要更完善的临床研究来阐明已通过体外或动物研究证实的肌腱、韧带与骨骼愈合的机制，并将这些结果转化为临床实践。

目前，PRP对于肩袖撕裂的治疗效果尚无定论，不同研究结果的差异可能与样本量、PRP产品的不同及随访时间等有关，未来临床研究应进一步扩大样本量、延长随访时间以及比较不同PRP产品的治疗效果。

二、作者在PRP治疗肩袖损伤中的研究结果

1. 临床研究

肩关节镜手术联合PRP注射修复巨大肩袖损伤如**图11-3-10**所示。

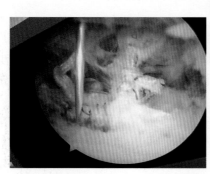
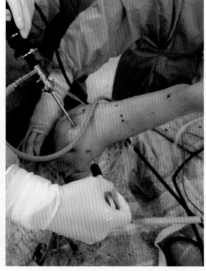

图 11-3-10　肩关节镜手术联合PRP注射修复巨大肩袖损伤

2. 实验研究

补片修补的动物实验设计如**图11-3-11**所示。术后4周大体观察显示，单纯补片组：补片与周围组织愈合，外包裹类瘢痕组织，边界尚清；补片+PRP组：补片与周围组织愈合，外包裹类瘢痕组织，边界尚清。单纯补片组出现成纤维细胞和炎症细胞；补片+PRP组的成纤维细胞更多，镜下细胞数也更多（见**图11-3-12**）。术后12周，补片+PRP组肌腱最大负荷优于补片组，差异有统计学意义（$P < 0.05$）。各组家兔术后不同时间点的肌腱最大负荷如**表11-3-1**所示。

本研究结果提示，在联合关节镜下肩袖修补具有以下优点：① PRP与补片联合应用前景广阔，为巨大肩袖撕裂治疗提供了一个新的方向；② PRP对大肩袖修补术后患者预后改善有帮助，降低再撕裂率；③ PRP对改善肩袖修补术后患者的预后有促进作用，仍需样本量更大、评价标准更加完备的研究进一步阐明。

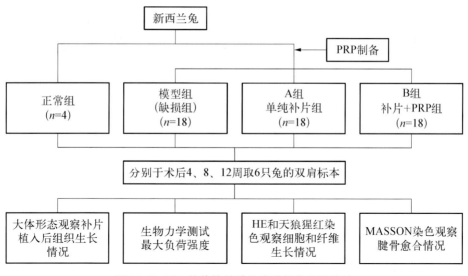

图 11-3-11　补片修补动物肩袖损伤实验设计

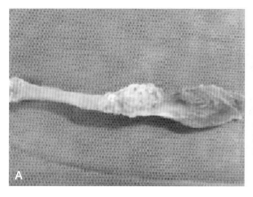
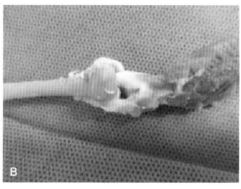

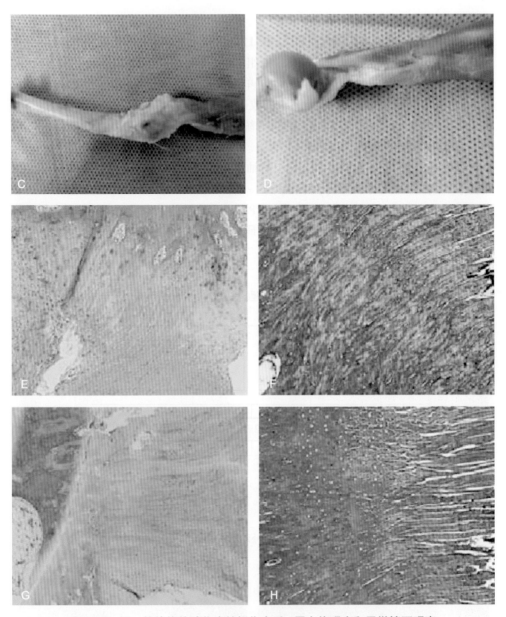

图 11-3-12　补片修补动物肩袖损伤术后 4 周大体观察和显微镜下观察

注：A、B. 单纯补片组大体观察；C、D. 补片 +PRP 组大体观察；E、F. 单纯补片组出现纤维细胞和炎症细胞（分别为 HE 和天狼猩红染色）；G、H. 补片 +PRP 组，成纤维细胞更多，镜下细胞数多

表 11-3-1　各组家兔术后不同时间点肌腱最大负荷($\bar{x} \pm s$, N)

组　别	4周	8周	12周
单纯补片组	20.9 ± 1.1	42.3 ± 1.7△	83.9 ± 2.5*#
补片 +PRP组	22.2 ± 0.9	44.1 ± 1.8△	85.7 ± 0.6*#
正常组			117.2 ± 1.1

注：与术后4周比较，△$P < 0.05$；与术后8周比较，*$P < 0.05$；与正常组比较，#$P < 0.05$。

第四节　富血小板血浆在肘关节损伤中的应用

肱骨外上髁炎的发病实际上是桡侧腕短伸肌或伸肌总腱的肌腱发生变性，而不是局部炎症。主要治疗方法包括理疗、支具、类固醇注射和手术，但长期效果并不满意。近年来，随着生物制剂的出现，比如PRP，为肱骨外上髁炎的治疗增加了新的手段，甚至部分替代传统的治疗方法。

Alessio-Mazzola等在一项为期两年的纳入63例肱骨外上髁炎患者的研究中发现，超声引导下PRP注射和体外冲击波治疗发生并发症的风险较低且长期随访结果良好，均可作为治疗慢性肱骨外上髁炎安全可行的选择。此外，超声引导注射PRP相较于超声引导下体外冲击波治疗见效更快。

Lim等在一项纳入156例肱骨外上髁炎患者的研究中，在治疗后24周时，所有疼痛和功能的评价指标，如VAS评分、Mayo评分和MRI分级，在PRP注射组中均得到明显改善。此外，PRP注射组的患者血清中，PDGF-AB、PDGF-BB和TGF-β水平也明显升高。

Merolla等研究结果表明，PRP注射、关节镜下桡侧腕短伸肌松解在短期和中期都是有效的治疗手段；运用PRP注射的患者2年后疼痛可能明显恶化；而关节镜松解在缓解疼痛、握力恢复方面的长期预后更好。这两种治疗方式均安全、可靠且为患者所接受。

目前，PRP治疗慢性肱骨外上髁炎的有效性尚缺乏临床研究证据支持，大多数研究实验设计级别较低。未来研究重点应是比较采用不同浓度及不同制备方法的PRP疗效差异，以期获得最佳临床效果。

总而言之，肱骨外上髁炎的基础病变应为肌腱退变，而非炎症。目前，治疗肱骨外上髁炎的方法有很多种（见图11-4-1和图11-4-2），随着PRP的应用，为开辟肱骨外上髁炎治疗提供了新的思路。

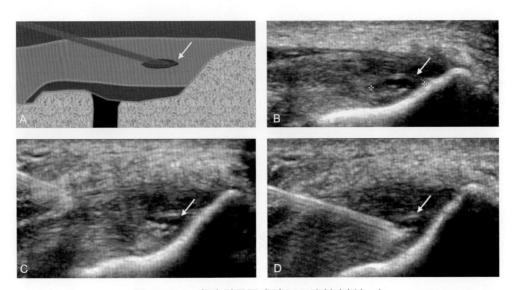

图 11-4-1 超声引导网球肘 PRP 注射病例（一）

注：A. 肱骨外上髁肌腱撕裂示意图（箭头）；B. 超声显示撕裂范围（标尺）；C、D. 超声引导下穿刺针尖达病变区（箭头）

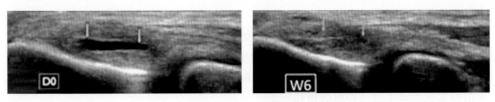

图 11-4-2 超声引导网球肘 PRP 注射病例（二）

注：A. 肱骨外上髁肌腱撕裂长达 17 mm（箭头）；B. 6 周后随访，撕裂完全消失（箭头）

第五节 富血小板血浆在髋关节损伤中的应用

髋关节疼痛是临床的常见症状，臀关节肌腱病与髋关节骨关节炎是引起髋关节疼痛的最主要原因。PRP 中具有高浓度的生长因子，各生长因子在相互协同作用下修复创面、骨组织和新生血管，达到治疗目的。

一、PRP 在臀关节肌腱病损伤中的应用

Fitzpatrick 等的研究共入组 80 例患者，排除既往手术史、髋关节炎、肌腱全层撕裂

的患者，分为两组，在超声介导下分别注射PRP和糖皮质激素，通过mHHS量表评价疼痛及功能水平。研究发现，治疗2周时两组疼痛及功能评分无显著差异。治疗12周后，PRP组的mHHS评分显著优于糖皮质激素组。结果提示，经临床及影像学检查确诊慢性臀肌劳损病程＞4个月的患者，单次注射PRP比单一激素注射在治疗12周后可取得更大的临床改善。

二、髋关节炎

Sánchez等为40例髋关节炎患者注射PRP，并依据VAS、WOMAC、HHS评分评估疼痛和功能。结果显示有23例（57.5%）患者经WOMAC评估临床疼痛表现得到缓解，其中16例（40%）患者被归类为PRP治疗敏感者，他们在6～7周即表现出疼痛缓减，持续6个月，并同时减少残疾发生的可能。

第六节　富血小板血浆在足踝损伤中的应用

Jain等的研究共纳入80例足底筋膜炎患者，分为PRP注射组和糖皮质激素注射组，从VAS评分、Maudsley评分、FAI核心评分、AOFAS踝-后足功能评分，及两组足底筋膜厚度等方面评估，两组均取得明显疗效，但两组间差异无统计学意义。

Elghawy等在多项距骨软骨损伤患者的临床研究中发现，接受PRP治疗的患者在4年后疼痛和功能评分持续改善；MRI扫描显示大部分患者损伤处出现透明软骨样损伤修复。在部分研究中，PRP注射患者再次行关节镜检查，镜下可见透明软骨样损伤修复。

Fukawa等的研究中纳入了20例踝关节骨关节炎患者，随访观察未出现严重不良反应。VAS和JSSF评分在治疗后4、12、24周明显下降；疼痛相关量表SAFE-Q的平均得分在治疗后12周显著改善。总体来说，在第12周最后一次注射后疼痛的缓解程度最大，并且在24周后效果减弱。与早期骨关节炎患者相比，晚期骨关节炎患者在所有评分均不理想。研究表明关节内注射PRP可明显缓解疼痛，PRP可作为治疗踝关节骨关节炎的一种选择。

Monto对30例经至少6个月保守治疗无效的慢性跟腱炎患者，采用超声引导一次性注射自体PRP治疗，美国矫形足踝协会评分从治疗前的平均34分提高至治疗后3个月的92分，治疗后24个月维持在8分，提示PRP治疗慢性跟腱炎有效。

（谢国明，何耀华，江　昊，杨星光）

---------------------------- 参 考 文 献 ----------------------------

［ 1 ］ Ahmad Z, Brooks R, Kang SN, et al. The effect of platelet-rich plasma on clinical outcomes in lateral epicondylitis[J]. Arthroscopy, 2013, 29(11): 1851−1862.

［ 2 ］ Alessio-Mazzola M, Repetto I, Biti B, et al. Autologous US-guided PRP injection versus US-guided focal extracorporeal shock wave therapy for chronic lateral epicondylitis: a minimum of 2-year follow-up retrospective comparative study[J]. J Orthop Surg (Hong Kong), 2018, 26(1): 1−8.

［ 3 ］ Barber FA. Platelet-rich plasma for rotator cuff repair[J]. Sports Med Arthrosc Rev, 2013, 21(4): 199−205.

［ 4 ］ Bowman KF, Muller B, Middleton K, et al. Progression of patellar tendinitis following treatment with platelet-rich plasma: case reports[J]. Knee Surg Sports Traumatol Arthrosc, 2013, 21(9): 2035−2039.

［ 5 ］ Charousset C, Zaoui A, Bellaiche L, et al. Are multiple platelet-rich plasma injections useful for treatment of chronic patellar tendinopathy in athletes?[J] Am J Sports Med, 2014, 42(4): 906−911.

［ 6 ］ D'Ambrosi R, Palumbo F, Paronzini A, et al. Platelet-rich plasma supplementation in arthroscopic repair of full-thickness rotator cuff tears: a randomized clinical trial[J]. Musculoskelet Surg, 2016, 100(Suppl 1): 25−32.

［ 7 ］ Dai WL, Zhou AG, Zhang H, et al. Efficacy of platelet-rich plasma in the treatment of knee osteoarthritis: a meta-analysis of randomized controlled trials[J]. Arthroscopy, 2017, 33(3): 659−670. e1.

［ 8 ］ Ebert JR, Wang A, Smith A, et al. A Midterm evaluation of postoperative platelet-rich plasma injections on arthroscopic supraspinatus repair: a randomized controlled trial[J]. Am J Sports Med, 2017, 45(13): 2965−2974.

［ 9 ］ Elghawy AA, Sesin C, Rosselli M. Osteochondral defects of the talus with a focus on platelet-rich plasma as a potential treatment option: a review[J]. BMJ Open Sport Exerc Med, 2018, 4(1): e000318.

［10］ Figueroa D, Melean P, Calvo R, et al. Magnetic resonance imaging evaluation of the integration and maturation of semitendinosus-gracilis graft in anterior cruciate ligament reconstruction using autologous platelet concentrate[J]. Arthroscopy, 2010, 26(10): 1318−1325.

［11］ Figueroa P, Figueroa B, Ahumada P, et al. Use of platelet rich plasma in knee ligament surgery[J]. Rev Med Chil, 2013, 141(10): 1315−1320.

［12］ Filardo G, Kon E, Di Matteo B, et al. Platelet-rich plasma for the treatment of patellar tendinopathy: clinical and imaging findings at medium-term follow-up[J]. Int Orthop, 2013, 37(8): 1583−1589.

［13］ Fitzpatrick J, Bulsara MK, O'Donnell J, et al. The Effectiveness of platelet-rich plasma injections in gluteal tendinopathy: a randomized, double-blind controlled trial comparing a single platelet-rich plasma injection with a single corticosteroid injection[J]. Am J Sports Med, 2018, 46(4): 933−939.

[14] Fukawa T, Yamaguchi S, Akatsu Y, et al. Safety and efficacy of intra-articular injection of platelet-rich plasma in patients with ankle osteoarthritis[J]. Foot Ankle Int, 2017, 38(6): 596−604.

[15] Halpern BC, Chaudhury S, Rodeo SA. The role of platelet-rich plasma in inducing musculoskeletal tissue healing[J]. HSS J, 2012, 8(2): 137−145.

[16] Jain SK, Suprashant K, Kumar S, et al. Comparison of plantar fasciitis injected with platelet-rich plasma *vs* corticosteroids[J]. Foot Ankle Int, 2018, 39(7): 780−786.

[17] Jo CH, Shin JS, Shin WH, et al. Platelet-rich plasma for arthroscopic repair of medium to large rotator cuff tears: a randomized controlled trial[J]. Am J Sports Med, 2015, 43(9): 2102−2110.

[18] Khatab S, van Buul GM, Kops N, et al. Intra-articular injections of platelet-rich plasma releasate reduce pain and synovial inflammation in a mouse model of osteoarthritis[J]. Am J Sports Med, 2018, 46(4): 977−986.

[19] Komzák M, Hart R, Šmíd P, et al. [The effect of platelet-rich plasma on graft healing in reconstruction of the anterior cruciate ligament of the knee joint: prospective study[J]. Acta Chir Orthop Traumatol Cech, 2015, 82(2): 135−139.

[20] Lim W, Park SH, Kim B, et al. Relationship of cytokine levels and clinical effect on platelet-rich plasma-treated lateral epicondylitis[J]. J Orthop Res, 2018, 36(3): 913−920.

[21] Lubowitz JH. Editorial commentary: platelet-Rich plasma in ACL surgery[J]. Arthroscopy, 2015, 31(5): 989.

[22] Merolla G, Dellabiancia F, Ricci A, et al. Arthroscopic debridement versus platelet-rich plasma injection: a prospective, randomized, comparative study of chronic lateral epicondylitis with a nearly 2-year follow-up[J]. Arthroscopy, 2017, 33(7): 1320−1329.

[23] Monto RR. Platelet rich plasma treatment for chronic achilles tendinosis[J]. Foot Ankle Int, 2012, 33(5): 379−385.

[24] Pocaterra A, Caruso S, Bernardi S, et al. Effectiveness of platelet-rich plasma as an adjunctive material to bone graft: a systematic review and meta-analysis of randomized controlled clinical trials[J]. Int J Oral Maxillofac Surg, 2016, 45(8): 1027−1034.

[25] Pujol N, Salle De Chou E, Boisrenoult P, et al. Platelet-rich plasma for open meniscal repair in young patients: any benefit?[J] Knee Surg Sports Traumatol Arthrosc, 2015, 23(1): 51−58.

[26] Raeissadat SA, Rayegani SM, Hassanabadi H, et al. Knee osteoarthritis injection choices: platelet- rich plasma (PRP) versus hyaluronic acid (a one-year randomized clinical trial) [J]. Clin Med Insights Arthritis Musculoskelet Disord, 2015, 8: 1−8.

[27] Rupreht M, Jevtič V, Serša I, et al. Evaluation of the tibial tunnel after intraoperatively administered platelet-rich plasma gel during anterior cruciate ligament reconstruction using diffusion weighted and dynamic contrast-enhanced MRI[J]. J Magn Reson Imaging, 2013, 37(4): 928−935.

[28] Saltzman BM, Jain A, Campbell KA, et al. Does the use of platelet-rich plasma at the time of surgery improve clinical outcomes in arthroscopic rotator cuff repair when compared with control cohorts? A systematic review of meta-analyses[J]. Arthroscopy, 2016, 32(5): 906−918.

[29] Sanchez M, Anitua E, Azofra J, et al. Ligamentization of tendon grafts treated with an endogenous preparation rich in growth factors: gross morphology and histology[J]. Arthroscopy, 2010, 26(4): 470−480.

[30] Sánchez M, Guadilla J, Fiz N, et al. Ultrasound-guided platelet-rich plasma injections for the treatment of osteoarthritis of the hip[J]. Rheumatology, 2012, 51(1): 144-150.

[31] Vetrano M, Castorina A, Vulpiani MC, et al. Platelet-rich plasma versus focused shock waves in the treatment of jumper's knee in athletes[J]. Am J Sports Med, 2013, 41(4): 795-803.

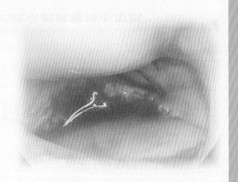

第十二章

富血小板血浆与
股骨头坏死

　　股骨头坏死又称缺血性股骨头坏死，系由各种原因导致股骨头血供受损或中断，引起股骨头骨坏死和塌陷、髋关节功能障碍的疾病。该病好发于20～50岁的中青年，多为双侧发病，是骨科常见的难治性疾病。股骨头坏死一旦发生，如没有及时干预，大多数(70%～80%)患者会发展为股骨头关节面塌陷和髋关节炎，导致严重的肢体功能障碍。

第一节 富血小板血浆在保髋治疗中的应用

一、保髋治疗的方法

股骨头坏死（osteonecrosis of the femoral head）的治疗方法很多，包括股骨头髓芯减压、吻合血管或不吻合血管的骨移植术、旋转截骨术、人工关节置换等。关于股骨头坏死的治疗方法虽然种类繁多，但目前趋于一致的理念是，股骨头坏死早期的青壮年患者倾向于保髋治疗；股骨头坏死晚期的老年患者倾向于人工关节置换。主要原因在于人工关节有一定的使用期限，且人工关节置换后患者无法进行剧烈运动。因此，对于运动量较大的年轻患者，临床上以保髋治疗为主。

保髋治疗的原理在于清除病灶内死骨，降低股骨头压力，诱导新生骨形成，重建股骨头血供和力学结构。目前，在临床上应用的保髋手术均基于这种宏观的"去除死骨植入新骨"的理念，并且取得了良好的临床疗效，股骨头坏死改善率达80%左右。但仍有20%左右的患者，即使是早期的股骨头坏死，保髋手术仍不能阻止其坏死继续发展，原因可能在于虽然手术在宏观上达到了"去除死骨植入新骨"的目的，但在微观上，骨细胞凋亡、生长因子缺乏、新生血管再生能力弱、成骨不佳等原因并没有完全去除。如果术后股骨头没有足够的生长因子促进血管再生和骨细胞再生，股骨头继续坏死就在所难免了。

二、PRP在股骨头坏死治疗中的应用

股骨头坏死发病原因复杂，目前仍未完全阐明。由于各种原因导致的股骨头微循环障碍和血供破坏，从而导致股骨头内成骨细胞分化能力下降、骨吸收，进而软骨下骨支撑力下降，股骨头关节软骨面塌陷。将PRP用于治疗股骨头坏死，其中一个重要的原因是PRP具有良好的促进细胞增殖分化以及促进血管再生的作用。体外实验发现，将PRP作用于内皮细胞，与对照组相比，PRP表现出良好的血管形成作用（见图12-1-1）。首先，新生血管的形成为细胞再生提供了足够的营养和氧，防止股骨头细胞凋亡，促进骨再生。第二，PRP可以促进BMSC增殖与分化。有动物研究证实，PRP可协同BMP-4诱导股骨头坏死区的新骨再生。第三，PRP在合适的环境下可以诱导BMSC向软骨细胞分化，以促进股骨头软骨的形成。第四，PRP在股骨头坏死局部可以抑制细胞凋亡。笔者研究团队证实，在激素构建的股骨头坏死动物模型上，PRP通过Akt/Bad/Bcl-2信号通路促进Bcl-2的表达，具有预防股骨头坏死细胞凋亡的能力。第五，由于坏死形成，股骨头内部压力增高，促分解代谢因子生成增多，进一步破坏股

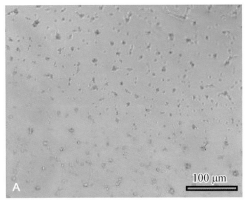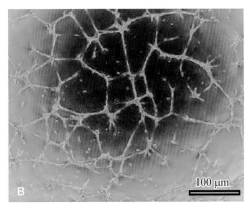

图 12-1-1　血管形成实验

注：A. 对照组，血管形成实验阴性；B. PRP组，内皮细胞血管形成实验中成管明显。引自 Bir SC, Esaki J, Marui A, et al. Angiogenic properties of sustained release platelet-rich plasma: characterization *in-vitro* and in the ischemic hind limb of the mouse[J]. J Vasc Surg, 2009, 50(4): 870-879.

骨头成骨细胞与ECM，导致恶性循环，降低了促合成生长因子的数量，PRP在局部的使用可以弥补生长因子的不足。

第二节　富血小板血浆在治疗股骨头坏死中的研究和应用

一、动物实验

体内实验同样显示了PRP促进血管再生对坏死骨的修复作用。Yokota等设计了一项巧妙的动物实验（见图12-2-1），取兔的髂骨用液氮冷冻至细胞完全坏死，在坏死的髂骨上用钻头钻一个隧道，将兔的大隐静脉从此隧道中穿出。隧道中注射PRP，与生理盐水做对照。将髂骨植入大腿皮下，观察术后坏死骨的血管再生情况。

术后第1周和第2周，发现PRP组新生毛细血管在坏死髂骨中爬行的长度和密度均显著大于对照组（见图12-2-2），提示如将PRP应用于股骨头内，PRP可以通过刺激血管再生促进血管爬行，从而为缺血坏死骨提供血供，阻止骨坏死继续进展，促进骨修复。

张长青团队将PRP中提取的外泌体用于治疗大鼠激素性股骨头坏死，发现PRP来源的外泌体能防止骨细胞凋亡，抑制激素对股骨头血供的破坏，如图12-2-3所示。其机制是通过Akt/Bad/Bcl-2信号通路来实现的。

虽然在理论上，PRP修复股骨头坏死显示出明显的优势，但在临床上PRP尚未广

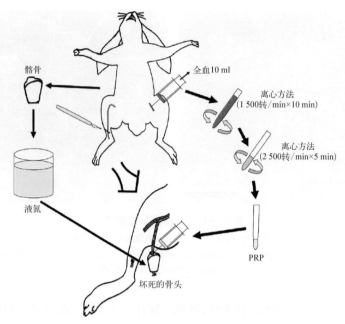

图12-2-1　Yokota 的动物实验设计流程

注：引自Yokota K, Ishida O, Sunagawa T, et al. Platelet-rich plasma accelerated surgical angio-genesis in vascular-implanted necrotic bone: an experimental study in rabbits[J]. Acta Orthop, 2008, 79(1): 106-110.

泛应用于股骨头坏死的治疗。目前发表的临床文献也较少，绝大多数为病例报道或小样本的临床试验。

二、临床应用

在临床上，对于早期股骨头坏死，即Ficat Ⅰ期和Ⅱ期，股骨头关节面尚未塌陷，一般采用PRP结合股骨头髓芯减压手术治疗。通过钻头将股骨头坏死区清理减压后，将PRP直接注入坏死区。为防止PRP顺着隧道流出，可以取股骨粗隆区松质骨封住隧道，如**图12-2-4**所示。

在将PRP注入股骨头坏死部位时，尽量选择大号长针（**见图12-2-5**）。如果注射针直径小，则要尽快注入，以防止PRP与凝血酶在管中凝固堵住针管。

对于年轻的股骨头坏死患者，吻合血管游离腓骨移植术是一种有效的治疗方法，愈合率达80%左右。首先，在股骨头颈前侧开槽，直径与游离腓骨直径相似，通过特制的磨钻从槽中伸向股骨头坏死区清除坏死骨。清除完毕后，将开槽得到的松质骨与PRP混合，利用PRP的凝胶性可以将松质颗粒粘成一个整体。将PRP与松质骨复合物通过股骨颈前侧开槽植入坏死区后，打压，最后植入腓骨，吻合血管，如**图12-2-6**所示。

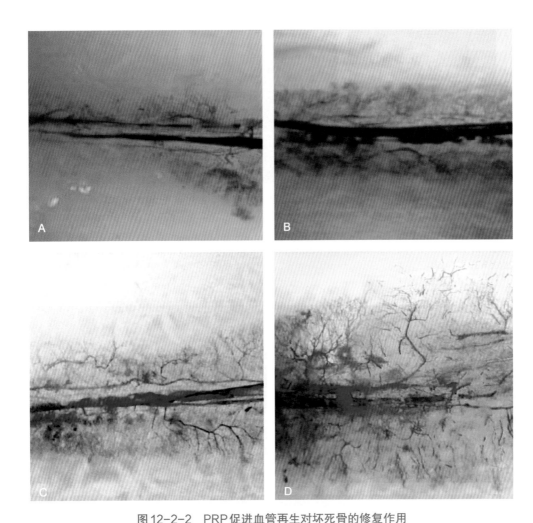

图12-2-2　PRP促进血管再生对坏死骨的修复作用

注：A、C. 对照组；B、D. PRP组；A、B. 术后第1周，PRP组新生毛细管的数量更多；C、D. 术后第2周，大隐静脉周围坏死骨区毛细血管再生长入的长度与密度，PRP组显著大于对照组。引自Yokota K, Ishida O, Sunagawa T, et al. Platelet-rich plasma accelerated surgical angio-genesis in vascular-implanted necrotic bone: an experimental study in rabbits[J]. Acta Orthop, 2008, 79(1): 106-110.

　　如果开槽取得的松质骨质量不佳，可以用生物骨复合PRP来替代（见图12-2-7）。也可以取得较好的骨再生效果。生物骨或自体松质骨在这里相当于PRP的载体，PRP复合骨材料是骨科常用的一种促进骨再生的生物材料。

　　Samy将PRP与生物骨复合治疗Ficat Ⅱb期和Ⅲ期的股骨头坏死患者（见图12-2-8），也取得了良好的临床疗效。此项研究共纳入30例患者（40髋），术后平均随访41.4个月。结果发现VAS疼痛评分从术前78分降至35分。HHS评分从术前46分提高至90.28分，近90%的患者获得了较满意的效果。

MicroFil

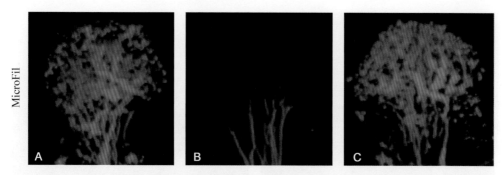

图 12-2-3　PRP 来源外泌体能抑制激素对大鼠股骨头血供的破坏

注：A. 对照组；B. 甲泼尼龙组；C. 甲泼尼龙 +PRP-Exos 组。引自 Tao SC, Yuan T, Rui BY, et al. Exosomes derived from human platelet-rich plasma prevent apoptosis induced by glucocorticoid-associated endoplasmic reticulum stress in rat osteonecrosis of the femoral head via the Akt/Bad/Bcl-2 signal pathway[J]. Theranostics, 2017, 7(3): 733-750.

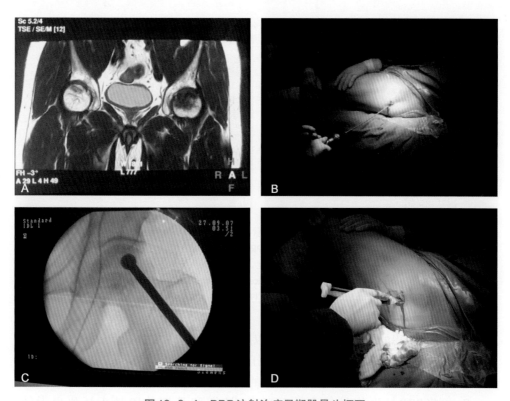

图 12-2-4　PRP 注射治疗早期股骨头坏死

注：A. MRI 显示股骨头坏死；B. 钻头经股骨粗隆沿股骨颈钻入股骨头坏死区；C. 透视下观察磨钻与坏死区的关系；D. 股骨头减压术后，将 PRP 注射入坏死部位

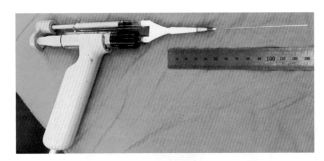

图12-2-5　长针头安装在PRP装置的喷嘴上

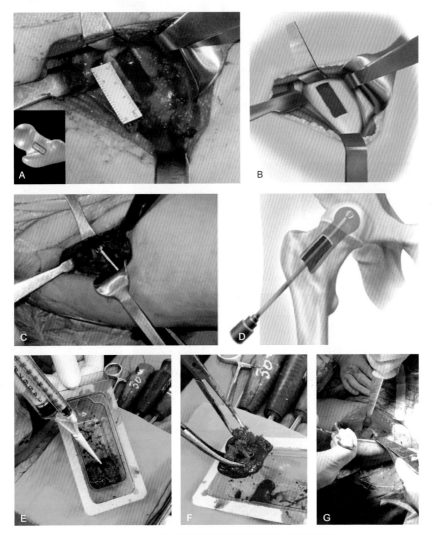

图12-2-6　PRP注射治疗年轻的股骨头坏死患者

注：A、B. 股骨颈开槽；C、D. 从槽中将磨钻伸入坏死区磨除死骨；E. 将PRP注射至松质骨；F. 松质骨颗粒与PRP凝胶可以整体提起；G. 将PRP与松质骨复合物在直视下通过股骨颈槽植入股骨头坏死区

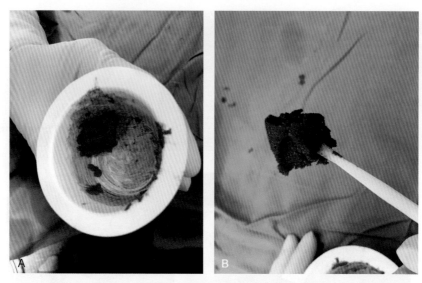

图 12-2-7　将生物骨粉与 PRP 混合后，与生物骨形成黏性复合物

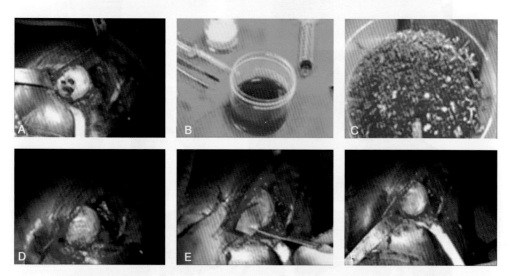

图 12-2-8　股骨头脱位，坏死软骨区直视下清除，将 PRP 与生物骨复合后植入

注：A. 刮除和多次钻孔后显示 Ⅲ 期股骨头坏死；B. PRP；C. PRP 与骨移植物；D. 将 PRP 和骨移植物植入股骨头；E、F. 用胶原片覆盖。引自 Samy AM. Management of osteonecrosis of the femoral head: A novel technique[J]. Indian J Orthop, 2016, 50(4): 359-365.

　　Mayo Clinic 的 Martin 在股骨头减压后用 PRP 复合髂骨 BMSC 提取物治疗 Ficat Ⅰ 期和 Ⅱ 期的股骨头坏死患者 77 例，86% 的患者疼痛缓解，所有患者没有明显手术并发症。最终有 21% 的患者（16 髋）股骨头坏死继续发展，最终行人工关节置换术。

Guadilla等学者在髋关节镜下应用PRP修复股骨头坏死。关节镜下可以直接磨钻至股骨头坏死区，在直视下植入PRP（**见图12-2-9**）。此方法不仅可以在良好的视野下精确清除坏死骨、减压，再植入PRP，还可修复损伤的盂唇和关节软骨面。

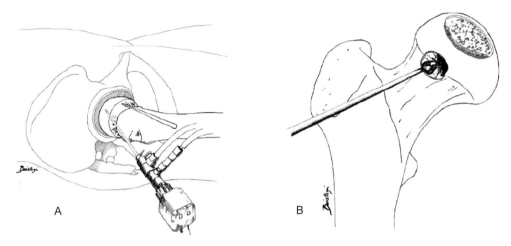

图12-2-9 髋关节镜下应用PRP修复股骨头坏死

注：A. 在髋关节镜下定位；B. 磨钻至股骨头坏死区，清理死骨。引自 Guadilla J, Fiz N, Andia I, et al. Arthroscopic management and platelet-rich plasma therapy for avascular necrosis of the hip[J]. Knee Surg Sports Traumatol Arthrosc, 2012, 20(2): 393-398.

如何治疗年轻的股骨头坏死患者一直是临床骨科医师面临的挑战，PRP的应用提高了股骨头坏死患者的保髋疗效，但目前仍缺乏前瞻性大样本的高质量临床研究证实。

（袁　霆，张长青）

---------------------------- **参 考 文 献** ----------------------------

［1］ Gao YS, Chen SB, Jin DX, et al. Modified surgical techniques of free vascularized fibular grafting for treatment of the osteonecrosis of femoral head: results from a series of 407 cases[J]. Microsurgery, 2013, 33(8): 646-651.

［2］ Martin JR, Houdek MT, Sierra RJ. Use of concentrated bone marrow aspirate and platelet rich plasma during minimally invasive decompression of the femoral head in the treatment of osteonecrosis[J]. Croat Med J, 2013 J, 54(3): 219-224.

［3］ Zhang CQ, Sun Y, Chen SB, et al. Free vascularised fibular graft for post-traumatic osteonecrosis of the femoral head in teenage patients[J]. J Bone Joint Surg Br, 2011, 93(10): 1314-1319.

[4] 张长青,曾炳芳,眭述平,等.改良吻合血管游离腓骨移植治疗股骨头缺血性坏死的手术技术[J].中国修复重建外科杂志,2005,19(9): 692-696.

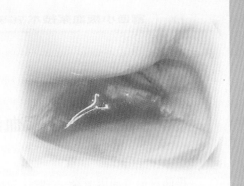

第十三章

富血小板血浆与脊柱损伤修复

　　PRP在经活化后可以释放出多种生长因子，因而其在脊柱外科中的应用目前主要集中在两大方面。一是各种生长因子包括PRP对退变椎间盘的修复作用方面，主要局限于细胞实验和小型动物实验；近年来，有几项临床试验已获得初步疗效。二是生长因子对脊柱融合的作用方面，目前仅局限于动物实验和初步的临床报道。由于在使用PRP进行研究的过程中，可变因素较多，各结果之间的可比性较差，而且各种生长因子在体内发挥作用的机制仍不甚清楚，导致其在脊柱外科应用中的效果参差不齐，甚至结论相悖。

第一节 富血小板血浆对退变椎间盘的修复作用

椎间盘退变原因复杂,一般认为包括遗传因素、力学因素和环境因素。研究发现在椎间盘的损伤裂隙边缘髓核细胞的聚集程度最高,提示椎间盘在损伤后具有一定程度的自我修复能力。但这种内源性修复能力十分有限,若损伤因素持续存在,或者超出了椎间盘的自我修复能力,就会导致椎间盘结构崩解,并使残存的椎间盘承受更大程度的应力,形成一个恶性循环。如果能在损伤早期,通过外源性干预添加生长因子或细胞来刺激椎间盘的再生修复,则有望打破这个恶性循环,阻止或至少延缓椎间盘的退变。

一、基础研究

1. 细胞实验

PRP含有多种生长因子,具有促进细胞合成代谢、抑制分解代谢的作用。对于椎间盘中的两类细胞——髓核细胞和纤维环细胞,目前的研究已证实TGF-β、IGF、PDGF、VEGF和bFGF等生长因子具有刺激细胞增殖和促进胞外基质分泌的作用。PRP来源于自体外周血,制作简便,富含上述多种生长因子,因而也被用于修复椎间盘损伤。

几乎所有的细胞实验结果均提示PRP对椎间盘细胞具有促合成作用。Chen等通过细胞实验发现人髓核细胞增殖在添加PRP后较对照组增加7～11倍,并且蛋白聚糖含量显著增加。Masuda等研究了PRP对椎间盘蛋白聚糖和胶原合成的影响,他们先采用藻酸盐对牛髓核、内层纤维环和外层纤维环细胞培养7天,继而分别在生长因子浓度由低到高的无血清培养基、10%的胎牛血清、10%的贫血小板血浆(PPP)和10%的PRP中培养3天,之后分别利用^{35}S掺入法和^{3}H脯氨酸掺入法检测蛋白聚糖和胶原的合成情况,结果发现蛋白聚糖和胶原的合成均与生长因子的浓度呈正相关,且外层纤维环细胞比髓核细胞对PRP的依赖程度更明显。不仅如此,Kim等通过向人髓核细胞培养液中添加IL-1和TNF-α来模拟退变椎间盘中的炎性微环境,结果发现这些炎性因子能显著抑制髓核细胞II型胶原和aggrecan基因的表达,并上调Cox-2和MMP-3基因的表达;PRP则能抑制这些炎性因子对髓核细胞产生的不利影响,从而恢复细胞的合成代谢,抑制其分解代谢。与此同时,Liu等发现PRP对遭受脂多糖损伤的髓核细胞也具有保护作用。对于椎间盘中的纤维环细胞,PRP同样具有刺激细胞增殖和胞外基质合成的作用。

2. 动物实验

大多数的动物实验结果均认为PRP对椎间盘损伤和退变均有修复作用(见表13-1-1)。Nagae等首次开展了这方面的动物实验。首先,对36只雄性日本大白兔各抽取一部分髓核组织来建立椎间盘退变模型,2周后随机分为四组,分别用明胶凝胶微球复合PRP、单纯PRP、明胶凝胶微球复合磷酸盐缓冲溶液(phosphate-buffered saline, PBS)和单纯针刺来处理退变椎间盘;术后8周,通过组织学观察发现后三组动物椎间盘的髓核和纤维环的退变程度均较术前有明显进展,相反,明胶凝胶微球复合PRP修复组的椎间盘退变则得到了抑制,而且免疫组织化学检测结果还显示该组椎间盘内的蛋白聚糖合成增加,透射电镜显示髓核细胞的超微结构与正常椎间盘的髓核细胞无明显差异。进一步研究还发现,明胶凝胶微球复合PRP修复组的椎间盘在MRI上的高度要显著高于其他各组,且有统计学差异。此外,该组的蛋白聚糖核蛋白和II型胶原的mRNA表达水平也显著高于其他各组,差异具有统计学意义。在大鼠椎间盘退变模型上,Gullung等发现PRP治疗组的椎间盘较对照组在形态上更接近于正常,炎性细胞数量少于对照组,而液体含量则多于对照组。在猪椎间盘退变模型上,Chen等同样发现了PRP治疗可以促进髓核细胞分泌胞外基质,并有助于恢复椎间盘的高度。2017年,Li等对11项关于PRP修复退变椎间盘的动物实验进行了荟萃分析,结果发现PRP治疗可以有效增加椎间盘的高度,提高椎间盘在MRI上T2信号强度,并降低椎间盘退变的组织学评分。值得注意的是,在这11项研究中,10项研究选择大鼠或兔等小型实验动物,仅有1项选择猪作为实验动物,而且这些实验动物的脊柱负重和椎间盘退变模型均不能模拟出人椎间盘退变的自然进程。因而,在解读这些鼓舞人心的实验结果时仍需谨慎,比如部分实验发现单纯应用PRP并不能有效修复退变椎间盘,只有在PRP结合干细胞或者PRP缓释才取得显著效果。不过这些结果却促使我们继续探讨PRP对退变椎间盘的修复作用,并尝试开展小规模的临床试验。

表13-1-1　PRP修复椎间盘退变的动物实验

作者 (出版时间)	动物	椎间盘退变模型	观察时间	结　果
Nagae等(2007)	兔	髓核抽吸	8周	负载PRP的明胶凝胶微珠抑制椎间盘退变的进展
Sawamura等 (2009)	兔	髓核抽吸	8周	负载PRP的明胶凝胶微珠较对照组增加了椎间盘的高度
Gullung等 (2011)	大鼠	针刺	4周	PRP组的椎间盘在形态上更接近于正常结构
Chen等(2009)	猪	蛋白酶诱导	2月	PRP促进了髓核细胞胞外基质的分泌和椎间盘高度的恢复

（续表）

作者 （出版时间）	动物	椎间盘退变模型	观察时间	结 果
胡新锋等 （2012）	兔	针刺	2周	PRP可终止甚至一定程度逆转兔早期椎间盘退变
Obata等（2012）	兔	针刺	4周	PRP有助于恢复椎间盘高度，并刺激细胞增殖
孟繁星等 （2013）	兔	针刺	8周	PRP结合ASC有助于恢复椎间盘MRI信号和高度
Gui等（2015）	兔	针刺	4周	PRP组的椎间盘在影像学和组织学上更接近于正常
Yang等（2016）	兔	针刺	12周	PRP有助于椎间盘MRI信号的恢复并促进II型胶原分泌
Wang等（2016）	兔	针刺	8周	PRP结合BMSC有助于退变椎间盘的修复

注：ASC：脂肪来源干细胞；BMSC：骨髓间充质干细胞

二、临床研究

腰痛是临床常见症状，大约80%的成人在一生中都会经历至少一次腰痛发作。腰痛的病因复杂多样，研究显示40%以上的慢性腰痛都与椎间盘退变有关。目前治疗椎间盘退变的方法都是以缓解患者症状为主要目的，而不是从促进椎间盘自身修复的角度。大量的体外和动物实验结果都证实了PRP在促进退变椎间盘自身修复方面的潜力，近几年有学者开展了这方面的临床试验（见表13-1-2）。Akeda等开展了临床试验来评估PRP治疗慢性椎间盘源性腰痛的疗效和安全性，共纳入14例患者，在对患者进行诊断性椎间盘镜时向病变椎间盘中心注射了2 ml PRP释放液，平均随访时间为10月，结果发现患者治疗1、6和12个月的VAS疼痛评分分别为（3.1±2.5）、（3.2±2.4）和（2.9±2.8）分，均显著低于治疗前的（7.5±1.3）分，差异均有统计学意义（$P < 0.01$）；治疗1、6和12个月的Roland-Morris功能障碍评分分别为（5.1±5.2）、（3.6±4.5）和（2.8±3.9）分，也显著低于从治疗前的（12.6±4.1）分，差异均有统计学意义（$P < 0.01$）。但在MRI矢状面上，髓核的T2值在治疗前后并无显著变化。虽然在整个治疗过程中，有2例患者出现了一过性的下肢麻木，但研究者们并未观察到与PRP治疗相关的并发症。Levi等开展了类似的临床试验，共纳入22例患者，结果发现在治疗后1、2、6个月分别有3、7和9例患者的疼痛和功能障碍评分得到显著改善，并且在治

疗过程中也未观察到与PRP治疗相关的并发症。Tuakli-Wosornu等开展了第一项关于PRP治疗椎间盘源性腰痛的随机、双盲、对照临床试验。研究共纳入47例患者,治疗组在透视监控下向椎间盘内注射入1～2 ml PRP,对照组则注射入相同剂量的显影剂,治疗8周后,PRP组患者的疼痛、功能和患者满意度评分均显著优于对照组;治疗1年后,接受PRP注射患者的功能评分仍然显著优于治疗前;研究过程中两组均未发生与试验相关的并发症。但该项研究纳入的患者数量偏少,随访时间短,而且在治疗8周后,对照组有15例患者要求去除盲法,接受PRP注射治疗。Basso等对以上3项临床试验进行了汇总分析,认为虽然目前的临床试验提示PRP治疗可改善慢性椎间盘源性腰痛,但这些研究在设计和实施方面都存在较大程度的缺陷,为明确PRP的临床疗效,仍需要高质量的随机对照临床试验。

表13-1-2　PRP治疗椎间盘源性腰痛的临床试验

作者(出版时间)	研究设计	病例数	随访时间	PRP制作	治疗剂量	评价指标	结果	并发症
Akeda等(2017)	病例报道	14	10个月	两步离心法,P-PRP释放液	2 ml PRP释放液	VAS、Roland-Morris功能障碍量表和MRI T2值	1、6和12个月后,VAS和Roland-Morris均较治疗前有显著改善;MRI T2值无显著变化	无
Levi等(2016)	病例报道	22	1、2、6个月	Smartprep套装,L-PRP	0.5～1.5 ml PRP	阳性结果:VAS评分至少改善50%且ODI改善至少30%	阳性结果:14%(1个月)、32%(2个月)、47%(6个月)	无
Tuakli-Wosornu等(2016)	随机对照研究	47	1、4、8周、6、12个月	不明	1～2 ml PRP	FRI、NRS、SF-36和NASS改良量表	8周时,PRP较对照组显著改善疼痛、功能和患者满意度;1年时,PRP组的功能评分较治疗前仍有显著改善	无

注:L-PRP(富白细胞富血小板血浆);VAS(视觉模拟疼痛评分);ODI(Oswestry功能障碍指数);FRI(功能评分指数);NRS(数字分级评分法);SF-36(健康调查量表36);NASS(北美脊柱协会);P-PRP(贫白细胞富血小板血浆)

第二节　富血小板血浆对脊柱融合的作用

脊柱融合术是脊柱外科常用术式之一。据估计,美国仅2008年一年完成的脊柱融合手术就超过40万台。与之相伴的是,约10%的融合手术会出现假关节,导致融合失败。为提高融合率,临床上通常需进行自体髂骨移植,但由于供区骨量有限,以及相对较高的供区并发症,使得寻求可替代自体骨移植的材料和(或)方法成为研究的热点。

1998年,Marx等首次提出PRP可以促进骨再生,理论基础主要是PRP被激活后释放的多种生长因子是公认的骨诱导物质,可以刺激成骨细胞和成纤维细胞的增殖,上调骨钙素基因的表达。此外,PRP还可以促进间质干细胞向成骨细胞分化,刺激骨髓细胞的有丝分裂等。

一、基础研究

关于PRP对脊柱融合的影响,在动物实验层面,不同的研究者得出的结论不尽相同(见表13-2-1)。Sethi等发现向少量自体骨中添加PRP可以提高兔L_{5-6}腰椎后外侧融合的融合率,而在增加自体骨植入量后再添加PRP,则融合率提高不明显。Walsh等也发现,向自体骨中添加PRP,可以将绵羊L_{3-4}腰椎后外侧融合的融合率从83%提高至100%。术后10周,在大鼠L_{4-5}腰椎后外侧融合模型中单纯植入β磷酸三钙组未发现骨融合,而添加了PRP的β磷酸三钙组融合率则高达80%。还有两项研究发现PRP虽然未能显著提高大鼠腰椎后外侧融合率,但均加快了骨融合的速率。

与此同时,也有大量学者持不同意见。Cinotti等发现向羟基磷灰石/碳酸钙中添加PRP并不能提高兔L_{4-5}腰椎后外侧融合的融合率。Rao等在小鼠L_{4-6}腰椎后外侧融合模型上也得出了类似的结论——PRP并不能进一步提高BMP2组的融合率。在猪三节段前路腰椎椎间融合模型上,Li等也发现向磷酸三钙中添加PRP不仅未能提高融合率,而且融合率要显著低于自体骨组。类似的结果也同样存在于绵羊C_{3-4}颈椎前路椎间盘切除后融合的动物模型中。

表13-2-1 在脊柱融合中应用PRP的动物实验

作者(出版时间)	动物	数量	融合类型	分　　组	评估时间和方法	结　果
Sethi等(2008)	兔	40	L_{5-6}腰椎后外侧融合	a. 自体骨1.5 cm³ b. PRP + 自体骨1.5 cm³ c. 自体骨3 cm³ d. PRP + 自体骨3 cm³	术后5周X线片检查	向自体骨1.5 cm³添加PRP可将融合率从29%提高至57%,而向自体骨3 cm³添加PRP则效果不明显

（续表）

作者（出版时间）	动物	数量	融合类型	分　组	评估时间和方法	结　果
Walsh等（2004）	绵羊	24	L_{3-4}腰椎后外侧融合	a. 自体骨 b. PRP + 自体骨	术后6个月 X 线片检查	自体骨组83%融合率，PRP + 自体骨组100%融合率
Okamoto等（2012）	大鼠	50	L_{4-5}腰椎后外侧融合	a. PRP + 磷酸三钙 b. PPP + 磷酸三钙 c. PRP凝胶 d. 自体骨 e. 空白对照	术后10周 X 线片和CT检查	PRP + 磷酸三钙组融合率80%，自体骨组70%，其余两组均未出现骨融合
Shiga等（2016）	大鼠	60	L_{4-6}腰椎后外侧融合	a. 假手术 b. 人工骨 c. 自体骨 d. 人工骨 + 新鲜PRP e. 人工骨 + 冻干PRP f. 人工骨 + BMP2	术后4周、8周X线片检查	PRP可加快骨融合，生物力学强度与自体骨组相当
Kamoda等（2013）	大鼠	70	L_{4-5}腰椎后外侧融合	a. 自体骨 + PRP b. 自体骨	术后2个月CT检查	4周时PRP + 自体骨融合率较高，但8周时两组无统计学意义
Cinotti等（2013）	兔	20	L_{4-5}腰椎后外侧融合	a. PRP + 羟基磷灰石/碳酸钙 b. 骨髓液 + 羟基磷灰石/碳酸钙 c. 羟基磷灰石/碳酸钙 d. 骨髓液 e. 假手术	术后6个月 X 线片检查	除假手术组外，融合率无统计学意义
Rao等（2009）	小鼠	40	L_{4-6}腰椎后外侧融合	a. BMP2 + PRP b. BMP2 + 生理盐水 c. BMP2 + 骨髓液 d. 空白对照	术后1个月 X 线片和CT检查	添加PRP并未提高BMP2的融合率
Li等（2004）	猪	10	三节段前路腰椎椎间融合	a. 自体骨 b. 磷酸三钙 c. PRP + 磷酸三钙	术后3个月 X 线片和CT检查	PRP未能促进骨融合

（续表）

作者（出版时间）	动物	数量	融合类型	分　组	评估时间和方法	结　果
Scholz等（2010）	绵羊	24	C_{3-4}颈椎前路椎间盘切除后融合	a. 自体骨 b. 矿化胶原基质 c. PRP + 矿化胶原基质	术后3个月 X 线片和CT检查	自体骨组融合率高于其余两组
Cunningham等（2010）	山羊	14	两节段颈椎前路椎间盘切除后融合	a. 自体骨 b. PRP + 羟基磷灰石/碳酸钙	术后4个月 X 线片检查	两组融合率和生物力学强度均无统计学意义

二、临床研究

在临床上，目前关于PRP对脊柱融合的影响，大致可以分为三种观点：促进、无影响和抑制（见表13-2-2）。

表13-2-2　在脊柱融合中应用PRP的临床对照试验

文　献	研究设计	病例数	干预与分组	随访时间	结　果
Kubota等（2019）	随机对照研究	62	单节段或两节段腰椎后外侧融合 a. 自体骨 b. 自体骨 + PRP	2年	PRP组的融合率、融合速度和融合面积均显著优于对照组；两组并发症无差异
Feiz-Erfan等（2007）	随机对照研究	50	单节段或两节段颈椎前路椎间融合 a. 异体骨 b. 异体骨 + PRP	2年	两组融合率无统计学意义，但PRP组融合时间更早
Hee等（2003）	病例对照	23	单节段或两节段经椎间孔腰椎椎间融合 a. 自体骨 b. 自体骨 + PRP	2年	两组融合率无统计学意义，但PRP组融合更快
Hartmann等（2010）	病例对照	35	胸腰段骨折融合	8～12月	两组融合率无统计学意义，但PRP组融合更快

（续表）

文　献	研究设计	病例数	干预与分组	随访时间	结　果
Hartmann 等（2010）			a. 自体骨 b. 自体骨 + PRP		
Landi 等（2011）	病例对照	14	腰椎后外侧融合 a. 自体骨 b. 自体骨 + PRP	6个月	两组融合率无统计学意义，但PRP组融合更快
Tsai 等（2009）	前瞻性队列研究	67	单节段腰椎后外侧融合 a. 自体骨 + 硫化钙 + PRP + 纤维蛋白胶 b. 自体骨 + 硫化钙	2年	两组融合率无统计学意义
Carreon 等（2005）	回顾性病例对照	76	单节段、两节段或三节段腰椎后外侧融合 a. 自体骨 b. 自体骨 + PRP	32～37个月	PRP组75%融合，对照组83%融合，但两组间无统计学意义
Sys 等（2011）	随机对照研究	40	腰椎后外侧融合 a. 自体骨 b. 自体骨 + PRP	12个月	两组间无统计学意义
Weiner 等（2003）	前瞻性队列研究	59	单节段腰椎后外侧融合 a. 自体骨 b. 自体骨 + PRP	2年	PRP组62%融合，对照组91%融合
Castro FP Jr等（2004）	病例对照研究	84	单节段或两节段经椎间孔腰椎椎间融合 a. 自体骨 b. 自体骨 + PRP	34～41个月	PRP组36%融合，对照组55%融合
Acebal-Cortina 等（2011）	前瞻性队列研究	107	单节段腰椎后外侧融合 a. 自体骨 + 磷酸三钙/羟基磷灰石 b. 自体骨 + 磷酸三钙/羟基磷灰石 + PRP	2年	PRP组76%融合，对照组93%融合

　　一项最新的随机对照研究纳入了62例单节段或两阶段腰椎退变不稳定的患者，对照组31例患者接受了腰椎后外侧融合和自体植骨，实验组31例患者在融合手术和自体植骨过程中添加了自体PRP。在术后2年的随访过程中，研究者发现实验组融合率高达94%，显著高于对照组的74%（$P = 0.002$）；实验组的融合面积为572 mm^2，也显著高于对照组的367 mm^2（$P = 0.02$）；实验组的平均融合时间为7.8个月，也显著少于对照组的9.8月（$P = 0.01$）；而两组间在并发症方面并无统计学意义（$P > 0.05$）。在颈

椎融合方面,另一项随机对照研究也发现PRP可以加快融合的速率,但与对照组(异体骨)在最终融合率方面并无统计学意义。这在数项病例对照研究中也印证了这一点,即添加PRP可以加快脊柱融合的速率,但在最终融合率方面与对照组之间并无统计学意义。这些试验结果均提示PRP有利于脊柱融合,能提高融合率或者至少加快融合速率,从而促进患者早期康复。

同时,也有学者认为PRP对脊柱融合并无影响。Tsai等在一项前瞻性队列研究中将67例患者分为两组,实验组采用颗粒状的人工骨OSTEOSET硫酸钙和磨碎的自体椎板混合,并结合PRP作为骨移植材料进行后外侧腰椎融合,对照组采用不添加PRP的人工骨和自体椎板,术后随访至少2年,实验组的融合率为85%(29/34),对照组为90%(30/33),两组间无统计学差异。在一项回顾性病例对照研究中,Carreon等发现自体髂骨结合PRP进行后外侧腰椎融合的融合率为75%(51/76),自体髂骨移植组的融合率为83%(63/76),两组间同样无统计学差异。Sys等通过一项随机对照研究也证实了PRP并不能提高腰椎融合率;与对照组相比,在临床功能指标上也无统计学意义。

还有多项研究发现添加PRP反而会降低融合率。Weiner等进行了一项回顾性研究,实验组采用自体髂骨结合PRP对32例退变性腰椎间盘症或腰椎滑脱症患者进行单节段横突间融合,对照组仅采用自体髂骨移植对27例患者进行了单节段横突间融合,术后随访1~2年,结果显示实验组的融合率仅为62%(18/32),显著低于对照组的91%(24/27)。Castro FP Jr同样在研究中发现自体骨组的腰椎后外侧融合率为55%,而在添加PRP后融合率降低至36%。Acebal-Cortina等在对107例患者进行单节段腰椎融合手术时,同样发现对照组融合率为93%,而在添加PRP后融合率降低至76%。

这种研究结果之间存在巨大差异的原因是多方面的,其中一个重要方面就是PRP制作方式的不统一。我们知道,在离心后不同浓度的PRP所含有的血小板和细胞因子的浓度、活性均不一致,而且彼此之间PRP所结合的载体或者混合方式也不尽相同,这也导致了PRP在体内局部的浓度不同,被激活和释放生长因子的时机、方式也不相同;目前还不清楚PRP何时以何种方式被激活、何种浓度存在体内和以怎样一种释放形式才能有效促进骨融合。目前较多学者认为PRP仅参与了骨形成众多环节中的一部分,并不能自始至终诱导整个成骨过程。因此,尚需进一步了解PRP究竟是如何在体内发挥作用的。此外,各项研究之间的异质性也很大,无论在研究设计、手术方法、康复锻炼和随访评估方面都不尽相同,而且大多数的临床研究证据效力较低,至今仍然缺少高质量的随机对照临床研究。

综上所述,PRP在椎间盘退变修复和脊柱融合方面的作用仍有很大争议。换言之,如果这些实验结果均是完全客观、公正,那提示仅有特定类型的PRP在特定条件下才发挥其积极作用,但目前对这种PRP类型和特定条件尚不清楚。

(谢雪涛　张长青)

参 考 文 献

［ 1 ］ Weiler C, Nerlich AG, Schaaf R, et al. Immunohistochemicalidentification of notochordal markers in cells in the aging human lumbar intervertebraldisc[J]. Eur Spine J, 2010, 19(10): 1761-1770.

［ 2 ］ Wang SZ, Chang Q, Lu J, et al. Growth factors and platelet-rich plasma: promising biological strategies for early intervertebral disc degeneration[J]. Int Orthop, 2015, 39(5): 927-934.

［ 3 ］ Monfett M, Harrison J, Boachie-Adjei K, Lutz G. Intradiscal platelet-rich plasma (PRP) injections for discogenic low back pain: an update[J]. Int Orthop, 2016, 40(6): 1321-1328.

［ 4 ］ Chen WH, Lo WC, Lee JJ, et al. Tissue-engineered intervertebraldisc and chondrogenesis using human nucleus pulposus regulatedthrough TGF-beta1 in platelet-rich plasma[J]. J Cell Physiol, 2006, 209(3): 744-754.

［ 5 ］ Akeda K, An HS, Pichika R, et al. Platelet-rich plasma (PRP) stimulatesthe extracellular matrix metabolism of porcine nucleus pulposusand anulus fibrosus cells cultured in alginate beads[J]. Spine (PhilaPa 1976), 2006, 31(9): 959-966.

［ 6 ］ Kim HJ, Yeom JS, Koh YG, et al. Anti-inflammatory effect of platelet-rich plasmaon nucleus pulposus cells with response of TNF-a and IL-1[J]. Orthop Res, 2014, 32(4): 551-556.

［ 7 ］ Liu MC, ChenWH, Wu LC, et al. Establishment of a promising humannucleus pulposus cell line for intervertebral disc tissue engineering[J]. Tissue Eng Part C Methods, 2014, 20(1): 1-10.

［ 8 ］ Pirvu TN, Schroeder JE, Peroglio M, et al. Platelet-rich plasma induces annulusfibrosus cell proliferation and matrix production[J]. Eur Spine J, 2014, 23(4): 745-753.

［ 9 ］ Li P, Zhang R, Zhou Q. Efficacy of platelet-rich plasma in retarding intervertebral disc degeneration: a meta-analysis of animal studies[J]. Biomed Res Int, 2017, 2017: 7919201.

［ 10 ］ Nagae M, Ikeda T, Mikami Y, et al. Intervertebral disc regeneration using platelet-rich plasma and biodegradable gelatin hydrogel microspheres[J]. Tissue Eng, 2007, 13(1): 147-158.

［ 11 ］ Sawamura K, Ikeda T, Nagae M, et al. Characterization of in vivo effects of platelet-rich plasma and biodegradable gelation hydrogel microspheres on degenerated intervertebral discs[J]. Tissue Eng, 2009, 15(12): 3719-3727.

［ 12 ］ Gullung GB, Woodall JW, Tucci MA, et al. Platelet-rich plasma effects on degenerative disc disease: analysis of histology and imaging in an animal model[J]. Evid Based Spine Care J, 2011, 2(4): 13-18

［ 13 ］ Chen WH, Liu HY, Lo WC, et al. Inervertebral disc regeneration in an ex vivo culture system using mesenchymal stem cells and platelet-rich plasma[J]. Biomaterials, 2009, 30(29): 5523-5533.

［ 14 ］ 胡新锋, 王宸, 芮云峰. 自体富血小板血浆干预兔早期椎间盘退变的初步研究[J]. 中国修复重建外科杂志, 2012, 26(8): 977-983.

［ 15 ］ Obata S, Akeda K, Imanishi T, et al. Effect of autologous platelet-rich plasma-releasate on intervertebral disc degeneration in the rabbit anular puncture model: a preclinical study[J]. Arthritis Res Ther, 2012, 14(6): R241.

［ 16 ］ 孟繁星, 李放, 叶超群, 等. 脂肪间充质干细胞复合血小板凝胶修复兔椎间盘退变[J]. 中国

组织工程研究, 2013, 17(21): 3801-3808.

[17] Gui K, Ren W, Yu Y, et al. Inhibitory effects of platelet-rich plasma on intervertebral disc degeneration: a preclinical study in a rabbit model[J]. Med Sci Monit, 2015, 21: 1368-1375.

[18] Yang H, Yuan C, Wu C, et al. The role of TGF-β1/Smad2/3 pathway in platelet-rich plasma in retarding intervertebral disc degeneration[J]. J Cell Mol Med, 2016, 20(8): 1542-1549.

[19] Wang SZ, Jin JY, Guo YD, et al. Intervertebral disc regeneration using platelet-rich plasma-containing bone marrow-derived mesenchymal stem cells: a preliminary investigation[J]. Mol Med Rep, 2016, 13(4): 3475-3481.

[20] Andersson GB. Epidemiological features of chronic low-back pain[J]. Lancet, 1999, 354(9178): 581-585.

[21] Schwarzer AC, Aprill CN, Derby R, et al. The prevalence and clinical features of internal disc disruptionin patients with chronic low back pain[J]. Spine, 1995, 20(17): 1878-1883.

[22] Akeda K, Ohishi K, Masuda K, et al. Intradiscal injection of autologous platelet-rich plasma releasate to treat discogenic low back pain: a preliminary clinical trial[J]. Asian Spine J, 2017, 11(3): 380-389.

[23] Levi D, Horn S, Tyszko S, et al. Intradiscal platelet-rich plasma injection for chronic discogenic low back pain: preliminary results from a prospective trial[J]. Pain Med, 2016, 17(6): 1010-1022.

[24] Tuakli-Wosornu YA, Terry A, Boachie-Adjei K, et al. Lumbar intradiskal platelet-rich plasma (PRP) injections: a prospective, double-blind, randomized controlled study[J]. PM R, 2016, 8(1): 1-10.

[25] Basso M, Cavagnaro L, Zanirato A, et al. What is the clinical evidence on regenerative medicine in intervertebral disc degeneration[J]. Musculoskelet Surg, 2017, 101(2): 93-104.

[26] Rajaee SS, Bae HW, Kanim LE, et al. Spinal fusion in the United States: analysis of trends from 1998 to 2008[J]. Spine (Phila Pa 1976), 2012, 37(1): 67-76.

[27] Kaiser MG, Groff MW, Watters WC 3rd, et al. Guideline update for the performance of fusion proceduresfor degenerative disease of the lumbar spine. Part 16: bonegraft extenders and substitutes as an adjunct for lumbarfusion[J]. J Neurosurg Spine, 2014, 21(1): 106-132.

[28] Goulet J, Senunas L, DeSilva G, et al. Autogenous iliac crest bone graft: complications and functional assessment[J]. Clin Ortho Rel Res, 1997, 339: 76-81.

[29] Marx RE, Carlson ER, Eichstaedt RM, et al. Platelet-rich plasma: Growth factor enhancement for bone grafts[J]. Oral Surg Oral Med Oral Pathol Oral Radiol Endod, 1998, 85(6): 638-646.

[30] Graziani F, Ivanovski S, Cei S. The *in vitro* effect of different PRP concentrations on osteoblasts and fibroblasts[J]. Clin Oral Implants Res, 2006, 17(2): 212-219.

[31] Oprea WE, Karp JM, Hosseini MM. Effect on platelet releasate on bone cell migration and recruitment *in vitro* [J]. J Craniofac Surg, 2003, 14(3): 292-300.

[32] Dolder JV, Mooren R, Vloon AP. Platelet-rich plasma: quantification of growth factor levels and the effect on growth and differentiation of rat bone marrow cells[J]. Tissue Eng, 2006, 12(11): 3067-3073.

[33] Sethi PM, Miranda JJ, Kadiyala S, et al. Evaluation of autologous platelet concentrate for intertransverse process lumbar fusion[J]. Am J Orthop (Belle Mead NJ), 2008, 37(4): E84-E90.

[34] Walsh WR, Loefler A, Nicklin S, et al. Spinal fusion using an autologous growth factor gel and

a porous resorbable ceramic[J]. Eur Spine J, 2004, 13(4): 359−366.

[35] Okamoto S, Ikeda T, Sawamura K, et al. Positive effect on bone fusion by the combination of platelet-rich plasma and a gelatin β -tricalcium phosphate sponge: a study using a posterolateral fusion model of lumbar vertebrae in rats[J]. Tissue Eng Part A, 2012, 18(1−2): 157−166.

[36] Shiga Y, Orita S, Kubota G, et al. Freeze-Dried Platelet-rich plasma accelerates bone union with adequate rigidity in posterolateral lumbar fusion surgery model in rats[J]. Sci Rep, 2016, 6: 36715.

[37] Kamoda H, Ohtori S, Ishikawa T, et al. The effect of platelet-rich plasma on posterolateral lumbar fusion in a rat model[J]. J Bone Joint Surg Am, 2013, 95(12): 1109−1116.

[38] Cinotti G, Corsi A, Sacchetti B, et al. Bone ingrowth and vascular supply in experimental spinal fusion with platelet-rich plasma[J]. Spine (Phila Pa 1976), 2013, 38(5): 385−391.

[39] Rao RD, Gourab K, Bagaria VB, et al. The effect of platelet-rich plasma and bone marrow on murine posterolateral lumbar spine arthrodesis with bone morphogenetic protein[J]. J Bone Joint Surg Am, 2009, 91(5): 1199−1206.

[40] Li H, Zou X, Xue Q, et al. Anterior lumbar interbody fusion with carbon fiber cage loaded with bioceramics and platelet-rich plasma. An experimental study on pigs[J]. Eur Spine J, 2004, 13(4): 354−358.

[41] Scholz M, Schleicher P, Eindorf T, et al. Cages augmented with mineralized collagen and platelet-rich plasma as an osteoconductive/inductive combination for interbody fusion[J]. Spine (Phila Pa 1976), 2010, 35(7): 740−746.

[42] Cunningham BW, Sefter JC, Hu N, et al. Autologous growth factors versus autogenous graft for anterior cervical interbody fusion: an in vivo caprine model[J]. J Neurosurg Spine, 2010, 13(2): 216−223.

[43] Elder BD, Holmes C, Goodwin CR, et al. A systematic assessment of the use of platelet-rich plasma in spinal fusion[J]. Ann Biomed Eng, 2015, 43(5): 1057−1070.

[44] Kubota G, Kamoda H, Orita S, et al. Platelet-rich plasma enhances bone union in posterolateral lumbar fusion: A prospective randomized controlled trial[J]. Spine J, 2019, 19(2): e34−e40.

[45] Feiz-Erfan I, Harrigan M, Sonntag VK, et al. Effect of autologous platelet gel on early and late graft fusion in anterior cervical spine surgery[J]. J Neurosurg Spine, 2007, 7(5): 496−502.

[46] Hee HT, Majd ME, Holt RT, et al. Do autologous growth factors enhance transforaminal lumbar interbody fusion[J]. Eur Spine J, 2003, 12(4): 400−407.

[47] Hartmann EK, Heintel T, Morrison RH, et al. Influence of platelet-rich plasma on the anterior fusion in spinal injuries: a qualitative and quantitative analysis using computer tomography[J]. Arch Orthop Trauma Surg, 2010, 130(7): 909−914.

[48] Landi A, Tarantino R, Marotta N, et al. The use of platelet gel in postero-lateral fusion: preliminary results in a series of 14 cases[J]. Eur Spine J, 2011, 20(Suppl 1): S61−S67.

[49] Tsai CH, Hsu HC, Chen YJ, et al. Using the growth factors-enriched platelet glue in spinal fusion and its efficiency[J]. J Spinal Disord Tech, 2009, 22(4): 246−250.

[50] Carreon LY, Glassman SD, Anekstein Y, et al. Platelet gel (AGF) fails to increase fusion rates in instrumented posterolateral fusions[J]. Spine (Phila Pa 1976), 2005, 30(9): E243−E246.

[51] Sys J, Weyler J, Van Der Zijden T, et al. Platelet-rich plasma in mono-segmental posterior

lumbar interbody fusion[J]. Eur Spine J, 2011, 20(10): 1650-1657.

[52] Weiner BK, Walker M. Efficacy of autologous growth factors in lumbar intertransverse fusions[J]. Spine (Phila Pa 1976), 2003, 28(17): 1968-1970; discussion 1971.

[53] Castro FP Jr. Role of activated growth factors in lumbar spinal fusions[J]. J Spinal Disord Tech, 2004, 17(5): 380-384.

[54] Acebal-Cortina G, Suárez-Suárez MA, García-Menéndez C, et al. Evaluation of autologous platelet concentrate for intertransverse lumbar fusion[J]. Eur Spine J, 2011, 20(Suppl 3): 361-366.

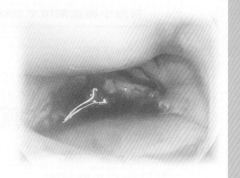

第十四章

富血小板血浆与
整形和美容

2012年，Sanchez提出将PRP应用于再生医学。再生医学是通过研究机体正常组织的特征与功能、创伤修复与再生机制，以及干细胞分化机制和方法，促进机体自我修复与再生，或通过构建新的组织与器官以维持、修复、再生或改善损伤组织和器官功能，PRP在其中所起的重要促进作用越来越引起人们的关注。

目前，有据可查的PRP在整形美容外科的应用始于2001年，Powell等报道在深平面面部除皱术后伤口闭合前将P-PRP喷洒于皮瓣下，在8例患者的其中一侧面部使用，发现PRP具有减少水肿和瘀斑的抗炎特性。同年，Man等使用PRP结合PPP应用于面颈部提升和腹部整形等手术，发现可以缩短手术时间、减少引流和敷料加压包扎、减轻术后疼痛和肿胀，以及改善伤口愈合和缩短术后恢复时间。2002年，Bhanot将PRP用于20例整容手术（面部提升、乳房整形或颈部提升），显示PRP凝胶可有效阻止外科手术毛细血管出血，缩短恢复时间。随后，PRP被广泛应用于整形外科的多个领域。

第一节 富血小板血浆与皮肤屏障

一、皮肤结构与皮肤屏障

皮肤由表皮、真皮和皮下组织构成,其中包含有不同功能的皮肤附属器(如毛囊、皮脂腺、汗腺等)以及在皮肤内穿行的血管、神经、淋巴管等,是人体最大的器官,覆盖于整个体表,起重要的屏障作用。在胚胎发生学上,皮肤组织来源于胚胎的外胚层和中胚层,外胚层发育形成表皮、皮肤附属器和神经;中胚层发育形成真皮、皮下组织、血管、淋巴管和肌肉。皮肤约占人体总重量的16%,正常成人皮肤的总面积为1.5～2 m²,厚度为1～4 mm,其中眼睑部位最薄,足跖部位最厚。

一般来讲,表皮分为5层,从内向外依次为基底细胞层、棘细胞层、颗粒层、透明层和角质层。表皮的细胞构成绝大多数为角质形成细胞,约占全部细胞的80%,是形成皮肤屏障的主要细胞基础。此外,表皮内的非角质形成细胞主要有3种:黑色素细胞、朗格汉斯细胞和麦克尔细胞。黑色素细胞来源于神经嵴,胚胎第8周时进入真皮,随后在发育到第4～6个月时才形成树突状,并且胞质内出现黑素小体。朗格汉斯细胞属于表皮内的免疫活性细胞,来源于骨髓,散在分布于基底层和棘层细胞间,是免疫反应中重要的抗原呈递细胞和单核吞噬细胞。麦克尔细胞可能也来源于神经嵴,胞内含有许多颗粒,并且多集中在靠近神经末梢的一侧,常推测这是一种感觉细胞,能感受触觉或者其他机械性刺激。

在胚胎早期,真皮主要由疏松排列的间充质细胞和无纤维的基质组成,随着发育的进展,间充质细胞逐渐分化成为成纤维细胞,在胚胎8个月时,其网状层和乳头层之间的弹力纤维网已趋于发达,与新生儿基本无异,随后逐渐形成了触觉小体和环状小体。而皮下组织的发育基本发生在胚胎中期,此时在真皮疏松结缔组织之间的间充质细胞内开始出现脂肪小滴,随后分化为脂肪细胞,并逐渐形成皮下脂肪组织。皮肤屏障如图14-1-1所示。

二、皮肤屏障形成机制

广义的皮肤屏障功能是指物理性屏障作用,还包括皮肤的色素屏障作用、神经屏障作用、免疫屏障作用以及其他与皮肤功能相关的诸多方面;狭义的皮肤屏障功能通常是指表皮,尤其是角质层的物理性或机械性屏障结构。皮肤屏障的作用很关键,一方面保护机体内各种器官和组织免受外界环境中机械、物理、化学和生物有害因素的

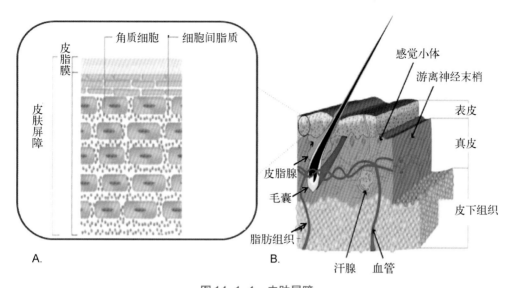

图 14-1-1　皮肤屏障

侵袭；另一方面防止组织内的各种营养物质、水分、电解质和其他物质丧失，保持机体内环境相对稳定。皮肤屏障的结构基础主要是角质层以及表皮脂质、天然保湿因子（natural moisturizing factor）等。

1. 角质套膜——"砖"结构

在表皮细胞从基底层向棘细胞层、颗粒层、角质层的移行过程中，角质形成细胞历经了一系列生长分化，最后成为无生命的角质细胞。在这一变化过程中，表皮蛋白质的特异性表达不仅在形式上代表了细胞的不同分化阶段，而且在结果上导致产生完全角质化的细胞套膜，后者正是表皮角质层屏障结构的物质基础，是表皮最重要的物理屏障。在此基础上，角质套膜的概念已基本完善，即终末分化阶段；在钙依赖性转谷氨酰胺酶的催化下，由不溶性角质套膜蛋白高度交联形成的一层膜状结构，最终取代细胞膜，作为支架为细胞外脂质套膜提供附着点。角质套膜在皮肤中的功能很多，主要集中在以下几个方面：抵御外界机械张力；防止病原微生物入侵；防止体内水分电解质的流失和外界水分渗透等。

角质套膜的形成经历了4个阶段：起始阶段、加固阶段、脂质套膜形成阶段和终末阶段。① 起始阶段：这一阶段主要发生于棘细胞层，合成角质套膜的结构蛋白，同时包括转谷氨酰胺酶和involucrin-periplakin-envoplakin单分子层等物质，并合成特定的脂质。在完成合成工作的过程中，大部分细胞结构开始在相关酶的作用下发生水解，为后续屏障的形成奠定基础。② 加固阶段：该阶段主要发生于颗粒层，基于上阶段的现象，此过程中不溶性的兜甲蛋白首先形成兜甲蛋白颗粒，与可溶性较好的小分子富脯氨酸蛋白在转谷氨酰胺酶3的催化下交联，初步形成同源和异源二聚体；随后二聚体与已经存在的细胞支架交联,同时小量的其他蛋白(如S100、弹性蛋白酶抑制剂)也被交联到角质套膜中。③ 脂质套膜形成阶段:仍发生于颗粒层,并且主要完成了脂质套膜的形成。该过程可细分为3部分:板层小体(LB)形成,内含脂质(主要为含有长链脂肪酸分子的 ω-羟基-神经酰胺);膜融合、LB内容物释放,长链脂肪酸分子插入到脂质双分子层中,在转谷氨酰胺酶5和1的催化下与角质套膜外层蛋白结合;神经酰胺取代了细胞膜,膜外脂质交联形成片层结构,最终形成了脂质套膜。④ 终末阶段:即角质层形成阶段,原中间丝聚合蛋白被酶激活形成中间丝聚合蛋白,并与角质套膜结构蛋白交联,促使角蛋白纤维聚集成束,形成张力纤维束并交联到角质套膜上,使角质细胞逐渐变得扁平,最终完成角质套膜结构,从而为皮肤屏障功能的发挥提供了"砖"型保护膜。

这一进程包含如下主要成分。

(1)角质套膜结构蛋白:角蛋白、源自表皮分化基因簇的相关结构蛋白以及细胞黏附蛋白;表皮分化基因簇位于人类1号染色体短臂21区(1q21),编码许多在晚期参与角质套膜形成的结构蛋白。表皮分化基因簇含有3个基因簇家族,分别编码以下蛋白:① 角质套膜前体蛋白家族,包括外皮蛋白、兜甲蛋白、小富脯氨酸蛋白及后角质套膜蛋白;② 钙结合蛋白S100;③ 融合基因蛋白(S100融合型蛋白)。表皮分化基因簇表达受到多种因素调节,主要包括佛波酯和细胞内钙离子浓度、类维生素A、转录调节因子(AP1和AP2、Sp1、Ets以及POU因子)以及转录因子(Kruppel样因子4、Gata 3基因、粒状头样因子3)。

(2)相关酶类:转谷氨酰胺酶和其他蛋白酶类。转谷氨酰胺酶是一类最为重要的酶,为钙离子依赖性酶,催化蛋白质之间形成 $N\varepsilon$-(γ-谷氨酰基)赖氨酸键(一种非常稳定的化学键),是角质套膜抵抗机械应力和不溶性的基础。转谷氨酰胺酶主要分为3种形式。① 转谷氨酰胺酶1:主要在角质形成细胞中,催化CE结构蛋白之间形成酯键。催化有 ω-羟基-神经酰胺的长链脂肪酸链通过酯键结合到CE支架蛋白上;② 转谷氨酰胺酶3:在毛囊中表达,并且在角质形成细胞的终末分化中阶段中参与角化过程;③ 转谷氨酰胺酶5:出现在上层表皮中,在角质套膜装配过程中起作用。

2. 脂质套膜

1)细胞间脂质——"灰浆"结构

细胞间脂质就是砖块之间的"灰浆"结构,又称为结构性脂质。细胞间脂质由棘细胞合成,以板层小体或Orland小体的形式分布在胞质内。在棘细胞向上移行分化过程中,该板层小体逐渐移向细胞周边,并与细胞膜融合,最后以胞吐的形式排出到细胞间隙,或随着细胞终末分化、角化、塌陷而成为与原胞体相连的细胞间成分。主要包括中性脂类,如神经酰胺、游离胆固醇和游离脂肪酸等,这些脂质在基底层细胞向角质层分化过程中含量逐渐增高,起滋润角质层、抑制细菌生长、转运维生素E至表皮、抗皮肤老化的作用。细胞间脂质具有明显的生物膜双分子层结构，即亲脂基团向内、亲水基团向外，形成水、脂相间的多层夹心结构，是物质进出表皮时必经的通透性和机械性屏障，因而形成防止水分丢失的屏障。

2）皮肤水脂膜

水脂膜是皮肤屏障结构的最外层防线，又称为皮肤脂膜、脂化膜、水化膜等。其水分来自汗腺分泌和透表皮的水分蒸发，脂类来自皮脂腺的分泌产物以及角质细胞崩解的脂质，除此以外还有许多表皮代谢产物、无机盐等。

（1）脂类：水脂膜中的脂类属于游离性脂类，随皮脂腺分泌脂质的量及脱落的表皮细胞数目而变化。其成分主要为鲨烯、蜡酯、甘油三酯和游离脂肪酸，而这些成分是结构性脂质所缺乏的。水脂膜中的脂质有以下功能：① 润滑皮肤，减少皮肤表面的水分蒸发；② 参与皮肤屏障功能的形成；③ 参与皮肤 pH 的形成。过度洗涤可除去皮肤的皮脂，破坏皮肤的水化膜屏障，造成皮肤干燥和透皮水分丢失增加，这是老年性皮肤瘙痒症的发病基础。

许多因素影响皮脂腺的分泌功能，主要因素如下。① 年龄：人的一生中皮脂腺分泌呈双峰现象，初出生时为第一次高峰，青春期随内分泌变化尤其是雄性激素的刺激，皮脂腺的分泌再次达到高峰，后随年龄增长、老化皮脂分泌逐渐下降，皮脂腺萎缩。② 性别：一般情况下各年龄段男性比女性皮脂分泌多，尤其是老年人。③ 人种：有色人种尤其黑种人皮脂分泌比白种人多。④ 药物：长期服用糖皮质激素可促进皮脂腺增生，分泌增加；外源性雄性激素可直接刺激皮脂腺增生，雌激素则有抑制皮脂腺分泌的作用；口服维 A 酸类药物会抑制皮脂腺的分泌，利尿药螺内酯因竞争结合雄激素受体也有类似作用。⑤ 其他：如膳食营养、环境湿度、温度等对皮脂腺的分泌也有一定影响。

（2）天然保湿因子：是存在于角质层内能与水结合的一些低分子量物质的总称，由表皮中的中间丝相关蛋白分解形成，包含氨基酸、吡咯烷酮羧酸、尿苷酸、乳酸、尿素等多种低分子量物质，在角质层内与水结合而维持皮肤屏障功能，并在一定程度上维持角质层内外的水分平衡。皮肤屏障结构的破坏导致天然保湿因子流失，皮肤的保湿作用会下降。天然保湿因子对保湿护肤类化妆品的开发有重要价值。

皮肤屏障与角质层结构完整、细胞间脂质含量的稳定密切相关，外界因素或某些皮肤病可导致皮肤屏障功能受损，造成经皮水分流失增加，从而导致皮肤干燥、脱屑、敏感，易于被外界环境所影响，产生一系列临床不适感。另外，皮肤屏障结构的异常、功能受损与多种皮肤疾病的病因、病理过程相关（见图14-1-2）。因此，在治疗与皮肤屏障相关的皮肤病时，恢复皮肤屏障功能是治疗的基础。

皮肤屏障的功能主要包括① 保持皮肤湿润；② 阻隔外界刺激物；③ 保持皮肤水分和天然脂质均衡；④ 阻隔微生物（包括细菌、真菌等）。

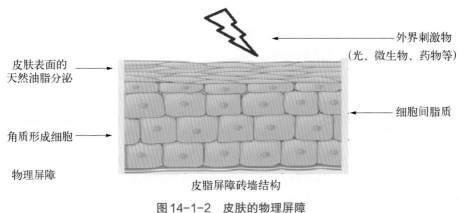

外界刺激物
（光、微生物、药物等）

皮肤表面的
天然油脂分泌

细胞间脂质

角质形成细胞

物理屏障

皮脂屏障砖墙结构

图14-1-2　皮肤的物理屏障

三、皮肤屏障与美容

1. 皮肤屏障损伤的原因

（1）光损伤：主要指紫外线损伤。紫外线包括长波、中波和短波三类。日常生活中，由于短波紫外线在通过大气层时即被吸收，达到地表的微乎其微，对皮肤的损伤可基本排除，因此对于皮肤屏障系统损伤最为严重的就是长波和中波紫外线，其中以中波紫外线的损害最为突出。

被覆皮肤表层的砖墙结构即为皮肤屏障直接接触紫外线的第一道屏障，接触适量紫外线可增强皮肤的屏障功能，但急性过量的紫外线则会通过红斑形成、表皮增殖、色素沉着等方式对皮肤功能产生影响，其中皮肤在照射后短期内会引起角质层内细胞间脂质合成减少和维生素E消耗，从而间接影响了皮肤屏障功能的修复。皮肤颜色的改变，即红斑和色素斑，这些最明显的效应特征在照射后6 h和24 h后开始出现，均会导致紫外线照射后不可修复的损伤，皮肤角质层细胞间黏附能力降低，引起皮肤砖墙结构的破坏，并间接加快了表皮脱屑的过程，随后皮肤屏障功能发生显著改变，表现为表皮失水量升高、含水量下降、红斑指数升高。皮肤在经受紫外线照射后颜色改变最为敏感的区间在"血红蛋白"区域，而黑素的改变可能是滞后的。近几年，国外很多研究已证实，皮肤对紫外线的反应程度与紫外线波长是密切相关的；同时，皮肤在受到紫外线照射后，首先改变的是皮肤色素屏障系统，其次才是皮肤水屏障反应性改变，这些也为皮肤屏障的修复提供了理论基础。

（2）糖皮质激素类药物滥用：外用糖皮质激素具有良好的抗炎、抗增殖作用，是皮肤病治疗的重要手段之一。但糖皮质激素使用不规范将严重破坏局部皮肤屏障的结构及功能，主要表现为患者面部皮肤萎缩变薄、色素减退或色素沉着、毛细血管扩张、毳毛增多、痤疮样皮损、干燥脱屑，伴不同程度的瘙痒、灼热等自觉症状，通常外用激素软膏后症状会部分消失,但停药后马上复发。外用激素软膏对角质形成细胞亦有损伤,表现为角质形成细胞层数减少、细胞缩小、细胞增殖及分化受抑制,且损伤的程度与所使用激素的剂量成正比,存在明显的剂量依赖关系,但其中的机制尚未完全清楚;另外,糖皮质激素的滥用可导致表皮内神经酰胺、胆固醇及游离脂肪酸等脂质成分合成减少,经表皮水分流失增多,表皮渗透屏障修复延迟,使角质层"砖墙结构"受到破坏。糖皮质激素类药物在一定程度上也会影响皮肤屏障代谢平衡、游离脂肪酸数量减少及角质层完整性/内聚力异常等,从而引起pH值升高,脂质合成异常,直接导致皮肤抗微生物屏障、渗透屏障功能及抵御紫外线的能力降低。糖皮质激素类药物能降低细胞代谢而抑制黑素合成,抑制络氨酸酶活性并影响黑素细胞内质网分泌功能。黑素细胞合成与分泌的黑素颗粒可吸收长波紫外线,是皮肤抵御紫外线的重要物质基础。

因此,临床上应结合患者病情及不同皮肤部位选用不同效价、剂型的药物制剂,严格控制用药持续时间及使用频率。更重要的是,在使用糖皮质激素类药物治疗皮肤病的同时应注意保护并修复皮肤屏障结构及功能,可使用含有生理性脂质的医学护肤品作为辅助治疗,因此,PRP可能是一项不错的治疗手段。

2. 神经酰胺与皮肤屏障

神经酰胺是皮肤角质层脂质的主要组分,也是生物膜的重要组成之一,在皮肤屏障损伤以及修复中起着至关重要的作用。其在人体皮肤中的含量很多,在角质层中至少有9种不同的表现形式。

研究表明,神经酰胺是皮肤屏障修复后期的主要效应物质,其含量的减少将直接导致屏障修复延迟,甚至造成屏障再度受损。而且,一方面,脂质结构是维持屏障功能的重要结构,而神经酰胺是脂质的主要成分,其质和量的改变都将影响脂质结构的排列,从而进一步影响皮肤的屏障功能;另一方面,神经酰胺可以调控屏障组成的明星细胞——角质形成细胞的生物学行为,在其增殖、分化和凋亡方面都有一定的调节作用。

3. 相关皮肤疾病

某些皮肤病的发生可造成皮肤屏障功能受损,与此同时,皮肤屏障受损使得经表皮水分流失增加,皮肤将出现干燥、脱屑;同时,对外界抗原及微生物的抵御作用减弱可进一步诱发并加重皮肤病进展。可以说,皮肤屏障与相关皮肤病有着相互作用,密不可分的关系,因此对整形美容也有极大影响。如特应性皮炎,是一种与遗传有关,具有产生IgE倾向的慢性、复发性、瘙痒性、炎症性皮肤病。该病存在皮肤屏障受损,其机制可能与神经鞘磷脂酶表达相关,神经鞘磷脂被水解,释放出自由脂肪酸和神经鞘氨醇磷酸胆碱,从而使得神经酰胺含量降低。此外,还有鱼鳞病、银屑病、老年瘙痒症等。

除上述疾病之外,光老化、激素依赖性皮炎以及痤疮等都会在一定程度上影响皮肤屏障的功能,导致其受损,表皮水分流失增加,造成皮肤干燥、脱屑、敏感,这也为临床治疗皮肤相关疾病提供了新的思路,即恢复屏障功能是治愈这类疾病的基础。

皮肤屏障系统是一个复杂的系统,不同的组分改变以及不同刺激都将造成其功能障碍,今后仍需要更多的研究来完善屏障系统损伤与修复的概念。皮肤屏障与皮肤损害如**图14-1-3**所示。

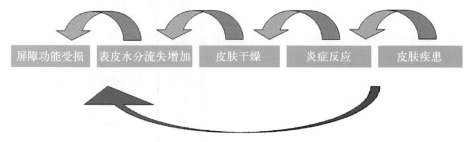

图14-1-3 皮肤屏障与皮肤损害

四、PRP及相关产品对皮肤屏障修复的应用

1. 高敏性皮肤的治疗

日晒、环境污染、护肤品使用不当、过度清洁、辐射等各种因素都可能造成皮肤屏障被破坏,导致表皮水分流失增加,刺激物和细菌进入皮肤,使皮肤出现干燥、脱屑、泛红、发炎和瘙痒等症状。皮肤屏障受损可导致特应性皮炎、湿疹等多种皮肤疾病,大多数高敏性皮肤与皮肤屏障受损有密切关系。皮肤水分流失、微生物生长,以及不停地挠抓导致皮肤干燥、瘙痒、泛红、敏感,炎性反应启动。由于PRP的组织再生等作用,现在越来越多将PRP用来治疗高敏性皮肤疾病。

自20世纪50年代外用皮质激素(以下简称激素)治疗皮肤病取得成功之后,由于激素具有强大的抗炎、免疫抑制和抗增生作用,在皮肤科临床得到广泛的应用。特别是近十年来,随着各种强效激素制剂的不断研发、引进,以及强效渗透剂的应用,由外用激素制剂引发的皮肤损害急剧增加,已成为皮肤科门诊的常见病之一,临床报告也日趋增多。

长期外用激素可导致皮肤萎缩、毛细血管扩张、色素失调、烧灼感、萎缩纹、多毛、痤疮及酒糟鼻样皮疹等。激素对各种原因(如感染、过敏、物理因子等)引起的皮肤炎症有明显的非特异性抑制作用,外用后虽可使病情迅速改善,但激素只是抑制炎症反应,而不是治愈炎症,非正规的激素滥用一旦停止,则原发病复发或恶化;当重新使用外用激素后,上述症状和体征很快消退,再度停药,迅速再发,且比以前更剧烈,一般药物难以控制。这种外用激素引起的反跳现象是激素常见的不良反应。临床报道的外用激素所致的皮肤损害中,多是由于非正规治疗各种皮肤病过度外用激素造成的。外用激素的反跳现象导致皮肤出现一系列不良反应。因此,临床报道的外用激素的皮肤损害,称为激素依赖性皮炎。

2. 痤疮治疗

痤疮是困扰青少年的一大难题。痤疮炎症引起皮肤弹力纤维和胶原破坏,可引起永久性瘢痕,目前对于炎性痤疮还没有特别好的有效手段。由于PRP能释放多种生长因子、细胞因子和抗菌蛋白等,可以减轻炎症、止痛并加速伤口愈合,通过促进皮肤成纤维细胞和角化细胞增殖,加速透明质酸、胶原、弹力纤维合成,从而刺激皮肤胶原再生与重塑,可能有助于治疗炎性痤疮,尤其是轻中度痤疮,因此,程飚等最早开展了利用PRP治疗轻、中度面部痤疮(见图14-1-4和图14-1-5)。随后,叶露露等研究显示,PRP对痤疮丙酸杆菌有较强的敏感性,在纸片扩散法试验中的抑菌圈直径为(15.37±0.747)mm,结果发现外用油酸涂抹兔耳皮肤2周后,兔耳皮肤外观和组织学观察呈痤疮样改变,与人类痤疮相似,经PRP治疗后,病变部位明显好转。

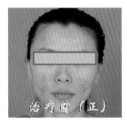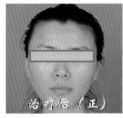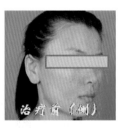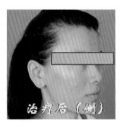

图14-1-4 PRP对皮肤屏障的修复与保护作用,轻度患者1次治疗的效果

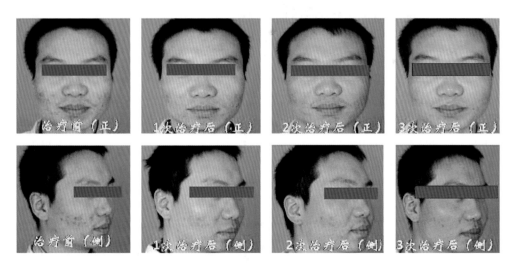

图14-1-5 PRP对皮肤屏障的修复与保护作用,中度患者3次治疗的效果

血小板发挥抗菌作用的可能机制包括:血小板表面表达的某种受体促进吞噬细胞对微生物的内化作用;血小板裂解后释放的趋化因子对炎性细胞的趋化作用;趋化因子对免疫细胞的调节作用;血小板裂解后释放的某种抗菌肽的直接抗菌作用。血小

板可产生某些抑菌氧化代谢产物,包括过氧化物、过氧化氢和烃基自由基,它们在体外可以与微生物直接作用,黏附内化细菌和真菌病原体,从而增强炎性细胞清除微生物的能力。另外,血小板还可以通过参与抗体依赖细胞介异的细胞毒作用杀死微生物病原体。血小板裂解后能释放一系列有效的抗菌肽,包括PF-4、RANTES、CTAP-3、PBP、胸腺肽β-4、FP-B和FP-A,这些人类血小板抗菌肽具有直接抗菌特性,有利于对抗痤疮炎症。另外,PRP中含有大量的白细胞,白细胞中的中性粒细胞、单核细胞和淋巴细胞在机体的宿主防御中发挥着重要作用。目前,对于PRP中白细胞的作用尚存在争议,仍在进一步研究中。L-PRP比P-PRP含有更高浓度的白细胞、单核和多核粒细胞,可锚定局部炎性反应;适当的炎性反应有利于组织修复进程,适当浓度的中性粒细胞还具有控制感染的作用。PRP中通常还含有少量的红细胞,红细胞的主要功能是携带氧气,有利于组织修复。但也有个别研究认为,白细胞释放MMP,并释放氧自由基、多种IL,增加局部炎症反应,不利于痤疮治疗。

3. 皮肤保护性面膜的开发

南部战区总医院为扩大开发PRP的应用,对PRP制备过程中提取后剩余的PPP进行相关探索,PPP是在PRP治疗技术上衍生出的一类新的治疗手段,在面部年轻化治疗方面同样有独特的优势。众所周知,制备PRP过程中获得的上清血浆,存在多种蛋白质(如纤维素、纤维粘连蛋白和玻连蛋白),对细胞的增殖和分化及组织的形成有促进作用。但留下的PPP依然含有诸多活性成分。日本已有应用PPP皮下注射美容的项目,这种胶状血浆虽然是安全、高效的填充材料,但与透明质酸或胶原蛋白一样,维持效果的时间短。另外,目前尚未见到应用PPP制成皮肤外用产品用于皮肤护理,尤其是用于激光术后皮肤护理(见图14-1-6)。

PPP的制备方法包括以下步骤:① 将血样进行一次离心,1 400 ~ 1 600转/min离心8 ~ 12 min,取出上层PRP,即得一次离心PRP。② 将上述1次离心后的PRP进行第2次离心,2 800 ~ 3 200转/min离心18 ~ 22 min,浓缩血小板,使血小板终浓度达$(800 ~ 1 200) \times 10^9/L$;离心后所得的上清液即为PPP。

此产品类似一种面膜,该面膜中含有上述PPP,目前已获得国家发明专利。

本产品建立在含有其他生物活性成分的基础上,具体效果表现如下:① 现在临床上应用PRP技术上没有充分利用上层的PPP。本发明专利发现,PPP对皮肤具有很好的护理作用,尤其是在激光治疗术后的皮肤护理中具有很好的效果,对创面的愈合具有明显的促进作用,并且无过敏等不良反应;另外,涂抹含有PPP的面膜不仅保护创面,还具有营养创面、加速细胞增殖、组织修复的作用。② 本发明可以通过在制备PRP完成的同时,获得PPP产品,目前尚未见使用PPP涂抹于激光治疗后创面的相关报道。本发明发现PPP可用于激光术后创面保护、上皮的修复与再生,同时也发现有紧致、光滑皮肤的作用。③ 由于本产品来自使用者自身,安全有保证,避免了疾病传染等隐患。

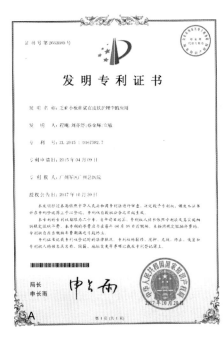
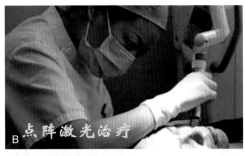
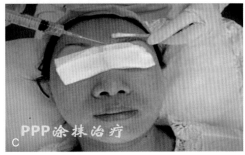

图14-1-6　PPP在皮肤护理方面的成果

注：A. 有关PPP对皮肤护理的发明专利；B. 点阵激光进行皮肤治疗；C. 应用PPP进行皮肤护理

4. PPP在各类皮肤浅表损伤中的应用

以接受皮肤激光治疗（祛斑、祛痘印等）的患者为例，激光治疗术后在相应的清洁皮肤表面涂抹PPP，敷用15 ～ 30 min，作为激光治疗术后护理；有多处皮肤激光治疗的患者，选择其中一处皮肤激光治疗后用常规冷敷法进行激光治疗术后护理，作为PPP护理的对照。对上述术后护理的肤质进行跟踪检测，如激光术后主观症状的缓解情况、术后炎症反应情况等，跟踪检测结果发现对照皮肤存在局部红斑、水肿、瘙痒、烧灼感、疼痛等术后并发症，结果发现敷用PPP后的这些症状明显减轻、愈合加快，长期观察可发现肤质明显改善。将上述制备的PPP作为面膜直接涂抹在皮肤上（眼部、脸部等所有皮肤处均可）敷用15 ～ 30 min，敷用2周后可使皮肤变得光滑、紧致，具有改善肤质的效果。

第二节　富血小板血浆在创伤修复与瘢痕预防中的应用

皮肤是人体最大的器官，覆盖在人体表面，占人体总重量的10%。皮肤具有自我修复和自我更新能力,成为抵御外部损伤的重要屏障。

全世界每年有数百万患者因手术、外伤、烧伤、感染、压疮、糖尿病和静脉溃疡导致各种急慢性伤口。近年来,随着人口老龄化加重导致各种急慢性伤口也不断增加,给整个社会造成了极大的经济负担,尽管在医疗保健和营养方面取得了重大进展,但仍需开发新的无创或微创治疗方法。伤口愈合是一种相互协调的动态组织修复过程,涉及多种细胞、生长因子、细胞因子和趋化因子的相互作用。如果这种相互机制被打断,就会导致伤口不愈合或肉芽组织过度生长。再生医学是一个旨在恢复、再生和替代受损组织和细胞的新兴学科。由于其低侵入性特点使得再生疗法得到广泛应用。

PRP作为一种内源性治疗技术,作为再生医学领域的一个重要治疗方法,由于其刺激和加速伤口愈合过程的潜力而引起人们的广泛关注。血小板在伤口愈合过程中起着至关重要的作用,其参与止血功能,同时分泌多种生长因子、细胞因子等多种生物活性物质。这些可溶性多肽,调节多种细胞分化、增殖,促进内皮和上皮再生,刺激血管生成、胶原合成,加速软组织愈合和止血。此外,血小板还可调节免疫调节系统、释放抗菌肽、调节炎症反应等。自20世纪90年代以来,自体PRP被广泛应用于创伤的修复,甚至开始尝试将其运用在瘢痕的预防和治疗中。

一、PRP促进创伤愈合和改善美容术后伤口愈合

伤口愈合是一个复杂的过程,包括出凝血、炎症、增殖、再上皮化和塑性期多个阶段。血小板在创伤后止血和凝血过程中的作用已为人们所熟知,血液凝固被认为是创伤愈合开始的第一个信号。在正常情况下,血液中流动的血小板没有黏性,很少发生聚集成团现象。当血管壁破损时,血小板受刺激,由静止相变为功能相,随即发生变形,表面黏度增大,凝聚成团;同时在表面第Ⅲ因子的作用下,使血浆内的凝血酶原转化为凝血酶,后者又催化纤维蛋白原变成丝状的纤维蛋白,与血细胞共同形成血凝块止血。血小板的表面糖衣能吸附血浆蛋白和凝血因子,血小板颗粒内含有与凝血有关的物质。血小板颗粒物质(GPⅠb、PAF等)的释放进一步促进了止血和凝血过程。随后人们又发现,血小板还参与早期的炎症反应和免疫调控:如吞噬病原体,聚集在病原体周围防止其扩散,吸引吞噬细胞集中在炎症区,释放杀菌物质,参与组织损伤和修复反应,并释放多种趋化因子、细胞因子,以及其他生物活性产物,参与创面的炎症反应过程。血小板表达的IL-1在炎症反应中可调节血管内皮细胞的促凝/抗凝活性,调节单核/巨噬细胞的活性,及其他能够与血小板黏附的细胞活性。

在炎症反应阶段,血管收缩及血管渗透反应增加,大量的生长因子被释放,如VEGF、PDGF、IGF-1、EGF、TGF-β等,从而"启动"和"驱使"整个愈合过程。TGF-β促进成纤维细胞、前成骨细胞和血管内皮细胞的有丝分裂;促进胶原生成、纤维粘连蛋白的表达和抑制ECM的降解,对细胞增殖和分化过程起着重要作用。PDGF是较早出

现在创面的生长因子之一,PDGF及其受体可直接促使成纤维细胞和血管内皮细胞参与创面修复,同时可激活巨噬细胞和其他细胞因子的作用。巨噬细胞激活后可清除坏死组织,并释放各种细胞因子,对创伤修复中后期至关重要。IGF、VEGF、EGF、IGF与PDGF具有协同作用,EGF是一种强有力的细胞分裂促进因子,刺激体内多种类型组织细胞的分裂和增殖,同时能促进ECM的合成、沉积及纤维组织的形成。VEGF促进血管生长,并可加速急、慢性伤口的愈合。而在后期,组织重构期持续从几周到几年,主要是肉芽组织的重构。组织重构中,先是Ⅰ型胶原代替Ⅲ型胶原,而后纤粘连胶原与其交叉偶联,MMP家族降解胶原和其他ECM成分,肉芽组织慢慢地被角质形成细胞、成纤维细胞、巨噬细胞等代替,皮肤附属器官的功能也开始慢慢重建。血小板也参与了创面愈合的过程(见图14-2-1和表14-2-1)。

PRP是浓缩的血小板产品,富含多种细胞因子/趋化因子、生长因子、纤维蛋白、抗菌肽,甚至一些凋亡蛋白、自噬分子等。因此,它参与创伤愈合全过程每个阶段的变化(见图14-2-2)。PRP加速创面愈合的机制如图14-2-3所示。

有大量文献详细地描述了血小板的促进伤口愈合和抗菌特性,PRP中的白细胞作用目前尚不明确,在过去的十年中,对此有大量的研究,来探索白细胞免疫代谢作用和它们的抗微生物性质。尽管许多研究表明白细胞具有抗微生物特性,但没有足够的证据将这种杀菌作用归因于生物材料中白细胞的存在。含或不含白细胞的PRP制剂均具有抑菌特性,需要进一步探索白细胞在PRP制备中的作用,以获得最佳的PRP制剂,抵抗感染并有效促进伤口愈合。

PRP释放的许多蛋白具有炎症调节作用,可以调节炎症反应和促进伤口愈合。Kim等认为,PRP可以用提高角质形成细胞中的细胞周期素和周期素依赖蛋白激酶来加速上皮化过程,从而促进伤口愈合。Kushida等发现,PRP治疗可以促进人类皮肤成纤维细胞分化成肌成纤维细胞的分化成并促进伤口收缩。Kakudo等发现,激活P-PRP释放大量的PDGF-AB和TGF-β_1。这些学者发现添加激活P-PRP或PPP可显著提升人ASC和人皮肤成纤维细胞增殖。这种效果在P-PRP组更加明显,但与对照组相比PPP也有效果;提示除了生长因子外,血浆也有作用。Kakudo等也评估了P-PRP组在体外和体内对血管生成的作用,发现P-PRP刺激人脐静脉内皮细胞增殖、迁移和管腔形成。Giusti等研究了不同浓度的血小板凝胶和它们对血管生成的影响。浓缩血小板凝胶释放的上清液(P-PPP)对人内皮细胞的血管生成潜力有重要影响。这些学者论证了浓缩血小板凝胶刺激血管生成的最佳浓度,过低或过高浓度的浓缩血小板凝胶都显示出较低的血管生成潜能。PRP具有抗菌的作用,可以预防治疗金黄色葡萄球菌、淋球菌等引起的伤口感染。Ostvar采用PRP治疗新西兰大白兔的皮肤缺损,发现PRP可以促进伤口愈合及血管生成。Notodihardjo等使用小鼠模型研究显示,同单纯使用P-PRP相比,使用含有P-PRP明胶缓释系统更能刺激血管新生和加速伤口愈合。Jeon等证实,注射PRP可以增加复合组织移植的成活率,耳皮肤软骨复合移植物注射P-PRP或生理盐水,移植后12天,PRP组

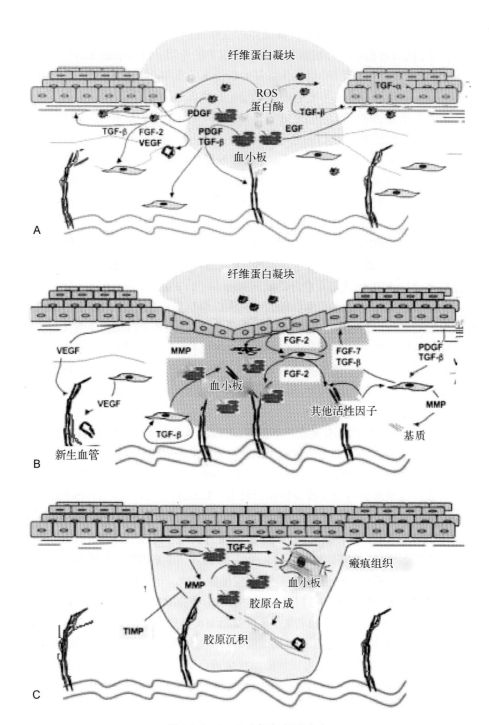

图 14-2-1　血小板与创面愈合

表14-2-1　创伤愈合阶段涉及的生长因子

伤口愈合阶段	参与的主要生长因子
炎症期	CSF、TGF-β_1、TGF-β_2
增殖期	PDGF、FGF、VEGF、TGF-β、IGF
上皮化	EGF、KGF、GM-CSF
重塑阶段	TGF-β_3

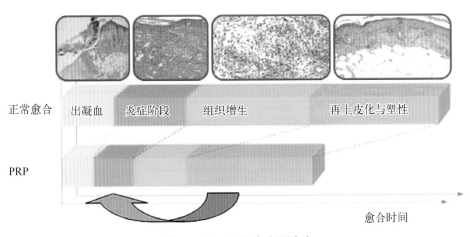

图14-2-2　PRP与创面愈合

复合移植物的成活率要高于对照组。血流灌注、CD31阳性的血管数量和血管内皮细胞生长因子表达水平在P-PRP治疗组均明显增加。Chen等证明,ASC和PRF都有助于修复辐射小型猪的颌面部软组织缺损,两者结合使用的效果比单独使用的效果更好。临床应用方面,Trowbridge将PRP用于心脏手术,认为可以明显减少手术感染率。2013年,Serraino应用PRP治疗1 093例胸骨切开术的伤口,发现与对照组相比,可以减轻深浅部位伤口感染率。Bir等数周内多次应用PRP治疗糖尿病足、下肢动脉病变、结节性动脉炎等慢性溃疡,效果良好。Carter使用荟萃分析证实皮下注射PRP凝胶可以改善伤口愈合。王利等荟萃分析认为,PRP能够缩短急性创伤愈合时间及住院时间,减少创面愈合障碍事件发生及输血量,减轻患者疼痛,对减少伤口感染也有一定疗效。

　　然而也有学者认为应用PRP并不能改变手术后伤口感染率,对于伤口愈合无明显作用。一项截至2012年关于PRP治疗慢性创面的文章研究分析,认为没有明确证据证明,自体PRP对慢性创面有效。因此,需要多中心、大样本的临床实验和长期随访观察进一步明确PRP对急、慢性创面的确切效果。

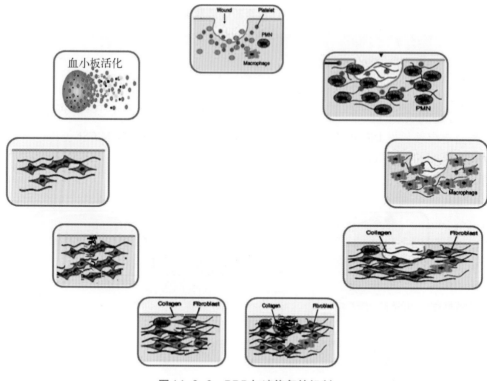

图14-2-3　PRP加速修复的机制

1. 急性创面

国内外现将PRP广泛应用于急性创伤的治疗,因其具有以下方面特性:① PRP中血小板浓度明显高于正常血,创伤后通过止血作用减少创面出血;② PRP能够释放长PDGF、TGF-β、VEGF等生长因子,引起内皮细胞及其前体细胞、MSC、皮肤成纤维细胞趋化、黏附、增殖及新生血管形成,启动修复级联过程;③ PRP通过调节MMP重构胶原蛋白,进而重塑ECM促进创伤愈合;④ PRP中纤维蛋白原促进组织修复过程中细胞植入及增殖所需纤维蛋白网的生成;⑤ PRP中白细胞成分具有抗菌作用,减少创伤后感染,促进创面愈合。PRP这些特性决定了其参与组织损伤后止血、炎症、增殖、重塑等伤口愈合的各个阶段,从而发挥重要作用。临床应用方面,Trowbridge将PRP用于心脏手术,认为可以明显减少手术感染率。王利等荟萃分析结果显示,PRP能够缩短急性创伤愈合时间及住院时间,减少创面愈合障碍事件发生及输血量,减轻患者疼痛,对减少伤口感染也有一定疗效。

Takabayashi等研究显示,皮内注射包含有肝素-鱼精蛋白纳米颗粒的P-PRP可以促进断层片供区上皮化和血管生成。Hom等观察P-PRP在大腿皮肤刺伤中的愈合效果,相比较于对照组,P-PRP治疗组可以使伤口愈合更快。相反,Danielsen等观察在断层皮片供区和移植区局部使用PRF基质的上皮化效果,发现上皮化率无明显不同。另一项研究发现PRF基质对于改善伤口抗断强度方面无效果。Kakudo等比较使用和不使用P-PRP治疗断层皮片供区的效果,发现P-PRP治疗组上皮化速度更快,疼痛程度更轻,治疗13天后,活检显示皮肤厚度增加和皮肤中的血管数量增多。他们的结论是P-PRP促进断层皮片供区的上皮化和血管形成。Chignon-Sicard等研究使用L-PRP纤维蛋白治疗手部伤口的效果。单独应用L-PRP纤维蛋白治疗手部术后新鲜伤口,表皮再生速度更快,比标准的29天治疗时间提早近5天。PRP可加速急性创面修复,如图14-2-4所示。

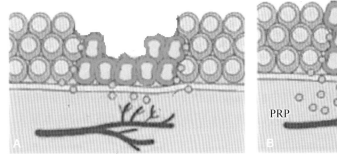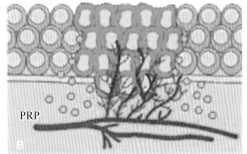

图14-2-4　PRP加速急性创面的修复

2. 美容整形手术伤口

PRP用于美容手术可以降低感染发生率,缩短住院时间及减少术后引流,促进伤口愈合,减少并发症的发生。目前,有据可查的PRP在整形美容外科的应用较早的可能是Powell等,2001年,他们报道在深平面面部提升术后伤口闭合前将P-PRP喷洒于皮瓣下,在8名患者的其中一侧面部使用,发现PRP具有减少水肿和瘀斑的抗炎特性。同年,Man等使用PRP结合PPP应用于面颈部提升腹部整形等手术,发现可以缩短手术时间,减少引流和敷料加压包扎,缓解术后疼痛和肿胀,以及改善伤口愈合和缩短术后恢复时间。2002年,Bhanot将PRP用于20例整容手术中(面部提升、乳房整形或颈部提升),显示PRP凝胶可有效阻止外科手术毛细血管出血,缩短恢复时间。

Willemsen等发现,P-PRP加自体脂肪移植可以显著缩短重新开始工作和社交活动之前的时间,且美容效果明显优于不使用P-PRP者。另一项研究关注P-PRP用于二氧化碳点阵激光嫩肤后的伤口愈合效果。他们使用二氧化碳点阵激光治疗25例患者,一边随机使用PRP,另一边使用注射生理盐水作为对照,作者发现PRP治疗侧经表皮水分损失恢复能力更快,红斑指数和黑色素更低。28天后,活检显示PRP治疗侧皮肤胶原束更厚。程飚等将自体PRP面部除皱、双颞部凹陷自体脂肪充填、自体脂肪隆胸、乳房提升术患者,通过离心技术收集PRP成分的血浆,在一侧术区外用,对侧不做其他特殊处理,随访1～2年,发现使用自体PRP的一侧,创面愈合质量显著提升,瘢痕减少,说明自体PRP能显著提高美容整形手术的愈合能力及自体脂肪移植的成活率,操作简单、可行性强,值得临床推广(见图14-2-5)。有人从2008年4月至2010年7月进行了一项前瞻性研究,对11例复发性腭裂瘘口的患者用局部粘骨膜瓣与PRGF混合的自体骨移植进行修复,随访6～24个月。腭瘘完全闭合率为90.9%,似乎是一种有效、安全的方法,是用于闭合复发性腭裂瘘的低成本技术。另一项前瞻性研究调查PRP在54例腹壁减肥成形术和乳房缩小等术中的作用,结果表明自体PRP可有效预防血清肿和血肿的发生,但对伤口愈合质量无明显改善。Parra评估PRP对睑整形术的影响,20例睑整形术后患者随机分为两组(n=10),其中一组接受自体PRP伤口皮内注射治疗,另一组未接受任何术后治疗。与对照组相比,PRP治疗组在伤口疼痛、瘙痒或颜色上没有显著差异,但在眼睑硬度和厚度(术后1个月和2个月)以及瘢痕规则程度方面(术后1个月)则好于对照组。更早的一项研究则报道称睑整形术后PRP一次性应用于一只眼睑在30天内未见有明显差别。Hersant等研究认为与没有使用PRP的患者相比,使用PRP胶水应用于接受乳房缩小手术的妇女血肿形成的发生率较低。然而,在一项持续长达23年包含1 089个患者的研究中,在接受面部提升整容术后589例接受PRP治疗的患者和未接受PRP治疗的患者之间,血肿发生率并无差异,由于该研究样本量大,提示PRP用于防治血肿发生可能无效。

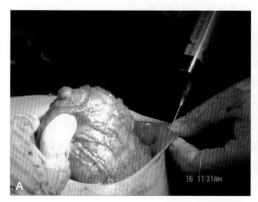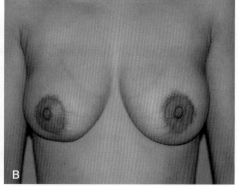

图14-2-5　PRP减少手术出血,加速创面修复愈合
注:A. 术区注射PRP; B. 术后瘢痕减轻

3. 慢性伤口

创伤愈合是一个复杂的动态过程,伴随着组织结构的损伤。创面愈合包括炎症反应期、细胞增殖期和组织修复重建期3个序贯交叉的阶段。慢性创面由体内外各种病理因素,包括糖尿病、压力或静脉性溃疡、手术或创伤等引起,导致愈合过程停滞,常表现为炎症反应以及细胞增殖过程的异常。同时,由于神经血管病变及组织代谢异常,

慢性创面常发生缺血及感染,加大了愈合的难度。血管溃疡是一个常见的严重健康问题。在一般人群中,静脉溃疡的患病率为1%～2%。糖尿病足溃疡是糖尿病患者常见的并发症和住院最重要的原因,在糖尿病患者人群中的发生率为15%。在糖尿病患者的一生中,糖尿病足溃疡任何下肢受累的风险估计约为25%,受到多种风险因素的影响,包括动脉疾病、周围神经病变和感染。在糖尿病患者中20%被诊断为血流不足,50%被诊断为周围神经病变。这些慢性伤口的治疗难度大、效果差,常需要10～12周甚至更长时间才能愈合。慢性伤口的治疗主要包括溃疡清创术、负压引流、抗感染、高压氧及改善血管缺血,改善血管缺血的治疗包括皮腔内血管成形术、腔内支架植入术、动脉重建手术等多种措施。

近年来,PRP治疗慢性伤口的研究越来越多。PRP中含有大量促炎症反应物质,可调节创面的炎症反应、加速创面坏死组织及衰老细胞的清除。PRP中的生长因子如VEGF、PDGF、EGF、bFGF、TGF等也对细胞增殖分化起到促进作用,同时对创面上皮血管化起到调节作用;PRP对感染有一定的抵抗能力,这主要与其所富含的血小板和补体有关。血小板颗粒中含有大量的抗菌蛋白及溶菌酶,能够吞噬细菌和病毒,释放活性氧,同时可促进炎性细胞的抗菌作用,参与控制局部创面感染和血管内感染。Bayer等研究认为,PRGF与相关临床使用的制剂含有多种趋化因子、细胞因子和生长因子,角质形成细胞表达的人β防御素-3是一种抗菌肽,在伤口愈合中起着重要的作用。体外实验表明,PRGF可以诱导这种抗菌肽的表达,促进慢性感染伤口的愈合。

Hashemi等从人脐血和成人外周血中提取PRP(5%、10%、15%、20%和50% PRP),并用其培养人成纤维细胞,与10%胎牛血清培养的成纤维细胞的迁移和增殖情况比较,以及成纤维细胞对浓度梯度的反应。发现脐带血PRP对成纤维细胞的生长有明显的刺激作用;成纤维细胞生长呈剂量依赖性;所有成纤维细胞培养均保持正常形态;脐带血和成人外周血PRP制剂对成纤维细胞增殖和迁移无显著性差异,但与10%胎牛血清培养的成纤细胞的增殖和迁移的差异有显著性意义。1%和50%的PRP降低了细胞的增殖率。与10%胎牛血清比较,20%脐带血PRP和10%成人外周血PRP对皮肤成纤维细胞迁移有明显的促进作用。因此,PRP能促进真皮成纤维细胞的迁移和增殖,在不影响免疫反应的情况下可以安全地添加至创面中。

Law等在裸鼠背部创建直径1.5 cm的皮肤全层损伤,并用10%浓度的PRP联合角质形成细胞(2×10^4个细胞/cm^2)和成纤维细胞(3×10^4个细胞/cm^2)治疗,与PRP单独治疗组和生理盐水组相比较,大体检查显示PRP+细胞组在第7天和第14天的再上皮化速度最快。只有PRP+细胞组达到了2周的完全伤口闭合。表皮层存在于PRP+细胞组和PRP组伤口的中心区域,但在生理盐水组中不存在。PRP+细胞组与PRP组之间的比较表明,PRP+细胞处理的伤口存在角质形成细胞和真皮层。总之,PRP联合角质形成细胞和成纤维细胞+细胞低细胞密度和稀释PRP的结合产生协同作用,加速皮肤全层损伤伤口的愈合。

Salazar-Alvarez等对11名患者进行了前瞻性研究,认为PRP可以促进慢性溃疡的愈合。San Sebastian进行了一项三期临床试验,主要目的就是评价自体PRP的有效性和安全性,同时也探讨其对生活质量和成本-效益的影响。研究表明,使用PRP治疗只需要每周重复1次,PRP是治疗慢性静脉溃疡的一种安全、简便、有效的方法。在一项初步研究中,32例慢性小腿溃疡患者随机分为PRP治疗组和安慰剂组。治疗8周后,PRP治疗组81%的患者伤口出现再上皮化,而对照组仅为15%。一些案例研究和临床试验显示可以使用PRP治疗糖尿病足溃疡。2006年由Driver等进行了一项PRP治疗糖尿病足溃疡的前瞻性、随机、对照、双盲、多中心的临床研究,研究将72例患者分为对照组和标准护理组(PRP凝胶组),对照组愈合率为42%,PRP治疗组愈合率为68.4%,PRP凝胶组效果显著优于对照组,差异有统计学意义。Babaei等报道了2011年至2014年进行的一项前瞻性研究,糖尿病足溃疡患者150例,均使用胰岛素治疗糖尿病,根据溃疡大小将患者分为3组:$2 \sim 5.5 \text{ cm}^2$组、$5.5 \sim 8.5 \text{ cm}^2$组和$8.5 \sim 12.5 \text{ cm}^2$组。将PRP凝胶用于伤口后敷料包扎,结果显示3组愈合时间分别为7.2、7.5和8.8周。一项综述研究分析了人重组EGF、人重组PDGF细胞和自体PRP治疗糖尿病足溃疡的有效性和安全性。共纳入26项研究,共有2 088名参与者,结果显示人重组EGF、人重组PDGF细胞和自体PRP均可降低下肢截肢的风险,提高治愈率。

另外一项随机对照研究将72例患者分为PRP治疗组和安慰剂组,结果表明12周后PRP组愈合率为68%,对照组愈合率为43%,PRP组愈合率高于对照组,但差异无统计学意义。另有试验比较了10例PRP治疗的小腿溃疡患者,另外8例接受安慰剂治疗,两组愈合率比较差异无统计学意义。还有研究将86例慢性静脉溃疡患者随机分为两组,42例接受PRP治疗,44例接受安慰剂治疗,结果没有证实PRP对慢性静脉溃疡患者的创面愈合有促进作用。截至2012年一项关于PRP治疗慢性创面的研究分析认为,没有明确证据证明自体PRP对慢性创面有效。故有部分学者认为,PRP并不能改变术后伤口感染率,对于伤口愈合无明显促进作用。因此,还需要多中心、大样本的临床试验和长期随访观察,以进一步明确PRP在急、慢性创面的治疗效果。

患者因肥胖手术后伤口愈合困难,经用浓缩血小板治疗,伤口完全愈合,如**图14-2-6**所示。糖尿病足伤口难以愈合,采用浓缩血小板分别经过3、6、10天换药后,创面完全愈合,如**图14-2-7**所示。

总体而言,PRP治疗具有良好的耐受性、并发症少,一些初步的证据也显示PRP可加速各种急慢性伤口的修复。

二、PRP在瘢痕修复中的作用

瘢痕的治疗方法很多,近年来PRP在治疗萎缩性瘢痕、粘连瘢痕、痤疮瘢痕及萎缩纹等浅表性瘢痕中有大量的临床报道。有人将脂肪移植、PRP和激光三项技术联合

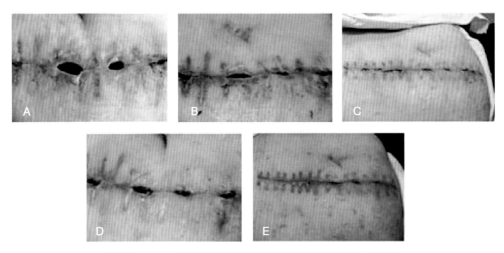

图 14-2-6　采用浓缩血小板治疗肥胖手术后难愈合创面

注：A. 因肥胖手术后伤口愈合困难；B ～ E. 采用浓缩血小板分别经过 3、7、11、18 天换药,伤口完全愈合

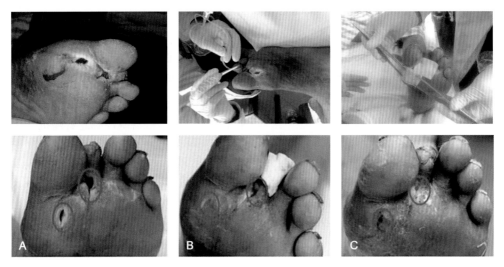

图 14-2-7　采用浓缩血小板治疗糖尿病足难愈伤口

注：A ～ C. 分别为治疗 3、6、10 天后,伤口完全愈合

应用于治疗皮肤创伤后形成的瘢痕,在结合激光治疗时,由于激光在瘢痕表面产生微穿透的热损伤通道,这样更加有利于 PRP 中生物活性物质的渗透,从而更有利于这些生物活性物质发挥再生修复的生物学作用,疗效明显优于单一方式的治疗。甚至将手术、放疗与 PRP 联合治疗瘢痕疙瘩也取得一定疗效。

Mathew 等发现,皮肤创口周围单纯注射 ASC 和单纯注射 PRP,都可以促进创口的愈合,愈合时间短、愈合后瘢痕平整美观是两者共同应用的效果。Nofal 等认为,PRP 治疗瘢痕的机制可能是其可以促进胶原沉积，使瘢痕重塑。Davis报道单独使用PRP治疗痤疮瘢痕即可获得良好的效果。Gentile等使用PRF混合脂肪移植治疗烧伤后瘢痕，1年后发现相较于单纯脂肪移植组，瘢痕外观轮廓改善效果好。Sclafani切除痤疮瘢痕皮下纤维组织，然后再注射2～4 ml的PRP，术后冰敷4～6 h，随访发现效果良好。Chawla采用分面比较研究微针和PRP与微针和维生素C治疗萎缩性痤疮瘢痕，发现微针结合PRP治疗总体结果更好。Azzena等治疗1名瘢痕粘连患者，将PRP和脂肪组织凝胶注射到皮下1年后发现皮下粘连情况改善明显。Nita采用脂肪移植组联合激光和富含血小板等治疗各种瘢痕，结果令人满意，可减轻不良反应，缩短恢复时间。

痤疮瘢痕是困扰青少年的一大难题。痤疮炎症引起皮肤弹力纤维和胶原破坏，可引起永久性瘢痕。目前有多种治疗方法，包括化学剥脱、冷冻、各种激光、等离子射频、干细胞、透明质酸、脂肪移植、PRP、手术等。其中PRP由于可释放多种生长因子、细胞因子及抗菌蛋白等，具有加速伤口愈合，促进皮肤成纤维细胞和角质形成细胞增殖，加速透明质酸、胶原、弹力纤维合成，从而刺激皮肤胶原合成、沉积与重塑，正在被广泛地用于痤疮瘢痕的治疗。

多项临床研究表明，PRP治疗痤疮瘢痕效果良好。如Davis报道，单独使用PRP治疗痤疮瘢痕即可获得良好效果。Gawdat等则比较了局部外用PRP结合点阵激光及皮内注射PRP结合点阵激光治疗痤疮的萎缩性瘢痕，发现这两种方法都取得了良好效果。局部外用PRP由于避免皮内注射，减轻疼痛，更简捷方便，随访3～6个月，效果良好。作者带领的团队在国内较早开展此项治疗，采用PRP结合点阵铒激光治疗痤疮或痤疮瘢痕，经过1个治疗周期的3次治疗，瘢痕改善明显，患者满意程度较高。Lee等采用分面研究方法，在使用剥脱性二氧化碳点阵激光治疗痤疮后，一侧面部注射PRP，另一侧面部注射生理盐水，发现相较于对照侧，面部注射PRP能够减轻红斑持续时间，患者治疗过程中的满意程度较好。Tenna等采用纳米脂肪移植联合PRP治疗痤疮瘢痕，发现可有效改善痤疮瘢痕，但在两者联用的情况下，是否加用二氧化碳点阵激光治疗效果无统计学差异。当然也有个别作者报道，PRP在治疗痤疮瘢痕时没有明显效果。Faghihi等采用随机分面研究，16例面部萎缩性痤疮瘢痕患者，一侧面部采用二氧化碳激光结合皮内注射PRP治疗，另一侧面部使用二氧化碳激光和皮内注射生理盐水做对照。治疗间隔1个月，共治疗4次，分别在治疗1个月和4个月后采用患者自身评价和两个皮肤科专家盲评的方法，发现PRP治疗组红斑和水肿更严重。故得出结论，PRP结合二氧化碳点阵激光治疗痤疮瘢痕无显著协同效应，甚至可能增加不良反应及延长恢复期，但该研究样本量小，没有进行瘢痕分型治疗，结果值得商榷。Kotb等对35例轻度至重度痤疮后萎缩性瘢痕患者进行研究，均在右侧面部行单独微针治疗，左侧面部使用微针联合PRP治疗，每3周治疗1次，术后由两位皮肤科医师和患者对治疗结果的满意程度进行评定，结果显示治疗前后瘢痕严重程度均有明显改善。在患者满意度方面，两种治疗方式都有显著改善，但两种方法比较无统计学差异。Abdel等对30例痤疮后瘢痕患者应用二氧化碳激光治疗面部两侧,右侧注射PRP。通过手术医师、其他医师双盲评估以及患者满意度评价,结果显示PRP治疗侧取得了极好的改善,表明二氧化碳激光联合皮内注射PRP治疗痤疮瘢痕效果优于单纯二氧化碳激光治疗。2014年3月至2015年6月,Tenna等选取30例面颊萎缩性痤疮瘢痕患者为研究对象,患者术前和术后进行体格检查、照片和超声检查,并用22 MHz探头测量皮下组织厚度。所有患者采用纳米脂肪联合PRP注射治疗,从中随机选取15例患者,再使用点阵二氧化碳激光治疗,结果显示两组患者在皮下组织厚度方面无统计学差异,皮下浸润注射纳米脂肪联合PRP似乎可有效改善萎缩性瘢痕,单独或结合点阵二氧化碳激光换肤未影响治疗效果。

PRP作为萎缩性瘢痕的一种新的治疗手段,没有色素沉着和进一步加重瘢痕的风险。在图14-2-8至图14-2-10中,患者均为痤疮遗留的瘢痕,经采用激光后使用PRP(根据瘢痕轻重程度,分别治疗1～3次),获得较满意效果。

也有报道PRP也可用来治疗瘢痕增生和瘢痕疙瘩,Lee等在2012年,采用二氧化碳激光治疗29岁右肩部增生性瘢痕的女性患者,患者接受了11次激光治疗疗程和2次PRP注射,治疗后瘢痕的面积和体积、瘢痕轮廓、质地和色素沉着均有所改善。

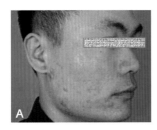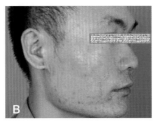

图14-2-8 痤疮遗留瘢痕,采用激光治疗后使用PRP治疗,由于瘢痕较轻,共进行1次治疗
注:A. 治疗前;B. 治疗后

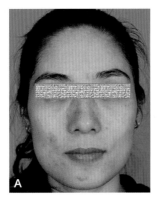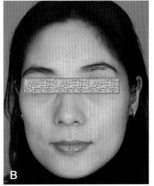

图14-2-9 痤疮遗留瘢痕,采用激光治疗后使用PRP治疗,由于瘢痕较轻,共进行2次治疗
注:A. 治疗前;B. 治疗后

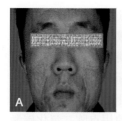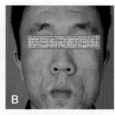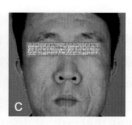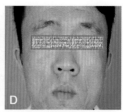

图14-2-10　痤疮遗留瘢痕，采用激光治疗后使用PRP治疗，由于瘢痕较重，共进行3次治疗
注：A. 治疗前；B～D. 分别为第1～3次治疗后

Jones等对49例耳后瘢痕疙瘩手术切除治疗后在伤口部位使用PRP，然后再行伤口表浅放射治疗1～3次，放射剂量范围从1 300～1 800 cGy。治疗后平均随访24个月，以评估复发和不良反应。治疗2年后成功率为94%，其中3例复发。而另一项研究从手术标本中分离出正常的成纤维细胞，使用含自体PRP的三聚乳酸-聚乙醇酸支架培养成纤维细胞，结果显示可以促进瘢痕疙瘩成纤维细胞生长，在裸鼠模型中有助于瘢痕疙瘩的形成。

三、PRP处理美容整形手术及术后并发症

富血小板相关产品还有很多在整形外科应用的个案报道，现总结如下。

1. 富血小板相关产品在整形美容外科手术中的应用

1992年，有人利用自体纤维蛋白胶处理双侧上睑整复术，与标准缝合方法相比，具有微创的效果。随后有多项研究表明，自体纤维蛋白胶在面颈部除皱、巨乳缩小或隆胸手术中的应用显示了很多优点，包括减少引流管等使用、减轻术后疼痛和肿胀以及改善伤口愈合。另有报道，对8例患者使用自体PRP，加入凝血酶和钙离子形成血小板胶，可加速手术伤口恢复。Hersant等对54例行乳房缩小术和腹壁整形术的患者进行观察，缝合时皮下使用自体PRP；对照组的数据来自回顾性资料。结果显示，术后血肿发生率明显降低；但术后12个月的瘢痕评估量表评分显示没有明显改善。2002年，Fezza报道的结果表明，24例使用纤维蛋白胶处理无引流的面部除皱术患者，瘀伤和肿胀程度较轻，没有血肿发生，手术时间也较短，优于另一组（n=24）不使用胶水的面部除皱患者。但也有前瞻性研究（n=30）认为，在排液量、擦伤、肿胀或血肿的发生率方面，使用纤维蛋白胶将分离的皮瓣粘与不粘在一起，患者的预后差异很小。这位作者至少认为，纤维蛋白在面部除皱术中的理论优势并不如先前所希望的那么大。2004年，Jones等甚至认为，与其他预防技术（如敷料、引流等）的使用相比，没有发现使用纤维蛋白胶对血肿的发生率能产生任何统计学上的差异。也许更确切的结论还需要更多更令人信服的数据。

2. PRP在进行性半侧颜面萎缩（Romberg综合征）中的应用

进行性半侧颜面萎缩是一种少见的，以单侧皮肤、皮下组织及骨结构萎缩为特征

命名的疾病。最早由 Parry 于 1825 年报道，后 Romberg 于 1846 年再次详细描述此病的典型特征，故又称为 Parry-Romberg 综合征或 Romberg 病。1871 年，Enlenburg 首次提出进行性颜面萎缩症（progressive facial hemiatrophy, PFHA）这一更准确的命名。近年来，随着科技的进步，人们对该病有了进一步的认识，新的诊断方法和治疗手段不断应用于临床。该病的病损涉及半侧颜面组织，如皮肤、皮下组织、软骨及骨骼造成部分或全部萎缩，其中以皮下组织和结缔组织较为显著；波及范围多在同侧三叉神经的分布区域，少数累及同侧躯体和四肢。如在幼年期（10 岁以前）发病，因面部骨骼未发育完成，可影响患侧骨骼的正常发育，造成严重畸形；如在成年期发病，则面部骨骼已有相当程度的发育，畸形可能不太明显。萎缩常从面部中线逐渐扩展，多从口角、鼻侧、眶下或颊部开始，病变可局限于某一部位或由一个部位逐渐扩展，波及半侧面部，使面颊凹陷、鼻翼短小、红唇薄弱，两侧面部不对称，严重时左右不对称犹如两人面容。涎腺分泌减少，口干；半侧舌萎缩、硬腭及颌骨发育不全、牙齿缺失。病变累及眼部时，导致眼球凹陷、眼肌麻痹、上睑下垂、外眦下移、斜视、眼底色素障碍、视力减退或致盲；头发脱落，甚至累及眉毛、睫毛和胡须。发病早期可出现三叉神经痛，亦可并发癫痫、硬皮病、硬斑病、脊髓灰质炎、颅内动脉瘤等疾病。国内外对 PFHA 以手术治疗为主，视畸形程度和范围灵活选择适当的手术方式。自体游离脂肪颗粒注射充填。使用游离脂肪自体移植作为软组织充填材料由 Newber 于 1893 年首先报道，这种方法迅即得到认可、传播。但由于早年的自体脂肪移植后成活率低，长期没有获得突破性进展而被诟病。但其他手术方法损伤大、效果欠佳等也没有得到学者们的共识。近年来，由于 PRP 技术、脂肪移植技术的迅速发展，两者联合使用治疗进行性半侧颜面萎缩又重新获得医师们的青睐。

Cervelli 等将 PRP 用于 Romberg 综合征的治疗获得成功。2017 年，国内郭莉等用自体 PRP 联合脂肪颗粒移植治疗半侧颜面萎缩。他们采用静脉血二次离心法制备 PRP，肿胀吸脂术抽吸皮下脂肪，抽吸的自体脂肪颗粒经过离心、提纯后，将 PRP 与脂肪颗粒按 1 ：10 充分混合，多层次、多隧道均匀注射于颜面萎缩部位，以改善患侧面部轮廓。3 个月后对面部萎缩凹陷尚未完全改善的患者，同法再次进行移植手术，直至效果满意。11 例半侧颜面萎缩患者，经 1 ～ 3 次移植后原萎缩部位丰满，基本达到两侧面部形态对称。最长随访期 2 年，无感染、皮下硬结、脂肪液化等严重并发症发生，移植效果稳定良好。

3. PRP 在唇腭裂等颌面外科的应用

2004 年，Oyama 利用自体髂骨松质骨配合 PRP 进行牙槽骨移植，并对其在骨生成中的作用进行评价。7 例接受治疗的患者（平均年龄 16.1 岁），进行牙槽骨移植与 PRP 治疗，用三维计算机断层扫描技术对再生骨进行定量评价，并与对照组比较。结果显示，PRP 病例中再生骨与牙槽骨裂的平均体积高于比对照（$P<0.05$）。证实 PRP 是一种安全、经济、有效的生长因子，易于提取；可促进唇腭裂和腭裂患者的牙槽骨移植，并可

用于后续的正畸治疗。

但对于PRP有助于改善牙槽骨移植吸收情况的结论也有不同看法。Sakio等对29例单侧唇腭裂患者进行治疗性观察，其中6例患者作为对照组接受髂骨和骨髓移植而不使用PRP；其余23例则分入PRP组，髂骨和骨髓移植同时使用PRP。手术后1个月和1年采用CT配合计算机辅助系统定量评估剩余骨量，结果所有患者得到令人满意的骨桥接；对照组的2名患者和1名加用PRP的患者出现轻微骨折伤口；对照组和PRP组的平均骨再吸收比为（49.9±17.2）%和（44.9±14.4）%，两组间差异无统计学意义（$P=0.60$）。这一观察结果表明，目前的证据尚无法证实自体PRP对牙槽骨移植的骨吸收有重要作用。

4. PRP在皮肤软组织扩张中的应用

机体组织在外力持续作用下会发生顺应性生长，皮肤软组织扩张术正是利用这一机制，将硅胶囊埋置于皮下，然后向囊内注水，产生持续扩张力，促使皮肤逐渐生长扩大，达到修复病灶及缺损的需求。我国自20世纪80年代末推广应用这一技术以来，发现手术并发症发生率为20%～30%，其中皮肤因缺血发生坏死最为严重，直接影响手术成败。因此，皮肤软组织扩张术并发症防治一直是整形外科医师关注的热点。为在短时间获得较好质量的扩张皮肤，同时降低皮肤坏死的可能性，上海长征医院研究人员评估PRP在组织扩张术中可能的作用，将组织扩张器植入兔耳，PRP组在扩张皮肤内注射1 ml自体PRP，对照组注射生理盐水。扩张器由同一压力下注射生理盐水定期扩张。取扩张皮肤，测定扩张量、大体标本和组织学特征，结果显示PRP组平均扩张量明显高于对照组（$P<0.05$），HE染色显示PRP组表皮细胞层较厚，皮肤较对照组厚。免疫组织化学法检测显示有明显的毛细血管，荧光定量PCR观察PRP组发现VEGF表达增高。

5. PRP在术后皮肤坏死等并发症中的应用

注射美容由于创伤小、恢复快受到广大求美者的追捧，大量用于注射的美容产品进入市场。国内正式由国家食品药品监督管理总局批准的就有透明质酸、胶原蛋白等，但由于使用量较大，出现了一些并发症，如皮肤坏死、失明、脑梗死等，给患者带来了伤害。而一些美容院使用不正规产品，从业人员没有经过正规培训更是加大求美者受损的数量与程度，使美容变毁容。对于皮肤坏死的挽救PRP不失为一种有效手段。

透明质酸填充剂是用于软组织充填最为广泛的一类产品，其注射后所致的皮肤坏死如不及时有效地处理，可能会导致永久性伤害，甚至可能产生毁容性瘢痕。因此，早期合理的救治、丰富的治疗手段十分重要，PRP正是其中一个值得信赖的技术。Kang等报道使用PRP成功治疗了透明质酸注射后未出现皮肤坏死的患者，后期经过PRP和二氧化碳激光治疗后眉间无明显瘢痕遗留。笔者也遇到多例患者因使用透明质酸发生坏死的案例。其中一例23岁女性，在某美容机构注射透明质酸（具体品牌和剂量不详)进行鼻尖和鼻翼的填充美容,注射当时就出现右侧鼻翼部位疼痛、瘀紫,未经任何处理,后上述症状逐渐加重,该美容机构于问题出现后2天给患者的注射部位又注射了透明质酸(具体品牌和剂量、浓度不详),仍未见任何好转,右鼻翼出现发黑现象,患者于2天后来我院就诊。查体:右鼻翼沟至鼻尖处有3.0 cm×2.0 cm大小的皮肤发黑、坏死,界限尚可,质地硬,鼻翼缘部分皮肤发黑,鼻腔内黏膜血运尚可,色暗红。治疗方法:当即行局部消毒,外用比亚芬药膏和莫匹罗星(按1∶1比例混合后使用),然后用光动力治疗仪选择红光进行局部照射,每天15 min,连续7天,可见黑色痂皮有明显软化,边缘有少许松动,开始配合削痂治疗,经过6天的逐层削痂和清除坏死物质,创面缩小至2.0 cm×1.0 cm,肉芽新鲜。与患者沟通后,抽取50 ml外周血,经过3 h实验室处理,分离纯化PRP。将PRP液抽取至1.0 ml注射器中,连接34G针头,注射入创面周围及底层,外用无菌纱布覆盖,之后每天换药,术后6天创面愈合,无增生性瘢痕及挛缩畸形。

第三节 富血小板血浆在皮片和皮瓣转移中的应用

一、PRP与皮片移植联合应用

皮肤移植是用于闭合手术伤口的重要手段,也是整形外科最常用的技术。皮肤移植物由表皮和真皮组成,由于移植物没有血管蒂,需要使用压迫敷料改善移植物与伤口的密切接触,以期足够的血管生成,如果过程受阻则可能出现愈合障碍。植皮部位使用PRP能够改善受区的血运,促进组织愈合,并减少手术后的植皮坏死(见图14-3-1);或许还有助于移植皮肤成活后质量改善,使其接近正常的皮肤弹性。

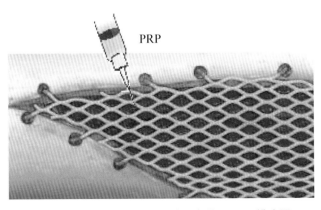

图14-3-1 游离皮肤移植过程中使用PRP模式图

通常在最初皮肤移植的2～3天内，可观察到皮肤移植物水肿，移植物重量增加30%～50%，直至移植物中的循环建立为止；移植后6～7天移植物才恢复良好循环。在一项为期9个月的随机对照前瞻性研究中，将200名创面患者分为自体PRP组和对照组，每组100例。自体PRP组将PRP用于伤口基底，对照组中的皮肤移植物采用锚定缝合的常规方法。自体PRP组中，患者均在皮肤移植几秒钟内将PRP用于伤口基底，不使用缝合线固定移植皮肤，移植物水肿仅10%；而对照组中有68%的患者移植物水肿持续时间超过1周。结果表明，将PRP用于皮肤移植可以推迟第1次手术后打开敷料观察皮肤移植的时间，减少更换敷料的频率和住院时间。众所周知，血小板可以刺激血管生成，故PRP的应用可以加快毛细血管的形成和早期循环，从而减少移植物水肿。

Takabayashi通过动物实验表明，含有PRP的低分子肝素鱼精蛋白纳米颗粒改善全厚皮片的存活率，并促进在全层皮肤移植部位的血流量和血管生成。而对于近年来越来越受到重视难愈性创面，PRP更是显示独特的效果。Carducci采用钻孔皮肤移植结合PRP治疗难愈性皮肤溃疡，发现表皮新生及肉芽组织生长速度加快。在整形美容等植皮手术中，常需要保存剩余的皮肤以备再次使用，传统的方法是将皮肤保存在4℃冰箱中，但效果往往不佳。Keskin等比较了PRP与盐水保存皮肤的组织学变化，分别在第5、8、11、14天对样品进行组织学评估，发现PRP组细胞存活率在第8天明显高于盐水保存组，表明PRP可以延长保存皮肤组织存活率，但其效果只持续到第8天。Hersan等的一项随机对照研究表明，使用PRP联合中厚皮片移植可以促进感染后皮肤缺损的愈合，改善修复质量，明显缩短创面愈合时间，提高临床疗效。

2016年，Marck进行随机双盲对照研究，调查患者自体PRP对烧伤创面网状断层皮片移植术（meshed split skin graft, SSG）愈合的影响，52例患者有不同程度的全层皮肤烧伤，经知情同意后接受SSG。指定患者的研究区域A和B被随机分配，采用SSG和PRP治疗，或者单独采用SSG。术后5～7天，评估上皮组织和移植皮片的成活情况。术后3、6、12个月，随访结果以POSAS问卷、德摩光谱仪和测光计进行测量。结果显示，PRP治疗和对照组在采访5～7天的平均上皮化率比较无统计学差异；但PRP治疗组的伤口区域有更多、更好的上皮组织；术后3、6、12个月，POSAS评分和测量仪的测量结果未显示PRP治疗和标准治疗区域间有统计学差异。因此，该研究认为在烧伤创面的治疗中加入PRP并没有改善移植物的成活和再上皮化结局，也未能显示对瘢痕防治的效果。但该文在讨论中提及，由于烧伤患者的PRP很难获得，因此各种制备方法也会影响效果。在这里，笔者提请注意，严重创（烧）伤患者的血小板质量与正常状态下是不一样的。已经有学者注意到，不成熟血小板（又称网织红血小板）激活时释放的活性物质与常态下有极大差别，这也是众多研究中各方结果差异巨大的重要因素之一。

二、PRP在皮瓣转移中的作用

外科手术皮瓣较多应用于重建手术中,以关闭各种外伤或手术造成的组织缺损,甚至完成器官再造。外科皮瓣更是越来越多地用于整形美容各种手术。整形外科较早使用血小板产品主要是利用其凝血和黏附皮瓣的功能。20世纪90年代,有报道在23例患者皮瓣下应用血小板产品具有一定的效果。在减少或避免皮瓣坏死方面,PRP可能发挥重要作用。

局部或完全皮瓣坏死是重建手术中非常棘手的难题。不论是局部皮瓣还是轴向皮瓣,乃至穿支皮瓣,都有可能受到缺血-再灌注损伤(ischemia-reperfusion injury, I-R损伤)。一旦皮瓣坏死通常需要耗费大量的时间进行重新修复。血液灌注不足和I-R损伤被认为是导致组织和血管系统发生有害变化的主要因素,最终发生皮瓣坏死。因此,在坏死的皮瓣中减少I-R损伤一直是临床面临的挑战,这种损伤在器官移植手术中也很常见。I-R损伤是一个复杂的过程,在这个过程中炎症级联的所有步骤都可能参与,大部分损伤是通过白细胞-内皮细胞相互作用、活性氧、补级联、肥大细胞和免疫复合物造成的。许多研究显示了分子介质的作用。目前,已经有一些措施可减少I-R损伤,如使用小分子、蛋白质、细胞因子和药物。激活的血小板在I-R损伤中对内皮具有损伤作用,但外源性PRP可抑制活性氧的产生。动物实验表明,PRP治疗能减少中性粒细胞聚集,抑制中性粒细胞浸润和氧化应激,可降低一氧化氮、髓过氧化物酶、丙二醛浓度降低,增加抗氧化的保护作用。此外,PRP抑制单核细胞趋化蛋白-1、TNF-α、IL-1β和IL-6的表达,从而增强小鼠缺血再灌注损伤后皮瓣的存活面积和灌注。

PRP具有诱导血管生成的特性,通过改善皮瓣及神经、淋巴等组织的血运,使其广泛应用于皮瓣转移、神经、淋巴再生等显微整形外科中。PRP诱导新血管生成的关键机制是通过促血管生成因子等的释放,激活干细胞及干细胞分化进入内皮细胞,直接刺激内皮细胞增殖、分化,促进血管新生。

Orhan等发现,皮下注射未激活的PRP可降低大鼠背部随意皮瓣的坏死率。Takikawa等通过实验研究发现,PRP可以促进血管生成,提高鼠背部皮瓣成活率。Wang等动物实验显示,PRP可减轻炎症反应,促进血管生成,提高兔背部皮瓣成活率。目前,PRP应用于皮肤及皮瓣移植的临床性研究较少,可对其进一步研究。Chandra等研究自体血小板凝胶在皮瓣愈合中的组织学效果。在伤口闭合前,将被自体血小板凝胶置于背部旁正中皮瓣下的伤口床上,对侧设计相同皮瓣作为对照。第1、2、3周穿刺活检组织学分析显示自体血小板凝胶可以增加整体的炎症反应,第3周尤为明显;尽管增加了炎症反应,但观察到在纤维化程度和胶原沉积方面在两组间未见明显不同。Findikcioglu等尝试在皮瓣移植手术前1周使用PRP皮内注射,发现注射部位微动脉数目、VEGF和PDGF表达量显著增加。Li将PRP和PPP注入小鼠背部皮瓣，发现注入PRP组的皮瓣成活率明显高于其他组，注入PRP的皮瓣血管密度明显增高，PDGF表达明显升高，VEGF mRNA也明显升高。Rah等在动物研究中观察到，PRP治疗增加皮瓣的生存面积和灌注，减少因I-R损伤的小鼠的中性粒细胞积累；PRP治疗具有保护作用，包括一氧化氮减少，髓过氧化物酶和丙二醛浓度降低；此外，PRP抑制单核细胞的趋化蛋白质-1、TNF-α、IL-1和IL-6表达；最后，PRP在I-R损伤的组织中减少了ASK-1和NF-κB的表达。以上研究结果说明PRP在皮瓣I-R损伤过程中确能起到保护作用，通过减少pASK-1和pNF-κB的表达降低活性氧水平和减少促炎细胞因子。

以上研究提供了强有力的证据来支持PRP在I-R损伤环境下的临床应用。压疮患者行臀大肌皮瓣修复后在皮瓣下推注浓缩血小板产品，如**图14-3-2**所示。

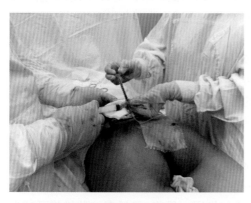

图14-3-2　压疮患者行臀大肌皮瓣修复后在皮瓣下推注浓缩血小板产品

三、PRP在神经、淋巴再生修复等方面的应用

临床多种软组织移植术前是否可提前使用PRP，以促进受区血管提前再生提高移植成活率一直是人们关注的重点。虽然也有文献认为，PRP并不能达到预期的效果，如Bulam等将新西兰大白兔的耳软骨移植于兔背部皮下，8周后发现PRP联合软骨移植组并没有明显减少软骨的吸收率。但应用PRP处理依然是本领域的热点。

Giannessi和Bayram等的多项研究发现PRP和PRF等具有营养神经效果，可以促进周围神经的再生和修复。近年来，通过分子干预和支架在体内采用组织工程的方法为神经再生提供了有希望的结果。Teymur等研究表明，PRP对神经再生和组织愈合有积极作用，作者在SD大鼠大腿制作神经缺损的模型，使用自体神经移植，10周后评估肌肉湿重和肌电图结果，显示PRP治疗组对神经修复的效果更好。Roth等使用PRF填充自体静脉导管和自体神经移植治疗大鼠坐骨神经损伤具有相似的结果。PRF填充自体静脉导管提示可能用于替代神经移植。Sánchez等使用PRP在神经断端与周围作为支架桥或包裹神经残端，可明显有助神经功能恢复和减少疼痛，被认为是神经移植可能的替代品。Seffer等为一名右侧Bell麻痹的27岁女性患者采用外周血单个核细胞胞质和PRP治疗具有一定效果，表明单个核细胞胞质和PRP治疗具有面部肌肉再生能力，为Bell麻痹或其他神经肌肉疾病患者提供了一种很有前途的治疗方法。

Ackermann等通过切除鼠尾的皮肤软组织来制作急性淋巴水肿动物模型后,将PRP、ASC、生理盐水分别局部应用在鼠尾伤口,比较3组伤口愈合的速度、鼠尾远端淋巴水肿的程度、淋巴管和血管密度,术后2周发现PRP和ASC组伤口明显缩小;同时PRP组可明显减轻鼠尾远端淋巴水肿的程度,ASC组减轻水肿的效果不明显,对照组(生理盐水组)鼠尾远端淋巴水肿程度加重;组织病理学检测提示PRP组可增加淋巴管的密度。对于血管密度,ASC移植组最高,PRP次之,生理盐水最低。该研究首次提出了PRP可用于治疗急性淋巴水肿,为临床治疗各种急性水肿提供了新方法。Hadamitzky等研究了PRP对大鼠无血管淋巴结自体移植的影响,结果显示PRP可促进淋巴结生长和再生。目前无其他相关的基础和临床研究。Ackermann等的研究只观察了14天,时间较短,ASC的作用未明确,对于治疗慢性淋巴水肿是否有效也不明确。因此,尚需更深入的研究以阐明PRP在淋巴水肿治疗中的效果。

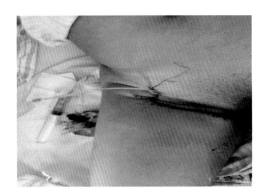

笔者曾收治一名腹股沟部肿瘤切除患者,术后由于广泛淋巴结清扫,造成腹股沟部淋巴渗液明显,每天引流量在200 ml,随即使用浓缩血小板产品,结果3天后引流液基本消失,伤口迅速愈合(见图14-3-3)。

图14-3-3 术后大量淋巴液渗出,伤口处推注浓缩血小板产品

四、其他

系统性硬化症是一种伴有自身免疫性疾病的慢性结缔组织疾病,发病的机制和病因不明,主要引起广泛的微血管功能障碍和形态变化。系统性硬化症患者中受影响最严重的区域是远端四肢、口周和颧区域的关节。由于纤维化和内皮细胞的完整性丧失、炎症性单核细胞浸润和活性氧簇(reactive oxygen species, ROS)产生过多,系统性硬化症患者的VEGF表达量较高,但并没有改善内皮毛细血管能力,导致毛细血管扩张。因此,单纯的脂肪填充治疗通常是不够的,为了在系统性硬化症患者中获得有效的再生,自体组织和大量细胞因子/生长因子的联合使用可能是更好的选择。2017年,Virzì等采用PRP与自体基质血管成分(stromal vascular fraction, SVF)结合,提高了所有系统性硬化症患者的颊部皮肤弹性和血管化。这种创新的再生疗法可以用于治疗慢性结缔组织疾病。血小板在纤维化疾病中的角色,如图14-3-4所示。

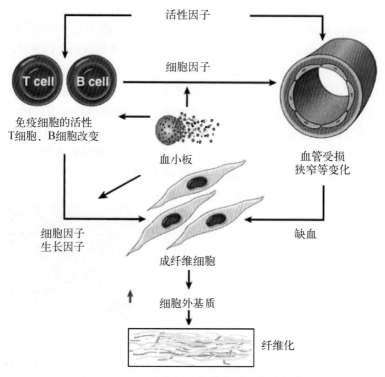

活性因子

细胞因子

T cell B cell

免疫细胞的活性
T细胞、B细胞改变

血小板

血管受损
狭窄等变化

细胞因子
生长因子

缺血

成纤维细胞

细胞外基质

纤维化

图14-3-4　血小板在纤维化疾病中的角色

第四节　富血小板血浆在年轻化中的应用

一、皮肤衰老表现及机制

皮肤衰老主要分为内源性衰老和外源性衰老两种形式。内源性衰老也可称为自然衰老,是指由于机体内分泌及免疫功能随机体衰老而改变及遗传等因素所引起。内源性皮肤衰老的过程很大程度上受多种特异基因的影响,其体表特征为皮肤出现皱纹和皮肤松弛。由环境因素如紫外线、吸烟、风吹、接触化学物质等外源性因素引起老化,称为外源性衰老,主要表现形式为光老化,日光紫外线长期反复的照射是环境中影响皮肤衰老的最重要因素。紫外线照射刺激皮肤中角质细胞和成纤维细胞合成和分泌MMP,使得皮肤组织中MMP含量上升,MMP可以特异性降解ECM,导致胶原蛋白降解,胶原合成减少,皮肤真皮层变薄出现皱纹、弹性下降,经实验证实光老化的皮肤较受到防晒保护的皮肤胶原减少20%。组织病理学检测显示衰老的皮肤真皮、表皮连接变平坦,成纤维细胞的数量减少。既往红外线辐射或热对皮肤老化的影响知之甚少,Cho的研究证实,热辐射和热能够诱导皮肤新血管生成和炎性细胞浸润,通过诱导MMP破坏真皮的ECM,并改变皮肤的结构蛋白,从而促使皮肤过早老化。

皮肤衰老的主要临床表现为暴露部位干燥、粗糙、松弛、细小皱纹增多、组织结构异常、不规则性色素沉着、血管扩张、表皮角化不良和异常增殖、真皮弹性纤维变性及降解产物蓄积等。衰老后的皮肤各层细胞结构包括表皮层、真皮层和皮肤附属器都有相应的改变。角质层屏障功能下降,真皮层会随着衰老变薄,成纤维细胞的数量不断减少,胶原含量减少,导致皮肤松弛、皱纹产生、弹性不佳。皮肤汗腺及皮脂腺分泌减少,使皮肤呈现干燥和粗糙的外观,皮肤血管减少、循环减弱使得皮肤易敏感(见图14-4-1)。内源性衰老和外源性衰老叠加在一起很难将两者准确区分,其病理生理改变也基本一致。

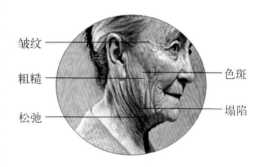

图14-4-1 皮肤衰老的表现

另外,越来越多的证据表明ROS对内在和外在的衰老起着重要作用。在分子水平上,ROS可引起皮肤中的一系列生化反应,产生MMP和促炎细胞因子,导致胶原降解增加,胶原蛋白合成受抑制和真皮基质破坏。皮肤内生长因子(如TGF、FGF等)的缺乏可能是造成皮肤衰老的原因之一,其中由于生长因子缺乏造成成纤维细胞数量的改变尤为明显,Ⅰ型和Ⅲ型胶原比值逐渐倒置,成熟的Ⅰ型胶原表达逐渐减少,Ⅰ型胶原和TGF-β受体Ⅰ、TGF-β受体Ⅱ中mRNA的表达随着体外成纤维细胞传代次数的增加而大幅度下降。PRP可以提供大量浓集的符合生理条件的比例协调的生长因子和细胞因子,同时包含有过氧化化氢酶、谷胱甘肽还原酶等多种抗氧化物质和其他生物活性物质,从而促进减少胶原等ECM降解,对抗氧化应激,达到延缓皮肤衰老的效果。

面部衰老涉及多种组织,是一种连续动态过程。从解剖结果上看,面部衰老发生在不同组织平面,绝非孤立性变化,如骨吸收、继发于引力的组织下垂、面部支持韧带弹性降低、松弛、脂肪细胞萎缩,且以上各因素是相互作用的(见图14-4-2)。

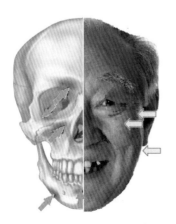

图14-4-2 面部衰老的表现
注:蓝色箭头示骨吸收;黄色箭头示韧带松弛,脂肪室移位,产生皱纹

二、PRP促进年轻化的机制

正是由于重力和容积这两种面部衰老理论的不断完善,面部年轻化不仅需要利用面部提升技术修复松弛的面部和颈周,还需要矫正面部中央区域的脂肪容量萎缩和再分配。因此,为获得最自然的结果,有必要对传统方法(如传统除皱术)做补充,在容量缺失的位置补充充填,重塑年轻化的面部轮廓。

1. PRP抵抗皮肤衰老的相关研究

Kushida等发现相较于PPP组和对照组,PRP培养的皮肤成纤维细胞对胶原蛋白凝胶模型有更明显的收缩作用,认为PRP可促进人类皮肤成纤维细胞增殖。Kim等也看到PRP对皮肤成纤维细胞的作用。他们发现在5%浓度PRP生长的细胞中Ⅰ型胶原表达水平最高,预测其有促进皮肤年轻化的作用。Shin等证明了在20%浓度的PRP释放物中培养皮肤成纤维细胞,48 h内可显著上调皮肤成纤维细胞中MMP-1和Ⅰ型胶原的表达。Atashi等发现,加入PRF的培养基较胎牛血清更能促进ASC增殖,具有剂量依赖相关性,最有效的PRF浓度为20%。Amable等发现,10%的P-PRP对人MSC增殖能力的促进作用是10%胎牛血清的5～10倍。Tajima等证实,添加PRP后ASC分泌生长因子的水平明显增加。Roubelakis等证实,使用P-PRP的胎儿MSC培养基可明显提升MSC和皮肤成纤维细胞的迁移能力和增殖率。

Cho等利用裸鼠制作皮肤光老化模型,小鼠暴露在紫外线B辐射8周后注射生理盐水、P-PRP或者不注射任何物质,4周后PRP注射组较其他组的皱纹明显减轻。活检结果显示P-PRP治疗组真皮层更厚,成纤维细胞增殖和胶原蛋白产生增加。

童怡兰等利用大耳白兔制作皮肤光老化模型,用PRP注射到真皮浅层,发现注射后胶原纤维排列紧密,弹力纤维总面积增加,成熟胶原纤维明显增多,新生胶原纤维减少,弹力纤维减少、纤细。作为皮肤老化指标的Ⅰ型和Ⅲ型胶原,注射PRP后两者在皮肤中的表达可见明显改变。Liu等动物试验表明,每个月在鼠的骨髓中注射PRP可以促进细胞增殖、增加成骨、增加骨生成、减少脂肪形成、抵抗细胞衰老,从而达到抗衰老的效果,这种衰老延迟表现在生存率、体重、行为和大体形态等方面的不同。

综上,PRP之所以有助于面部年轻化,因为其主要成分由血小板、白细胞及纤维蛋白构成,其血小板中的颗粒脱颗粒后产生大量生长因子,如PDGF、TGF-β、FGF、VEGF、IGF以及EGF等,在PRP注射至衰老的组织后,PRP分泌的多种生长因子及细胞因子与各自的受体相结合,促进人ASC、皮肤成纤维细胞增殖,促进血管生成和细胞迁移,增加MMP-1、MMP-2、MMP-3表达,促进ECM重塑和新胶原产生,可以增加真皮-表皮连接的长度、增加皮肤弹性、减轻组织水肿,从而达到组织再生抗衰老的目的,因此其在皮肤年轻化领域得到了广泛的应用。PRP抗衰老的另一个机制是加速透明质酸的生成。透明质酸吸收水分导致其基质肿胀增加皮肤体积,使皮肤饱满。PRP对皮肤中各类细胞的影响如表14-4-1和表14-4-2所示。

表14-4-1 PRP对皮肤中各类细胞的影响

细胞类型	PRP作用
角质形成细胞	促进角质形成细胞增殖和上皮分化
色素细胞	减少黑色素产生，减轻色素沉着
毛囊干细胞	促进表皮和毛囊隆突细胞及毛囊周围小血管增多
成纤维细胞	促进细胞增殖，Ⅰ型和Ⅲ型胶原蛋白表达量增加
ASC	促进细胞增殖和体外ASC神经分化、成脂分化、成骨分化
血管内皮细胞	促进内皮细胞增殖和成熟和体外毛细血管的形成；诱导内皮细胞表达成骨生长因子，促进成骨功能
巨噬细胞 树突状细胞	促进巨噬细胞和树突状细胞增殖，提高细胞活性

表14-4-2 PRP年轻化可能涉及的作用机制

（1）促进人ASC、皮肤成纤维细胞增殖
（2）增加MMP-1、MMP-2、MMP-3表达→降解光老化损坏的ECM
（3）增加激活Ⅰ型前胶原肽的产生和Ⅰ型胶原的表达→胶原合成
（4）增加G1细胞周期调控因子→调节细胞代谢，加速组织更新
（5）参与色素代谢、皮脂分泌和汗液调控
（6）促进透明质酸合成
（7）可能对韧带还具有修复、加强提升和减少松弛的作用
（8）甚至减缓骨吸收，防止脂肪室移位
（9）一定的免疫调控作用

　　另外，面部支持韧带主要包括颧弓韧带、下颌骨韧带、颈阔肌-耳韧带和颈阔肌-皮肤前韧带。面部支持韧带作为浅表肌腱膜系统（superficial musculo-aponeurotic system, SMAS）和真皮与深筋膜和骨膜的锚定点，起支持、固定其相应区域面部皮肤和皮下软组织，维持正常解剖位置的作用。支持韧带与血管神经关系密切，有人尝试利用PRP促进面部神经和血管的生长认为，其可能对支持韧带有一定的恢复作用，甚至由于血运改变减少骨吸收，在整个面部年轻化方面均发挥作用。

　　更有趣的是，L-PRP比传统的PRP有更多的白细胞；白细胞也可产生细胞因子或生长因子，比PRP拥有更高浓度的IL、TNF、PDGF、TGF-β、VEGF等；甚至抗菌肽，具有抗菌和修复作用。Sclafani认为，这些白细胞主要是中性粒细胞和单核细胞释放MMP，

并释放氧自由基、IL等，释放胶原酶和弹性蛋白酶，促进ECM降解，对组织增生和愈合起反作用；当然，MMP也参与胶原蛋白的衰老进程和ECM的蛋白质降解。而另一方面巨噬细胞却可以去除组织碎片和启动组织修复。有关研究表明去除巨噬细胞可以限制早期愈合，削弱韧带强度。同时，MMP降解胶原和ECM蛋白的特性也可以解释年轻化的作用，MMP通过去除衰落有害的胶原碎片和皮肤结缔组织，诱导新胶原再生，促进组织再生。Kawazoe等在动物实验中比较PRP和L-PRP的组织增生效果，发现在小鼠体内L-PRP比PRP组织增生效果好，L-PRP和bFGF混合注射组织增生作用最明显，当bFGF浓度达到100 μg/ml时效果最佳，而单独使用PRP并无明显组织增生效果。注射L-PRP和bFGF也可增加α-肌动蛋白的数量，而它是肌成纤维细胞形成的标志，说明L-PRP和bFGF通过促进肌成纤维细胞形成和伤口增生来提高组织愈合率。

综上研究，可以推测在降解和再生之间可能存在一种平衡机制，白细胞如何促进组织降解，何时促进再生修复尚无明确研究证明，其对组织的愈合起反作用还是正作用尚缺乏定论。因此，有必要关注PRP中白细胞扮演的角色。

2008—2011年，日本学者Kamakura对2 005名患者同时注射PRP和bFGF治疗面部皱纹和凹陷，治疗区域包括鼻唇沟、鼻颊沟、眶周、眉间、额部、颞部等处，采用全球美容改善量表评价，患者的满意度达到97.3%，调查员的满意度为98.4%，皱纹和凹陷得到明显改善。PRP和bFGF混合注射不仅增加了皮肤厚度，而且增加了脂肪及皮下组织厚度。治疗开始显效的平均时间为65.4天，可以持续3年甚至更长时间。该方法引发的并发症包括注射部位出血和肿胀、矫枉过正，出血和肿胀可以自然消失，矫枉过正可以通过减少bFGF的用量来预防。目前尚无其他类似大规模的临床研究报告，但该研究是回顾性研究，无相关对照，需要再进行多中心、大样本的临床对照研究证实其有效性。但同时需要强调，中国食品药品监督管理总局批准的生长因子目前仅在各类创面外用，并未批准用于注射性治疗。

2. PRP改善面部年轻化的临床应用

近年来，PRP已经开始广泛应用于皮肤年轻化，主要用来解决以下六大面部衰老征象：① 皱纹：鼻唇沟（法令纹）、颈纹、鱼尾纹；② 毛孔粗大、皮肤粗糙、毛细血管扩张；③ 面部皮肤松弛；④ 改善色素沉着；⑤ 面部组织缺失；⑥ 其他（眼袋、黑眼圈，甚至毛发）。由于PRP来源于自体全血，各生长因子间有最佳的协同作用，在一定程度上弥补了单一生长因子激活修复不佳的缺点，且不会出现外源性生长因子的免疫排斥，也不会有异体移植中存在的传播疾病的危险。

皱纹可分为体位性皱纹、动力性皱纹和重力性皱纹三大类。体位性皱纹主要出现于颈部。颈部为了活动需要有充裕的皮肤，皮肤过多自然容易出现皱纹。动力性皮肤皱纹是表情肌收缩的结果。重力性皮肤皱纹主要由于皮下组织、肌肉和骨骼萎缩后皮肤变得松弛，加上重力作用而逐渐产生。还有混合性皱纹，则出现在鼻唇够、眶缘和下颌骨等处。

　　面部年轻化的治疗措施包括皮下注射填充剂、肉毒毒素，以及化学剥脱、激光除皱、射频治疗、强脉冲光和射频治疗、侵入性手术、局部应用硝苯地平软膏和注射二氧化碳等多种方法。它们在不同的方面发挥作用，有助于面部年轻化的治疗。例如，对于塌陷畸形，以组织充填的治疗为主，可以考虑用各种生物充填材料，以及自体组织如脂肪的充填；祛除细小皱纹，可使用微针、像素（或称点阵）激光、光子、射频，甚至化学药物的剥脱等；而对于肤色等则使用光子、角质化祛除等手段。以上治疗手段各有特色，但PRP则具有多重作用，可独自发挥作用，也可与其他技术联合使用。近年来，PRP已广泛应用于患者年轻化治疗，取得了良好的效果，在三类皱纹中都有较好的作用，且可以与其他年轻化手段联合使用，并可延长持续时间。

　　PRP对求美者面部皮肤质地的改善较为明显，主要表现为面部细纹的减少以及肤色光泽度的增加。PRP的旁分泌作用有可能起到面部年轻化的作用，因为PRP能够刺激成纤维细胞产生新的胶原蛋白，诱导MSC分裂、分化，刺激血管生成，以及激活组织的再生。PRP采用注射的方法进行面部凹陷填充，起支持及组织再生活化作用；面部直接涂抹，起到滋养保护皮肤作用。PRP可联合像素激光或微针治疗，增加PRP的吸收率和效果。PRP与自体脂肪联合应用进行治疗，可提高自体脂肪的存活率，加强疗效。PRP治疗范围包括面部皱纹、改善唇沟、减轻色素沉着、改善皮肤色泽质地弹性等。

　　使用方式：采用30G针头，每间隔1 cm在真皮内注射，每个注射点注射约0.15 ml PRP，整个面部约使用2 ml。PRP常见的注射部位如**图14-4-3**所示。

　　推荐的PRP使用方式如下。

　　（1）根据治疗的部位和患者的血小板数量确定PRP的需要量，一般按照10 ml全血制备1 ml PRP计算。

　　（2）采用真皮深层注射技术皮内注射PRP，一般到达真皮乳头（1.5～2.0 mm深），注射间隔约1.0 cm，每次注射量约0.15 ml，一般需要约2 ml PRP。

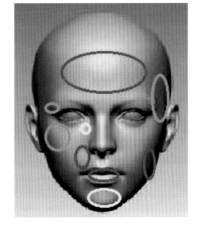

图14-4-3　PRP常见的注射部位

　　Elnehrawy等评价单次自体PRP皮内注射治疗面部皱纹和面部美容的有效性和安全性，单次PRP皮内注射耐受性良好，可以改善面部皱纹，特别是对于有轻度和中度鼻唇沟皱纹的年轻受试者效果更好。Cameli对12例患者行了3次注射PRP，每次间隔1个月，研究表明PRP治疗可改善皮肤纹理、总弹性、光滑参数和屏障功能等。Díaz-Ley等对10名健康志愿者在面部皮肤内注射PRGF，连续3次，临床结果和组织学观察显示表皮和乳头状真皮厚度增加，表明皮内注射PRGF似乎是一种有效的治疗皮肤光损伤的方法。

3. 眼周皱纹及鼻唇沟的祛除

Redaelli等在23例患者面部不同的位置使用P-PRP,治疗鼻唇沟过深、颈纹、眼周皱纹等,作者采用将皮肤镜与相机连接照相、牵拉测试等多种方法评估皮肤的一致性及质地和弹性等改善情况,发现各部位经治疗后均有改善。总体来讲,30%的皮肤得到中等改善,61%得到良好改善,可惜这项研究未设对照组。Kang等使用PRP治疗20名亚洲眶下皱纹及皮肤衰老患者,共治疗3个月,4周1次,治疗3个月后发现效果显著,该研究对亚洲的黄色人种更具借鉴意义。Sclafani将自体PRF注入15名患者的鼻唇沟皮肤或紧贴真皮的皮下,12周后,WAS评分降低,患者鼻唇沟变浅,治疗前后差异有统计学意义。Sclafani也报道对50例患者行皮内、皮下或骨膜浅层注射PRF美容,平均随访9.9个月。治疗项目包括鼻唇沟过深、中面部体积萎缩、表浅的皱纹,以及痤疮瘢痕等其他常见项目。患者平均治疗1.6次,肿胀持续时间不超过5天,大部分只是持续1～3天的轻微瘀斑。大部分患者对治疗效果满意,只有一例患者在治疗2次后感觉改善有限或基本没有改善。Banihashemi使用PRP治疗Glogau评分Ⅱ～Ⅲ级的30名志愿者,分别在上面部、颊部、下面部皮下皮内各注射1 ml PRP,每3个月注射1次,共注射2次,注射后3、6个月后随访,黑眼圈、眶周皱纹、鼻唇沟和皮肤弹性根据医生及患者评估各有不同,改善效果最好的是黑眼圈和眶周皱纹。Kapoor Glogau对评分Ⅱ～Ⅲ级(中度到重度)患者的皮肤浅层、深层或皮下注射PRP,以改善皮肤质地,治疗间隔期为1个月。也有的医师让患者每隔1个月接受1次治疗,共3次为1个疗程。在每个疗程中,4 ml的浓缩液全部使用,并使用4个1 ml注射器和30G口径针。PRP注射量标准化:1 ml注射在前额和鱼尾纹;2 ml注射在脸颊(每侧1 ml);1 ml注射在鼻唇沟。在前额和脸颊上PRP采用"微注射"的皮内注射;在外眦角部位使用"波浪式"注射;在鼻唇沟则使用"线性退行和扇形注射"技术。图14-4-4和图14-4-5是PRP在鱼尾纹的应用案例;图14-4-6为PRP在鼻唇沟应用的案例;图14-4-7是PRP应用于毛孔粗大的案例。

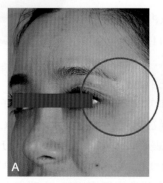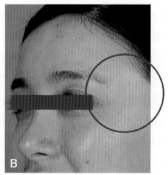

图14-4-4　PRP在鱼尾纹的应用案例1
注:A. 治疗前;B. 治疗后

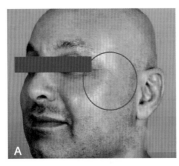
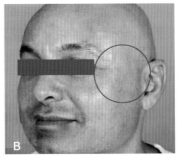

图14-4-5　PRP在鱼尾纹的应用案例2

注：A. 治疗前；B. 治疗后

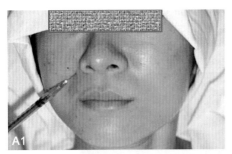
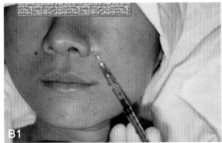
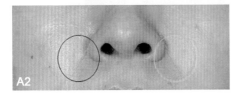
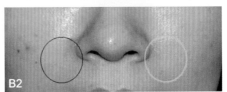

图14-4-6　PRP在鼻唇沟的应用案例

注：A1、A2. 治疗前；B1、B2. 治疗后

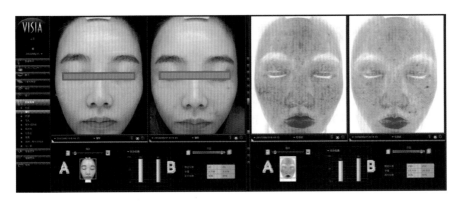

图14-4-7　PRP对毛孔粗大的改善作用案例

注：A. 治疗前；B. 治疗后

三、PRP改善其他部位年轻化的临床应用

1. 颈纹、妊娠纹

颈部是活动最频繁的部位之一,若不注意护理,容易松弛长皱纹;而且颈部的皮脂腺较少,长期暴露在外,水分流失严重,导致颈纹横生。

PRP在颈纹的注射多采用钝针和锐针联合应用,在真皮深层可采用钝针缓慢注射后,再用锐针行真皮内注射,甚至可加用垂直方向的真皮内注射,使得预后效果更好。注射的成分可以是单一的PRP,也可以采用纳米脂肪或微粒脂肪+PRP混合物。国外甚至有研究加用维生素C以促进细胞成活。若配合激光(像素或等离子)加用PRP治疗可能会取得较为理想的结果(见图14-4-8)。

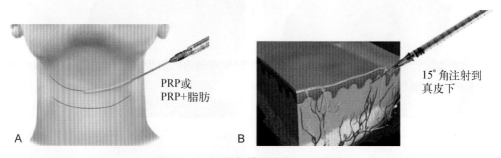

图14-4-8　颈部横纹注射PRP治疗

萎缩纹也叫作张力纹、膨胀纹,是由于快速生长或体重增加产生的皮肤瘢痕组织,多发生于孕妇、肥胖者和青春期,好发于胸部、腹部、臀部和大腿。早期表现为暗红色或紫红色的条纹,然后色素脱失、萎缩,稳定后呈现一种白色或银色的皮肤损害(见图14-4-9)。由于萎缩纹严重破坏了女性的审美需求而被广泛关注,最新的治疗方法包括表层化学脱皮术、皮肤磨削术、强脉冲光、射频治疗和点阵或脉冲激光治疗等,甚至有人提出了更多的微创性手术方法。然而大量研究显示,妊娠纹仍然是一个难题。PRP可以用来辅助治疗萎缩纹。Kim等皮内射频结合PRP治疗亚洲人种萎缩纹,每4周进行1次,12周后大部分患者可以获得较好的效果。Suh等射频治疗后使用超声加强PRP渗透性,每2周治疗1次,共治疗4次,发现萎缩纹的平均宽度变窄、外观改善,病理活检提示胶原密度和皮肤弹性增加。Ibrahim等比较PRP注射和微晶换肤术治疗萎缩纹的效果,发现P-PRP注射治疗效果要优于单纯皮肤磨削术,如果两种方法结合使用效果会更佳。

2. 其他部位年轻化

Sclafani将PRF注入志愿者上臂的真皮深层或紧贴真皮的皮下。10周后全层皮肤活检支持临床观察到的软组织扩增。治疗7天后观察到激活的成纤维细胞和胶原沉积,并

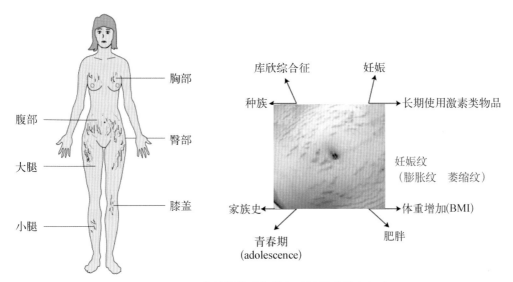

图 14-4-9　萎缩纹常见部位（A）及影响因素（B）

且这种现象出现于整个研究过程；治疗19天时发现较多的新生血管，同时观察到真皮内和皮下脂肪细胞聚集。随着研究时间的延长，这些发现变得更明显，但成纤维细胞变化不甚明显。另外，还有人将PRP用于手部年轻化的治疗，取得了较好的美容效果。

四、PRP年轻化注射治疗方法及注意事项

1. PRP年轻化注射治疗

PRP注射的一般步骤：常规面部消毒，1 ml注射器内加入未激活的液态PRP 0.8 ml+1 ml CaCl$_2$+1 ml局部麻醉药注射后冰敷30 min。使用30G针头，45°角进针入真皮浅层或深层，然后沿皱纹方向进针，平行刺入切勿向下直刺，待针头全部进入真皮浅层和深层后边退针边均匀注射；注射剂量应采用预期矫正深度的1.5～2倍。

PRP的使用方法可分为局部外用、皮内、皮下、骨膜注射，具体注射间隔尚不确定。1年内每6个月注射1次，然后1年1次保持疗效。PRP注射分为浅层和深层注射，浅表注射即皮内注射类似于中胚层疗法，用以改善皮肤质地、体积和水合作用；深层注射即皮下或骨膜注射。从理论上讲，皮肤只能透过相对分子质量500以内的分子，而生长因子相对分子质量大多大于1 500。因此，局部外用PRP释放的生长因子很难进入完整的皮肤。但临床研究却显示局部外用PRP同样有效。推测生长因子进入皮肤的路径可能是通过毛囊和汗腺，另一个原因可能是衰老的皮肤屏障功能减退，更利于生长因子透过皮肤起作用。临床上有多种措施可增加其渗透能力。

大多数组织的再生能力随着年龄的增长逐渐下降，一些动物试验表明老化会导致细胞生长因子受体表达减少，如TGF-β$_1$、FGF受体和VEGF受体2；同时发现TGF-β$_3$和

PDGF受体也有轻度减少。VEGF受体1并未显示与年龄相关,实验表明PRP作用随着年龄增长作用较差,其原因是生长因子受体逐渐减少,成纤维细胞产生胶原的能力变弱。衰老会导致细胞生长因子受体表达减少,有实验证实年轻的成纤维细胞对PRP治疗反应较好,提示随着年龄的增长,PRP再生作用会减弱。目前,PRP在面部年轻化方面与年龄相关性的报道较少,Zenker等报道注射PRP的疗效与年龄相关,小于35岁者显效快,浅层或深层皮内注射,只需每隔12 ~ 24个月治疗1次;超过45岁者效果差,每隔9 ~ 12个月治疗1次。

在皮肤老化的过程中,皮下等软组织萎缩、体积缩小、弹性丧失,这其中皮肤成纤维细胞发挥着关键作用。皮肤成纤维细胞与角化细胞、脂肪细胞和肥大细胞相互影响,它们也是ECM、蛋白质、糖蛋白、黏附分子和各种细胞因子的重要来源,增加皮肤成纤维细胞—角化细胞—内皮轴的活性,保持皮肤的完整性。要强调的是PRP不是突变剂,不进入细胞及细胞核,不会诱导肿瘤形成。值得注意的是虽然以往报道PRP不良反应较少,注射后会出现疼痛或者烧灼感等,症状多不严重,但PRP治疗也可能出现严重并发症。Kalyam等报道了1例注射PRP治疗眉间皱纹的患者,最终导致右眼不可逆失明,这应该是目前文献报道的PRP最严重的并发症。

2. 术后注意事项

PRP应用过程中,术后注意事项如下:

① 治疗后24 h,治疗部位不要沾水;② 治疗后1周内禁食辛辣刺激的食物,不喝酒,不蒸桑拿;③ 治疗后1周内不要服用阿司匹林类药物;④ 治疗后1周内不进行按摩;⑤ 治疗后1个月内不进行激光类治疗;⑥ 治疗部位需注意保湿防晒。

第五节　富血小板血浆在毛发再生中的应用

毛发是人体的重要组成部分,它在调节体温、参与皮肤新陈代谢中发挥重要的作用。因此,保持毛发的清洁、健康对机体非常必要。毛发在人体分布很广,几乎遍及全身,只有掌跖、指趾屈面、指趾末节伸面、唇红区、龟头、包皮内面、小阴唇、大阴唇内侧及阴蒂等处无毛发分布。全身的毛发数目尚无精确统计,有人曾测定过人的头发约有10万根。身体各部位毛发的密度不同,随性别、年龄、个体和种族等而异。毛发不仅具有很多生理功能,其在美容中的作用也越来越受到人们关注。

一、脱发类型及原因

脱发是一个渐进的过程,任何年龄的男性和女性均可以出现。它不仅影响外观美容,而且还会造成患者抑郁、精神压力过大导致生活质量下降。脱发的原因很多,包括先天性缺陷、药物不良反应、激素的改变、减肥和压力因素。脱发病最常见的有两种,即雄激素性脱发与斑秃,其中雄激素性脱发占比最大,可以达到90%。雄激素性脱发根据性别又可分为男性型脱发和女性型脱发,多发生于12～40岁,属多基因遗传。男性型脱发药物治疗包括使用非那雄胺、米诺地尔等,女性型脱发药物治疗包括非那雄胺、米诺地尔、雄激素、螺内酯等。斑秃是一种自身免疫性疾病,其治疗常用免疫调节疗法(如糖皮质类固醇)、蒽林或米诺地尔及局部免疫治疗等,治疗时间较长,常需数月或数年,而且效果常不理想。其他治疗方法还包括激光治疗、毛发移植、中胚层疗法、毛囊干细胞及脂肪移植干细胞治疗等。

雄激素性脱发原理:睾酮可经由 5α-还原酶作用形成双氢睾酮(dihydrotestosterone, DHT),DHT号称毛囊杀手,秃发患者头顶部毛囊对雄激素敏感性增加,头皮中的 5α-还原酶活性增高,导致脱发区局部睾酮转化为DHT增多,DHT作用于毛囊,使毛囊发生萎缩和退化,头发的生长期缩短,休止期毛发比例增高,导致头发密度和头发直径下降,形成秃发。年龄越大,DHT累积越多,脱发越发明显。前额、头顶及后头枕部上方毛囊对激素的抵抗能力较差,真皮乳头细胞的雄激素受体数量更多,故脱发多发于这些部位。

二、PRP治疗脱发适应证及机制

近年来,由于PRP的组织再生作用在毛发生长领域得到了大量的应用。多项临床研究表明,PRP是治疗雄激素性脱发和斑秃等非瘢痕性毛发缺失的有效方法。PRP含有大量的生长因子,PDGF促进有丝分裂、毛管形成和皮肤间质再生;VEGF促进血管生成、增加毛囊血液供应和促进毛囊生长;EGF抑制毛发进入退化期和控制毛囊生长方向,但大剂量EGF可以导致毛囊退化;IGF减缓细胞凋亡;NGF刺激毛发生长和减缓细胞凋亡;FGF是促进毛囊干细胞分化的一个最重要生长因子。

PRP对毛囊有促血管生成作用,因此,它还可以作为独立的治疗脱发的辅助性手段,能够提高头发移植的存活率,增加植入毛囊单位的密度;通过防止真皮乳头细胞凋亡,延长头发的生长期阶段。一项临床观察试验表明,PRP能改善头发生长的密度,激活血小板释放生长因子的作用位于隆突区,一般经过4个月治疗后新的头发开始生长。

三、PRP治疗雄激素性脱发的机制

多名学者阐述了PRP治疗雄激素性脱发的原理。在毛发生长周期中,激活Wnt/β-联蛋白通路导致真皮乳头细胞的胞质内β-联蛋白聚集;β-联蛋白聚集转移至细胞核内,与T细胞生长因子(T cell growth factor, TCGF)和淋巴样增强子家族结合,改变基因表达,促使毛发从静止期向生长期转变。而Dickkoft-1(DKK)和糖原合成酶激酶(glycogen synthase kinase, GSK)-3β通过抑制Wnt/β-联蛋白通路,从而抑制真皮乳头分泌细胞因子和生长因子。PRP所释放的生长因子与真皮乳头细胞表面各自受体结合,刺激蛋白激酶B(protein kinase B, PKB)和细胞外信号条件激酶,促进真皮乳头细胞的成活、增殖和分化,PKB抑制细胞凋亡,促进细胞质内β-联蛋白聚集,促使毛发从静止期向生长期转变,促进毛发生长。**表14-5-1**为PRP治疗雄激素型脱发可能涉及的机制。

Li等在老鼠皮下每3天注射1次PRP,连续注射2周,发现PRP可以刺激皮肤成纤维细胞增生,改善皱纹及皮肤胶原产生。PRP通过增加抗凋亡调节因子BCL-2蛋白水平和AKT、ERK介导的信号转导通路来促进人毛发、皮肤乳头细胞存活,真皮乳头细胞的FGF-7和β-联蛋白异常上调可以更快地促进毛发从静止期向生长期转变,促进毛发生长;作者认为5%的PRP促进人毛发、皮肤乳头细胞增殖效果更好。Miao等先用滚针刺激脱发区,然后在皮下注射PRP,发现10%的PRP可以促进毛囊新生,缩短毛发生长周期。

表14-5-1 PRP治疗雄激素型脱发可能涉及的机制

(1)上调β联蛋白→干细胞分化为毛囊细胞
(2)增加BCL2蛋白水平→抗凋亡→促进皮肤乳头细胞存活
(3)激活AKT和ERK信号转导通路→促进皮肤乳头细胞存活
(4)分泌FGF-7→延长毛发生长期
(5)分泌VEGF和PDGF→促进血管生成→增加毛囊周围血管密度

四、PRP治疗脱发的方法

多项临床实验显示,PRP治疗雄激素性脱发有效。Gentile等报道,采用PRP随机、单盲、自身空白对照方法治疗雄激素性脱发,23名患者采用Norwood分型,分为Ⅱa～Ⅶ级,每隔30天在一侧头皮注射自体PRP(0.1 ml/cm^2),另一侧注射生理盐水,治疗3次,评估毛发的营养状态、表皮厚度、毛囊数量、小血管密度/脱发部位的烧灼感、瘙痒感和细胞增殖情况,3个月后发现头发的平均数量和密度增加,显微镜下表皮厚度、毛囊数量、小血管密度增加,显示注射PRP治疗脱发安全有效,未见不良反应。Kang等治疗了26例秃发受试者(其中男性15例,女性11例),13例患者的头皮毛囊间注射含CD34阳性细胞的PRP,注射2次,每3个月1次;另外13例患者注射含有多种生物活性因子的胎盘提取物。其中男性患者同时给予非那雄胺治疗。随访6个月后发现,含CD34阳性细胞的PRP可增加男女秃发患者的毛发数量、厚度和密度,并且男女间无差异。但因作者使用非那雄胺治疗,对结果评估有一定影响。Khatu 等在一项前瞻性研究中,对 PRP 注射治疗雄激素性脱发的安全性、有效性进行了评估。11 例米诺地尔和非那雄胺治疗 6 个月无效的脱发患者被列入这项研究。每个疗程治疗前进行毛发牵拉试验,通过胰岛素注射器将 2～3 ml PRP 注入头皮。2 周治疗 1 次,总共治疗 4 次。随访 3 个月,通过对患者照片、毛发牵拉试验和患者的整体满意度进行评估。发现头发数量从 71 个头发毛囊单位的平均数目增加至 93 个头发毛囊单位,作者认为 PRP 注射是一种简单、有效和可行的治疗雄激素性脱发的选择,患者总体满意度比较高。Cervelli 等进行了一项随机、对照、双盲研究评估 PRP 注射治疗脱发的效果,结果显示 PRP 注射组头发数量和密度增加;显微镜观察发现表皮厚度增加,毛囊周围血管密度增加,毛囊数量增加,Ki67[+] 表皮角化细胞也有增加。该研究采用多种评价方法,包括主观的和客观的,如患者的主观感受烧灼感或瘙痒感的评定,皮肤镜检查、照片评估毛发密度和毛发直径。组织学评估皮肤厚度和毛囊数量,免疫组织化学法测定 Ki67[+] 确定细胞增殖程度。研究方案设计也较好,可信度较高,但样本量较少,只有 10 例。Kumar 等比较了 PRP 和 5%～10% 米诺地尔治疗男性雄激素性脱发的效果,共 220 例年龄 20～50 岁的患者,采用 Norwood-Hamilton 分型,分为 Ⅱ～Ⅶ 级。随机分为两组,一组接受 PRP 治疗,另一组接受米诺地尔治疗,随访 6 个月,每隔 15 天随访 1 次。根据调查者意见及照片进行评估,结果显示 PRP 组有效率 76%,米诺地尔组有效率 48%,统计分析显示 PRP 比 5%～10% 米诺地尔治疗男性雄激素性脱发更有效;而且 PRP 治疗 Ⅱ～Ⅲ 级脱发和头发较细的患者效果更好。Sclafani 报道皮内注射自体 PRF 基质治疗 15 例雄激素性脱发(病程 1 年以上),共治疗 3 次,每个月 1 次。治疗前及治疗后的第 1、2、3、6 个月测量患者的头发密度指数,2 和 3 个月后雄激素性脱发患者头发密度指数增加,在初始治疗 6 个月后与治疗前比较差异具有统计学意义。笔者临床应用 PRP 治疗秃发患者的效果如**图 14-5-1**所示。

Gkini 等在一项前瞻性队列研究中,用双注射器 27-G 针头,对 22 例雄激素性脱发患者采用头皮注射 PRP 治疗,每 3 周注射 1 次,首次治疗后 6 个月再注射 1 次,随访 1 年,注射剂量为 0.05～0.1 ml/cm^2,头皮头发密度(每平方厘米头发数量)在治疗 3 个月后达到了最高点,为(170.70±37.81)根/cm^2,显著大于治疗前($P<0.001$)。治疗后 6 个月和 1 年,头皮头发密度显著增加,分别为(156.25±37.75)和(153.70±39.92)根/cm^2,与治疗前比较差异具有统计学意义($P<0.001$)。2015 年 Navarro 研究分析使用头皮内注射 PRGF 治疗 100 例雄激素性脱发患者,每 4 周 1 次,治疗 2 次,治疗 4 个月后照片和三维图像分析提示生长期的头发增加了 6.2%,静止期的头发减少了 5.1%。2016 年,Navarro 在进行回顾性研究时发现,头皮注射 PRGF 治疗 379 例雄激素性脱发患者,治疗 4 个月后发现相较于米诺地尔治疗,PRGF 可以增加生长期的头发,减少处于静止期的头发,促进毛发再生。Schiavone 等对 64 例秃发受试者注射 L-PRP,共治疗 2 次,间隔 3 个月,随访 6 个月,对大体照片分析发现效果显著,但该研究缺乏对照

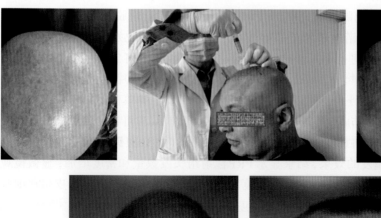
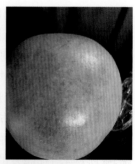
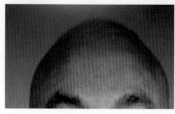
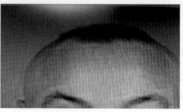

图 14-5-1　PRP 在秃发患者中的应用
注：经 PRP 1.5～2 ml 注射 1 次，共治疗 3 次后的情况

和客观评估方法。Alves 治疗 22 例患者，采用随机、安慰剂对照、双盲自身对照研究雄激素性脱发患者，一侧头皮注射 PRP，另一侧头皮注射安慰剂，1 个月治疗 1 次，共治疗 3 次，图像分析治疗前、治疗后 3 个月和 6 个月生长期、静止期、终末期的头发密度。发现首次治疗 6 个月后，PRP 组可增加毛发密度。该研究样本量小，对于女性雄激素性脱发患者未见统计学意义。Puig 进行了一项双盲、多中心、安慰剂对照研究，使用盐水作为安慰剂，治疗对象分析均为 Ludwig 分型 Ⅱ 型，采用 PRP 头皮注射治疗女性雄激素性脱发，评价方法采用头发计数和头发质量指数，及治疗对象的意见调查，结果显示治疗组头发计数和头发质量指数与对照组无明显差异；但治疗对象调查显示，与对照组相比，PRP 治疗后脱发现象有改善。Mapar 使用 PRP 治疗 19 例男性雄激素性脱发，17 例完成实验。在选定 2 处 2.5 cm×2.5 cm 的脱发区，2 个区域间隔至少 3 cm，实验区注射 1.5 ml PRP，对照区注射同等体积的生理盐水，共注射 2 次，1 个月注射 1 次，在首次注射后第 1、3、6 个月计算实验区和对照区毛发数量，结果显示 PRP 对 4～6 级的雄激素性脱发无效。考虑无效原因可能是由于患者脱发较严重、持续时间长所致。Betsi 等人研究了 PRP 注射治疗脱发的效果，治疗 42 岁男性和女性雄激素性脱发，2 个月内连续注射 5 次，通过拉伸实验和照片判断结果，大部分有效，但明显脱发或 Norwood-Hamilton 分级在 Ⅵ～Ⅶ 级者改善不大。Gupta 等对 PRP 治疗雄激素性脱发进行荟萃分析，13 项研究使用 PRP 治疗雄激素性脱发对研究结果进行定性分析，并对其中 4 项研究的 60 例受试对象进行定量分析。结果显示，标准化均数为 0.51，95% 置信区间为 0.14～0.88，表明使用 PRP 治疗雄激素性脱发是一种很

有发展前途的方法。Avram 等采用 PRGF 治疗 19 例雄激素性脱发，结果显示毛囊密度增加、直径增粗，促进毛囊周围的血管生成，细胞增殖能力增强，降低血管周围炎性浸润，促进皮肤表皮组织重构，并增加毛囊干细胞分化。Picard 等从检索的 32 篇治疗雄激素性脱发的文献中选出 14 篇，其中 3 篇随机化研究、4 篇前瞻性对照研究、4 篇前瞻性无对照研究和 3 篇回顾性研究。9 项研究中有 7 项报道头发密度显著增加。4 项研究通过牵引试验评估脱发，其中一项研究发现超过 95% 的患者治疗后为阴性结果。1 项研究报道治疗后头发直径增加，1 项研究报道头发质量指数提高 106.4%。总体来说，在雄激素脱发患者中使用 PRP 注射剂对于促进头发再生、减少脱发和增加毛发密度方面似乎是有效的。从第 1 次注射开始，效果似乎是逐渐增加的，在治疗 3 ~ 5 次后会出现高峰，而在没有进一步注射的情况下效果会减弱。14 项临床研究中未报道主要不良反应。

　　PRP 对治疗斑秃也有一定效果。Trink 等采用随机、双盲、平行、空白、活性对照研究 45 例斑秃患者，一侧头皮随机注射 PRP、安慰剂或曲安奈德，另一侧头皮不进行任何治疗，1 个月治疗 1 次，随访 1 年，PRP 组显著促进毛发生长，同时减轻患者头皮的瘙痒感和烧灼感，但该研究缺乏 PRP 制备细节。另一项治疗斑秃的实验中，Donovan 用 PRP 治疗 1 例激素抵抗型斑秃，治疗后 3 个月后发现，枕部的头发是治疗前的 3 倍。

　　综上，目前对于 PRP 治疗非瘢痕性脱发包括男性型脱发和痤疮斑秃的疗效，总体结果似乎对患者产生相当积极的结果，但现有研究质量大多较低且结果有争议需要以更标准的治疗方案包括治疗次数、间隔时间和治疗后的随访时间、PRP 制备方法等，做进一步随机对照研究并扩大样本量。

五、PRP 与毛发移植的联合应用

　　近年来，自体头发移植及再生手术已经成为一种安全、可靠并可以从根本上解决秃顶、脱发问题的美容外科手术方法。PRP 已被证明有促血管生成作用，可以促进毛发移植的成活率，增加移植毛发的密度。Takikawa 等发现将同一名受试者脱发区分为实验组和对照组，其中实验组为注射 1 ml PRP 和低分子肝素钠/鱼精蛋白混合颗粒，低分子肝素和鱼精蛋白比例为 7 ∶ 3；对照组为单独使用 PRP 加氯化钠溶液，分别于第 1、6、9 周注射，结果发现实验组毛发直径大于对照组 12 周后发现实验组比起对照组更有助于毛发生长。提示肝素钠/鱼精蛋白混合颗粒可以有效吸收 PRP 的生长因子，使之缓慢释放。Uebel 等治疗 20 例男性脱发患者发现，同一受试者于毛发移植手术前 15 min 在一侧毛发移植区域注射 PRP，另一侧毛发移植区未注射 PRP，结果 PRP 治疗区域为 18.7 个毛囊单位 /cm²，未治疗区为 16.4 个毛囊单位 /cm²，毛囊密度提高 15%。结果显示试验区比对照区每平方厘米多 2.4 个毛囊单位。

　　另外，PRP 还可促进其他部位毛发（包括睫毛）的再生，但相关研究较少。

六、PRP治疗脱发的注意事项

现有临床研究存在着多项差异，PRP使用方法不同，有皮下注射、皮内注射或毛囊间注射；治疗周期也不相同，有间隔2～3周、1个月或3个月；注射剂量、治疗次数、评价方法也不统一。因此，有必要进一步规范其治疗方法及治疗周期。另一个值得注意的问题是A型肉毒毒素也可以用来治疗秃发，其通过松弛肌肉血管、改善头皮血运及张力促进毛发生长。但有研究表明PRP可以导致A型肉毒毒素肌肉麻痹的效果减弱，其具体机制尚不明确，因此有必要对PRP和A型肉毒毒素联合应用做进一步研究。

微针是一种微创治疗技术，通过细针穿刺滚过皮肤角质层，用于诱导治疗区域的胶原形成、新生血管和生长因子的产生。它已被广泛用于皮肤病的治疗，包括雄激素性脱发和斑秃。目前研究表明微针可以与PRP、米诺地尔、局部使用类固醇联合治疗，促进相关药物的渗透，促进头发生长。

Sasaki使用微针治疗447例患者，其中115例采用微针联合治疗PRP治疗，治疗范围包括皮肤松弛、萎缩纹、痤疮瘢痕、肥厚性瘢痕或脱发，随访12个月，发现单独使用微针或微针联合PRP均可获得理想效果。Miao等先用滚针刺激脱发区，然后在皮下注射PRP，发现10%的PRP可以促进毛囊新生，缩短毛发生长周期。伊朗的Rastegar等用多种草药提取物和PRP联合培育人真皮乳头细胞，发现两者联合应用可以促进人真皮乳头细胞增殖，其作用机制是通过ERK和Akt分子通路，增加细胞周期D1细胞数量和Cdk4表达来促进毛发生长，但尚无临床应用报道，可以考虑对PRP联合相关药物治疗脱发做进一步研究。

第六节　富血小板血浆在会阴整形中的应用

数据显示中国人的平均寿命已达77.7岁，其中男性74.2岁，女性79.3岁，60岁以上的老年人已占全国人口总数的11%以上。到20世纪中叶老年人数将达到4亿多，中国已进入老年社会。性作为人的基本要求，如同每天饮食一样，伴随着人的一生。随着年龄的增长，人的身体结构和功能都不可避免地发生衰退，但对性的需求并没有因为年龄的增长而消失。老年人同样有性的需求，性健康是老年健康的一个重要内容。关注老年疾病，提高老年人生活质量是未来临床医生工作的重要任务。

一、PRP与老年人的性功能

老年人在性欲要求、表现方式和生理反应等方面呈现出差异性。一般男性50岁以后,性反应的兴奋期延长,勃起缓慢,硬度下降,射精强度降低,精液量减少,精子的活力变低,性高潮的强度呈现下降之势。勃起功能障碍是指在性交过程中未能达到或维持勃起状态。虽然不必担心勃起功能衰竭的单个事件,但如果定期体验均发生勃起功能障碍,那绝对是勃起功能障碍的征兆。全球约有30%的男性在生活中受到某种形式的勃起功能障碍,在美国近3 000万男性患有这种自我抑制的症状。中老年是男性一生中的重要时期,是男性更富有创造力和激情、个人工作能力更为成熟并且出成绩的阶段,也是心理、生理逐渐发生变化的阶段,所以提高中老年男性生殖健康意识,使得更多男性平安度过更年期阶段、更好地为社会服务是一个值得人们关注的重要问题。对男人来说,没有什么比达到或维持一个令人满意的勃起能更快地展示其信心了,这对老年男性的性生活和人际关系的影响是不可低估的。虽然有些药物可以帮助老年男性达到和维持勃起,但它们的作用只是暂时的,这些药物可能有严重的不良反应,包括增加心脏病发作和中风的风险。人们一直希望有一个有效的自然方法来恢复男性的性健康。

随着社会的发展,越来越多的女性接受阴唇整形,然而人们对于外阴部整形的认知,似乎不像乳房整形那样有共识。女性外阴整形涉及多个学科,包括泌尿外科、妇科和整形外科。事实上,外阴整形手术多是患者主动要求,女性希望小阴唇和大阴唇外观(肥厚或萎缩)看起来更年轻,而会阴部整形成为人们追求美的一部分。女性的会阴整形的原因还有阴道松弛、处女膜肥厚、闭锁或破裂等。PRP除了可以配合会阴部的整形美容手术后联合使用,在阴唇萎缩和引导松弛,特别近年来对追求性高潮的治疗具有极好的效果,也是当今整形美容外科在女性会阴整形中越来越受到关注的原因。

国外称之为"罗密欧"治疗技术的正是利用PRP进行相关的治疗。这种快速、安全、完全的自然疗法能为男性的性行为提供即时和持久的改善。它能增加血液流动,改善勃起,提高敏感度,增强耐力。注射PRP后的阴茎更坚固、更强大、勃起频率更快,勃起时间更持久。同时,在一些泌尿系疾患方面注射PRP也具有一定的作用,如尿失禁、糖尿病或前列腺疾病引起的勃起障碍,并改善因佩罗尼疾病引起的各类问题。

二、PRP对男性性功能障碍的作用

阴茎是一个血管器官。阴茎的勃起是男性完成性行为(包括生殖行为)的前提,而人们对这一看似极其普通的勃起现象的了解,却是意想不到的贫乏。不仅仅是疾病,伴随生产力发展的同时,因外界因素造成的内分泌紊乱、精神压力等为代表的负面因素对性功能(包括生殖能力)的影响也日益显现。近些年来,勃起功能障碍患者数量的增加已出乎人们的想象。勃起功能障碍通常是由于阴茎组织失去弹性,破坏阴茎的血管所导致。PRP是一种先进的治疗方法,它以促进新的组织生长和新的血管发展,来改善阴茎的循环。这是个利用自体血液的过程,因此这种治疗方式被很多患者所接受。

在希腊神话中,普里阿普斯(Priapus,希腊语:普里)是一个生育神。普里阿普斯的标志是他超大的永久性勃起的男性生殖器。这也成为西方国家使用PRP进行男性性能力治疗的另一个代名词——Priapus shot,又称P shot。通过抽取少量血液然后放入离心机,然后将血液旋转,将血小板与血液分离。在进行阴茎麻醉后,可以将PRP注射到男性的阴茎海绵体中,以改变阴茎的外观和帮助功能的恢复。

对于年龄增长导致的性能力减弱,PRP的治疗效果毋庸置疑。但对于勃起功能障碍的治疗还有待进一步证实以及大量循证医学的证据。有学者研究证实,双侧阴茎海绵体损伤的神经性勃起功能障碍大鼠模型,将含有大量PDGF的PRP通过阴茎海绵体注射,促进受损神经修复及神经型-氧化氮合酶(neuronal nitric oride synthase,nNOS)再生,可有效促进阴茎勃起功能的恢复。目前,血小板在促进阴茎勃起功能过程中的活化聚集机制仍不清楚,血小板内是否存在一氧化氮合酶(nitric oride synthase,NOS)仍有争议。临床上还需要对不同的勃起功能障碍水平进行判定,然后再进行合理诊治。不过,Swift在2012年就获得美国有关PRP治疗勃起功能障碍的专利(见**图14-6-1**)。

1. PRP改善男性性能力的注射技巧

① 抽血制备PRP,备用;② 利多卡因乳膏涂抹预注射部位周边;③ 局部麻醉剂使用于注射部位皮下或阴茎根部神经阻滞;④ PRP缓缓打入海绵体;⑤ 即刻以负压抽吸阴茎(让PRP很快分布于海绵体内不回流入周边血循环);⑥ 建议每天辅助以负压方式抽吸海绵体,可造成局部剪力持续生长因子的作用,一般建议每2～3个月进行1次PRP注射,每个疗程需要3～5次。治疗过程如**图14-6-2**所示。

2. PRP阴茎治疗的禁忌证

① 血小板功能障碍;② 血小板减少症;③ 低纤维蛋白原血症;④ 血液动力不足症;⑤ 败血症;⑥ 急性或慢性传染病;⑦ 肝脏慢性疾病史;⑧ 正接受抗凝血治疗;⑨ 长期或过量使用阿司匹林或维生素E;⑩ 有皮肤恶性肿瘤病史,或其他癌症。

3. 治疗后的护理工作

① 治疗部位有微微红肿;② PPP液或抗生素软膏继续敷于皮肤表面30～60 min;③ 术后24 h可用生理食盐水清洁;④ 可立即正常外出上班;⑤ 术后2天才可进行性生活。

三、PRP对女性性功能障碍的作用

阴道萎缩是围绝经期和绝经后妇女的常见情况,由于雌激素水平降低,出现阴道干燥、瘙痒、红肿、皮下脂肪流失、阴毛稀疏和性交疼痛的症状。高达45%的绝经后妇女会出现这些症状,极大地影响了女性的性行为和生活质量。虽然雌激素治疗有效,

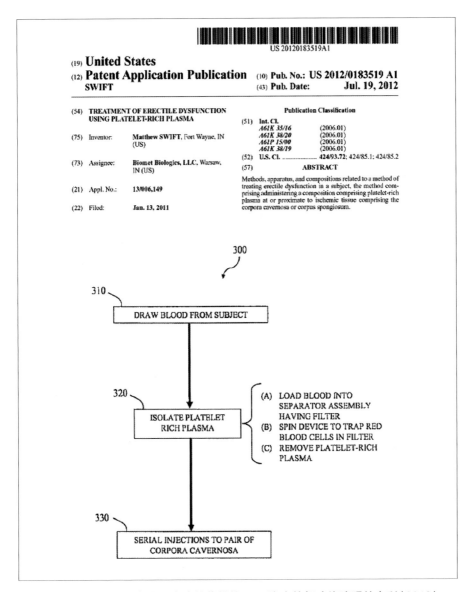

Methods, apparatus, and compositions related to a method of treating erectile dysfunction in a subject, the method comprising administering a composition comprising platelet-rich plasma at or proximate to ischemic tissue comprising the corpora cavernosa or corpus spongiosum.

图 14-6-1 Swift 在美国申请并获得的 PRP 治疗勃起功能障碍的专利（2012）

但许多患者由于健康原因不愿接受激素治疗。

近年来，PRP 在国外用以改善女性性高潮方面取得较好赞誉，甚至有人将之称为性高潮注射（orgasm shot, O-shot）。

作为雌激素替代疗法，Kim 探讨了 PRP 和脂肪填充的疗效。一名 67 岁阴道萎缩患者使用雌激素乳膏治疗不能改善症状，对其采用脂肪填充联合 PRP 治疗，将 40 ml 自体脂肪混合 PRP 移植到大阴唇；结果表明脂肪填充联合 PRP 治疗可恢复阴唇的轮廓，患

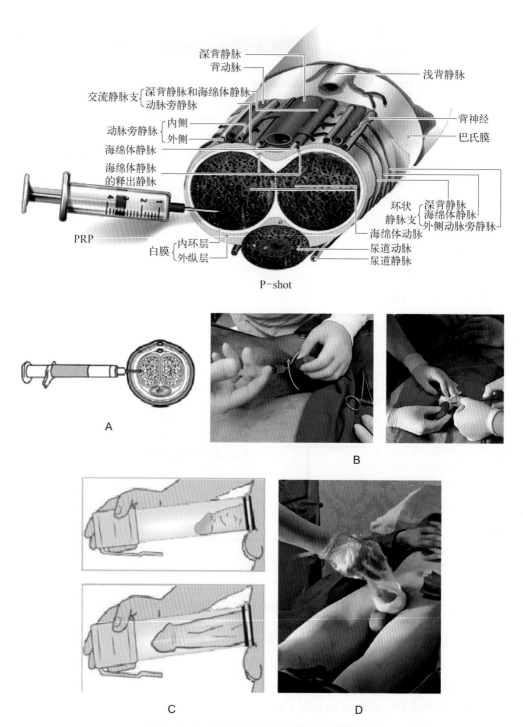

图 14-6-2 PRP 改善男性性功能的注射技巧

注：A. 阴茎海绵体注射；B. 接受 PRP 阴茎海绵体注射的 2 名患者；C、D. PRP 注射后辅助负压泵治疗模式

者的小阴唇硬化性苔藓病也得到缓解,功能恢复也令患者满意。Aguilar则报道通过脂肪移植联合PRP和透明质酸填充治疗一名39岁的阴道松弛患者,随访发现阴道口较前缩小,阴道更紧致,外阴瘢痕软化,患者性生活满意度提高。

　　PRP治疗女性私密的作用机制主要包括① 紧致阴部组织;② 刺激修复系统,改善干涩,促进细胞再生,改善内分泌;③ 减轻色素沉着;④ 具有一定防止细菌入侵,预防感染的作用。

　　经过PRP的注射治疗,能重新唤醒来自阴蒂的刺激,使之更强烈;阴道周围的皮肤更年轻、光滑;阴道更紧缩有力;获得更频繁的强烈性高潮;增强性欲、增加阴道高潮的能力。增加G点刺激引起的兴奋。此外,O-shot可以在一定程度上解决女性压力性尿失禁。

　　在特定的注射部位使用局部麻醉剂,一旦注射PRP,可能会动员干细胞开始工作。许多患者在1周内就能看到好转迹象,**图14-6-3**为PRP注射过程。

　　大部分患者经过1次治疗后,优良的效果可持续1年,甚至1年以上。当患者需要时可以重复治疗。

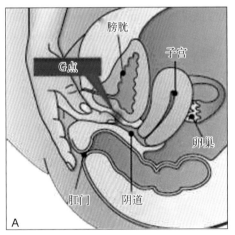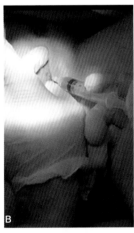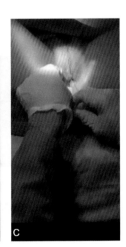

图14-6-3　PRP在女性性功能障碍中的使用
注:A. 进行G点判断;B. 阴道内G点注射;C. 阴唇注射

第七节　富血小板血浆在整形美容外科其他方面的应用

一、PRP在唇、耳部的应用

　　嘴唇体积既有天生的,也有后天继发的。其中很大一部分唇部形态改变或减少也是衰老过程的一部分。随着审美需求的提高以及医疗产品可选择性范围的增加,唇部和口周区相关的微创性美容手术(minimally invasive cosmetic procedure, MICP)的数量大幅增加,其中利用PRP的再生能力完成唇部整形的需要是近年来的一种发展。唇部及四周容积老化是一个漫长的结果,包括表皮变薄、血管分布减少。嘴唇和口周老化的临床表现为区域A(吸烟者线)嘴唇周围尖锐的分界线以及上唇唇缘B区的体积丧失。

理想的唇部改善应该包括两种操作方式以确保最佳的审美效果和持久要求。大多数细胞生长和再生可能由PRP刺激所启动,这将引发一系列康复和重新焕发活力的级联反应,包括TGF-β、PDGF、IGF、VEGF、EGF和FGF。这些生长因子是再生的基础,在PRP治疗中,它们的浓度是正常值的5倍,因此发挥的作用极强。

使用30G针将PRP注入A和B区的1～6的片段。由于B区部分很薄,小心不要损害底层肌肉和血管。注入PRP的平面是在前唇下、口轮匝肌上方。在B区,1～6每段使用0.1 ml,使用30G针在A区注射PRP,呈扇形注射,在真皮网状层迅速铺平;在区域A的注入区域进行微针处理,局部应用PRP,然后慢速按摩力争在5 min内最大限度地吸收PRP(见图14-7-1)。治疗后局部会出现肿胀症状。

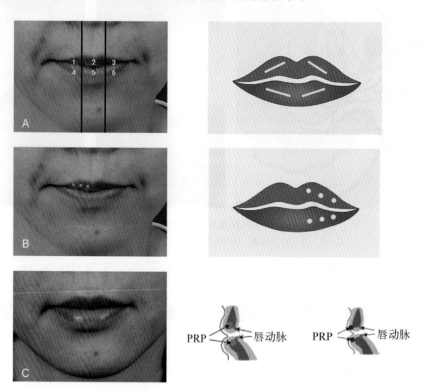

图14-7-1　PRP在唇部改善治疗中的作用

注:A. 1～6为唇及口周的注射要点;B. 唇部,治疗前;C. PRP治疗后,丰唇、改善唇线

二、其他

在色素代谢方面,PRP能够参加色素代谢,其影响色素沉积已获得一些临床证据,但具体的机制并不清楚,或许是与氧化应激、细胞凋亡、自噬等有关,参与反应的既有细胞因子、生长因子,也有氧化应激蛋白等。PRP中的活性成分与色素代谢如图14-7-2所示。

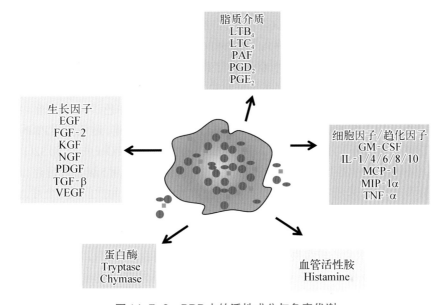

脂质介质
LTB$_4$
LTC$_4$
PAF
PGD$_2$
PGE$_2$

生长因子
EGF
FGF-2
KGF
NGF
PDGF
TGF-β
VEGF

细胞因子/趋化因子
GM-CSF
IL-1/4/6/8/10
MCP-1
MIP-1α
TNF-α

蛋白酶
Tryptase
Chymase

血管活性胺
Histamine

图14-7-2　PRP中的活性成分与色素代谢

Kim等利用永生化细胞系观察TGF-β$_1$对黑素生成的影响,并推测TGF-β$_1$是一种非常重要的影响黑素合成的成分,且具有浓度依赖性。他们认为,TGF-β$_1$通过延迟细胞外信号调节激酶的活性来减少黑素形成。Yun等采用鼠来源的永生化黑素细胞研究EGF对黑素生成的影响,这是一种用激光处理的角质细胞条件培养来源的细胞。他们指出,EGF治疗能够降低黑色细胞生成黑色素,是通过抑制前列腺素E$_2$(prostaglandin-E$_2$, PGE$_2$)表达和酪氨酸酶的活性完成的。因此提出,EGF在化妆品中使用具有使皮肤白嫩,防止炎性色素沉着症发生的作用。土耳其的一项研究也报道,经3次PRP治疗后,可改善超过80%的黑素。眶上色素沉着是由比黑素更复杂的机制引起的改变,尽管结果有所不同,但两项研究都证明,PRP可能是治疗面部色素沉着的最佳选择。在PRP治疗中出现的色素改善可能也与皮肤厚度的增加有关。PDGF在血管形成和胶原蛋白的合成以及ECM成分的合成中起着重要的作用,而这些成分都是PRP中重要的组成成分。

1. 眶周色素沉着

眶周色素沉着(periorbital hyperpigmentation, POH),又称为黑眼圈,可能由多种病因引起,包括遗传/体质、皮肤黑素沉积、炎症后过度色素沉着、继发于特应性或过敏性接触性皮炎,以及脉管系统位置过于表浅、贫血、激素紊乱、营养缺陷和皮肤松弛。生活中的坏习惯如吸烟和睡眠不规律也被认为是POH的高风险因素。POH的治疗方法必须根据病因而改变,目前虽然有多种不同的治疗方法,包括局部漂白剂和化学剥脱、激光、自体脂肪移植、PRP、气化美塑(经皮肤或皮下注射二氧化碳)等,但大多数患者的治疗效果并不令人满意。既往对血管性的POH治疗采用自体脂肪移植的方法改善循环。由于PRP对血管再生具有良好作用,自然成为关注的治疗手段。

2018年,Nofal报道的研究纳入了30例POH患者,比较采用PRP和气化美塑治疗的效果;结果显示两种治疗均可获得满意效果,但两种改善率比较无统计学意义。PRP治疗可引起疼痛和瘀斑,气化美塑是更简单、有效的方式,耐受性良好。2016年,Uysal报道PRP可能通过生长因子和细胞因子的作用具有增加色素沉着可能。在面部应用PRP后可能会增加色素沉着,治疗前后应该采取预防措施,避免使用PRP治疗炎性黑素沉着。2103年1月至2014年1月,Alshami治疗了50例POH患者,用32G针头在色素沉着部位采用中胚层(真皮内)注射,两名皮肤科专家采用5级量表盲评,患者采用5级量表自评分,采用4级量表评估疼痛。患者共注射3次,每次间隔1个月,治疗后随访3个月,POH有改善;但该研究只有治疗前后对照,无左右对照。

PRP治疗过程如下:抽取接受治疗患者的15 ~ 20 ml血液,真空管含有3.2%枸橼酸钠抗凝剂。第1次离心较缓慢,避免血小板分解和分离血浆。离心率为1 600转/min,持续10 min。第2次离心速度在4 000转/min,10 min,收集大约1/4的浓缩血小板加0.1 ml的氯化钙即可使用。1.5 ml的PRP被立即注射到鱼尾纹及眶周区域,特别是下眼睑和邻近松弛的皮肤上。采用1 ml注射器和30G针头进行真皮内注射。治疗区域尽量不使用冰袋,因为暴露在寒冷条件下,可能会干扰血小板正常的功能。建议每个月进行1次,连续治疗3次为1个疗程,目前未发现有任何不良反应。PRP防治POH如**图14-7-3**所示。

2. PRP改善面部质地、减低色素的治疗

Garrabou研究表明PRP可用于治疗黄褐斑。学者们认为,血小板 α 颗粒通过延迟

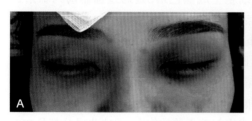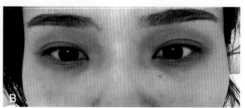

图14-7-3　PRP对POH的治疗作用

注:A. 治疗前;B. 治疗后

的细胞外信号调节激酶活化抑制黑色素生成；其他可能的机制包括增加血管生成以及胶原、ECM（包括透明质酸）的合成。

第八节　富血小板血浆与相关技术的联合应用

一、PRP与微针、水光针联合应用

1. PRP联合微针的治疗

人们一直希望通过药物直接作用于面部皮肤发挥年轻化的治疗效果，但由于皮肤角质层的屏障作用从3方面限制了药物的透皮给药：相对分子质量、亲脂亲水性和所需剂量。这极大地影响了治疗的效果，医学工作者一直希望有良好的手段能予以解决。一般通过以下方法促进或改善药物的经皮传递：① 采用药剂学手段制备药物载体，如微乳、纳米粒和传质体等；② 使用化学促渗剂；③ 采用新型药用辅料，如研发新型压敏胶材料，通过提高压敏胶的载药量增加药物的透皮量；④ 借助物理技术，如微针、电穿孔及离子导入等技术增加药物的透皮量。其中，微针透皮给药系统具有注射和透皮给药的双重优势。与一些物理、化学促渗方法相比，透皮给药具有无痛、微创、安全高效、携带方便，患者可自行使用等优点。其原理是通过在皮肤上创造细微的通道，暂时打破皮肤的屏障，增加皮肤渗透性，可以有效增加药物、大分子材料及PRP的渗透性，通道要足够大、足够深，同时又避免损伤皮肤，刺激痛觉纤维。不同深度、不同密度的微针对皮肤吸收药物都有影响。

20世纪90年代末，Henry等首次报道将实心硅微针阵列芯片用于药物经皮释放的研究以来，经皮微针药物导入的研究取得了较大进展。微针经皮药物导入是克服皮肤角质层对药物透皮吸收屏障作用的良好方法，也是提高皮肤药物吸收的重要手段。

Yuksel等在10名健康志愿者面部应用P-PRP，共使用3次，每间隔2周注射1次。用滚针将P-PRP用于额部、颞部和下颌，用27G针头将P-PRP注射于鱼尾纹，结果发现治疗前后患者的面部外观、皮肤的牢固松弛程度和皱纹状态差别具有统计学意义。Oyunsaikhan等采用滚针联合PRP治疗面部皱纹，20名年龄在43～48岁患者，在一侧面部单独使用滚针，另一侧面部使用滚针联合PRP治疗，共进行3次治疗，每次间隔4周，治疗8周后评估，结果显示滚针联合PRP治疗侧在面部皱纹分级程度、真皮纤维、皮肤厚度和腺体等方面均好于单独滚针治疗，提示滚针联合PRP治疗面部皱纹是一种有前途的使面部年轻化的新方法。Kotb等对35例轻度至重度痤疮后萎缩性瘢痕患者进行研究。所有患者在右侧面部使用单独微针治疗，左侧面部使用微针联合PRP治疗，3周治疗1次，共进行4次。术后由2位皮肤科医师和患者对治疗结果的满意程度进行评定，结果显示治疗前后瘢痕严重程度均有明显改善。在患者满意度方面，两种治疗方式都有显著的改善，但两种治疗方式之间没有统计学差异。

本研究中针刺疗程的时间为每6周1次，近来也有学者建议5周内完成6次治疗。Aust等人首先证明TGF-β_3在皮肤针刺后保持升高，而TGF-β_1和β_2仅短暂升高2 h后就消失。Zeitter等人仅以1周的间隔治疗发现效果良好。事实上，Zeitter证实了以较短的时间间隔进行治疗比较长时间间隔进行同样数量的治疗效果好。

Aust等人研究了微针穿刺后IL-10和MCR的水平，发现在针刺后MCR水平降低而IL-10水平升高，他们认为这有利于减轻色素斑并且避免炎症后色素沉着过度。IL-10水平通常较低，MCR水平在创伤后色素沉着中过度升高。一些敏感人群在微针治疗3个月后出现色素沉着，但色素沉着最终消退，在超过2 000名使用微针治疗的患者中，没有永久性的色素沉着。**图14-8-1**是微针+PRP两次治疗半年后效果。

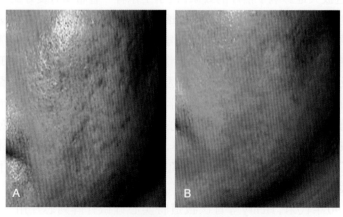

图14-8-1 微针联合PRP治疗色素沉着
注：A. 治疗前；B. 治疗后

国外的研究结果显示，在浅层皮肤治疗中心，微针与PRP的联合治疗以促进胶原产生为主，所有人都关注在老年人中的应用，其实微针联合PRP治疗的范围还包括轻度至中度皱纹、皮肤松弛、皮纹、痤疮瘢痕、肥厚性瘢痕或脱发。

在浅层皮肤治疗中心，微针联合PRP治疗以促进胶原产生为主，前6次每隔6周1次，然后每隔1个月1次，治疗1年。推荐流程如下：① 去除所有化妆和防晒霜后，使用温和的消毒肥皂清洁皮肤，术者带护目镜，无菌手套和面罩。② 局部应用利多卡因和丙胺卡因乳膏（2.5%利多卡因；2.5%丙胺卡因），每次10～15 min。患者均采用局部麻醉，因为前额敏感区和周围及眶周区域对微针有不同的反应。③ 用无菌纱布去除丙胺卡因乳膏，用葡萄糖酸氯己定清洁术区，最后再用无菌盐水清洗。④ 选择微针的深度：额头、脸部、眼睑、唇部皮肤和下巴、颈部以及颊部的选择深度为0.25～1.0 mm。

上肢皮肤、轻或中度皱纹、松弛的皮肤皱褶、色素沉着以及增生性瘢痕选择深度是1.0 mm。⑤ 更换无菌手套，采用轻柔稳定的滑动手法，在术区垂直、水平和倾斜方向分别滚动10～20次。⑥ 对较严重的皱纹、色素沉着和较深的痤疮瘢痕上使用摇摆印章的方法。⑦ 治疗终点为术区出现均匀粉红色或斑点出血，用无菌生理盐水清洗治疗部位；不均匀或错过的未治疗部位需要额外治疗。⑧ 5～15 min内在治疗部位外用PRP。⑨ 使用透明质酸保湿霜和PPP。⑩ 使用防晒剂、色素抑制剂、抗氧化剂、维生素A和维生素C以及矿物质的护肤品护理皮肤。

而在外科治疗，推荐微针联合PRP治疗的数量至少保证每年1次。其他的推荐与皮肤治疗中心相同。注意事项如下：

① 进行外科手术处理时，使用PRP治疗，可将PPP作为保湿剂。针对面部或身体部位严重的瘢痕、深度皱纹和秃发完成微针治疗后，在5～15 min内将PRP按摩到经治疗的皮肤中。② 建议微针深度在0.5～2.5 mm，头部、颈部和身体部位的治疗没有重大技术差异。

所有患者在24 h内恢复正常日常活动；不需要服用镇痛药或抗生素；未见患者出现带状疱疹或单纯疱疹感染、瘢痕或色素沉着不足；会有轻微青紫、肿胀和红斑发生，持续7～10天，不需要治疗。少数患者会出现轻度色素沉着，3个月内可使用维生素A和酪氨酸酶抑制剂联合治疗。

2. PRP联合水光针的治疗

水光针注射则是结合了微针和人工注射的优点，是采用电脑调控的超微渗透技术设备，利用真空负压技术。水光注射每次注射的量、速度和深度都是通过电脑参数设定，容易控制。可以定点、定量、定层在皮肤真皮层注入人体因衰老而流失的各种成分，增加表皮和真皮的含水量，达到同时补水、锁水、储水及年轻化的功能。在注射过程中负压将皮肤吸起，使接受注射的皮肤远离皮下大的血管组织，注射过程中可以减少出血风险。该注射技术适宜在面部年轻化中应用，提高患者的满意度，值得推广。包括肉毒毒素和PRP、透明质酸的多种成分均可以通过水光针注射。PRP联合水光针注射治疗，在改善肤质、年轻化、减轻色斑、减少细纹，以及让肤色鲜润等方面均有较好效果（见图14-8-2）。

二、PRP与光、电治疗的联合应用

面部皱纹是受多因素影响，形成较为复杂的一个过程。由于它对外观的影响，可能会造成生活质量下降，甚至导致社会交际障碍。人们一直在寻找各种手段希望解决不同部位、不同严重程度的皱纹。一般来讲，透明质酸能维持6个月至1年；胶原蛋白由于来源、种属不同，即便处理技术不断改进依然有易于过敏、易于吸收等缺陷；自体脂肪移植受制备、注射等方面的影响，吸收程度也不尽如人意，且受供区来源（极瘦）的

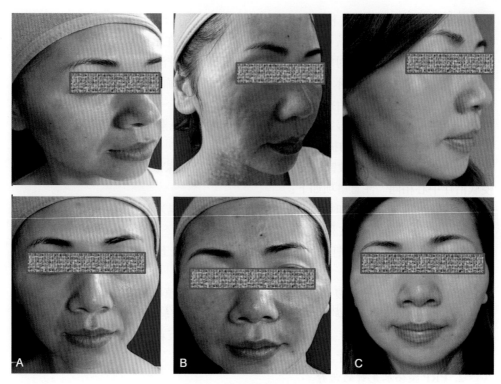

图14-8-2　PRP联合水光针注射治疗
注：A. 术前；B. 术后30 min；C. 术后14天

影响。以往治疗鼻唇沟常用皮肤作为填充剂，有肉芽肿、皮肤坏死等不良反应和并发症。PRP单独用于皮肤年轻化时，可能受量、性状等影响，不能满足大范围或支撑填充的要求，在较深皱纹或缺损凹陷部位较明显的治疗中效果不甚理想。因此，将PRP联合激光、微针、脂肪移植、透明质酸等一起使用，可能发挥延长时间、促进血供等作用，有助于达到年轻化的目的，满足人们对美的追求。

1. PRP联合激光年轻化

PRP联合激光治疗通过促进皮肤成纤维细胞生长和ECM合成而达到抗衰老的效果。PRP可以减轻除皱术后的瘀斑和水肿，缩短手术恢复期，减轻剥脱性二氧化碳点阵激光年轻化治疗后的红斑、水肿、瘙痒和不适感。

Na等特别关注PRP对于二氧化碳点阵激光嫩肤后的伤口愈合效果。他们使用二氧化碳点阵激光治疗25例患者，一侧脸部随机使用PRP，另一侧脸部注射生理盐水作为对照，发现PRP治疗侧经表皮水分损失恢复能力更快，红斑指数和黑素更低；28天后，活检显示PRP治疗侧皮肤胶原束更厚。Shin比较了PRP结合点阵激光和单独使用点阵激光治疗面部年轻化的情况。发现PRP结合点阵激光能够增加患者对疗效的满意度，皮肤弹性和红斑指数降低情况较好。PRP治疗还具有加增加表皮-真皮结合处的厚度，增加胶原纤维和皮肤成纤维细胞的数量。Kim等在皮下注射PRP后联合使用二氧化碳点阵激光，发现接受治疗的患者术后水肿轻微和红斑减少显著，具有统计学意义；但在表皮新生方面没有差别。Nita等利用低强度的二氧化碳点阵激光结合PRP治疗颈面部年轻化，发现PRP可提高脂肪移植成活率，增加胶原合成，促进真皮基质的重塑。国内也有关于PRP和超脉冲二氧化碳激光联合应用有助于面部年轻化的相关报道。采用超脉冲二氧化碳激光治疗面部衰老女性13例。随机选取一侧面部为实验组，注射PRP；另一侧为对照组，同剂量注射生理盐水。治疗3个月后，PRP治疗一侧面部皱纹、皮肤纹理、皮肤弹性等主观评分均高于对照组。与对照组相比，PRP治疗组的皮肤皱纹、质地、紧致度改善情况好于对照组。此外，红斑、水肿的总持续时间出现下降，表明PRP结合超脉冲二氧化碳激光对面部美容有协同作用，缩短了不良反应的持续时间，提高了疗效。

2. PRP在联合激光治疗痤疮及各类瘢痕

点阵激光治疗是采用激光在皮肤上均匀地打上微细的小孔，既有侵袭性治疗的快速和显著效果，又具有非侵袭性治疗不良反应少、恢复时间短的优势，达到紧肤、嫩肤及去除色斑的效果。

Gawdat等比较局部外用PRP结合点阵激光及皮内注射PRP结合点阵激光治疗痤疮萎缩性瘢痕，局部外用PRP由于避免皮内注射，可减轻疼痛、更方便，治疗后随访3～6个月，发现两种方法均取得良好效果。笔者和所在团队采用PRP结合铒点阵激光治疗治疗痤疮或痤疮瘢痕，每个周期3～4次治疗，经治疗后瘢痕情况改善明显。Lee等采用分面研究方法，在使用剥脱性二氧化碳点阵激光治疗痤疮后，一侧面部注射PRP，另一侧面部注射生理盐水，与对照组相比，面部注射PRP可以缩短红斑持续时间。Abdel等对30例痤疮后瘢痕患者应用二氧化碳激光治疗面部两侧，右侧注射PRP。通过手术医师和其他医生双盲评估以及患者满意度评价，结果显示PRP治疗侧取得了极好的改善，表明二氧化碳激光联合皮内注射PRP治疗痤疮瘢痕效果优于单纯二氧化碳激光治疗。Lee等采用二氧化碳激光治疗一名29岁右肩部增生性瘢痕的女性患者，患者共接受了11次激光治疗和2次PRP注射，治疗后瘢痕的大小、体积、轮廓、质地和色素沉着均有所改善。**图14-8-3**和**图14-8-4**为点阵激光联合PRP治疗痤疮的效果。

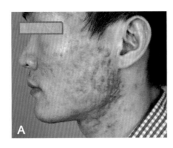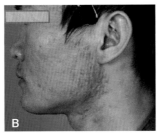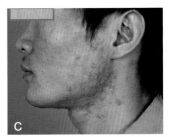

图14-8-3　点阵激光联合PRP治疗痤疮瘢痕病例（一）

注：A. 治疗前；B. 点阵激光+PRP治疗6周；C. 点阵激光+PRP治疗12周

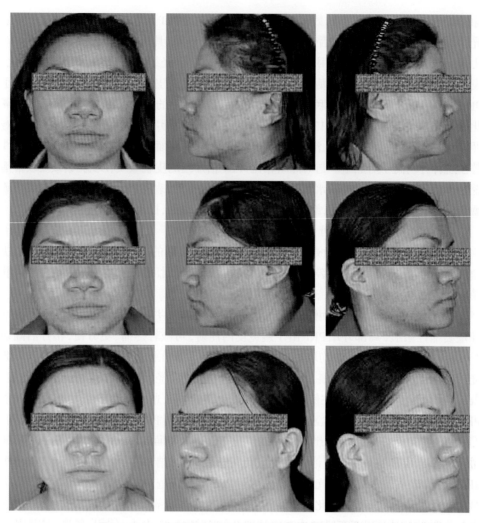

图14-8-4　点阵激光联合PRP治疗痤疮瘢痕病例（二）

3. 非剥脱性激光联合PRP疗法

非剥脱性激光疗法被证明是安全的治疗选择，特别是对肤色较深的皮肤类型（Fitzpatrick皮肤类型Ⅳ和Ⅴ）患者，目前尚未见到非剥脱性激光联合PRP治疗的研究。但联合使用PPP作为激光术后的护理手段，不失为一种可行的方法（详见本章第六节中治疗后的护理工作）。

三、PRP与透明质酸的联合应用

PRP有减少脱发和治疗雄激素性脱发、强力去皱抗衰老、促进皮肤胶原再生、填充皮肤凹陷、改善肤质和皮肤光老化，以及促进创面愈合、组织修复再生、治疗瘢痕的作用。透明质酸是ECM的天然组成部分，构成关节滑液的黏性。它在生长发育、炎症、组织修复包括创面愈合中起重要作用，通过受体CD44参与细胞迁移和细胞间交流，还能促进细胞增殖和迁移。在瘢痕研究中，有学者发现透明质酸是胎儿无瘢痕愈合的重要物质。柳大烈等采用外源性透明质酸处理大耳白兔耳部全层皮肤及皮下软骨缺损创面，发现透明质酸能改善胶原排列、减少创面瘢痕的形成。何祯平等发现外源性透明质酸能减少猪背部皮肤创面瘢痕形成。临床上，透明质酸可用于所有皱纹和凹陷的美容注射、艾滋病患者面部萎缩的修整、凹陷性瘢痕、老年性手足皮下脂肪萎缩、耳鼻唇的填充注射等，是目前非常理想的一种软组织填充剂。由于透明质酸强大的吸水保湿功能，常与肉毒毒素等联合用于水光注射。

在创面修复过程中，透明质酸能促进大量修复细胞进入受损区域，促进ECM中纤维有序排列。它能临时替代真皮结构，同时也是一个三维支架，成纤维细胞和ECM成分长入，从而促使真皮组织有序重建。PRP和透明质酸都能减少感染和疼痛，刺激炎症和血管生成、止血，形成一个自体支架，诱导生长因子释放、细胞迁移和增殖，两者联合使用可以促进组织再生、加快修复过程。Javier Ramos-Torrecillas等采用PRP和透明质酸处理压疮患者创面，发现创面愈合面积明显大于对照组（空白对照）。Fabio Nicoli等采用PRP联合透明质酸敷料用于局部治疗1例严重化脓性汗腺炎致使后颈部瘢痕切除后创面（10 cm×15 cm）的病例，2个月后创面完全愈合，术后1年没有复发、感染及伤口撕裂，也没有瘢痕挛缩、瘙痒、疼痛、过敏、瘢痕增生、颈部活动受限等现象，而且患者停工时间和住院时间大大减少。Valerio Cervelli等采用自体脂肪移植、PRP和透明质酸生物敷料治疗慢性创面（血管或糖尿病相关创面、创伤后创面）取得了良好的临床效果，创面愈合时间显著缩短。对于脚踝前侧枪伤后遗留的慢性创面，PRP和透明质酸敷料也取得了令人满意的效果，创面血液供应增加、营养恢复、疼痛减轻、分泌物减少，创面愈合时间明缩短。Valerio Cervelli等将PRP凝胶联合透明质酸敷料治疗下肢创伤后骨外露创面和伴有肌腱外露的足部及脚踝创面，取得了令人满意的效果，创面愈合明显加快，所需要的额外软组织重建手术亦明显减少。对于跟腱断裂缝合术后并发的创面，PRP凝胶联合透明质酸敷料亦取得了显著效果。由上可见，PRP和透明质酸联合运用有良好的促创面愈合作用，而且操作简单，所需额外组织重建手术明显减少，患者痛苦相应减轻，住院时间缩短，医疗成本降低。

PRP联合透明质酸治疗对面部年轻化方面也有很好的疗效。有基础研究表明，透明质酸和PRP能方便地联合应用，对各自原始特性都没有改变，当同时注射这两种材料时可加强皮肤成纤维细胞的合成和代谢功能。体外实验中，PRP与透明质酸联合应用比单独应用透明质酸更能促进人肌腱细胞和滑膜成纤维细胞迁移，表明PRP可以增强透明质酸促细胞迁移的能力。Keiko等极力推荐PRP联合透明质酸应用于30～40岁初老阶段女性面部的水光注射，以改善肤质、祛除皱纹（见图14-8-5）。

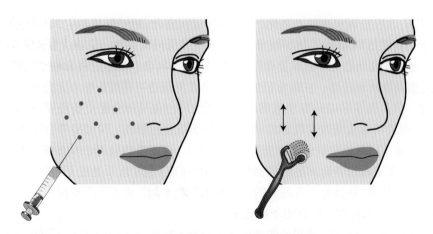

图 14-8-5　PRP 与透明质酸联合使用

　　一项得到法国卫生当局和伦理委员会批准的研究,在 ClinicalTrials.gov 临床试验的注册号为 NCT02832583,采用 BCT-透明质酸套件(RegenLab SA, Le Mont sur Lausanne,瑞士),的管子组成,包括制备 PRP 和透明质酸[40 mg(2% *wt/vol*),非交联透明质酸,相对分子质量 1 550 000]与 PRP(2 ml PRP, 2 ml 透明质酸)的比例。采用局部麻醉(5% 丙胺卡因,阿斯利康 AB S, Sodertalje,瑞典)在 0、1、2 个月,每脸颊注射 4.0 ml 混合液。这一过程分两步进行:第一步是每侧脸颊平均 5.0 mm,用 1 ml 注射器 32G 针头在真皮内注射 PRP-透明质酸;第二步是将 1.0 ml 的混合液涂在脸颊上,然后用宽 1.0 mm、长 1.0 mm 微针滚动。所有结果均在注射前和最后一次注射后 1、3、6 个月进行评估。共招募了 31 名患者,平均年龄为(51.8 ± 8.5)岁。经治疗后皮肤弹性和光滑度有明显改善。唯一的缺陷是缺乏对照,且不能区分单一(透明质酸、PRP 和微针)治疗的作用。

　　Paola Aguilar 等通过脂肪填充及联合注射 PRP 和透明质酸,实现了阴道年轻化、明显改善了性生活质量,且术中和术后尚未见并发症。作者认为联合注射 PRP 和透明质酸应该作为阴道年轻化治疗的一部分。Ulusa 用 PRP 和透明质酸治疗 94 例不同程度面部衰老症状的女性患者。使用 30G 针头将 PRP 和 0.5 ml 透明质酸和 0.5 ml 普鲁卡因注入真皮和皮下组织,对患者的皮肤质地、色素沉着和松弛程度进行个人满意度评估,以及另有 3 名独立医师评定。发现受试者皮肤得到明显改善,包括皱纹、色沉、松弛下垂、肤色黯淡、毛孔粗大、皮肤干燥、痤疮、黑眼圈、皮肤胶原流失等问题。第 1 次注射即有满意疗效,而且疗效和治疗次数成正相关。作者认为透明质酸和 PRP 可能有联合作用,两者混合后很可能为血小板血浆内生长因子提供了一个理想的黏性和水合环境。

　　Hersant 对 31 位患者采用透明质酸和 PRP 进行面部年轻化处理,在 0、1、2 个月每个脸颊注射 4 ml PRP 和透明质酸混合物 PRP 和透明质酸比例为 1 : 1,各取 2 ml。治疗前外用利多卡因乳膏局部麻醉,使用1 ml注射器32G针头将PRP和透明质酸混合物注射至真皮深层,每隔5 mm注射1次,随后在每个脸颊上涂抹1 ml PRP和HA混合物,随后使用1 mm微针进行真皮针刺。分别在治疗前、治疗后1、3、6个月对颊部皮肤进行评估,研究显示自体PRP联合透明质酸导入皮肤后可增加皮肤的弹性,具有一定的嫩肤作用。**图14-8-6**为患者使用PRP联合透明质酸进行水光注射,治疗前与治疗后1个月随访的状态。

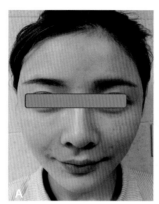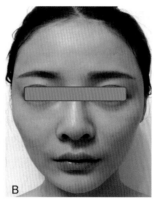

图14-8-6 使用PRP联合透明质酸进行水光注射取得较好的淡斑、除细纹及改善肤色作用

注:A. 治疗前;B. 治疗后1个月

四、PRP与PDO蛋白线联合应用

通过外科手术和非手术技术改变面部组织松弛程度越来越受到欢迎。最常见的非外科手术方式包括真皮填充物、肉毒毒素、化学剥脱、激光换肤、PRP以及线的提升。古埃及人可能是第一个使用嵌入缝合线来增强面部外观的人。有些人甚至认为,黄金线是克利奥帕特拉的美。1956年,Buttkewitz首次发表用尼龙线在皮下提升组织的方法。1956年8月,普通外科医生Alcamo(Camden and Newark, NJ, USA)第一次获得倒刺线发明专利失败,但在1964年终获成功。20世纪90年代末,俄罗斯外科医师Marlen Sulamanidze已开始用倒刺缝线来提升下垂的面部组织。用线来提升面部的历史很长,但由于有很高的并发症一直备受争议,直至FDA在2005年批准非可吸收性线用于提升面部,但并未受到人们的关注。随着可吸收线的引入,由聚二氧六环酮(polydioxanone, PDO)制成的可吸收线越来越引起人们的兴趣并受到极大欢迎,更多类型的线被生产,并伴随许多技术用于年轻化和(或)皮肤提升。虽然埋线对于皮肤提升有很好的效果,尤其是在与其他使面部年轻化的方法相结合时具有很好的效果,但并不能替代手术,也绝非魔术。

许多组织病理学研究表明,埋线后皮肤与皮下异物反应形成淋巴细胞浸润、胶原沉积和纤维化。这种纤维化可以解释整个挛缩、重塑和随后皮肤紧缩的紧张效应。

埋线之所以受到患者和医师的追捧,是因为它微创、快速、并发症少,且易在门诊进行。Ali在一项为期2年的前瞻性比较研究中使用3.0～10.0 mm长的可吸收PDO线进行面部年轻化皮肤提升,患者的满意度高,并发症发生率较低。当与肉毒毒素和填充剂和(或)PRP组合使用时效果更好。PRP治疗组患者在皮肤肌理、色素沉着和平滑方面都有明显的改变,患者的整体满意度较高。表明当埋线与其他美容手段结合使用时明显较单独使用的效果更好。

面部埋线主要可能的并发症包括不对称、断线、过敏、水肿、血肿、血清肿、持久的褶皱、感染、肉芽肿、皮肤糜烂、上眼睑下垂、神经损伤和感觉障碍。

在埋线中使用PRP有3个优点:① PRP中主要的血小板成分可以发挥凝血作用,在埋线的隧道中发挥止血作用,减少血肿的发生;② PRP中主要的血小板成分可释放抗菌肽,另外制备PRP过程中留取的白细胞也具有一定的抗感染能力,可减少埋线感染的发生率;③ PRP的再生能力能加强埋线后组织再生的能力。

图14-8-7为PDO埋线,即通过埋线的针向内注射PRP;图14-8-8为PDO埋线＋PRP的效果。

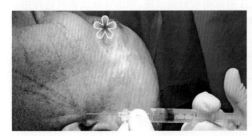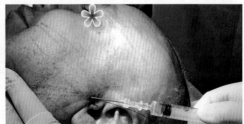

图14-8-7　PDO埋线后即可通过埋线的针向内注射PRP

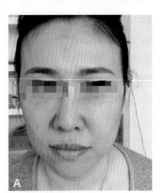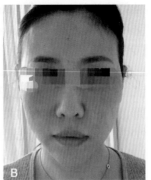

图14-8-8　PDO埋线联合PRP治疗的效果

五、PRP联合脂肪移植

ASC是近年来整形美容外科较为火热的话题,其在再生医学所表现出的无限潜力让人们充满期待。而PRP与ASC为基础的联合治疗更是迅猛发展,在临床方面的应用远远超出基础研究。有学者观察了PRP对ASC生长分化的影响,将取自人体的新鲜PRP(fresh PRP, fPRP)、速冻的PRP(flash frozen PRP, ffPRP)和低温保存的PRP(cryopreserved PRP, cPRP)加入人ASC;结果显示新鲜和低温保存的PRP与对照组(non-PRP)相比,细胞黏附率下降($P<0.001$)。

PRP和脂肪移植联合应用效果则优于单独使用PRP和脂肪移植,多项研究显示PRP可以增加脂肪移植的成活率。目前,PRP促进脂肪移植的具体机制尚不明确,其可能是通过促进ASC和脂肪细胞增殖、改善移植脂肪血运、抑制脂肪前体细胞凋亡等机制促进移植脂肪成活。自体脂肪与血小板凝胶联合应用治疗鼻唇沟皱纹可能会有更好的美容效果,并且可以减少鼻唇沟皱纹愈合的并发症。

Willemsen等发现,在脂肪充填手术中使用PRP可以显著缩短返回工作岗位和社交活动之前恢复期的时间,美容效果明显优于未使用PRP的治疗患者。Rigotti等在13例面部除皱术后患者中,分别将PRP、ASC和基质血管成分(SVF)三者联合脂肪注射,发现ASC和SVF对皮肤的再生作用更好,PRP对皮肤年轻化作用有限,但PRP组出现更明显的炎症浸润和血管反应性,血管通透性增加,有利于血管再生,可能对改善组织缺血具有重要作用。传统的自体脂肪移植是治疗面部软组织凹陷和皮肤老化的常用手术方法。然而,移植的脂肪很容易被吸收,降低了人们对手术长期疗效的期待。Wei等使用纳米ASC和PRF联合移植,极大地提高了脂肪移植后的面部轮廓塑形和年轻化,整体满意率达90%以上。

六、PRP联合皮肤成纤维细胞在年轻化方面的应用

1995年William Boss首先报道使用体外培养的自体成纤维细胞用于整形美容的皮肤充填。美国的Isolagen公司首先开始规模化地和医院合作,培养自体成纤维细胞用于整形美容充填,在1995—1999年的一项研究中,共有94名患者接受治疗,随访36～48个月,92%的患者对结果表示满意。2003年7月,美国FDA委托Henry Mentz医生进行了自体成纤维细胞用于整形美容皮肤填充的临床三期试验,结论是有效。2007年,Weiss等开展了一项随机、对照、双盲临床试验,将自体成纤维细胞悬液($20×10^6$个/ml)注射填充治疗215例面部皮肤缺陷的患者,每次间隔1～2周,共注射3次;对照组采用不加细胞的悬液。共随访12个月,发现从治疗后6个月开始,在治疗皮肤缺损和痤疮瘢痕方面试验组比对照组具有更好的临床疗效,治疗过程中未发现明显的不良反应。美国FDA于2011年6月21日批准使用成纤维细胞美容产品LAVIV

（Fibrocell Science, Exton, PA）用于鼻唇沟的填充。该产品的通过主要是基于2012年 Smith等开展的一项多中心、双盲、对照试验。该试验共纳入372名患者，结果表明试验组及对照组疗效差异有统计学意义，不良反应很轻微。Eqa等从患者腹股沟处取真皮组织，体外培养后，间隔15天注射1次，共注射4次，结果表明自体成纤维细胞移植对于眼周皮肤松弛效果明显，但对于额部及鼻旁较深的皱纹基本无效。

多年的实验研究表明注射成纤维细胞可有利于弹力纤维、基质、透明质酸等因衰老而丢失的成分产生。与大部分真皮填充剂不一样，自体成纤维细胞无立竿见影的填充效果，需要刺激新的胶原、基质、透明质酸等的产生起到填充效果，一般需要多次注射后效果才比较明显。但是自体成纤维细胞填充效果持久，可持续1年以上，甚至可以达到8年以上。

为进一步提高成纤维细胞的成活，Geldenhuys将PRP联合培养的皮肤成纤维细胞注射治疗鼻唇沟凹陷，共治疗20例患者，每例患者注射1 ml PRP和皮肤成纤维细胞，随访9个月；结果显示16例患者鼻唇沟附近的皮肤厚度增加，15例患者鼻唇沟得到改善，17例患者对疗效满意。

七、PRP与肉毒毒素的联合应用

一般不主张PRP与肉毒毒素联合应用，但目前A型肉毒毒素与其他再生剂或器械的联合治疗逐渐流行起来。有人观察A型肉毒毒素应用后出现并发症时，PRP是否对A型肉毒毒素有抑制作用。有学者将24只新西兰白兔分成4组，均在前耳部行肌内注射。第1组和第2组均接受肌内A型肉毒毒素注射，再分别进行自体PRP和生理盐水治疗；第3组为体外进行A型肉毒毒素和PRP混合，然后进行肌内注射；第4组为体外进行A型肉毒毒素和生理盐水混合后肌内注射。所有兔子的对侧耳朵作为对照，只接受A型肉毒毒素治疗。术前和治疗后第14天，对耳部位置和神经肌肉学进行可视化评估。采集耳部肌肉，并采用定量实时PCR进行评估。经视觉和神经肌肉的研究发现，第1组和第3组中，A型肉毒毒素活性减少。PRP皮肤给药后，A型肉毒毒素活性衰竭更严重。此结论尚无法解释这种相互作用下的确切机制，但PRP应用会影响A型肉毒毒素的肌肉麻痹活动。

第九节　富血小板血浆与脂肪移植联合应用

一、脂肪移植成活率的影响因素

1893年Neuber将手臂脂肪移植到眶周以矫正骨髓炎引起的瘢痕畸形，是历史上首例脂肪移植。20世纪50年代，由于易被再吸收和形成油性囊肿等问题，曾经备受青睐的面部脂肪移植一度几乎被废弃。随着抽脂术的出现，脂肪注射重回到大众视野，但再吸收率较高仍然是一个未能解决的问题。20世纪90年代，Sydney Coleman将脂肪采集、纯化、移植的技术进行系统化整理，从而降低了再吸收率，使脂肪移植再度被广泛应用。然而脂肪移植的成活率仍不稳定，影响脂肪移植成活率的因素有多种，包括供受区的选择、脂肪获取的方式、脂肪制备的过程、脂肪移植的方法，以及脂肪移植后的相关处理等多种因素。

脂肪移植后高达20%～80%的吸收率一直是阻碍其广泛应用的难题，为了进一步提高存活率，解决结节、囊肿、钙化等问题，很多学者进行了不同的尝试，如细胞因子辅助、干细胞辅助、PRP或纤维蛋白辅助、Brava外扩张辅助脂肪移植等新技术。脂肪移植作为重建手术的选择越来越普遍。ASC在脂肪移植中被发现通过分化成纤维细胞和角质形成细胞以及促愈合生长因子的释放来促进伤口愈合。当脂肪与自体PRP结合时，可能有增强愈合的作用，其机制是由于PRP的促血管生成和抗炎作用。

二、PRP在脂肪移植中的应用

2001年，Zuk及其同事阐明脂肪组织是成年人体内MSC的最大来源，具有向脂肪、软骨、成骨、成肌等多向分化潜能。ASC能够在体外稳定增殖且衰亡率低，取材容易，适宜培养，对机体损伤小；将ASC和脂肪混合培养，可以促进ASC成脂和干细胞分泌各种因子，提高脂肪移植的成活率，从而达到组织填充和皮肤年轻化等目的。ASC具有含量丰富、易取材、供区创伤小等优点，是组织工程种子细胞的选择之一。Chignonsicard等实验证明PRP可大幅减少ASC分化成脂肪细胞，其抗脂肪作用是伴随着肌成纤维细胞的产生而产生，TGF-β通路的激活剂中具有抗脂肪细胞和肌成纤维细胞PRP效应的关键作用，使其促进ASC分化成肌成纤维细胞。PRP能释放多种生长因子刺激和加快组织的再生和修复。体外研究证明，PRP可促进人ASC增殖并诱导其向成骨细胞转化，鉴于通过基因修饰途径定向诱导成骨分化存在病毒载体的应用安全性和基因表达时空调控等诸多问题，而化学试剂诱导成骨分化存在诱导和培养时间较长，细胞受污染和细胞表型转化等风险，PRP促进ASC成骨这一特点可以被广泛应用于组织工程相关领域。

多项研究显示，PRP可以为移植脂肪组织提供血浆等营养成分，分泌生长因子，促进ASC的增殖和分化成脂，促进移植脂肪组织的血管生成，从而可以提高自体脂肪的成活率，或者可以减轻移植脂肪纤维化和包囊形成。Fukaya等实验显示，PRP能够抑制脂肪前体细胞的凋亡，从而促进脂肪成活。Cervelli认为，PRP并不能单独促进ASC成脂，但结合胰岛素可促进ASC成脂。Xu等认为，激活的血小板能促进ASC的增殖和成骨。Atashi等认为未激活的血小板比激活的血小板相比更能促进ASC增殖。Tobita等认为RPP含有各种生长因子，介导组织修复的多种路径，PRP对ASC增殖作用具有显著意义。目前PRP

对ASC增殖的具体机制尚不十分明确,其机制可能是PRP可以调节炎症反应及血管生成的相关蛋白的分泌物,抑制炎症介质IL-6和IL-8的水平,从而促进ASC增殖分化。

对于PRP促进ASC增殖的最佳浓度仍有争议。Kakudo等认为,PRP浓度1%和5%比较适宜,大于5%将对ASC的增殖起抑制作用。Amable等采用1%～30%浓度的PRP培养ASC,认为10%浓度的PRP是促进ASC增殖的最佳浓度,对于人MSC的增殖能力是10%胎牛血清的5～10倍。Liu等研究采用5%～15%浓度的PRP培养ASC,发现12.5%浓度的PRP更能促进ASC增殖。Willemsen使用PRP培养的ASC保留了成脂特性,失去了分化为肌成纤维细胞及促血管新生因子的特性,认为15%可能是一个合适的浓度,过高浓度对ASC有抑制作用。Cervelli等认为,1%～50%浓度的PRP效果比较理想。Van等认为,20%的PRP浓度促进ASC增殖的效果最好。Atashi等发现,加入PRF的培养基较胎牛血清更能促进ASC增殖,具有剂量依赖相关性,最有效的PRF浓度为20%。Li比较了0、10%、20%和30%浓度的PRP与ASC混合移植的效果,结果发现20%的PRP可明显提高脂肪成活率,20%和30%两组间无明显差异,因此提出20%PRP促进ASC增殖的效果最好。

动物实验方面,Seyhan等将344只老鼠被随机分为4组,发现PRP联合ASC脂肪移植脂肪吸收率最低,组织病理学显示该组脂肪成活数量、血管数量、生长因子水平均最高。Pires Fraga等将兔背脂肪提取物和PRP混合移植于兔耳皮下,发现脂肪细胞及血管生成有明显增加。Rodriguez-Flores等将兔腹股沟脂肪提取物和PRP按1∶1比例混合移植于兔皮下,4个月后与对照组相比,脂肪细胞及血管生成无统计学差异,但实验组炎症反应和包囊形成低于对照组。Nakamura等证明,P-PRP可显著减少移植到大鼠体内的脂肪吸收。Li等得出的结论是,由脂肪组织和P-PRP及10^5/ml ASC组织的移植物组成了一个理想的移植方法,可以减少脂肪吸收,增加脂肪体积、脂肪细胞形成和毛细血管生成,加速脂肪再生。陈凤超等将人体抽吸的脂肪颗粒(2.0 ml)单独或联合PRP分别注射于10只BALB/c裸鼠背部对称部位皮下,4周后将移植脂肪组织取出,测量其体积,分成单纯脂肪颗粒组和脂肪颗粒联合PRP组,并对两组脂肪团分别进行HE染色和免疫组织化学染色,计算微血管密度。同期将自体脂肪颗粒联合PRP移植进行面部轮廓重塑及乳房填充,术后4周发现脂肪颗粒联合PRP组的脂肪组织体积明显大于单纯脂肪颗粒组的脂肪组织体积,差异具有统计学意义;脂肪颗粒联合PRP组的脂肪组织中CD31表达及微血管密度均明显高于单纯脂肪颗粒组,差异具有统计学意义;122例临床病例随访6个月,患者满意度较高。表明PRP对脂肪颗粒移植成活率有明显的促进作用,临床应用效果良好。

迄今为止,关于PRP和脂肪移植联合应用于乳房重建的临床研究的初步结果显示出模棱两可的结果,而临床前研究则更为有利。然而,人们对PRP应用引起的细胞增殖程度及其相应的组织恶变可能也同样关注。Gentile通过对100例隆胸患者进行对照研究,随访1年,发现PRP联合自体脂肪移植治疗的患者69%恢复到正常轮廓和三维容积,而用单纯脂肪移植治疗的对照组患者仅有39%恢复到正常轮廓和三维容积。使用PRP组脂肪组织钙化囊肿现象很少见。Gentile通过对比研究发现PRP和SVF对于脂肪的成活率影响效果相似。

然而多项动物和临床实验结果显示,PRP并不能提高自体脂肪的成活率。Oh等将人脂肪提取物和PRP按7:2比例混合移植于裸鼠头皮,发现脂肪细胞成活率及炎症反应无明显不同,但PRP组移植脂肪的纤维化和包囊形成低于对照组,可以提高移植脂肪质量。Kim等比较PRP、ASC、SVF对脂肪成活率的影响,发现ASC和SVF效果更好,SVF效果最佳,而PRP作用有限。Por等将人脂肪提取物和PRP按4:1比例混合移植于裸鼠皮下,4个月后与对照组相比发现,脂肪成活率、炎症反应和包囊等无明显差异,但该研究未加PRP激活剂,结果值得讨论。Salgarello等将脂肪提取物和PRP按9:1比例混合移植用于乳房重建,发现脂肪成活率等无明显差异。Fontdevila将富生长因子血浆用于治疗艾滋病患者的面部凹陷,认为富生长因子血浆对脂肪成活率无影响,有学者对患者研究方法提出质疑,指出作者未提供PRP所含生长因子浓度及研究对象血小板相关情况等数据,因此研究结果值得进一步探讨。

综上,目前PRP应用于脂肪移植存在的问题是PRP与脂肪移植时的比例文献报道差别较大,需要进一步明确脂肪与PRP移植时PRP的浓度,PRP浓度过低可能无效;PRP浓度太高,也可能无效或者造成浪费。对于面部脂肪与PRP混合移植,由于需要的PRP总量一般较少,所以可以适当提高脂肪与PRP的比例。在脂肪需要量大的自体脂肪隆胸术中,假设需注射200 ml脂肪,按照10 ml全血获得1 ml PRP计算,脂肪与PRP按4:1的比例,需要50 ml PRP,就需要500 ml全血制备;脂肪与PRP按1:1的比例,需要2 000 ml全血制备,这显然不现实。虽然Ubezio等报道使用450 ml全血制备PRP,然后再将剩余血成分回输入体内,但这可能会影响患者的凝血功能。另一个问题是现有大部分动物实验都是使用兔、鼠等小型动物作为实验对象,这些动物皮下脂肪较少,难以模拟人类的生理环境。另外,对于脂肪成活率缺乏客观判断标准也为实验研究评估PRP作用带来偏差。因此,需要进一步对PRP应用于脂肪移植做更加深入细致的研究。

另外,脂肪移植联合PRP治疗还可以用于伤口愈合(见图14-9-1)和Romberg综合征的治疗。图14-9-2为自体脂肪移植联合PRP治疗颞部凹陷畸形;图14-9-3为

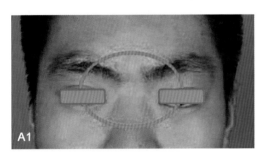

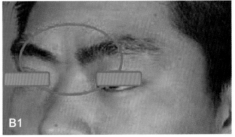

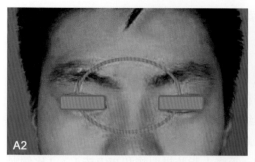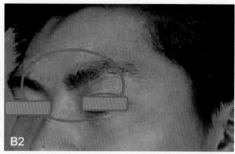

图 14-9-1　自体脂肪移植联合 PRP 治疗外伤后鼻根部凹陷畸形

注：A1、A2. 治疗前；B1、B2. 治疗后

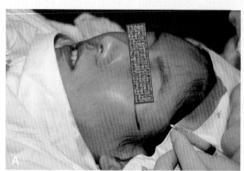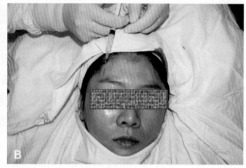

图 14-9-2　自体脂肪移植 +PRP 治疗颞部凹陷畸形

注：A. 治疗前；B. 治疗后

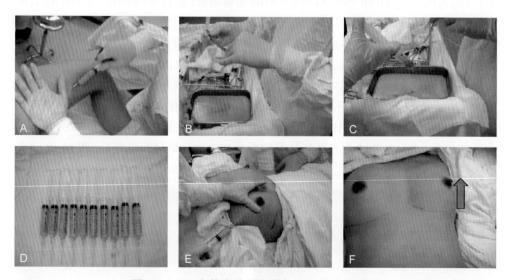

图 14-9-3　自体脂肪移植联合 PRP 治疗小乳症

注：A. 脂肪抽吸；B. 过滤脂肪；C. 混入 PRP；D. 混合的脂肪 +PRP 装入注射器；E. 将混合物注入乳房部位；F. 胸部注射术后即刻

自体脂肪移植联合PRP治疗先天性小乳症。

三、PRP与SVF、SVF-GEL、纳米脂肪等的联合应用

为了获得理想的脂肪再生移植物，近年来提出了多个概念，包括SVF和纳米脂肪移植、ASC胶、人脂肪脱细胞基质（human decellularized adipose tissue extracellular matrix, hDAM）等。

1. SVF

SVF是用胶原酶-1消化的脂肪中去除液体后获取的成分，是包括基质等多种成分的细胞群。它具有修复及再生的潜力，是ASC、内皮（祖）细胞、T细胞、B细胞、肥大细胞以及脂肪巨噬细胞的来源。为增加抽吸脂肪的移植成活率，2003年，日本的Yoshimura提出细胞辅助脂肪移植技术，即从抽吸的脂肪中提取SVF且加入移植脂肪中的一种技术（见图14-9-4）。近年来，自体脂肪细胞移植的快速发展很大程度是受细胞辅助脂肪移植技术启发并发展成熟的。多项研究表明，PRP或PRF可以联合SVF促进移植脂肪成活，在脂肪移植治疗中发挥重要作用，其在年轻化方面的治疗更是凸显优势。

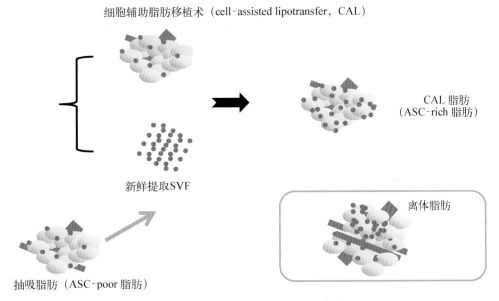

图 14-9-4　细胞辅助脂肪移植技术

2. 纳米脂肪

纳米脂肪是由Patrick Tonnard教授于2013年首次发表提出的最新技术，是将吸脂收集的脂肪颗粒进行机械乳化、细胞筛过滤后得到的一种细胞群悬浮液。常规的脂肪

移植物中有大量的脂肪细胞，而纳米脂肪里没有脂肪细胞，但有丰富的脂肪前体干细胞，其经体外培养后，可有大量ASC增殖，与常规酶消化法处理后得到的ASC相似（见图14-9-5）。正是这些脂肪前体干细胞发挥填充凹陷、促进组织再生年轻化等作用。普通脂肪的颗粒比较大，直径1～2 mm，纳米脂肪颗粒极其微小，可以直接用很细的针头注射至真皮层后不仅具有填充作用，而且可以刺激皮肤胶原的再生，从而达到年轻化等效果。临床上已有学者将其应用于治疗凹陷性瘢痕、鱼尾纹、嘴唇的皱纹、乳头区的皱纹及眼周色素沉着，还可用于治疗创伤愈合和外阴硬化性苔藓病等。Goisis等比较了PRP联合纳米脂肪和PRP联合透明质酸治疗下睑及泪槽的效果，发现两组均有效，短期随访发现纳米脂肪组效果更稳定。但该研究病例数少、随访时间短，需要进一步深入研究。

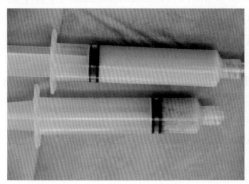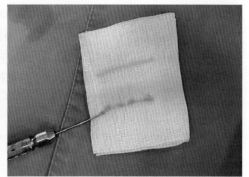

图14-9-5　纳米脂肪和普通脂肪

注：上方是纳米脂肪，下方的是普通脂肪；纳米脂肪更规则、颗粒更细

3. ASC胶

ASC胶是脂肪组织中ECM与ASC的一种原生态生理结合物，每10 ml的脂肪组织中可浓缩提取1 ml，呈凝胶状，可以通过27G细小的针头精确注射到皮肤真皮层和皮下，其中ECM能补充真皮中丢失的胶原成分，ASC可分泌EGF、内皮细胞生长因子、FGF等作用于真皮成纤维细胞，长时间地改善肤质，促进真皮胶原再生，达到长久面部年轻化的治疗效果，可以和PRP联合使用，效果更佳。移植后长期稳定保留率超过85%，远高于常规脂肪移植，该技术已在相关文献发表。

4. hDAM

脂肪组织细胞的脆性和不耐缺氧等特点，导致脂肪组织工程中各种支架材料普遍难以达到理想的效果。脂肪移植后的转归有主要两种理论，一种是移植的脂肪细胞部分可以成活；另一种是宿主替代理论，移植的脂肪坏死后保留基质成分和干细胞，经过血管再生、纤维化等过程被宿主的组织细胞摄取，最终被组织细胞全部替代。目前的观点是这两种移植脂肪成活方式都存在，但第2种方式即宿主替代起主要作用。

最近，多项研究开始使用hDAM作为组织工程的支架，其可以促进ASC运送及软组织再生。hDAM作为是低免疫原性的脱细胞生物材料，具有天然特定的三维结构等特性。

2010年，Flynn通过联合物理方式、化学试剂和生物酶制剂脱细胞处理得到的hDAM，基本保留了ECM结构及有关生物活性物质，如层粘连蛋白和Ⅳ型胶原，且能诱导ASC成脂分化。经不同脱细胞方法获得的hDAM均能基本保持组织特异性，具有天然特定的三维结构，能够诱导ASC成脂分化和促进血管新生的作用，可以作为组织工程的支架结合脂肪组织和ASC移植促进脂肪组织的成活与再生，也可以单独使用促进组织再生。关于其名称有多种术语，包括人脂肪脱细胞基质（human decellularized adipose tissue extracellular matrix, hDAM）、脱细胞脂肪组织（decellularized adipose tissue, DAT）、脂肪源性基质（adipose derived matrix, ADM）和脱细胞脂肪基质（acellular adipose matrix, AAM）。hDAM制备方法多样，理想的制备方法是去除所有细胞成分，保留ECM、Ⅳ型胶原、层粘连蛋白为主的3D结构，但目前的方法并不能完全保证去除所有细胞成分，因此，有必要进一步研究以确定脱细胞材料的制备标准统一。

综上，SVF和纳米脂肪是从皮下脂肪提取的去除白色脂肪细胞以外的细胞群，纳米脂肪中的细胞少于SVF的细胞群；两者均不含有白色脂肪细胞，均含有ASC等；纳米脂肪中的CD34$^+$细胞群少于SVF；两者细胞内容和功能相似，仅在数量上SVF中的细胞数量多于纳米脂肪。ASC胶是脂肪组织中ECM与ASC的混合体。hDAM包含大量ECM，而ASC的数量则不多。这几种可以单独使用，也可以结合PRP、PRF、透明酸酸、胶原、细胞因子等联合使用，达到组织充填、组织再生目的，应用于年轻化及抗衰等作用。从理论上讲，PRP、PRF等血小板制剂包含大量生长因子，SVF、纳米脂肪、ASC胶、hDAM等与之结合使用可以达到更好的组织再生效果。但实际情况各方报道不一，这与各家制作方式不统一等因素有关。如何继续深入这方面的研究，特别是实现细胞治疗过程中的标准化可能是未来研究的重点。

第十节　富血小板血浆应用的展望

一、PRP与再生医学

1. PRP与（干）细胞

脂肪组织是成年人体内MSC的最大来源，具有向脂肪、软骨、成骨、成肌等多向分化潜能。ASC能够在体外稳定增殖且衰亡率低，取材容易，适宜培养，对机体损伤小，将ASC和脂肪混合培养，可以促进ASC成脂，同时干细胞分泌的各种因子，能提高脂肪移植的成活率,从而达到组织填充和皮肤年轻化等目的。

PRP可促进ASC增殖分化,ASC和PRP单独应用均有年轻化作用。若将两者联合应用,可能取得更佳的效果,临床医师正在进行这方面的探索,相关临床试验尚缺乏更详细的数据,有待进一步研究。

2. PRP 与组织工程材料

组织工程(tissue engineering)是一门以细胞生物学和材料科学相结合,进行体外或体内构建组织或器官的新兴交叉学科。由于组织的创伤、先天性缺陷和疾病导致临床对组织工程技术有着巨大的需求,各种各样的组织可以通过组织工程修复或再生,包括肌肉、骨骼、软骨和皮下脂肪和皮肤等组织。组织工程三要素包括细胞、支架和生长因子。目前研究最广泛的种子细胞类型是BMSC和ASC。天然微环境中的细胞被ECM包围,ECM是由纤维分子组成的复合三维结构,形成支撑细胞行为的生理支架。理想情况下,支架应作为一种临时结构,随时间降解或吸收并被组织替代,此外,生物材料对于支架可以进行修饰以呈现生物学活性信号,包括细胞黏附和生长等,有利于细胞附着和组织形成。支架应该是高度多孔,以允许扩散营养物质,以及氧气、废物和细胞与微环境之间相互作用。

乳房再造手术是目前外科手术中常见的一类手术。一些外科医师也提出了在并发症修复手术中使用的方法就是在乳房重建时使用脱细胞真皮基质。在此工作中,可以与PRP结合使用。2011年3月至2012年11月,有人对5名接受放射治疗的妇女进行乳房假体植入,脱细胞真皮基质被固定在腔隙中,并植入新的植入物。手术后,患者进行了4个疗程的自体PRP治疗。在4例乳房植入假体术后外漏的患者,术后应用PRP与脱细胞异体真皮可成功解决此类难题。仅一名患者出现了假体感染,再行背阔肌皮瓣的重建。说明脱细胞真皮基质与PRP合用在某些难治疾病中具有重要意义。

由于PRP可提供组织三要素中的两个重要部分包括支架和生长因子,故PRP等血小板制品目前被广泛应用于组织工程领域(**见图14-10-1**)。Scioli等使用PRP与胰岛素联合使用,增强ASC分化潜能。Anjana等将大鼠ASC接种到含有PRP的明胶纳米羟基磷灰石纤维支架中,与不含PRP的支架相比,显示其有较强的成骨和内皮细胞分化能力。Dua等报道在人体中使用含有PRP的ECM覆盖的金属支架进行的食管再生。Houdek等人证明使用PRP、Ⅰ型胶原可以作为皮肤再生的支架。此外,将PRP和BMSC混合接种至TCP磷酸盐支架中,在关节软骨缺陷的犬模型中骨关节组织能够再生。若将PRP接种到多孔β-磷酸钙骨架中,下颌骨缺陷兔损伤模型的骨联合和下颌体部形状有所增加。总之,PRP在组织工程中的应用方兴未艾,有着无限的前途。

二、异体PRP的开发与应用

由于新鲜血小板不易保存限制了其在临床的应用。为解决血小板的长期保存问

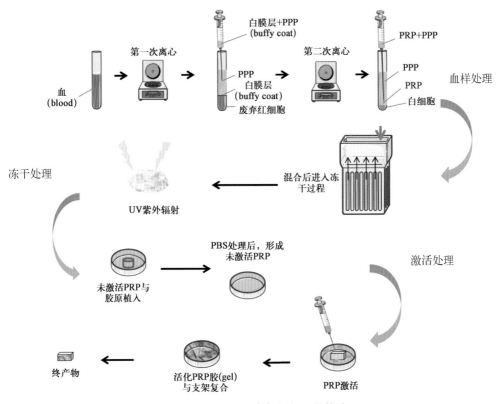

图 14-10-1 PRP 参与组织工程构建

题，笔者的课题组研究了冻干血小板（freeze-dried platelets, FDP）的保存技术，取得了比较满意的效果。FDP 具有易保存与携带方便的优势，且各方面功能与 fPRP 相当。

FDP 是将浓缩血小板经过预处理液处理后，在 − 80 ℃条件下预冻，再进行 − 45 ℃冷冻真空干燥，以固态形式在室温下长期储存的一种血小板保存方式。Wolkers 等通过电镜及红外光谱分析证明复水化后的 FDP 超微结构及膜蛋白成分与新鲜血小板极其相似。国内外许多研究证明 FDP 保留了大部分新鲜血小板的功能特性，这些研究结果为 FDP 治疗外伤出血提供了理论依据。冻干冷沉淀（freeze-dried cryoprecipitate, FDC）是将新鲜冰冻血浆在 4 ℃条件下不溶解的絮状物，经冷冻干燥制备而成的冻干制品，主要含凝血因子Ⅷ和纤维蛋白原，该材料已被证实具有止血作用。FDP 是现今生物活性材料研究的热点之一。同种异体与异种 PRP 的应用如图 14-10-2 所示。

自体 PRP 在临床实际中常存在因患者体质、病情不适而不宜反复采血，或者采血后获得的血小板质量不能满足要求。为克服这些限制，国内外众多学者将目光转向利用同源异体的 PRP 或凝胶，既避免了对血小板质量和数量的担心，也可避免临床成分输血时提取的浓缩血小板可能浪费的情况。经医院伦理委员会批准，笔者所在医院将同源异体的 PRP 或凝胶用于糖尿病足溃疡的治疗。60 例糖尿病足患者中男性 34 例，

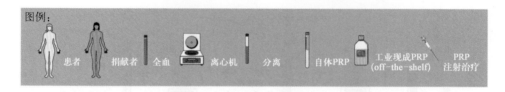

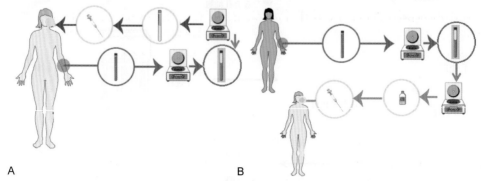

图 14-10-2　同种异体与异种 PRP 的应用

注：A. 自体：提取患者自体的 PRP；B. 同种异体：现成/工业 PRP

女性 26 例；年龄 42 ～ 77 岁，平均（59±2.6）岁，均符合 1997 年 WHO 制定的糖尿病诊断标准。糖尿病足溃疡分级参考 Wagner 分级标准：1 级 18 例，表浅溃疡，临床无感染；2 级 27 例，较深的穿透性溃疡，常合并软组织感染；3 级 15 例，深部溃疡，并有深部脓肿和骨髓炎。根据就诊先后，随机分为对照组和观察组，每组 30 例。两组创面均予以常规清创处理，创面干净、无脓性分泌物后，对照组予银离子敷料包扎，观察组予异体富血小板凝胶喷洒创面或注射入窦道内，上覆盖凡士林油纱布。同源异体的富血小板凝胶由本院输血中心提供，根据糖尿病足溃疡患者的输血前 7 项检查结果，取健康献血者同血型的外周静脉血，经离心、分离、浓缩制得 PRP，并按一定比例与凝血酶-钙剂混合凝固形成。根据创面肉芽生长情况，平均每 3 天换药 1 次，如脱落或敷料表面破损则及时更换。临床观察期为 12 周，痊愈患者自动结束治疗。临床效果评价采用冉兴无等所用的标准，① 痊愈：创面完全愈合；② 显效：创面明显缩小，溃疡面积缩小率>80%，基底红润，有新生肉芽组织形成；③ 好转：创面缩小，溃疡面积缩小率>40%，坏死组织减少，无脓性分泌物；④ 无效：创面减少不明显，溃疡面积缩小率<40%。有效率=（痊愈人数+显效人数+好转人数）/总人数 ×100%。本研究从溃疡面积缩小和肉芽生长覆盖动态评估创面修复情况。在整个治疗过程中，观察组与对照组差异有统计学意义，前者创面愈合的速度大约是后者的 2 倍，肉芽生长明显较快，特别是在前 4 周效果更明显，与国外学者报道基本一致。本研究中，所有患者均未出现过敏反应，治疗后体温无明显升高，说明其在短期内不存在安全问题，长期的影响有待进一步大样本、长时间的观察。胡以信利用异体血小板血浆凝胶治疗四肢烧伤残余创面，异体血小板血浆凝胶

的制作流程：利用20 ml或50 ml注射器吸入新鲜浓缩血小板，1 ml注射器吸入凝血剂（由1 000 IU凝血酶与1 ml质量分数为10%的氯化钙混合而成），三通分别接浓缩血小板及凝血剂，两者以相同速度均匀喷涂于残余创面，经过6～10 s后，即形成血小板凝胶。观察结果证实，使用异体血小板血浆凝胶的平均愈合时间缩短，创面疗效好，差异有统计学意义（$P<0.05$）；且所有治疗患者没有休克、畏寒和发热等严重不良反应，仅1例出现创周瘙痒，经过对症处理后完全缓解。作者认为，异体血小板血浆凝胶具有来源充足、不损伤患者自身健康、不良反应少及效果确切等特点，适合于无法耐受手术治疗及基层医院烧伤残余创面的非手术治疗，值得临床推广。

三、结语

从循证医学角度看，目前大部分富血小板产品治疗缺乏大规模的多中心、前瞻性、随机对照研究，对于富血小板产品的起效浓度范围没有统一的标准，制备装置和方法不一致，不同治疗组的观察结果存在较大差异。未来富血小板产品治疗的研究应集中在解决以上问题和观察长期临床效果的前瞻性研究方面，使PRP技术和治疗走向成熟的常规治疗。PRP凝胶的提取和制备方法逐渐多样化和成熟化，各种制备方法都存在各自的优势，不能单纯凭借某一项数据断定何种制备方法最好，需根据不同需要确定使用不同的方法。2011年，国际细胞医学学会制定了一份关于PRP研究和使用的指南，建议应规范PRP的制备、使用和治疗后随访，并对PRP操作者进行技术培训和资格认证，以期能规范目前PRP的"过度使用"，从而提高治疗效果。在美国，已经接受FDA认证并商业化生产的PRP制备系统有多款。应用技术的标准化，最有效的浓度和局部环境还有待进一步研究。

浓缩血小板在体内还是体外激活对修复细胞的生物学行为影响很大。近年来，外泌体的研究如火如荼。已有研究表明，血小板活化后所分泌的细胞外囊泡能释放两种微粒，一种是直径大于100 nm的多囊泡体和α颗粒，另外一种则是由多囊泡体和α颗粒进一步激活后释放的直径40～100 nm的外泌体，这些细胞外囊泡对释放生长因子、炎症因子、黏附蛋白、信号通路蛋白、microRNA（miRNA）等成分的构成比对浓缩血小板的功能产生巨大影响，进而对细胞迁移和增殖、加速血管新生、调控细胞凋亡和存活，以及细胞间信号交互发生改变，显示组织修复和再生过程中各自独特的生物学作用。随着外泌体在再生医学研究中的逐渐深入，将外泌体某些指标作为浓缩血小板细胞治疗的指标，或许能解决细胞移植标准，使之科学、合理地应用于再生修复领域。另外，新近研究表明，浓缩血小板影响周围血单核细胞和树突状细胞的分化，其免疫调控反应对再生微环境的影响在组织损伤后的修复过程中的作用不可忽视，甚至对修复结局的影响举足轻重。血小板的抗炎和抗菌肽作用可能对当前研究热点——微生物区产生影响，微生物区可以干预修复进程。新的激活方式（如超声波、脉冲电场等）是否会提高浓缩血小板的活性产物释放,满足不同层及组织修复的需要,达到理想的治疗效果值得探索;而与新型生物材料联合使用可能对浓缩血小板在创伤修复更广阔范围内的使用具有巨大的推动作用。

总之,剂量(不同的修复组织或细胞)、时间(受损时间)、形式(是否激活、混合炎症细胞、注射或外用),以及在构建组织工程进行创伤修复与再生时所需的最佳微环境浓度均是未来需要关注的重点。在提倡精准医学(治疗)的今天,如何为创伤组织定制一个有益的浓缩血小板产品还需要进行大量的基础研究和临床验证。

(潘良利,蔡金辉,郑志芳,杨　域,宣　敏,许鹏程,陈　葵,崔　晓,朱江婷,

张　磊,朱美舒,雷肖璇,袁　莎,庞梦茹,田　举,王　琳,程　飚)

------------------------------ 参 考 文 献 ------------------------------

[1] Abdel AA, Ibrahim IM, Sami NA, et al. Evaluation of autologous platelet rich plasma plus ablative carbon dioxide fractional laser in the treatment of acne scars[J]. J Cosmet Laser Ther, 2018, 20(2): 106-113.

[2] Ackermann M, Wettstein R, Senaldi C, et al. Impact of platelet rich plasma and adipose stem cells on lymphangiogenesis in a murine tail lymphedema model[J]. Microvasc Res, 2015, 102: 78-85.

[3] Aguilar P, Hersant B, SidAhmed-Mezi M, et al. Novel technique of vulvo-vaginal rejuvenation by lipofilling and injection of combined platelet-rich-plasma and hyaluronic acid: a case-report [J]. Springerplus, 2016, 5(1): 1184.

[4] Akgül A, Cirak M, Birinci T. Applications of Platelet-Rich Plasma in Lymphedema[J]. Lymphat Res Biol, 2016, 14(4): 206-209.

[5] Amable PR, Teixeira MV, Carias RB, et al. Mesenchymal stromal cell proliferation, gene expression and protein production in humanplatelet-rich plasma-supplemented media[J]. PLoS One, 2014, 9(8): e104662.

[6] Arora S, Agnihotri N. Platelet derived biomaterials for therapeutic use: review of technical aspects[J]. Indian J Hematol Blood Transfus, 2017, 33(2): 159-116.

[7] Atashi F, Jaconi ME, Pittet-Cuenod B, et al. Autologous platelet-rich plasma: a biological supplement to enhanceadipose-derived mesenchymal stem cell expansion[J]. Tissue Eng Part C, 2015, 21(3): 253-262.

[8] Avram MR. Commentary on the effect of plasma rich in growth factors on pattern hair loss [J]. Derm Surg, 2017, 43(5): 671.

[9] Azzena B, Mazzoleni F, Abatangelo G, et al. Autologous plateletrichplasmaas an adipocyte *in vivo* delivery system: case report[J]. Aesthetic Plast Surg, 2008, 32(1): 155-158.

[10] Babaei V, Afradi H, Gohardani HZ, et al. Management of chronic diabetic foot ulcers using platelet-rich plasma[J]. J Wound Care, 2017, 26(12): 784-787.

［11］Bayer A, Lammel J, Tohidnezhad M, et al. The Antimicrobial peptide human beta-defensin-3 is induced by platelet-released growth factors in primary keratinocytes［J］. Mediators Inflamm, 2017(6): 6157491.

［12］Betsi EE, Germain E, Kalbermatten DF, et al. Platelet-rich plasma injection is effective and safe for the treatment of alopecia［J］. Eur J Plast Surg, 2013, 36: 407-412.

［13］Bhanot S, Alex JC. Current applications of platelet gels in facial plastic surgery［J］. Facial Plast Surg, 2002, 18(1): 27-33.

［14］Bir SC, Esaki J, Marui A, et al. Angiogenic properties of sustained release platelet-rich plasma: characterization in-vitro and in the ischemic hind limb of the mouse［J］. J Vasc Surg, 2009, 50(4): 870-879.

［15］Carducci M, Bozzetti M, Spezia M, et al. Treatment of a refractory skin ulcer using punch graft and autologous platelet-rich plasma［J］. Case Rep Dermatol Med, 2016, 2016: 7685939.

［16］Carter MJ, Fylling CP, Parnell LK. Use of platelet rich plasma gel on wound healing: a systematic review and meta-analysis［J］. Eplasty, 2011; 11: e38.

［17］Castillo TN, Pouliot MA, Kim HJ, et al. Comparison of growth factor and platelet concentration from commercial platelet rich plasma separation systems［J］. Am J Sports Med, 2011, 39(2): 266-271.

［18］Cervelli V, Garcovich S, Bielli A, et al. The effect of autologous activated platelet rich plasma (AA-PRP) injection on pattern hair loss: Clinical and histomorphometric evaluation［J］. Biomed Res Int, 2014, 2014: 760709.

［19］Chandra RK, Handorf C, West M, et al. Histologic effects of autologous platelet gel in skin flap healing［J］. Arch Facial Plast Surg, 2007, 9(4): 260-263.

［20］Chawla S. Split face comparative study of microneedling with PRP versus microneedling with vitamin C in treating atrophic post acne scars［J］. J Cutan Aesthet Surg, 2014, 7: 209-212.

［21］Chen C, Wang H, Zhu G, et al. Three-dimensional poly lactic-co-glycolic acid scaffold containing autologous platelet-rich plasma supports keloid fibroblast growth and contributes to keloid formation in a nude mouse model［J］. J Dermatol Sci, 2018, 89(1): 67-76.

［22］Chignon-Sicard B, Georgiou CA, Fontas E, et al. Efficacy of leukocyte-and platelet-rich fibrin in wound healing: a randomized controlled clinical trial［J］. Plast Reconstr Surg, 2012, 130(6): 819e-829e.

［23］Chignonsicard B, Kouidhi M, Yao X, et al. Platelet-rich plasma respectively reduces and promotes adipogenic and myofibroblastic differentiation of human adipose-derived stromal cells via the TGFβ signalling pathway［J］. Sci Rep, 2017, 7(1): 2954.

［24］Choi JS, Kim BS, Kim JD, et al. In vitro cartilage tissue engineering using adiposederived extracellular matrix scaffolds seeded with adipose-derived stem cells［J］. Tissue Eng Part A, 2012, 18(1-2): 80-92.

［25］Christensen K, Vang S, Brady C, et al. Autologous platelet gel: an in vitro analysis of platelet-rich plasma using multiple cycles［J］. J Extra Corpor Technol, 2006, 38(3): 249-253.

［26］Cohn CS, Lockhart E. Autologous platelet-rich plasma: evidence for clinical use［J］. Curr Opin Hematol, 2015, 22(6): 527-532.

［27］Davis VL, Abukabda AB, Radio NM, et al. Platelet-rich preparations to improve healing. Part I: workable options for every size practice［J］. J Oral Implantol, 2014, 40(4): 500-510.

[28] Deppermann C, Cherpokova D, Nurden P, et al. Gray platelet syndrome anddefective thrombo-inflammation in Nbeal2-deficient mice[J]. J Clin Invest, 2013, 123: 3331−3342.

[29] Dhillon RS, Schwarz EM, Maloney MD, et al. Platelet-rich plasma therapy-future or trend? [J]. Arthritis Res Ther, 2012, 14(4): 219.

[30] Dionyssiou D, Demiri E, Foroglou P, et al. The effectiveness of intralesional injection of platelet-rich plasma in accelerating the healing of chronic ulcers: an experimental and clinical study[J]. Int Wound J, 2013, 10(4): 397−406.

[31] Dohan DM, Choukroun J, Diss A, et al. Platelet-rich fibrin (PRF): a secondgeneration platelet concentrate. Part I: technological concepts and evolution[J]. Oral Surg Oral Med Oral Pathol Oral Radiol Endod, 2006, 101(3): e37−e44.

[32] Driver VR, Hanft J, Fylling CP, et al. A prospective, randomized, controlled trial of autologous platelet-rich plasma gel for the treatment of diabetic foot ulcers[J]. Ostomy Wound Manage, 2006, 52(6): 68−70, 72, 74 passim.

[33] Dunkel B, Bolt DM, Smith RK, et al. Stimulus-dependent release of tissue-regenerating factors by equine platelets[J]. Equine Vet J, 2012, 44(3): 346−354.

[34] Faghihi G, Keyvan S, Asilian A, et al. Efficacy of autologous platelet-rich plasma combined with fractional ablative carbon dioxide resurfacing laser in treatment of facial atrophic acne scars: a split-face randomized clinical trial[J]. Indian J Dermatol Venereol Leprol, 2016, 82(2): 162−168.

[35] Feng Z, Liu J, Shen C, et al. Biotin-avidin mediates the binding of adipose-derived stem cells to a porous β-tricalcium phosphate scaffold: Mandibular regeneration[J]. Exp Ther Med, 2016, 11(3): 737.

[36] Flynn LE. The use of decellularized adipose tissue toprovide an inductive microenvironment for the adipogenicdifferentiation of human adipose-derived stem cells[J]. Biomaterials, 2010, 31(17): 4715−4724.

[37] Fukaya Y, Kuroda M, Aoyagi Y, et al. Platelet-rich plasma inhibits the apoptosis of highly adipogenic homogeneous preadipocytes in an in vitro culture system[J]. Exp Mol Med, 2012, 44(5): 330−339.

[38] Garrabou G, Morén C, Gallego-Escuredo JM, et al. Regression of melasma with platelet-rich plasma treatment[J]. Ann Dermatology, 2014, 26(3): 401−402.

[39] Gawdat HI, Hegazy RA, Fawzy MM, et al. Autologous plateletrich plasma: topical versus intradermal after fractionalablative carbon dioxide laser treatment of atrophic acne scars[J]. Dermatol Surg, 2014, 40(2): 152−161.

[40] Gentile P, De Angelis B, Agovino A, et al. Use of platelet rich plasma and hyaluronic acid in the treatment of complications of achilles tendon reconstruction[J]. World J Plast Surg, 2016, 5: 124−132.

[41] Giusti I, Rughetti A, D'Ascenzo S, et al. Identification of an optimal concentration of platelet gel for promoting angiogenesis in human endothelial cells[J]. Transfusion, 2009, 49(4): 771−778.

[42] Gkini MA, Kouskoukis AE, Tripsianis G, et al. Study of platelet-rich plasma injections in the treatment of androgenetic alopecia through an one-year period[J]. J Cutaneous Aesthetic Surg, 2014, 7(4): 213−219.

［43］ Goisis M, Stella E, Di Petrillo A, et al. Nanofat grafting compared to hyaluronic acid and PRP treatment of the lower lid and tear trough: clinical outcome［J］. JSM Ophthalmol, 2015, 3(1): 1027.

［44］ Gonzálezsánchez JG, Jiménezbarragán K.［Closure of recurrent cleft palate fistulas with plasma rich in growth factors］［J］. Acta Otorrinolaringol Esp, 2011, 62(6): 448-453.

［45］ Gupta AK, Carviel JL. Meta-analysis of efficacy of platelet-rich plasma therapy for androgenetic alopecia［J］. J Dermatol Treatment, 2016: 1-4.

［46］ Hadamitzky C, Blum KS, Pabst R. Regeneration of autotransplanted avascular lymph nodes in the rat is improved by platelet-rich plasma［J］. J Vasc Res, 2009, 46: 389-396.

［47］ Harke H, Tanger D, Fürst-Denzer S, et al.［Effect of a preoperative separation of platelets on the postoperative blood loss subsequent to extracorporeal circulation in open heart surgery (author's transl)］［J］. Anaesthesist, 1977, 26(2): 64-71.

［48］ Harrison BL, Malafa M, Davis K, et al. The discordant histology of grafted fat: a systematic review of the literature［J］. Plast Reconstr Surg, 2015, 135(3): 542e-555e.

［49］ Hashemi SS, Mahmoodi M, Rafati AR, et al. The role of human adult peripheral and umbilical cord blood platelet-rich plasma on proliferation and migration of human skin fibroblasts［J］. World J Plast Surg, 2017, 6(2): 198.

［50］ Hersant B, Picard F, Meningaud JP. Double-blind clinical trial to compare autologous fat grafts versus autologous fat grafts with PDGF: no effect of PDGF［J］. Plastic Reconstr Surg, 2015V135N4: 787e-788e.

［51］ Hersant B, Sidahmedmezi M, Bosc R, et al. Autologous platelet-rich plasma/thrombin gel combined with split-thickness skin graft to manage postinfectious skin defects: a randomized controlled study［J］. Adv Skin Wound Care, 2017, 30(11): 502-508.

［52］ Hersant B, Sidahmedmezi M, Lapadula S, et al. Efficacy of autologous platelet-rich plasma glue in weight loss sequelae surgery and breast reduction: a prospective study［J］. Plast Reconstr Surg Glob Open, 2016, 4(11): e871.

［53］ Hom DB, Linzie BM, Huang TC. The healing effects of autologous platelet gel on acute human skin wounds［J］. Arch Facial Plast Surg, 2007, 9: 174-183.

［54］ Jalowiec JM, D'Este M, Bara JJ, et al. An in vitro investigation of platelet-rich plasma-gel as a Cell and Growth Factor Delivery Vehicle for Tissue Engineering［J］. Tissue Eng Part C Methods, 2016, 22(1): 49-58.

［55］ Jeon YR, Kang EH, Yang CE, et al. The effect of plateletrich plasma on composite graft survival［J］. Plastic Reconstr Surg, 2014, 134(2): 239-246.

［56］ Jo CH, Roh YH, Kim JE, et al. Optimizing plateletrichplasma gel formation by varying time and gravitational forcesduring centrifugation［J］. J Oral Implantol, 2013, 39(5): 525-532.

［57］ Jones ME, McLane J, Adenegan R, et al. Advancing keloid treatment: a novel multimodal approach to ear keloids［J］. Dermatol Surg, 2017, 43(9): 1164-1169.

［58］ Kakudo N, Morimoto N, Ogawa T, et al. Angiogenic effect of platelet-rich plasma combined with gelatin hydrogel granules injected into murine subcutis［J］. J Tissue Eng Regen Med, 2017, 11(7): 1941-1948.

［59］ Kang JS, Zheng Z, Choi MJ, et al. The effect of CD34$^+$ cell-containing autologous platelet rich plasma injection on pattern hair loss: a preliminary study［J］. J Eur Acad Dermatol Venereol,

2014, 28: 72-79.

[60] Kemaloğlu CA. Nanofat grafting under a split-thickness skin graft for problematic wound management[J]. Springer Plus, 2016, 5(1): 1-4.

[61] Keskin I, Ayturk N, Sutcu M, et al. The use of platelet-rich ilasma for storage of surplus harvested skin grafts[J]., 2017, 25(1): 40-47.

[62] Khatu SS, More YE, Gokhale NR, et al. Platelet-rich plasma in androgenic alopecia: myth or an effective tool[J]. J Cutan Aesthet Surg, 2014, 7(2): 107-110.

[63] Kim DY, Ji YH, Kim DW, et al. Effects of platelet-rich plasma, adipose-derived stem cells, and stromal vascular fraction on the survival ofhuman transplanted adipose tissue[J]. J Korean Med Sci, 2014, 29(Suppl 3N): S193-S200.

[64] Kim ES, Kim JJ, Park EJ. Angiogenic factor-enriched platelet-rich plasma enhances *in vivo* bone formation around alloplastic graft material[J]. J Adv Prosthodont, 2010, 2(1): 7-13.

[65] Kim HJ, Yeom JS, Koh YG, et al. Anti-Inflammatory effect of platelet-rich plasma on nucleus pulposus cells with response of TNF-a and IL-1[J]. J Orthop Res, 2014, 32(4): 551-556.

[66] Kim SA, Ryu HW, Lee KS, et al. Application of platelet-rich plasma accelerates the wound healing process in acute and chronic ulcers through rapid migration and upregulation of cyclin A and CDK4 in HaCaT cells[J]. Mol Med Rep, 2013, 7(2): 476-480.

[67] Kim SH, Park ES, Kim TH. Rejuvenation using platelet-rich plasma and lipofilling for vaginal atrophy and lichen sclerosus[J]. J Menopausal Med, 2017, 23(1): 63-68.

[68] Knighton DR, Ciresi K, Fiegel VD, et al. Stimulation of repair in chronic, nonhealing, cutaneous ulcers using platelet-derived wound healing formula[J]. Surg Gynecol Obstet, 1990, 170: 56-60.

[69] Kotb M, Ibrahim SM. Skin microneedling plus platelet-rich plasma versus skin microneedling alone in the treatment of atrophic post acne scars: a split face comparative study[J]. J Derm Treat, 2017: 1.

[70] Kumar YR, Mohanty S, Verma M, et al. Platelet-rich fibrin: the benefits[J]. Br J Oral Maxillofac Surg, 2016, 54(1): 57-61.

[71] Kumaran MS. Platelet-rich plasma in dermatology: boon or a bane?[J] Indian J Dermatol Venereol Leprol, 2014, 80(1): 5-14.

[72] Lana JFSD, Purita J, Paulus C, et al. Contributions for classification of platelet rich plasma-proposal of a new classification: MARSPILL[J]. Regen Med, 2017, 12(5): 565-574.

[73] Law JX, Chowdhury SR, Saim AB, et al. Platelet-rich plasma with keratinocytes and fibroblasts enhance healing of full-thickness wounds[J]. J Tissue Viability, 2017, 26(3): 208-215.

[74] Lee JW, Kim BJ, Kim MN, et al. The efficacy of autologous platelet rich plasma combined with ablative carbon dioxide fractional resurfacing for acne scars: a simultaneous split-face trial[J]. Dermatol Surg, 2011, 37(7): 931-938.

[75] Leo MS, Kumar AS, Kirit R, et al. Systematic review of the use of platelet-rich plasma in aesthetic dermatology[J]. J Cosmet Dermatol, 2015, 14(4): 315-323.

[76] Li F, Guo W, Li K, et al. Improved fat graft survival by different volume fractions of platelet-rich plasma and adipose-derived stem cells[J]. Aesthet Surg J, 2015, 35(3): 319-333.

[77] Li H, Shui S, Liu H, et al. Use of a biological reactor and platelet-rich plasma for the

construction of tissue-engineered bone to repair articular cartilage defects[J]. Exp Ther Med, 2016, 12(2): 711−719.

[78] Li W, Enomoto M, Ukegawa M, et al. Subcutaneous injections of platelet-rich plasma into skin flaps modulate proangiogenic gene expression and improve survival rates[J]. Plastic Reconstr Surg, 2012, 129(4): 858.

[79] Li ZJ, Choi HI, Choi DK, et al. Autologousplatelet-rich plasma: A potential therapeutic tool for promoting hair growth[J]. Dermatol Surg, 2012, 38: 1040−1046.

[80] Liu HY, Wu AT, Tsai CY, et al. The balance between adipogenesis andosteogenesis in bone regeneration by platelet-rich plasma for age-related osteoporosis[J]. Biomaterials, 2011, 32, 6773.

[81] Ma H, Huang Q, Wang M, et al. Intra-wound injection of platelet-rich plasma in additionto vacuum-assisted closure for non-healing wounds in patients with diabetes mellitus[J]. Surg Infect (Larchmt), 2016, 17(3): 378−379.

[82] Man D, Plosker H, Winland-Brown JE. The use of autologous platelet-rich plasma (platelet gel) and autologous platelet-poor plasma (fibrin glue) in cosmetic surgery[J]. Plast Reconstr Surg, 2001, 107(1): 239−240.

[83] Marck RE, Middelkoop E, Breederveld RS. Considerations on the use of platelet-rich plasma, specifically for burn treatment[J]. J Burn Care Res, 2014, 35(3): 219−227.

[84] Morimoto N, Yoshimura K, Niimi M, et al. Novel collagen/gelatinscaffold with sustained release of basic fibroblast growthfactor: clinical trial for chronic skin ulcers[J]. Tissue Eng Part A, 2013, 19(17−18): 1931−1940.

[85] Navarro MR, Asín M, Martínez MA, et al. Management of androgenetic alopecia: a comparative clinical study between plasma rich in growth factors and topical minoxidil[J]. Eur J Plastic Surg, 2016, 39(3): 173−180.

[86] Nicoli F, Balzani A, Lazzeri D, et al. Severe hidradenitis suppurativa treatment using platelet-rich plasma gel and Hyalomatrix[J]. Int Wound J, 2015, 12: 338−343.

[87] Nita AC, Jianu DM, Florescu IP, et al. The synergy between lasers and adipose tissues surgery in cervicofacial rejuvenation: histopathological aspects[J]. Rom J Morphol Embryol, 2013, 54(4): 1039−1043.

[88] Nita AC, Orzan OA, Filipescu M, et al. Fat graft, laser CO_2 and platelet-rich-plasma synergy in scars treatment[J]. J Med Life, 2013, 6(4): 430−433.

[89] Nofal E, Helmy A, Nofal A, et al. Platelet-rich plasma versus CROSS technique with 100% trichloroacetic acid versus combined skin needling and platelet rich plasma in the treatment of atrophic acnescars: a comparative study[J]. Dermatol Surg, 2014, 40(8): 864−873.

[90] Oh DS, Cheon YW, Jeon YR, et al. activated platelet-rich plasma improves fat graft survival in nude mice: a pilot study[J]. Dermatol Surg, 2011, 37(5): 619−625.

[91] Orhan E, Uysal AÇ, Başer E, et al. The effect of intradermal administration of inactive platelet-rich plasma on flap viability in rats[J]. Acta Cirurgica Brasileira, 2017, 32(4): 280−286.

[92] Ortega VG, Sastoque D. New and successful technique for the management of Parry-Romberg Syndrome's soft tissue atrophy[J]. J Craniofac Surg, 2015, 26(6): e507−e510.

[93] Ostvar O, Shadvar S, Yahaghi E, et al. Effect of platelet-rich plasma on the healing of

cutaneous defects exposed to acute to chronic wounds: a clinico-histopathologic study in rabbits[J]. Diagnostic Pathology, 2015, 10(1): 1−6.

[94] Oyama T, Nishimoto S, Tsugawa T, et al. Efficacy of platelet-rich plasma in alveolar bone grafting[J]. J Oral Maxillofac Surg, 2004, 62(5): 555−558.

[95] Oyunsaikhan S, Amarsaikhan B, Batbayar B, et al. Morphometric study of facial wrinkles and aesthetic skin as dermaroller treatment combined with platelet rich plasma (PRP)[J]. Diagnostic Pathology, 2017, 3: 238−2364.

[96] Picard F, Hersant B, Niddam J, et al. Injections of Platelet-Rich Plasma for androgenic alopecia: A systematic review[J]. J Stomatol Oral Maxillofac Surg, 2017.

[97] Pietramaggiori G, Scherer SS, Mathews JC, et al. Quiescent platelets stimulate angiogenesis and diabetic wound repair[J]. J Surg Res, 2010, 160(1): 169e77.

[98] Pires Fraga MF, Nishio RT, Ishikawa RS, et al. Increased survival offree fat grafts with platelet-rich plasma in rabbits[J]. J Plast Reconstr Aesthet Surg, 2010, 63(12): e818−e822.

[99] Powell DM, Chang E, Farrior EH. Recovery from deep-plane rhytidectomy following unilateral wound treatment with autologous platelet gel: a pilot study[J]. Arch Facial Plast Surg, 2001, 3(4): 245−250.

[100] Puig CJ, Reese R, Peters M. Double-blind, placebo-controlled pilot study on the use of platelet-rich plasma in women with female androgenetic alopecia[J]. Dermatol Surg, 2016, 42(11): 1243−1247.

[101] Rah DK, Min HJ, Kim YW, et al. Effect of platelet-rich plasma on ischemia-reperfusion injury in a skin flap mouse model[J]. Inter J Med Sci, 2017, 14(9): 829−839.

[102] Rastegar H, Ashtiani HA, Aghaei M, et al. Combination of herbal extracts and platelet-rich plasma induced dermal papilla cell proliferation: involvement of ERK and Akt pathways[J]. J Cosmetic Dermatol, 2013, 12(2): 116−122.

[103] Rodriguez IA, Kalaf EAG, Bowlin GL, et al. Platelet-rich plasma in bone regeneration: engineering the delivery for improved clinical efficacy[J]. Biomed Res Int, 2014: 392398.

[104] Rodriguez-Flores J, Palomar-Gallego MA, Enguita-Valls AB, et al. Influence of platelet-rich plasma on the histologic characteristics of the autologous fat graft to the upper lip of rabbits [J]. Aesthetic Plast Surg, 2011, 35(4): 480−486.

[105] Salgarello M, Visconti G, Rusciani A. Breast fat grafting with platelet-rich plasma: a comparative clinical study and current state of the art[J]. Plastic Reconstr Surg, 2011, 127(6): 2176−2185.

[106] San Sebastian KM, Lobato I, Hernán I, et al. Efficacy and safety of autologous platelet rich plasma for the treatment of vascular ulcers in primary care: Phase III study[J]. Bmc Family Practice, 2014, 15(1): 1−8.

[107] Sánchez M, Anitua E, Delgado D, et al. Platelet rich plasma, a source of autologous growth factors and biomimetic scaffold for peripheral nerve regeneration[J]. Expert Opin Biol Ther, 2017, 17(2): 197−212.

[108] Sánchezgonzález DJ, Méndezbolaina E, Trejobahena NI. Platelet-Rich Plasma Peptides: Key for Regeneration[J]. Int J Pept, 2012, 2012(3): 532519.

[109] Sasaki GH. Micro-needling depth penetration, presence of pigment particles, and fluorescein-stained platelets: clinical usage for aesthetic concerns[J]. Aesthet Surg J, 2017, 37(1):

71-83.

[110] Schiavone G, Raskovic D, Greco J, et al. Platelet-rich plasma for androgenetic alopecia: a pilot study[J]. Dermatol Surg, 2014, 40: 1010-1019.

[111] Scioli MG, Bielli A, Gentile P, et al. Combined treatment with platelet-rich plasma and insulin favours chondrogenic and osteogenic differentiation of human adipose-derived stem cells in three-dimensional collagen scaffolds[J]. J Tissue Eng Regen Med, 2017, 11(8): 2398-2410.

[112] Sclafani AP. Applications of platelet-rich fibrin matrix in facial plastic surgery.[J]. Facial Plastic Surgery, 2009, 25(4): 270-276.

[113] Sclafani AP. Platelet-rich fibrin matrix (PRFM) for androgeneti calopecia[J]. Facial Plast Surg, 2014, 30(2): 219-224.

[114] Seffer I, Nemeth Z. Recovery from bell palsy after transplantation of peripheral blood mononuclear cells and platelet-rich plasma[J]. Plast Reconstr Surg, 2017, 5(6): e1376.

[115] Serraino GF, Dominijanni A, Jiritano F, et al. Platelet-rich plasma inside the sternotomy wound reduces the incidence of sternal wound infections[J]. Inter Wound J, 2013, 12(3): 260-264.

[116] Seyhan N, Alhan D, Ural AU, et al. The effect of combined use of platelet-rich plasma and adipose-derived stem cells on fat graft survival[J]. Ann Plast Surg, 2015, 74(5): 615-620.

[117] Shin MK, Lee JH, Lee SJ, et al. Platelet-rich plasma combined with fractional laser therapy for skin rejuvenation[J]. Dermatol Surg, 2012, 38(4): 623-630.

[118] Smith OJ, Kanapathy M, Khajuria A, et al. Protocol for a systematic review of the efficacy of fat grafting and platelet-rich plasma for wound healing[J]. Systematic Rev, 2017, 6(1): 111.

[119] Spartalis E, Damaskos C, Athanasiou A, et al. Applications of platelet-rich plasma in lymphedema[J]. Lymphat Res Biol, 2017, 15(2): 177-178.

[120] Takabayashi Y, Ishihara M, Sumi Y, et al. Platelet-rich plasma-containing fragmin-protamine micro-nanoparticles promote epithelialization and angiogenesis in split-thickness skin graft donor sites[J]. J Surg Res, 2015, 193(1): 483-491.

[121] Takikawa M, Nakamura S, Nakamura S, et al. Enhanced effect of platelet-rich plasma containing a new carrier on hair growth[J]. Dermatol Surg, 2011, 37: 1721-1729.

[122] Taudorf EH, Danielsen PL, Paulsen IF, et al. Non-ablative fractional laser provides long-term improvement of mature burn scars — a randomized controlled trial with histological assessment[J]. Lasers Surg Med, 2015, 47(2): 141-147.

[123] Tenna S, Cogliandro A, Barone M, et al. Comparative study using autologous fat grafts plus platelet-rich plasma with or without fractional CO_2 laser resurfacing in treatment of acne scars: analysis of outcomes and satisfaction with FACE-Q[J]. Aesthetic Plast Surg, 2017, 41(3): 661-666.

[124] Teymur H, Tiftikcioglu YO, Cavusoglu T, et al. Effect of platelet-rich plasma on reconstruction with nerve autografts[J]. Kaohsiung J Med Sci, 2017, 33(2): 69-77.

[125] Tobita M, Tajima S, Mizuno H. Adipose tissue-derived mesenchymal stem cells and platelet-rich plasma: stem cell transplantation methods that enhance stemness[J]. Stem Cell Res Ther, 2015, 6: 215.

[126] Trink A, Sorbellini E, Bezzola P, et al. A randomized, double-blind, placebo-and

activecontrolled, half-head study to evaluate the effects of platelet-rich plasma on alopecia areata[J]. Br J Dermatol, 2013, 169: 690−694.

[127] Trowbridge CC, Stammers AH, Woods E, et al. Use of platelet gel and its effects on infection in cardiac surgery[J]. J Extra-corporeal Technology, 2005, 37(4): 381−386.

[128] Ubezio G, Ghio M, Contini P, et al. Bio-modulators in platelet-rich plasma: a comparison of the amounts in products from healthy donors and patients produced with three different techniques[J]. Blood Transfus, 2014, 12 (Suppl 1): s214−s220.

[129] Uebel C, Da-Silva JD, Martins P. The role of platelet plasma growth factors in male pattern baldness surgery[J]. Plastic Reconstr Surg, 2006, 118(6): 1458−1466.

[130] Van Pham P, Bui KH, Ngo DQ, et al. Activated platelet-rich plasma improves adipose-derived stem cell transplantation efficiency in injured articular cartilage[J]. Stem Cell Res Ther, 2013, 4(4): 91.

[131] Virzì F, Bianca P, Giammona A, et al. Combined platelet-rich plasma and lipofilling treatment provides great improvement in facial skin-induced lesion regeneration for scleroderma patients[J]. Stem Cell Res Ther, 2017, 8(1): 236.

[132] Wang B, Geng Q, Hu J, et al. Platelet-rich plasma reduces skin flap inflammatory cells infiltration and improves survival rates through induction of angiogenesis: An experiment in rabbits[J]. J Plast Surg Hand Surg, 2016, 50(4): 239−245.

[133] Wang L, Johnson JA, Zhang Q, et al. Combining decellularized human adipose tissue extracellular matrix and adipose-derived stem cells for adipose tissue engineering[J]. Acta Biomaterialia, 2013, 9(11): 8921−8931.

[134] Willemsen JC, Spiekman M, Stevens HP, et al. Platelet-rich plasma influences expansion and paracrine function of adipose-derived stromal cells in a dose-dependent fashion[J]. Plast Reconstr Surg, 2016, 137(3): 554e−565e.

[135] Xiao S, Miao Y, Wang J, et al. As a carrier-transporter for hair follicle reconstitution, platelet-rich plasma promotes proliferation and induction of mouse dermal papilla cells[J]. Scientific Reports, 2017, 7(1): 1125.

[136] Yoshimura K, Sato K, Aoi N, et al. Cell-assisted lipotransfer for facial lipoatrophy: efficacy of clinical use of adipose-derived stem cells[J]. Dermatol Surg, 2008, 34(9): 1178−1185.

[137] Zhang S, Lu Q, Cao T, et al. Adipose tissue and extracellular matrix development by injectable decellularized adipose matrix loaded with basic fibroblast growth factor[J]. Plast Reconstr Surg, 2016, 137(4): 1171−1180.

[138] Zuk PA, Zhu M, Ashjian P, et al. Human adipose tissue is a source of multipotents stem cells [J]. Mol Biol Cell, 2002, 13(12): 4279−4295.

[139] 程飚, 刘宏伟, 唐建兵, 等. 自体富血小板血浆促进美容外科伤口愈合的临床观察[J]. 中国输血杂志, 2011, 24(4): 282−284.

[140] 单桂秋, 耿文艳, 马静. 冻干血小板的制备及其应用的研究进展[J]. 中国输血杂志, 2015, 28(1): 1−4.

[141] 梁志生, 杨时昕, 张华彬, 等. Nanofat在面部非结构性移植中的临床观察[J]. 中国美容整形外科杂志, 2015, 26(5): 279−281.

[142] 柳大烈, 李希军, 王吉慧, 等. 透明质酸在创面愈合中的生物学作用研究[J]. 创伤外科杂志, 2004, 6: 85−87.

［143］潘红娟，汪丽，刘铁梅.富血小板血浆成分及其作用的研究新进展［J］.中国输血杂志，2016,29（12）：1408-1412.

［144］孙凯，甄永环，刘永葆.自体脂肪颗粒加毛囊干细胞移植在脱发治疗中的应用［J］.中国美容医学杂志，2014,23（13）：1053-1055.

［145］田亚菲，刘毅.脂肪组织工程中细胞外基质支架的研究进展［J］.西北国防医学杂志，2015,36（2）：110-112.

［146］王利，谷振阳，高春记.富血小板血浆对急性创伤愈合疗效的荟萃分析［J］.中华医学杂志，2014,94（28）：2169-2174.

［147］肖义青，宋灿，姚静，等.富血小板血浆的制备及其在整形外科中的应用进展［J］.山东医药2015；55：95-97.

［148］徐翔，汪海滨，孙中生，等.脂肪来源SVF联合PRP注射改善鼻唇沟的临床研究［J］.中国美容整形外科杂志，2015,26（2）：72-75.

［149］杨明，刘垠，赵亚南，等.A型肉毒毒素在美容整形外科中联合应用进展［J］.医学与哲学，2016,37：60-63.

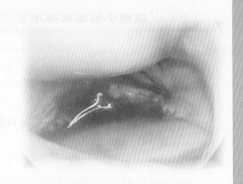

第十五章

富血小板血浆在口腔
颌面外科的应用

　　口腔颌面部肿瘤、外伤、炎症、牙缺失后的牙槽骨失用性萎缩以及牙周软组织的丧失，常会导致口腔颌面部的软硬组织缺损和畸形，严重影响患者的容貌和咀嚼功能，也妨碍了口腔种植体的植入和美学修复。自体骨和自体软组织移植常被认为是修复口腔颌面部组织缺损的"金标准"，移植组织含有活性组织细胞和生长因子，能够促进干细胞分化为成体细胞，进而加速软硬组织的再生。但由于供区的继发病损以及相对严格的适应证使其临床应用受到了一定的限制。随着生命科学、生物材料学、力学、工程学和临床医学等多学科的发展与交叉渗透，组织工程学获得了迅速发展。组织工程骨以其优异的性能克服了自体骨组织移植的很多缺点，目前已成为骨缺损修复重建研究的一个热点。组织工程的三个基本要素：可以引导细胞增殖和分化的可降解生物支架材料、生物活性因子以及种子细胞。自体来源的富血小板血浆，作为具有生物活性的支架材料，其优越性日益突出。

第一节　富血小板血浆与口腔颌面外科

自1998年Marx首先将PRP用于牙槽嵴重建术后,众多的国内外学者对PRP进行了研究,其富含高浓度的血小板,能够分泌高浓度促进骨组织和软组织再生修复的生长因子。此外,PRP的黏附性有助于更容易地与移植材料相混合,对骨再生和伤口愈合有积极的作用,对其在软组织和骨组织缺损修复方面的作用给予了肯定。PRP尽管是凝胶形式,降解较快,但也可以在一定时间内为细胞和生长因子提供合适的支架和局部微环境。

2001年,法国学者Choukroun首次发现PRF,并将其成功地用于口腔颌面外科手术。PRF是在未添加抗凝剂的情况下通过一次离心自体静脉血而得到的富含高浓度血小板的纤维蛋白凝胶。其制备过程只需将静脉血置于干燥的离心管中,在离心力的作用下,将血液中不同沉降速率的成分分开,实现血液分层:上层为淡黄色的PPP层,底层为红细胞层,两者之间即为PRF凝胶层。MaZor等报道,可以将凝胶置于两层纱布中间,在特定工具中压缩得到PRF膜。

PRF包含4个重要组分,内有血小板、白细胞、生长因子以及循环干细胞。其纤维蛋白成分可作为生物可降解支架,有利于微血管形成的发展,并能够引导上皮细胞向其表面迁移。此外,PRF的纤维蛋白基质具有良好的机械性能,改建和降解较缓慢。因此,PRF也可作为携带组织再生细胞的载体,并在1～4周内持续释放生长因子,在相当长的时间内持续发挥修复缺损的作用。

PRF富含VEGF、FGF、TGF-β、PDGF、EGF等多种生长因子,不含任何人工制剂,因此规避了全身或局部免疫反应的风险。PRF还含有大量的白细胞,可释放高浓度的趋化因子促进巨噬细胞、中性粒细胞、单核细胞来清理创面,对创面的炎症反应有积极作用。随着纤维蛋白逐渐溶解,结合的血小板再次释放生长因子,同时释放的生长因子受天然载体胶原的保护抵抗蛋白降解,延长了生长因子的作用时间,加强了促进组织愈合的效果,在口腔颌面外科等各个领域都有广阔的应用前景。

浓缩生长因子(CGF)是由Sacco于2006年提出的,CGF是一种新型生物性支架材料。CGF是通过差速离心自身静脉血的方法获得的,制备过程中也无须任何化学添加剂。制备出的物质分为3层:上层为血清,中层为CGF,下层为红细胞层。因CGF的离心制备方法特殊,CGF具有比PRF更致密的纤维蛋白基质,具有更高的抗拉强度、黏附强度,因此压缩的CGF可以用作为携带生长因子的屏障膜替代胶原膜而用于引导骨再生中。CGF含有更丰富的生长因子,尤其是TGF-β₁、PDGF-BB和VEGF,故CGF对慢性伤口的愈合和软骨化效果更加显著,且其在炎症阶段后期可产生强大的血管再生能力。CGF是高浓度生长因子、白细胞和血小板浓缩形成的纤维网状结构，使得各类细胞成分及细胞因子更易于趋化、附着、增殖，为细胞的迁移提供微环境，且可以持久地释放生长因子。CGF可以单独使用或者联合其他生物材料植入硬组织缺损区或软组织创伤处，诱导缺损区或创伤区组织生长，从而加速组织缺损的修复和局部创口的愈合。

CGF还可以和自体纤维蛋白凝胶（AFG）以及颗粒骨材料混合，不需要添加剂就可以生成具有强大内部纤维网络的黏性骨，可塑性强，可用于各种形状骨缺损的修复，减少了块状骨移植和额外的骨钉或钛网支撑的需要。纤维蛋白网络不仅可使血小板持续释放生长因子，加速骨再生和软组织再生，其紧密交联也可以减少软组织向黏性骨内移植。可见，CGF应用效果比较理想，对其在口腔颌面外科领域应用潜力的开发值得更深入研究。

Choukroun博士在2014年开发出一种改良型富血小板纤维蛋白（advanced platelet-rich fibrin, A-PRF），A-PRF是在更低转速的情况下离心（1 500转/min，离心14 min），并延长离心时间而获得的。扫描电镜观察发现，A-PRF的纤维网状结构比PRF更疏松，孔隙率更大。这种疏松的三维网状结构十分有利于氧气及营养物质扩散，可以为细胞增殖与分化提供适宜环境。同时，细胞和生长因子可以与纤维蛋白产生化学键结合，更加稳定地储存在内部，从而减少在制备过程中细胞及生长因子的丢失，网络了更多的细胞，且白细胞层更宽，中性粒细胞比例更高，血小板数也更多。在纤维蛋白降解的过程中，血小板将被持续激活，并持续释放生长因子，促进血管新生和软硬组织的再生。此种更疏松的三维结构和更多细胞及生长因子等成分的特殊结构使得A-PRF的临床应用具有明显的优势。

可注射性血小板凝集物在骨科和整形外科手术中应用广泛，并取得了良好的成果，但这些浓缩物均需在静脉采血管中添加抗凝血剂或分离凝胶。有研究者制备出一种使用没有添加剂的管子制备的可注射性血小板凝集物，称为可注射富血小板纤维蛋白（injectable platelets rich-fibrin, i-PRF），具有液体（可注射）或聚合（凝块）两种形式。为了获得i-PRF，使用无任何添加剂的离心管收集血液，短时间低速离心（700转/min，离心3 min）。离心后血液分层：上层为橙色的i-PRF，下层为剩余血液物质。这种技术获取的i-PRF具有高浓度白细胞含量，并可缓慢释放多种生长因子和免疫调节因子。i-PRF的另一个特点在于其尚未凝固的纤维蛋白，在体外可以进一步凝集。将i-PRF与羟基磷灰石颗粒骨移植材料混合后，在不使用添加剂的情况下，可以凝结成力学强度良好的骨移植物用于骨再生。使用A-PRF混合骨移植材料后，加入i-PRF技术制备的液体，骨移植材料会在10 min后完全凝结成胶冻状。这些特性使其适宜骨移植材料的塑形和固定，同时获得免疫调节因子及生长因子的缓慢释放，有效降低感染风险，长期促进组织再生，该技术在引导组织再生领域将会带来新的思路和解决方案。

Choukroun研究发现，在一定范围内降低相对离心力，将会使i-PRF中白细胞和血小板数目显著增加,以及生长因子浓度(VEGF 和 TGF-β_1)增高,增强其再生潜力。血小板和白细胞之间的细胞—细胞通信,以及受区内这些细胞的相互作用可能会促进伤口愈合和增强组织再生,为 PRF 基质的改进开辟了新的途径。

总的来说,PRP、PRF、CGF、A-PRF 和 i-PRF 等各种血小板浓缩制剂具有各自的特点,作为生物活性的支架材料,在口腔颌面外科的各个方向都具有一定的临床应用,也具有广泛的发展前景。

第二节 临 床 研 究

一、PRF 在拔牙位点保存术中的应用

在临床上因为各种原因施行拔牙术后,牙槽嵴随即发生失用性骨萎缩和吸收,牙槽嵴高度降低和宽度变窄,并在术后前 3 个月达到高峰。这种骨萎缩在颊侧骨壁最为明显,造成牙槽嵴在水平方向上的吸收萎缩比垂直方向的骨丧失高近 3 倍。牙槽嵴的吸收变形增加了牙种植手术的难度,可能还需要进行额外的骨增量手术。种植体也可能被植入在并不理想的位置,进而在最终修复完成后产生一些生物力学和美学的问题。因此,在拔牙的同时,对拔牙位点的骨量和软组织量进行保存,是行之有效的方法之一。

有术者将 PRF 碎片与移植材料混合植入拔牙窝内,这种生物活性的胶原蛋白将在骨片间起生物链接器的作用,并将移植物的不同部分联系起来。这种复合体具有一定的力学强度,并可以作为基质支持新血管生成,干细胞聚集和成骨细胞更能够向移植物中央移动,从而加速骨生成和替代,成功地保存了拔牙窝的牙槽嵴高度。PRF 也可单独作为拔牙位点保存的移植材料维持牙槽骨高度,与羟基磷灰石生物陶瓷(骨粉)相比,PRF 在早期的作用更明显,能够促进拔牙创面的快速愈合。PRF 快速促进形成新的血管化和上皮覆盖,具有炎症调节功能,并能够减轻创伤后的炎症反应,促进组织修复,增加早期种植的可能性。

二、PRF 等在上颌窦底提升术中的应用

上颌后部骨质疏松,牙齿缺失后牙槽嵴吸收明显,牙槽嵴顶到上颌窦底的距离常会不足以让该区的种植体获得足够的初期稳定性。这时就需要进行上颌窦提升植骨术,为上颌后部的种植治疗创造条件。学者们始终在寻找一种适合的生物材料,它不仅需要具有良好的生物相容性,没有免疫排斥反应,更需要具有优异的骨生成、骨传导和骨

诱导性。有术者应用自体PRP联合冻干同种异体骨移植进行上颌窦底提升,并植入种植体,结果显示,同种异体骨移植颗粒周围有许多骨样和骨形成区域,没有炎性细胞浸润的证据。PRP能够起很好的黏结剂作用,这种聚合植骨材料的特性在骨再生中十分重要。其高浓度生物活性可以提高伤口愈合率,较低的费用也为其带来更多的临床应用。

　　操作方便且价格低廉的PRF符合各种要求,逐渐成为临床医师的治疗选择。2004年,Choukroun等将PRF联合异种冻干骨应用于上颌窦底提升术中,开始将PRF应用于口腔临床研究领域中,并取得了良好的预期效果。吴润发等在常规上颌窦底提升手术后将人工骨粉混合PRF植入上颌窦内,侧壁开窗处覆盖生物膜后再在其表面覆盖PRF膜,严密缝合,发现PRF富含血小板和促生长因子,可以减轻上颌窦底外提升中因软组织剥离较多、创面较大而产生的术后水肿、疼痛、易感等症状。张娜等在上颌窦底内提升时植入人工骨粉和PRF混合物,并同期植入种植体,术后通过CT扫描观察上颌窦内新骨形成的情况。结果显示,与单独骨粉组相比,PRF混合物组能早期促进上颌窦底内提升中的新骨形成,提高新骨质量,有利于骨组织愈合。相比之下,单独使用人工骨粉材料降解缓慢,成骨速度和质量都较低。

　　也有学者尝试单独使用PRF材料进行上颌窦底提升,取得了较好的成果。Diss等单独使用PRF作为移植材料进行上颌窦底提升术并植入种植体,平均窦底骨量增加(3.2 ± 1.5)mm,近中骨量增加(3.5 ± 1.4)mm,远中骨量增加(2.9 ± 1.6)mm。绝大多数种植体的稳定性良好,种植体植入1年后的存留率达97.1%。Tomer等对110例上颌窦底内提升后单独植入PRF同期种植治疗的患者进行长期观察,上颌窦底高度平均提升3.4 mm,种植体成功负重修复并取得很好的骨愈合效果。Simonpieri等对20例上颌窦底外提升单独植入PRF同期种植治疗的患者进行长达6年的观察,结果显示上颌窦底高度平均提升8.5～12 mm,种植体根部均被新生骨组织包围,骨整合稳定。

　　其他研究者报道,将CGF膜作为植骨材料单独应用于上颌窦底内提升,结果显示CGF可诱导新生骨组织的生成,取得了良好的临床效果。也有研究者将A-PRF混合植骨材料进行上颌窦底外提升,并同期植入种植体,结果显示A-PRF可成功地联合植骨材料与上颌窦内的种植体发生正确的骨整合,并显著提高上颌窦底外提升手术的成功率。

三、PRF等在引导骨再生中的应用

　　引导骨组织再生技术常用于牙周手术和种植手术中,其原理是使用生物屏障膜覆盖于骨缺损区表面,制造出相对封闭的骨组织愈合空间,阻止快速生长的结缔组织和上皮组织爬入骨缺损区,从而达到修复骨组织缺损的目的。引导骨组织再生的关键在于生物屏障膜的使用,除了物理屏障作用外,生物屏障膜还能够保护骨缺损部位的血块,聚集骨诱导因子,并具有一定的骨引导性。

　　生物屏障膜分为不可吸收膜和可吸收膜,其中不可吸收膜可以很好地维持成骨空间,但是由于具有强度高,不易成形的特点,较难为黏骨膜瓣提供附着固位,软组织瓣裂开率和膜暴露的可能性较大。Bio-Gide胶原膜是可吸收生物膜的代表,在临床中使用广泛,具有较好的生物相容性和低抗原性,并能促进凝血和组织愈合等优点。但其价格较高,增加了患者的负担,因此寻找更为廉价且有效的生物屏障膜材料是目前临床研究的方向。

在GBR中,有作者将PRP凝胶复合骨替代物(无机牛骨)修复外伤引起的骨缺损,在再生骨中骨小梁的改建明显优化。近年来,PRF在临床应用中单独或/与可吸收胶原膜(如Bio-Gide)联合使用应用于引导骨组织再生,成功地维持了骨缺损区域的稳定。PRF的主要结构是纤维蛋白形成的疏松多孔的网络结构,它具有诱导细胞迁移和细胞增殖,利于营养物质的弥散,显著加速愈合过程。此外,纤维蛋白网络使得PRF具有了一定的机械强度和黏结作用,能够在一定程度上保护术区,加速伤口愈合和骨再生修复的作用。由此可见,不仅从经济角度和再生骨缺损角度,PRF都是引导骨组织再生中比较有前途的一种生物屏障膜材料。

四、PRF等在拔牙术后促进创面愈合中的应用

阻生齿拔除术是口腔牙槽外科的常见手术之一,尽管采用合理的方法和器械进行了微创拔牙手术,但不少患者术后还是出现了出血、肿胀、疼痛、干槽症等不适症状,如何预防和减轻拔牙后的并发症、减轻患者痛苦一直是口腔医师追求的目标。一些研究表明,PRP凝胶可以显著减少牙拔除术后的疼痛和不适,并避免骨感染的发生,这些优质的血凝块能够促进新生血管生成。此外,与生长因子相关的局部骨诱导性可以抵消手术创伤引起的骨创伤。血小板凝胶中凝血因子的浓度也被用来控制抗凝患者的出血。在减少不适和感染风险的同时,血小板凝胶的更大意义在于加速拔牙窝内的骨再生和牙龈愈合,提高骨组织和牙周组织的质量。例如,在复杂的第3磨牙拔除术后,骨缺损可达到临界尺寸,已无法自然愈合,对第2磨牙的牙周组织也有潜在的影响。PRP凝胶的使用效果证明可以改善这些部位的愈合,并保证邻近组织的良好再生。

也有术者将PRF置于阻生牙拔牙创口中,与对照组相比,可减轻患者的疼痛和不适,减少牙槽窝炎症的发生及术后出血,加速创口愈合。PRF中含有大量的白细胞,在降解过程中持续释放与免疫调节相关的细胞因子,减轻了局部不良的免疫反应,并能够有效地抑制和杀灭金黄色葡萄球菌等各种病菌,具备一定的预防感染能力。另外,PRF含有大量的生长因子,可以促进软组织再生,加速骨组织愈合。

五、PRF在修复牙龈缺损创面中的应用

随着种植技术和材料的发展,良好的骨整合不再是判断种植成功的唯一标

准,种植义齿修复后的美学效果也成为其效果评价的重要指标。种植体周围健康的牙龈组织能够为其下方的骨组织提供一个密闭的无菌微环境,促进种植术后植体的骨整合并维持种植周围组织的长期健康,是保证种植远期效果的必要条件。

　　然而,临床上由于拔牙创口牙龈软组织的缺损,常导致术区牙龈组织关闭困难,术后早期黏膜开裂造成种植区暴露、细菌侵入,从而降低了即刻种植修复和引导骨再生的成功率。PRF是取自于患者自体外周血而得到的含有大量白细胞和血小板的纤维蛋白材料。Simonpieri等将PRF作为生物材料封闭术后创面,保护下方骨替代材料的代谢和新生骨的形成,从而加速颌面软组织黏膜的愈合,加快移植材料的骨再生和改建。研究者认为在创面愈合中与胶原膜相比,PRF具有明显的优势。由于PRF可持续释放促进细胞增殖分化的多种细胞因子,并且无免疫原性,从而可观察到PRF促进牙龈创面愈合能力优于胶原膜。另有术者将PRF应用于种植体周围牙龈退缩的治疗,结果显示PRF可以避免种植体周围牙龈退缩。

六、PRF等在牙髓再生中的应用

　　儿童牙外伤、龋齿、畸形中央尖折断等原因常可导致牙髓感染、坏死甚至根尖周炎发生,将会导致其牙根发育停止、根尖开放,常规根管治疗无法得到良好的根尖封闭,治疗效果受到影响。传统的根尖诱导成形术中,氢氧化钙等材料作用效果不稳定,根管壁发育不全导致患牙易发生折断。近年来,使用牙髓组织工程进行牙髓再生受到了临床医生的关注,其三要素包括牙髓干细胞、支架和生长因子。因此,如何获得牙髓再生的富含生长因子的支架基质成为研究热点。有术者采用PRF作为刺激因子,促进年轻恒牙牙髓的血运重建,部分患者短期效果显著,牙根继续发育、根尖闭合、根管壁明显增厚,为年轻恒牙感染的治疗提供新的选择和临床证据。另有学者将PRF膜置入消毒后的干燥年轻恒牙髓腔,术后根管壁增厚、根尖孔基本闭合、硬骨板出现,冷水测试和电活力测试同对照牙。PRF富含血小板、白细胞及各种生长因子,可为参与组织再生的MSC提供良好的生长环境,同时其纤维成分也可起支架引导作用,能促进骨组织再生和软组织愈合。但缺乏长期的临床随访观察及预后评估资料,PRF用于牙髓组织再生的组织学机制尚无定论,其作为牙髓再生的理论基础与临床应用也仍需进一步研究。

　　有学者观察使用CGF膜作为根管内支架进行再生性牙髓治疗(regenerative endodontics treatment)的疗效,结果显示患牙出现不同程度牙根壁增厚、长度增加,以及根尖孔闭合或呈闭合趋势的治疗效果,认为CGF作为根管内支架介导再生性牙髓治疗临床效果良好。CGF临床制备应用简单快捷,内含血小板 α 颗粒可释放包括PDGF、TGF-β、FGF等多种生长因子。CGF具有特殊的纤维蛋白网架结构,这种高渗透性的立体网状结构可以很好地滞纳红细胞、血小板和循环因子。CGF可有效促进血管生长,并通过引导损伤组织的再血管化捕获循环血中的干细胞,促进组织愈合再生。

七、PRF在牙周炎手术中的应用

David等发现在PRF的纤维蛋白网状结构中网络了大量以中性粒细胞和单核细胞为主的白细胞,这些白细胞可释放包括IL-1、IL-4、IL-6、TGF-β及TNF-α等免疫因子,在术区起到免疫抗炎作用。这些免疫因子与生长因子协同发挥调控作用,可以减轻炎症反应,加快组织愈合,这对牙周炎患者的治疗十分重要。

在牙周手术中应用PRF显示了很好的促进软组织愈合和骨组织增量的效果。Sharma等在临床工作中将PRF用于下颌后牙Ⅱ°根分叉翻瓣刮治的病例,与单纯翻瓣刮治后愈合情况比较显示了良好的组织愈合效果。Anilkumar等在牙周手术中应用PRF覆盖唇颊侧暴露牙根,抵抗细菌造成的炎症刺激,并成功重建了牙周良好的软组织屏障,获得了健康的牙龈,牙龈表现出良好的形态和色泽,带来了最佳的粉红美学效果。在应用改良冠状瓣治疗相邻多牙牙龈萎缩的牙周外科手术中,联合应用PRF的试验组在术后牙周附着水平明显高于单纯应用改良冠状瓣的对照组,获得了更好、更稳定的牙龈形态。有术者用翻瓣手术治疗慢性重度牙周炎患者,并在牙周组织缺损部位植入PRF,术后4个月与术前相比,探诊深度与临床附着水平显著减少,与单纯翻瓣手术组有统计学差异。因此,在慢性重度牙周炎的治疗中采用PRF治疗,有效修复和改善了患牙的牙周组织状况。

对于PRF的修复功能主要通过两方面表现,即纤维蛋白的支架作用和细胞因子的调节作用。因此在创伤愈合过程中,使用PRF可以在局部范围内通过释放出大量的高浓度生长因子促进创伤愈合,且PRF中存在的纤维蛋白又能够为组织修复细胞提供增殖分化的有利场所,其在整个修复过程中起了细胞支架的重要作用;此外,在PRF中滞纳的大量白细胞可在逐渐降解过程中持续释放调节免疫功能的相关细胞因子,减轻局部可能出现的不良免疫性反应,提高免疫能力。

八、PRF等在根尖周囊肿手术中的应用

根尖周囊肿是一种常见的口腔科疾病,由根尖肉芽肿或慢性牙槽脓肿发展而成。根尖外科手术的治疗效果较好,但对患者病灶区域的骨组织会造成一定的损伤。PRF可以促进骨组织和软组织再生,具有抗感染能力,因其为自体来源避免了感染传染性和免疫排斥的风险,且费用较低,在口腔颌面部治疗中的应用越来越广泛。有术者在根尖外科手术中,应用PRF膜植入根尖手术区,结果显示术后并发症减少,植入PRF的手术区域软组织及骨组织均愈合良好,骨组织愈合远期疗效较为显著,明显提

高了患牙的保存率。经离心法制作的 PRF 中包含了大量白细胞,在对抗感染、治愈机体损伤和调节免疫方面有着重要作用。由此可以推断 PRF 在慢性根尖周炎手术后对局部感染的控制,促进局部骨组织及软组织修复再生方面起重要作用。此外,疏松多孔的纤维蛋白网状结构利于营养成分及氧气的弥散,引导骨组织的长入和诱导局部组织血管化,加快了根尖区骨组织和软组织创口的愈合。另有术者认为 PRF 操作简便、价格低廉,但受采血量的限制,更适合联合自体骨或其他生物材料共同修复根尖外科手术后的骨质缺损,在抗感染和促进组织再生方面效果显著,其临床应用价值较大。

术者采用 CGF 修复根尖周囊肿手术后的骨缺损,术后 6 个月,骨缺损部位的骨密度高于不植入任何物质的对照组患者,取得了良好的效果,显示 CGF 能够有效减少根尖周囊肿术后的炎症反应,促进创面组织快速愈合,提高愈合质量,减少骨的吸收。CGF 中的生长因子含量和纤维蛋白强度均要高于第一代和第二代血液提取物,纤维蛋白三维支架也含有大量的白细胞,在显著促进骨组织再生的同时,还可以抑制炎症的发生。有术者将 CGF 膜充填上颌骨大型囊性病变术后的骨缺损区,CGF 单独应用或与骨移植材料混合使用均可显著缩短骨愈合时间,在大量骨缺损中也能有效地减少术后复发率,加快愈合速度,并能较好地恢复周围软组织。因此,CGF 膜方法简便、经济实惠、无传染性和过敏性,是修复口腔颌面部骨缺损的最新方法之一。

九、PRF 在种植体周围炎手术中的应用

随着社会经济水平的增长和口腔种植技术的日益成熟,种植牙已成为人们修复牙列缺损的首选方案。种植体周围炎是导致种植体松动、失败的主要原因之一,是一种发生在正常行使功能的骨性结合种植体周围组织的炎症,也是一种慢性进展性边缘炎症,严重的可使种植体周围支撑骨组织的功能丧失而松动脱落。

有临床医生将 PRF 作为唯一的移植材料用于种植体周围 3 个螺纹骨吸收、牙龈出血指数达 8 mm 牙周袋的种植体周围炎患者的手术治疗中,术后 3 个月患者的牙周袋探诊深度降低,牙龈出血指数变成阴性;随访 1 年后疗效稳定,影像学表现为骨水平回升。有术者将 L-PRF 膜覆盖于暴露的 3 ~ 4 个螺纹,且附着龈仅为 2 mm 的种植体周围,术后 8 天在种植体周围可见许多新生血管;术后 4 周牙龈组织生物类型由薄至厚,暴露的种植体表面均被牙龈覆盖。

PRF 优良的牙周创面愈合能力和抗感染能力使其在治疗种植体周围炎中具有一定的临床疗效。PRF 是一种优化的血凝块,纤维蛋白结构和机械性能比天然血液凝块或 PRP 凝胶更强,可操作性和缺损区的固位能力也更好。PRF 的纤维蛋白基质中的 4 种有效成分中还包含循环干细胞。生长因子在纤维蛋白支架降解过程中得到了逐步

释放,释放时间足够长以促使细胞诱导分化、新生血管形成并引导组织细胞的长入,使PRF的治疗效果持久而有效。短期的治疗结果是快速伤口闭合和愈合,术后疼痛和水肿减轻;长期结果不仅是稳定覆盖,还可以获得更厚而稳定的牙龈组织。

十、CGF在即刻种植中的应用

随着种植技术的发展,拔牙即刻进行种植修复无须等待拔牙创面愈合,并能有效防止牙槽骨的吸收,被认为是具有很好发展前景的种植手术方式。然而,种植体的大小、形状往往与拔牙创面无法完全贴合,且时常存在牙龈等软组织量不足所致的创口缝合关闭困难及感染风险,以及种植术后软硬组织退缩等美学风险,成为影响即刻种植成功的因素。有术者使用CGF联合植骨材料(无机牛骨和可吸收胶原膜),在即刻种植中对种植体周围骨缺损进行修复再生,术后6个月牙槽骨的骨量较术前显著增加。CGF联合Bio-Oss骨粉修复美学区即刻种植中的骨缺损,术后1年牙龈色泽、形态和质地正常,无探针出血,锥形束CT(cone beam, CBCT)测定术区骨改建成熟度及骨密度增加,证实CGF膜联合Bio-Oss骨粉表现出良好的软组织及骨组织修复效果,有望成为美学区即刻种植术可选修复材料之一。由于观察病例数目偏少,观察时间有限,其修复机制和远期修复效果有待进一步深入观察和研究。周延民等分别在2例即刻种植的骨缺损区单独充填PRF,而不添加其他任何人工材料,并严密缝合。术后即刻、1.5个月和3个月分别拍摄X线片,结果显示愈合过程中种植体周围骨缺损间隙逐渐缩小,表面PRF具有促进骨缺损区骨组织再生的作用。

第三节　典型病例

一、CGF膜在拔牙窝创面治疗中的作用

患者为女性,25岁。主诉:左下后牙腐烂1年余。现病史:1年前左下后牙开始慢慢腐烂,现牙冠完全缺失,曾有几次疼痛,自服头孢菌素类抗生素后好转,近3天又出现疼痛。既往史:否认系统疾病及药物过敏史。检查:左下第2前磨牙残根,叩痛(+),松动(−),颊侧牙龈充血红肿,颊侧压痛,其余黏膜正常,张口度3.7 cm,张口型正常。X线片示:左下第2前磨牙根尖阴影3 mm×3 mm,且阴影近颏孔。治疗方案:① 进一步控制炎症后拔除残根;② 为了避免拔牙后根尖感染影响颏孔内的神经,选择拔牙后拔牙窝内放入CGF,预防拔牙后反应影响颏神经。治疗过程:口服5天头孢拉定胶囊和甲硝唑,患者疼痛好转,在2%利多卡因阻滞麻醉下拔除左下第2前磨牙的残根,搔

刮拔牙窝,去净肉芽组织,在拔牙窝内放入由患者静脉血提取的CGF膜,然后缝合固定CGF。术后1周患者拔牙窝预后良好,未出现神经继发感染及下唇麻木症状,术后1个月拔牙窝完全愈合(见图15-3-1)。

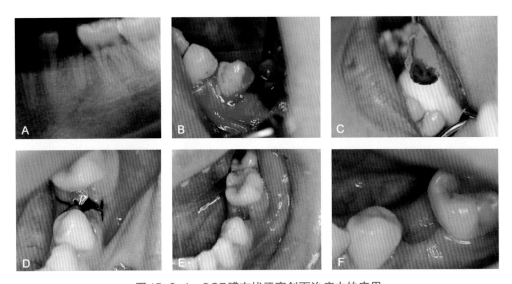

图15-3-1　CGF膜在拔牙窝创面治疗中的应用

注:A. 术前X线片示残根的根尖阴影靠近颏孔;B. 术中搔刮出大量肉芽组织;C. 术中在拔牙窝内植入CGF膜;D. 术后3天拔牙窝区无明显炎症反应;E. 术后1周拔牙窝区无炎症反应;F. 术后1个月拔牙窝完全愈合

二、CGF膜在上颌窦底内提升术中的应用

患者为男性,35岁。主诉:左上第1磨牙缺失6个月,要求种植修复。现病史:6个月前左上第1磨牙因松动拔除,现影响咀嚼,要求种植修复。既往史:否认系统疾病及药物过敏史。检查:左上第1磨牙缺失,近远中宽度12 mm,颊腭向宽度9 mm,咬合间隙7 mm,牙龈色泽质地均正常,周围黏膜正常,张口度3.7 cm,张口型正常。CBCT检查显示:该患者上颌窦气化严重,骨高度不足,窦底距牙槽嵴顶仅3 mm。治疗方案:上颌窦底内提升联合同期种植术。治疗过程:考虑患者骨高度不足,种植手术方案设计为水压式上颌窦底内提升术同期种植,种植体选择STRAUMANN系统,直径为4.8 mm、高度为8 mm的种植体,上颌窦底内提升高度≥7 mm,为了减少上颌窦膜破裂及术后窦膜充血不适感,在内提升植入人工骨粉之前先通过种植窝放入CGF膜,再植入骨粉,以减少人工骨粉对窦膜的刺激。该患者经上颌窦底内提升术治疗后第2天没有明显不适反应,术后1周上颌窦膜无明显炎症反应,术后6个月,植入材料已与剩余骨、种植体整合,ISQ值达74,种植体稳定,4年后随访修复效果满意(见图15-3-2)。

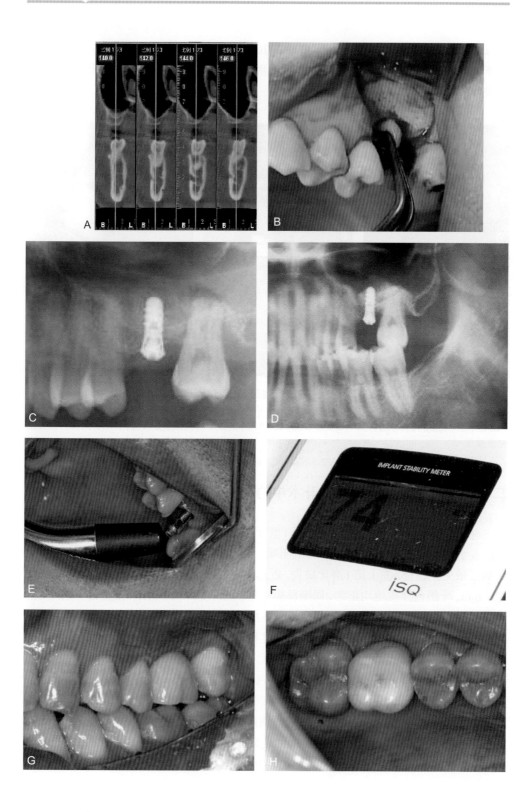

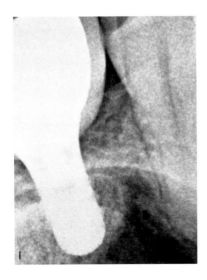

图15-3-2　CGF膜在上颌窦底内提升术中的应用
注：A. 术前CBCT示种植区骨高度不足；B. 术中在种植窝内先放入CGF膜，再放入人工骨粉进行上颌窦底内提升手术；C. 术后1周，上颌窦膜无明显炎症反应；D. 术后6个月，植入材料已与剩余骨、种植体整合；E. 术后6个月，检测种植体稳定性；F. 术后6个月，ISQ值达74，种植体稳定，可以修复；G. 种植冠修复后的颊侧效果；H. 种植冠修复后的咬合面效果；I. 种植冠修复4年后，冠边缘密合，牙龈组织健康，X线片上未见骨吸收

三、CGF在即刻种植联合引导骨组织再生术中的应用

患者为男性，32岁。主诉：上前牙外伤折断2周，要求种植修复。现病史：2周前车祸致上前牙牙冠折断，影响美观与进食，要求修复。既往史：否认系统疾病及药物过敏史。检查：面部左右对称无偏斜，面部皮肤无瘢痕、无瘘管，开口度3横指，开口型"↓"，颞下颌关节区无压痛，张口时颞下颌关节无弹响，余未及异常。左上中切牙和右上中切牙折断，断面至龈下2～3 mm，叩（－），松动（－），薄龈型，附着龈2 mm，周围黏膜正常。CBCT检查后发现两残根断面至龈下1～2 mm，左上中切牙根部唇侧骨板厚度为1.5 mm，右上中切牙唇侧骨板缺失，近远中宽度总计19 mm。治疗方案：残根拔除联合同期即刻种植。治疗过程：斯康杜尼局部浸润麻醉下翻瓣拔除残根，在上两中切牙位置植入Thommen Element种植体两颗，规格均为直径4.0 mm，长度11 mm；左上种植体唇侧与唇侧骨板之间存在2 mm间隙，右上种植体存在骨缺失，故植入Bio-Oss人工骨粉0.25 g，骨粉表面用CGF膜覆盖，然后严密缝合。术后患者术区肿胀不明显，伤口愈合良好。6个月后种植区唇侧骨丰满，牙龈袖口形态良好，远期修复效果令患者满意（**见图15-3-3**）。

四、CGF膜在onlay植骨术中的应用

患者为男性，40岁。主诉：右下后牙缺失半年余，要求种植修复。现病史：半年前右下后牙因松动陆续拔除，影响进食，要求种植修复。既往史：否认系统疾病及药敏史。检查：面部左右对称无偏斜，面部皮肤无瘢痕、无瘘管，开口度3横指，开口型"↓"，颞下颌关节区无压痛，张口时颞下颌关节无弹响，余未及异常。右下第2前磨

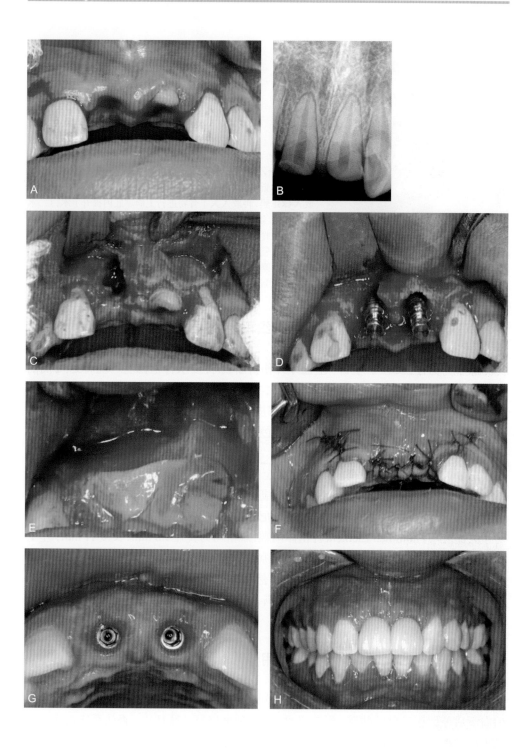

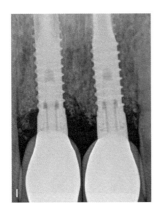

图 15-3-3　CGF 膜在即刻种植联合引导骨组织再生术中的应用
注：A. 术前口内情况；B. 术前X线片；C. 术中显示右上中切牙骨缺损严重；D. 种植体植入后；E. 种植体骨缺损区植入人工骨粉后再覆盖 CGF 膜；F. 严密缝合术区；G. 术后6个月形成了良好的牙龈袖口形态；H. 即刻种植术后口内修复效果；I. 即刻种植术修复3年后，X线片示两种植体周围无明显骨吸收

牙，第1、2磨牙缺失，颊侧骨吸收明显，骨宽度4 mm，咬合间隙为10 mm，附着龈1 mm，周围黏膜正常，张口度3.7 cm，张口型正常。CBCT示：右下后牙缺牙区骨宽度为3～4 mm，骨高度为7～11 mm。治疗方案：onlay植骨联合二期种植术。治疗过程：一期手术，在斯康杜尼局部浸润麻醉下，翻瓣后暴露植骨区，修整同种异体骨块，植入右下后牙的牙槽嵴颊侧，钛钉固定骨块，周围覆盖Bio-Oss骨粉，盖上Bio-Gide膜，生物膜表面再覆盖两层CGF膜，最后减张将牙龈瓣缝合，1周后伤口愈合良好，术后肿胀不明显；二期手术，6个月后，在斯康杜尼局部浸润麻醉下，翻瓣取出钛钉，骨宽度增至7～8 mm，骨高度增加4 mm（**见图15-3-4**）。

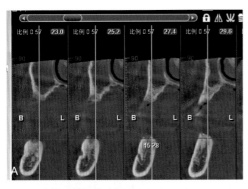

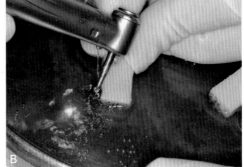

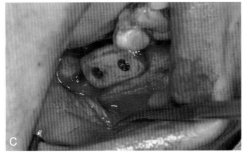

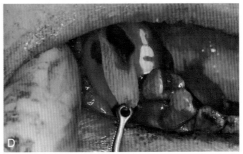

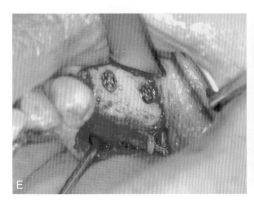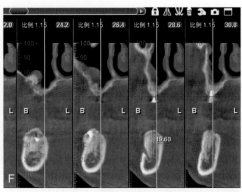

图15-3-4 CGF膜在onlay植骨术中的应用

注：A. 术前CBCT示，因重度牙周炎，骨高度降低，导致咬合间隙增大；B. 选择大小适合的骨块，体外修整骨块，使边缘圆钝；C. 用钛钉将人工骨块固定于受植区；D. 生物膜表面再覆盖CGF膜；E. 术后6个月植骨区骨宽度和骨高度均有显著增加；F. 术后6个月CBCT示骨高度及宽度均有增加

五、CGF膜在拔牙位点保存创面中的应用

患者为女性，27岁。主诉：右上后牙缺损5年，要求治疗。现病史：患者右上后牙牙髓治疗多次逐渐折裂，5年前于外院拔牙，后未做其他治疗。现发觉影响吃饭和美观，要求修复治疗。既往史：否认先天性疾病及系统疾病史，否认药物过敏史。检查：面部左右对称无偏斜，面部皮肤无瘢痕、无瘘管，开口度3横指，开口型"↓"，颞下颌关节区无压痛，张口时颞下颌关节无弹响，余未及异常。14残冠，大面积龋损，舌侧缺损至龈下，15缺失。13、16牙体无倾斜缺损及松动度。牙龈健康，角化龈正常，膜龈联合正常，颊系带附丽正常。影像学检查：14残冠，15龈下埋伏残根。治疗方案：14、15微创拔牙，同期行拔牙位点保存，后择期行种植修复。治疗过程：① 微创拔除14、15，同期两拔牙窝拔牙位点保存。骨粉为Bio-Oss 0.25 g+10 ml自体血CGF混合物。表面覆盖自体血CGF膜，后组织瓣原位无张力缝合。术后氯己定漱口水漱口，保持口腔卫生；② 术后第7天拆线，创面愈合良好，14位点处CGF膜变薄，可依稀看到下方骨粉材料，骨粉材料稳定；③ 术后4周创面已经全部被新鲜上皮组织覆盖；④ 术后8周14区已形成成熟角化龈；⑤ 拔牙位点保存术后6个月，行14、15种植手术，种植体为创英®4.1 mm×10 mm植体两颗，术中见14、15处新骨形成良好，完全维持原有骨宽度和高度；⑥ 3个月后完成上部修复体（见图15-3-5）。

六、CGF凝胶在阻生齿拔除术中的应用

患者为女性，34岁。主诉：右下智齿反复疼痛不适半年余。现病史：半年前，右下

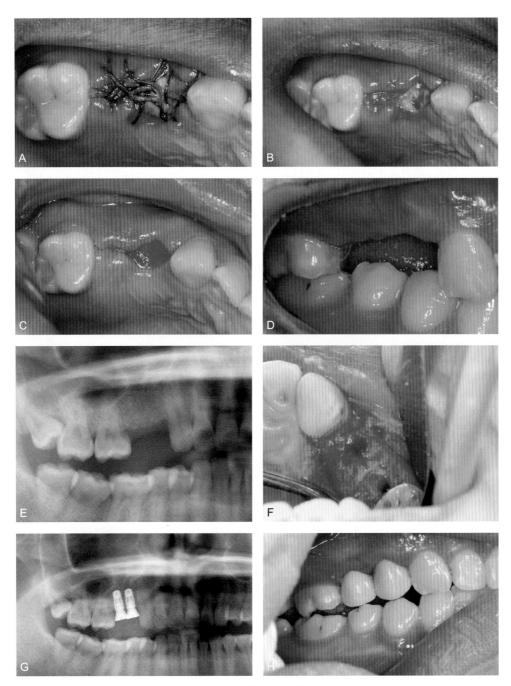

图 15-3-5　CGF膜在拔牙位点保存创面中的应用

注：A. 术后第4天,伤口周围无明显充血红肿；B. 术后第7天,拆线后伤口愈合良好,周围无充血红肿；C. 术后第4周,拔牙窝上软组织完全覆盖创面；D. 术后第8周,14区已形成成熟角化龈；E. 拔牙位点保存6个月后,X线片示拔牙区已形成新骨；F. 术中见骨颊舌宽度充足；G. 种植术后X线片；H. 口内永久修复效果

智齿反复疼痛不适,口服头孢拉定后好转,近1周无疼痛,要求拔除,否认拔牙禁忌证。既往史:否认先天性疾病及系统疾病史,否认药物过敏史。检查:右下第3磨牙低位阻生,叩(-),松动(-),远中牙龈覆盖,无充血红肿:周围黏膜正常,张口度3.7 cm,张口型正常,双关节区无压痛。全景片:右下第3磨牙低位阻生,远中存留部分骨阻力。治疗方案:右下第3磨牙拔除联合CGF应用,减少术后反应。治疗过程:在2%利多卡因阻滞麻醉下,远中牙龈切开去骨拔除右下第3磨牙,拔牙窝内放入由患者自身静脉血制成的CGF凝胶,缝合拔牙窝周围牙龈组织。术后第10天拆线,伤口愈合良好,无明显红肿压痛,患者无不适症状(见图15-3-6)。

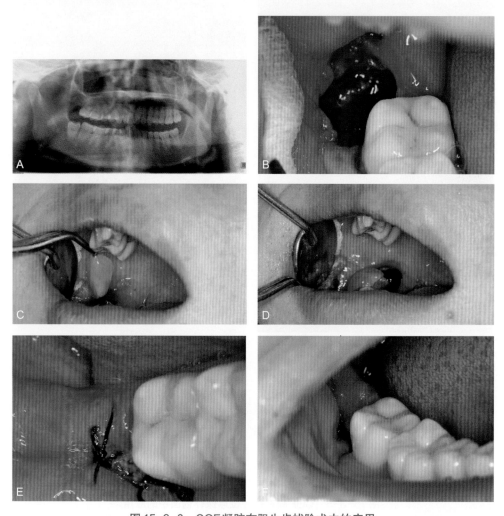

图15-3-6　CGF凝胶在阻生齿拔除术中的应用

注:A. 右下第3磨牙低位阻生;B. 拔牙窝空洞大;C. 拔牙窝内植入CGF凝胶;D. 拔牙窝内植入CGF凝胶;E. 术后严密缝合拔牙创;F. 术后第10天,拔牙窝愈合良好

七、CGF 凝胶在拔牙后感染创面中的应用

患者为女性,60岁。主诉:上前牙拔牙后反复溢脓2个月。现病史:2个月前右上前牙因残根反复感染拔除,拔牙后牙龈反复红肿溢脓,口服2周头孢克洛,症状无改善。患者有5年糖尿病史,肌内注射胰岛素,平日空腹血糖浓度控制在6.5～7.0 mmol/L。既往史:糖尿病,否认其他系统疾病及药物过敏史。检查:上唇无肿胀,张口度3.7 cm,右上切牙缺失,拔牙窝唇侧牙龈窦道溢脓,周围充血红肿,深覆拾,右下中切牙、侧切牙咬至右上中切牙拔牙窝。X线片示:右上中切牙拔牙窝周围密度降低。治疗方案:牙槽窝搔刮术,去除牙槽窝内感染炎性组织,取患者自体血液,离心后得到CGF凝胶,植入CGF凝胶后严密缝合。术后第10天拆线,患者拔牙窝预后良好,无明显红肿压痛。拆线后第2周可见拔牙窝完全愈合,唇侧窦道消失(见图15-3-7)。

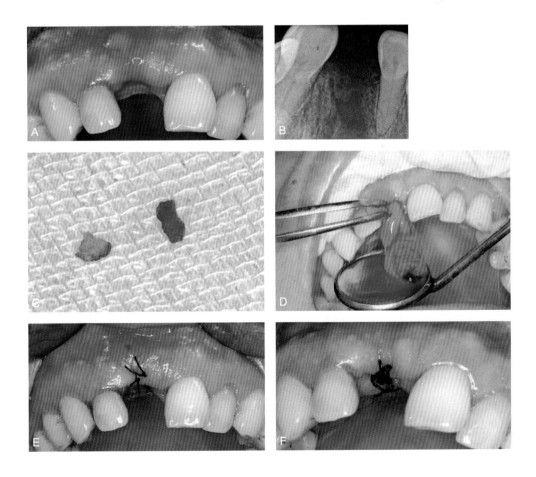

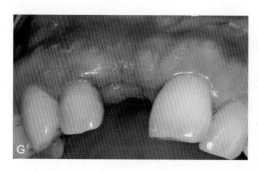

图15-3-7　CGF凝胶在拔牙后感染创面中的应用

注：A. 拔牙窝唇侧牙龈窦道溢脓，周围充血红肿；B. X线片显示右上中切牙拔牙窝周围密度降低；C. 去除牙槽窝内感染炎性组织；D. 拔牙窝内植入CGF凝胶；E. 拔牙窝严密缝合；F. 术后第10天，患者拔牙窝预后良好，无明显红肿压痛；G. 拆线后第2周可见拔牙窝愈合，唇侧窦道消失

第四节　基础研究

一、PRF复合BMSC修复拔牙窝颊侧骨壁缺损

使用PRF复合BMSC构建的组织工程骨与血凝块组和PRF组作对照，修复比格犬拔牙窝颊侧骨壁缺损。研究使用比格犬9只，雄性，12～15月龄，体质量12～16 kg。拔除上颌左右两侧的侧切牙，使用人工钳骨制备颊侧骨壁缺损直径为1 cm的拔牙窝。随机选择一组为实验组，使用PRF复合BMSC构建的组织工程骨植入拔牙窝并严密缝合；对照组为血凝块充满拔牙窝后严密缝合，单独使用PRF后将伤口严密缝合。分别于术后即刻、6周及12周时通过CBCT观察和测量，比较各组颊侧骨高度和拔牙窝的骨密度。

二、CBCT评价

1. 拔牙窝三维重建

动物实验中构建的拔牙位点模型的特点是颊侧骨壁缺失，从CBCT三维重建图可见，随着时间推移各实验组均出现了一定程度的颊侧骨壁修复，尤其是组织工程骨组在术后6周时颊侧骨壁与腭侧骨壁的高度几乎持平（见图15-4-1）。

2. 骨高度测量

CBCT的三维重建显示组织工程骨组、PRF组和血凝块组在术后6周和12周时均表现为一定程度的骨再生修复，组织工程骨组的颊侧骨高度修复最高，在术后6周时就几乎与腭侧骨壁齐平。骨高度测量的数据显示组织工程骨组在6周时的骨高度明显优于其他两组（$P<0.05$），颊侧骨壁高度相对于腭侧骨壁的高度仅减少了（2.63±0.57）mm，这是血凝块组和PRF组在术后6周时没有达到的。术后12周时，组织

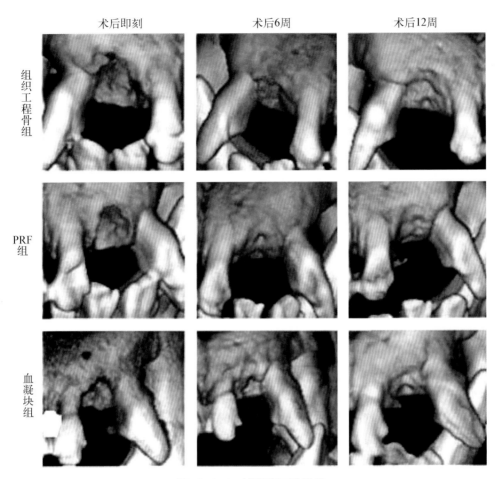

图 15-4-1　拔牙窝三维重建

工程骨组的颊腭侧骨壁高度差值更小,与其他两组比较差异均有统计学意义(见**表15-4-1**)。

表 15-4-1　不同实验组颊腭侧骨壁高度差比较($\bar{x} \pm s$, mm)

时　　间	血凝块组	PRF 组	组织工程骨组
术后即刻	9.61 ± 0.81	9.31 ± 0.85	12.46 ± 1.01
术后第6周	5.65 ± 2.91	4.14 ± 1.16	2.63 ± 0.57[*]
术后第12周	2.75 ± 0.85	2.35 ± 0.44	1.62 ± 0.67[*]

注:与其他组比较,[*]$P<0.05$

3. 骨密度测量

表15-4-2显示了3个实验组骨密度的变化量。术后第6周时,组织工程骨组骨密度较高,相比于血凝块组和PRF组差异具有统计学意义($P<0.05$)。随着时间的延长,组织工程骨组的骨密度增长不明显,提示在早期(术后第6周)就实现了大部分的骨修复。组织工程骨组在术后第6周骨密度就可以达到(763.19 ± 59.70)Hu,而血凝块组和PRF组在第12周时骨密度才分别达到(726.93 ± 71.820)Hu和(726.40 ± 86.44)Hu,均与组织工程骨组存在显著差异($P<0.05$)。

表15-4-2　不同实验组骨密度的变化量($\bar{x} \pm s$, Hu)

时　　间	血凝块组	PRF组	组织工程骨组
术后即刻	239.39 ± 77.46	293.73 ± 140.86	121.91 ± 75.67
术后第6周	599.08 ± 53.88	644.76 ± 65.39*	763.19 ± 59.70*
术后第12周	726.93 ± 71.82	726.40 ± 86.44	779.62 ± 93.50*

注:与血凝块组比较,*$P<0.05$

本研究使用PRF复合BMSC修复犬拔牙窝颊侧骨壁缺损获得了良好的修复效果,结果明显优于对照组。这与PRF中含有多种生长因子有关。其中PDGF可以促进细胞的有丝分裂和分化;TGF-β可以增加骨保护素的表达;PRF可以上调了细胞外调节蛋白激酶。除了它优越的成骨性能,PRF本身三维的纤维蛋白结构可以作为很好的纤维支架结构促进细胞的迁移和分化。此外,PRF操作简便,安全无毒。PRF具有良好的生物相容性,复合干细胞后可以修复较复杂的骨缺损模型。由于PRF获得的简易性以及修复的有效性,将为其构建组织工程骨的临床应用提供新的方向。

(邹德荣,陆家瑜,曹春花,邵正威)

参 考 文 献

[1] AndreasenJ O, Farik B, Munkagaard EC. Long-term calcium hydroxide as a root Canal dressing may increase risk of root fracture[J]. Dent Traumatol, 2002, 18(3): 134-137.

[2] Anilkumar K, Geetha A, Umasudhakar, et al. Platelet-rich-fibrin: A novel root coverage approach[J]. J Indian Soc Periodontol, 2009, 13(1): 50-54.

[3] Bakhtiar H, Esmaeili S, Fakhr Tabatabayi S. Second-generation platelet concentrate (platelet-

rich fibrin) as a scaffold in regenerative endodontics: A case series［J］. J Endod, 2017, 43(3): 401－408.

［4］ Choi BH, Im CJ, Huh JY, et al. Effect of platelet rich plasma in bone regeneration in autogenous bone graft［J］. Int J Oral Maxillofac Surg, 2004, 33(1): 56－59.

［5］ Choukroun J, Adda F, Schoeffler C, et al. An opportunity in paro-implantology: PRF［in French［J］. Implantodontie, 2001, 42: 55－62.

［6］ Choukroun J, Diss A, Simonpieri A, et al. Platelet rich fibrin(PRF): a second generation platelet concentrate. Part Ⅳ: clinical effects on tissue healing［J］. Oral Surg Oral Med Oral Pathol Oral Radiol Endod, 2006, 101(3): e56－e60.

［7］ Choukroun J, Diss A, Simonpieri A, et al. Platelet-rich fibrin (PRF): a second-generation platelet concentrate. Part Ⅴ: histologic evaluations of PRF effects on bone allograft maturation in sinus lift［J］. Oral Surg Oral Med Oral Pathol Oral Radiol Endod, 2006, 101(3): 299－303.

［8］ Choukroun J, Ghanaati S. Reduction of relative centrifugation force within injectable platelet-rich-fibrin (PRF) concentrates advances patients' own inflammatory cells, platelets and growth factors: the first introduction to the low speed centrifugation concept［J］. Eur J Trauma Emerg Surg, 2018, 44(1): 87－95.

［9］ Corso DM, Vervelle A, Simonpieri A, et al. Current knowledge and perspectives for the use of platelet rich plasma (PRP) and platelet rich fibrin (PRF) in oral and maxillofacial surgery part 1: Periodontal and dentoalveolar surgery［J］. Curr Pharm Biotechnol, 2012, 13(7): 1207－1230.

［10］ Dohan DM, Choukroun J, Diss A, et al. Platelet-rich fibrin (PRF): a second-generation platelet concentrate. Part-1: technological concepts and evolution［J］. Oral Surg Oral Med Oral Pathol Oral Radiol Endod, 2006, 101(3): e37－e44.

［11］ Dohan DM, Choukroun J, Diss A, et al. Platelet rich Fibrin (PRF): second generation platelet concentrate. Part Ⅱ: platelet related biologic features［J］. Oral Surg Oral Med Oral Pathol Oral Radiol Endod, 2006, 101(3): e45－e50.

［12］ Dohan DM, Choukroun J, Diss A. Platelet-rich fibrin (PRF): a second-generation platelet concentrate. Part Ⅲ: leucocyteactivation: a new feature for platelet concentrates?［J］Oral Surg Oral Med Oral Pathol Oral Radiol Ended, 2006, 101(3): e51－e55.

［13］ Ghanaati S, Booms P, Orlowska A, et al. Advanced platelet-rich fibrin (A-PRF) — a new concept for cell-based tissue engineering by means of inflammatory cells［J］. J Oral Implantol, 2014, 40(6): 679－689.

［14］ Hotwani K, Sharma K. Platelet rich fibrin-a novel acumen into regenerative endodontic therapy［J］. Restor Dent Endod, 2014, 39(1): 1－6.

［15］ Kang YH, Jeon SH, Park JY. Platelet-rich fibrin isa Bioscaffold and reservoir of growth factors for tissue regeneration［J］. Tissue Eng Part A, 2011, 17(3－4): 349－359.

［16］ Keswani D, Pandey RK. Revascularization of an immature tooth with a necrotic pulp using platelet-rich fibrin: A case report［J］. Int Endod J, 2013, 46(11): 1096－1104.

［17］ Mazor Z, Horowitz RA, Del CM, et al. Sinus augmentation with simultaneous implant placement using Choukroun's platelet rich fibrin as the sole grafting material: a radiologic and histologic study at 6 months［J］. J Periodontol, 2009, 80(12): 2056－2064.

［18］ Mirkovic S, Djurdjevic MT, Pugkar T. Application of concentrated growth factors in reconstruction of bone defects after removal of large jaw cysts-the two case report [J]. Vojnosanit Pregl, 2015, 72(4): 368-371.

[19] Miron RJ, Fujioka-Kobayashi M, Hernandez M, et al. Injectable platelet rich fibrin (i-PRF): opportunities in regenerative dentistry?[J] Clin Oral Investig, 2017, 21(8): 2619-2627.

[20] Nagaveni NB, Pathak S, Poornima P. Revascularization induced maturogenesis of non-vital immature permanent tooth using platelet-rich-fibrin: A case report[J]. J Clin Pediatr Dent, 2016, 40(1): 26-30.

[21] Nagaveni NB, Poornima P, Joshi JS. Revascularization of immature, nonvital permanent tooth using platelet-rich fibrin in children[J]. Pediatr Dent, 2015, 37(1): 1-6.

[22] Shah R, Shah H, Shetty O, et al. A novel approach to treat peri implantitis with the help of PRF[J]. Pan African Medical Journal, 2017, 27: 256.

[23] Simonpieri A, Choukroun J, Del Corso M. Simultaneous sinus-lift and implantation using microthreaded implants and leukocyte-and platelet-rich fibrin as sole grafting material: a six-year experience[J]. Implant Dent, 2011, 20(1): 2-12.

[24] Simonpieri A, Del CM, Sammartino G. The relevance of Choukroun's platelet-rich fibrin and metronidazole during complex maxillary rehabilitations using bone allograft. Part I: a new grafting protocol[J]. Implant Dent, 2009, 18(2): 102-111.

[25] Simonpieri A, Del CM, Sammartino G. The relevance of Choukroun's platelet-rich fibrin and metronidazole during complex maxillary rehabilitations using bone allograft. Part II: implant surgery, prosthodontics, and survival[J]. Implant Dent, 2009, 18(3): 220-209.

[26] Sohn DS, Heo JU, Kwak DH, et al. Bone regeneration in maxillary sinus using autologous fibrin rich block with concentrated growth factors alone[J]. Implat Dent, 2011, 20(5): 389-395.

[27] Sohn DS, Lee JS, Ahn MR, et al. Newbone formation in the maxillary sinus without bone grafts[J]. Implant Dent, 2008, 17(3): 321-331.

[28] Subash D, Shoba K, Aman S. Revitalization of an immature permanent mandibular molar with a necrotic pulp using platelet-rich fibrin: a case report[J]. J Clin Diagn Res, 2016, 10(11): ZD21-ZD23.

[29] Susarla SM, Chuang SK, Dodson TB. Delayed versus immediate loading of implants: survival analysis and risk factors for dental implant failure[J]. J Oral Maxillofac Surg, 2008, 66(2): 251-255.

[30] Walker P, Enkling N, Mericske SR. Immediate implant placement in mandible and prosthetic rehabilitation by means of all-zirconium oxide restorations: case report of a woman with a history of periodontitis[J]. Quintessence Int, 2014, 45(5): 397-340.

[31] Wang X, Zhang Y, Choukroun J, et al. Effects of an injectable platelet-rich fibrin on osteoblast behavior and bone tissue formation in comparison to platelet-rich plasma[J]. Platelets, 2018, 29(1): 48-55.

[32] Wu CL, Lee SS, Tsai CH, et al. Platelet rich fibrin increases cell attachment, proliferation and collagen related protein expression of human osteoblasts[J]. Aust Dent J, 2012, 57(2): 207-212.

[33] 陈展, 徐翔. 富血小板纤维蛋白对牙槽窝恢复的影响[J]. 中国医学工程, 2011, 19(6): 28-29.

［34］丁江峰,张锋,徐冬雪,等.CGF介导再生性牙髓治疗的临床疗效观察［J］.临床口腔医学杂志,2017,33(8):474-478.

［35］孟海峰.前牙即刻种植同期CGF辅助的引导骨再生解决骨缺损临床效果分析［J］.浙江创伤外科,2015,20(4):724-726.

［36］王昆润.根尖周囊肿摘除术骨缺损处充填羟基磷灰石生物制剂［J］.国外医学.口腔医学分册,1999,26(5):315.

［37］王宇.Choukroun富血小板纤维蛋白在拔牙位点保存中应用的实验研究［D］.长春:吉林大学,2010.

［38］吴润发,叶平,白彭,等.PRF在上颌窦提升中的应用［J］.中国口腔种植学杂志,2011,16(1):42.

［39］杨宏丽,时磊,陈红,等.PRF牙髓血管再生治疗年轻恒牙感染性根尖周炎的临床疗效观察［J］.全科口腔医学杂志,2016,19(3):18-19.

［40］衣红梅,薛洪权.富自体生长因子纤维蛋白凝胶CGF修复根尖囊肿骨缺损的效果观察［J］.实用中西医结合临床,2017,17(1):47-48.

［41］张娜,赵勇,王光杰,等.富血小板纤维蛋白在上颌窦内提升中促进骨愈合的作用［J］.泰山医学院学报,2015,36(3):257-259.

［42］甄超.富自体生长因子纤维蛋白凝胶对颌骨囊肿骨缺损修复的影响［D］.石家庄:河北医科大学,2015.

［43］周继章,郭大红,杨丽,等.富血小板纤维蛋白在显微根尖外科手术中的应用［J］.全科口腔医学电子杂志,2015,2(8):112-113.

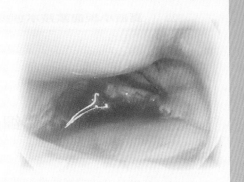

第十六章

浓缩生长因子在整形美容及组织再生领域的临床应用

　　本书所指的自体细胞活性物质是指通过一定的分离、浓缩、提取等技术，按照规范化的操作流程从人体自身血液获取的、经验证具有治疗或美容作用的血液浓缩制品（PRP、PRF及CGF）等。将这些细胞活性物质注入人体的特定部位或外用，以促进局部组织修复、再生及改善衰老征象，从而达到年轻化、延缓衰老和修复重建的目的。在不同学科领域以及不同学者之间，对自体细胞活性物质的命名也有所差异，如自体血小板浓缩制品或自体血浆提取物等。

第一节　自体细胞活性物质的发展历程

目前,文献将自体细胞活性物质分为3个主要阶段。

第1阶段为PRP,是指自体静脉血或动脉血经梯度离心后分离所得的富含高浓度血小板的血浆。所谓梯度离心指的是2～3次不同转速、不同时长的离心方式。PRP富含多种生长因子,在缩短组织愈合时间、提升组织修复质量等方面表现出积极的效果。然而,受所添加的凝血酶、激活剂和多次离心等影响,PRP存在着过敏反应及交叉感染等风险,且其生长因子释放高峰期仅在1天左右,生物学效应无法参与组织修复的整个过程。此外,PRP的制备方法较多,不少临床医生甚至开发出自己的一套制备、提取方法,但最终获取的PRP中血小板浓度是否能够达到PRP的标准要求,即达到自身静脉血血小板浓度4倍以上,在许多情况下是不确定的,这也造成了文献对PRP疗效的对立观点,一派认为PRP行之有效,另一派则认为PRP并无明确的临床疗效。

第2阶段为PRF,于2001年由Choukroun率先提出。PRF制备相对简单,通常采用的方法是将静脉血或动脉血采集至非抗凝管中,一次恒速离心得到富含血小板的纤维蛋白凝胶。常用的恒速离心法主要包括两种: 3 000转/min,离心10 min或者是2 700转/min,离心12 min。PRF拥有独特的纤维蛋白网状结构,可将大量血小板、白细胞拢聚其中,纤维蛋白在降解过程中具有缓释生长因子,为其他细胞增殖、分化提供支架和趋化干细胞等作用。相关研究发现PRF释放生长因子高峰期可达1～2周。PRF在加速软硬组织愈合和血管生成、控制炎症和止血等方面有着积极效果。但PRF为凝胶态,使用途径较为单一,成为其临床应用的短板所在。近年来提出的注射型PRF(injectable platelet-rich fibrin, i-PRF)呈液态,可作为PRF应用的重要补充。

第3阶段为CGF,于2006年由Sacco提出。CGF是指利用特制的变速离心机,依靠物理性加速度和减速度充分激活血小板中的 α 颗粒,产生富含更高浓度的生长因子和CD34[+]细胞的自体血液浓缩制品,表现出优秀的促进骨组织、软组织及皮肤再生能力。其已在口腔科、骨科、整形美容、创面修复、神经再生等领域有着广泛的研究与应用。根据所使用试管不同,CGF可制备成液态、松散凝胶态和凝胶态等多种性状。

第二节　浓缩生长因子研究现状及前景

自2006年由Sacco首先开发出CGF以来,国际上有关CGF的研究呈迅速增长态势。2008年，Sohn等较早地将CGF应用于口腔颌面外科，认为CGF在上颌窦提升及小面积骨缺损治疗时能有效诱导骨再生。在后续的有关CGF的一系列研究中，Sohn还发现CGF在促进软组织、骨组织新生再生方面均有着良好的生物学效应，并在动物实验层面进行了详尽分析。2011年，Rodella等通过实验分析了CGF组分，发现CGF中除拥有多种高浓度生长因子，同时富含有CD34$^+$细胞，这一研究从基础层面详细阐释了CGF的具体内涵，并发现了高浓度外周血干细胞的存在，为CGF的后续拓展应用奠定了基础。2014年，Kim等发现CGF在修复骨缺损方面取得良好效果，肯定了CGF促进骨再生的生物学效应。2016年，Masuki等对比分析了PRP、PRF、CGF中生长因子含量的差异，发现CGF更具优势。2017年，Yang等报道了将CGF注射于颞下颌关节内用于颞下颌关节功能紊乱的治疗效果明显，为口腔科解决这一难题提供了很好的技术方法。CGF治疗颞下颌关节功能紊乱与使用PRP治疗包括网球肘、颈肩痛等在内的运动系统慢性损伤性疾病原理相近。此前，有关上述疾病的发病原因归咎为局部的慢性无菌性炎症，而目前的专家共识则认为局部组织的损伤速度大于修复速度才是该类疾病发病及迁延不愈的根本所在。因此，提供"营养物质"即PRP、PRF、CGF等细胞活性物质，能有效逆转损伤与修复速度，从而达到减轻疼痛、改善功能甚至治愈的效果。

　　近年来，我国学者及临床医师对CGF也做了大量基础与临床研究工作并制订了相关技术指南。在基础研究方面，2013年，王天祥等报道了CGF与静脉血相比，VEGF和TGF-β$_1$含量分别增加（21.90 ± 2.44）倍和（7.59 ± 2.03）倍；其在治疗动物急性创面时，实验组采用CGF膜覆盖，2～3周后创面愈合且瘢痕不明显，明显优于空白对照组在3～4周后创面愈合伴瘢痕形成的效果。2014年，齐喜娟通过实验测定CGF中多种生长因子含量，发现CGF中富含多种高浓度生长因子，并对比分析了不同性状CGF中生长因子的异同点。王国光对凝胶态CGF行电镜观察，发现凝胶态CGF中纤维蛋白呈三维网状形态，结构致密，具有缓释生长因子作用；并将凝胶态CGF填充于兔腿皮下，分别于术后1、2、3周观察填充部位变化。结果发现术后1周后，凝胶态CGF体积变小，其边缘被分解为碎片，碎片中见散在成纤维细胞，周围无炎性细胞浸润；2周后，凝胶态CGF大部分被吸收，新生组织长入凝胶态CGF，两者互相嵌合，新生组织中未见炎性细胞浸润；3周后，凝胶态CGF基本降解殆尽，被新生组织完全取代。这些新生组织无炎性细胞浸润，与周围正常组织无明显界限。这一动物实验具有重要的论据作用，为CGF的临床生物学再生效应提供了明确的组织学变化依据。李永斌对凝胶态CGF与PRF的体外降解情况进行对比研究发现，凝胶态CGF降解速度慢于PRF，而降解速度越慢越有利于缓慢释放生长因子、延长生物学效应。相关研究指出，凝胶态CGF缓释生长因子可达13天之久。2015年，邢聪聪使用液态CGF对兔皮肤手术切口的愈合作用行动物实验观察，发现注射CGF能有效促进手术切口愈合，减轻炎性反应，明显增加手术切口Ⅲ型胶原含量，降低Ⅰ/Ⅲ型胶原比例，对抑制瘢痕形成有着积极作用。2016年，秦洁通过实验指出，CGF能促进神经膜细胞分泌神经营养因子，并促进周围神经损伤后结构和功能修复,这一结果为神经纤维的修复开辟了一条新的研究方向。在临床应用方面,CGF应用于口腔颌面外科的文献报道近年来呈持续热点状态,在上颌窦提升、联合Bio-Oss骨粉修复颌骨囊肿、即刻种植促进牙龈愈合及重塑牙龈美学等方面均有较多临床报道。龚博林等使用CGF治疗复发性口腔溃疡创面,取得了良好效果。林敏魁等回顾总结了CGF在治疗重度牙周炎治疗中的进展,肯定了CGF在抗感染、促进创面修复等方面的作用。赵启明等将CGF与自体颗粒脂肪混合行面部年轻化治疗时发现,CGF在提高移植脂肪存活率、减少脂肪吸收、维持充填效果等方面有良好效果,这与CGF促进移植脂肪细胞与受区建立血供发挥的作用密不可分。2016年,在中国整形美容协会抗衰老分会的统一组织下,汪淼等主编的《细胞活性物质抗衰老技术规范化指南》为PRP、PRF、CGF技术的临床应用提供了规范化的操作规程,对该项技术的进一步研究与应用具有重要的指导作用。

从近些年的文献报道来看,PRP和PRF的基础研究及临床应用数量较多。有关CGF的文献报道多数集中在口腔颌面外科及创面修复等领域,在医学美容领域的应用也有所开展,但相对较少。尽管如此,通过上述对CGF研究概况的介绍,不难看出CGF具有促进多种细胞增殖和分化作用以及促进组织再生与修复的独特优势,其生物学功能正在被逐步认识,在整形美容、组织再生及抗衰老等领域的应用也会越来越广。

第三节 浓缩生长因子分类、制备和活性血浆蛋白凝胶制备

一、CGF分类

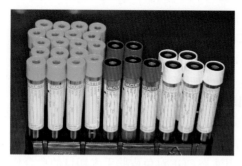

图16-3-1 3种采血试管

在最初开发CGF时,使用的试管只有1种,即不含抗凝剂的红色管帽试管,制备的CGF为凝胶态。2013年,Silfradent公司在原有单一生产红管的基础上又相继推出了绿色管帽试管和白色管帽试管,为CGF的临床应用大大拓展了空间。3种试管均为Vacuette真空负压采血管,容量9 ml(见**图16-3-1**)。

(1)红色管帽试管:内壁粗糙,未添加抗凝剂,制备凝胶态CGF(gel phase concentrate growth factors, GPCGF)。GPCGF主要用于创面、窦管填塞,或将其剪碎与骨粉搅拌混合用于修复骨缺损,或将其压成膜状,

用于创面表面覆盖。

（2）绿色管帽试管：内含肝素钠抗凝剂，制备液态CGF（liquid phase concentrate growth factors, LPCGF）。LPCGF主要用于注射，包括面部静态性皱纹（不做面部表情动作时存在的皱纹）、细小皱纹、眼黑圈、面部过敏及红血丝、痘痕、瘢痕色素沉着及疼痛、妊娠纹、黄褐斑、脂溢性脱发、颈纹、手部衰老和私密处老化等。

（3）白色管帽试管：内壁光滑，未添加抗凝剂，制备的CGF先为液态，室温静置20 min后变为松散的凝胶态，临床应用方式相对灵活，液态时可用于注射，松散凝胶态时可用于创面泼洒覆盖。但目前的临床使用相对较少，有待后续的普及应用。值得注意的是，白色管帽试管制备所得的CGF在液态下及时进行注射，进入组织后会在短时间内变为松散凝胶态，而松散凝胶既具有较好的填充塑形效果，又具有缓释生长因子的作用。因此，白色管帽试管的广泛应用可能会成为今后的亮点。

二、CGF 制备

CGF是通过Medifuge200离心机（Silfradent, 意大利）离心静脉血而获得，该离心机具有独特的自动变速离心程序（见图16-3-2），具体是指当加速至30 s时，速度达到2 700转/min，旋转2 min；降速至2 400转/min，旋转4 min；加速至2 700转/min，旋转4 min；加速至3 300转/min，旋转3 min；减速36 s后停止。该离心机除具有特殊的加、减速全自动程序化离心系统外，还有精确的温控系统，离心系统内置自动通风温度控制设计，保持恒温15 ℃的低温环境，避免血液样本受到热损伤。这种不间断变速离心能够有效促进血小板之间的相互碰撞，启动生长因子分泌，胞吐 α 颗粒释放细胞生长因子。

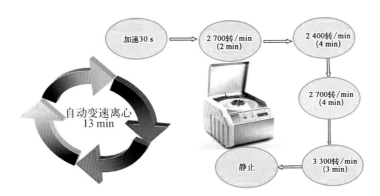

图16-3-2　Medifuge200变速离心机及变速模式

1. 静脉采血

采血试管为上述3种试管，根据不同的治疗用途选择相应的试管。静脉采血如图16-3-3所示，应尽量使血液顺着试管壁缓慢流入管底，以避免直接冲入管底导致红细胞破碎溶血,以及血小板破裂引起凝血,使操作无法完成。

2. 离心

将试管对称放入离心机内,一次最多可离心8管血(见图16-3-4),离心管放入前禁止摇晃,以防红细胞碰撞破碎溶血影响离心效果。离心机控制面板默认为CGF模式,盖上离心机盖板,点击开始按钮,离心机即开始自动离心,13 min后离心机盖板自动打开,离心完毕。

3. 提取

(1)GPCGF的提取:红色管帽试管内9 ml静脉血离心后分为3层:上层呈淡黄色液体为PPP,0.5 ~ 0.8 ml;中间黄色凝胶即GPCGF,约4 ml;下层暗红色为红细胞,约4 ml。在红黄交界处集聚有大量血小板、白细胞及CD34⁺细胞。将离心物倒入弯盘,剪除大部分红细胞,保留红细胞顶端部分,所得即为GPCGF,亦可将GPCGF用压膜器压成膜状备用(见图16-3-5)。

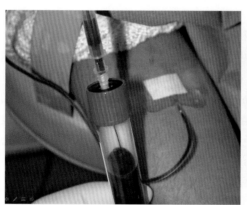

图16-3-3　静脉采血

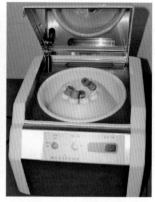

图16-3-4　对称放置试管

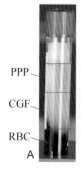
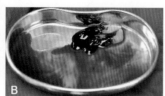
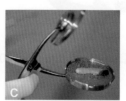
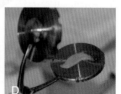

图16-3-5　GPCGF分离及压膜

注:保留红细胞顶端部分的目的在于将大量的血小板、白细胞及CD34⁺细胞保留下来。

（2）LPCGF的提取：绿色管帽试管内9 ml静脉血离心后分为3层，上层为PPP，约2 ml；中层为LPCGF，约2.5 ml；下层为红细胞。在红黄交界处集聚有大量血小板、白细胞及CD34$^+$细胞。将注射器针头置于试管内红细胞顶端抽取LPCGF。在红黄交界处存在片状白膜或云雾状白膜，白膜的主要成分为白细胞及CD34$^+$细胞（见图16-3-6）。因此，在抽吸时需使用较粗的注射器针头抽出片状白膜（如20 ml注射器针头），或用针尖对红细胞顶端的云雾状白膜进行拨动，尽可能地抽出大部分白膜。红黄交界处富含白细胞及CD34$^+$细胞的液体抽出约0.5 ml，单独称之为CD34$^+$细胞层。

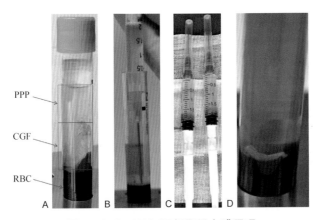

图16-3-6 LPCGF提取及白膜显现

白色管帽试管与绿色管帽试管中CGF的提取方法相同。

需要指出的是，红色管帽试管中血液在离心过程中，由于纤维蛋白原转变为纤维蛋白，有部分血小板在尚未碰撞破碎前即被滞纳、包裹于纤维蛋白凝胶内，另有部分血小板受重力作用及沉降系数影响沉积到红细胞顶端。绿色管帽试管中的血液在离心过程中，因添加抗凝剂，血小板在血液液态环境下相互碰撞，大部分破碎释放出多种生物活性物质，未破碎的血小板则沉积于红细胞顶端。因此，在提取LPCGF时，有时会提取部分红细胞顶端层，称之为"带红"。如需要将LPCGF注射于皮肤菲薄处或皮肤浅层时（如下眼睑），则需要尽量避免"带红"，否则可能会在局部产生含铁血黄素沉积，在一定时间段内影响美观。

三、APAG制备

活性血浆蛋白凝胶（activated plasma albumin gel, APAG）。APAG的应用与十余年前PPP凝胶治疗技术的开发有着密切联系，PPP凝胶治疗技术是日本圣心医学中心在PRP治疗基础上开发的一项新兴技术手段。将分离出的PPP进行适度加热，使其蛋白变性成凝胶状,从而达到与透明质酸相似的性状,应用于面部年轻化的填充治疗。Silfradent公司创始人Tiziano Batani对该项技术进行了改进,发明了一款专门用于加热PPP的加热仪,命名为APAG加热仪(见图16-3-7)。

用BD品牌1 ml注射器抽出PPP,放入APAG加热仪中,仪器默认温度为75 ℃,默认时间5 min,按此默认程序加热5 min后PPP蛋白变性呈凝胶态(见图16-3-8),室温冷却约20 min后用三通管按2 ml PPP凝胶配0.5 ml CD34$^+$细胞层的比例进行混匀,所得混合物即为APAG。2018年,Fedyakova等采用西班牙BTI公司生产的设备所制备的PRGF自体软组织凝胶与APAG技术颇为相似,并将PRGF自体软组织凝胶与玻尿酸填充进行对比研究,发现前者在促进局部组织再生及维持时间方面更加优越。

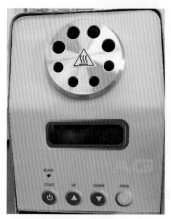
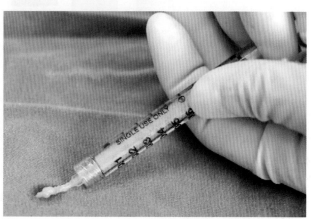

图16-3-7　APAG加热仪　　　　图16-3-8　PPP加热后变性呈凝胶态

APAG中的PPP凝胶属变性蛋白并不具有明显的生物学活性,但在局部注射填充早期能起增加组织容量、刺激局部组织增生的效果,而CD34$^+$细胞层富含有CD34$^+$细胞、白细胞及生长因子,具有明确的生物学效应,在促进组织新生、再生,尤其是促进成纤维细胞增殖、分泌胶原蛋白、合成胶原纤维等方面效果显著。

第四节　浓缩生长因子组分分析及相关生物学效应

一、CGF组分

CGF中的组分主要包括血小板及其释放的多种生长因子、CD34$^+$细胞及白细胞,GPCGF还具有致密的纤维蛋白网络结构(见图16-4-1)。

CGF中的生长因子是由血小板释放的，血小板释放生长因子可达百种之多，因此，从理论上推断CGF中所含有的生长因子不少于几十种，但目前在临床研究中重点关注的生长因子多在10种以内。实验检测证实，CGF中富含TGF-β_1、PDGF、IGF、碱性成纤维细胞生长因子（bFGF）、VEGF、EGF、BMP-2和骨保护素等。相关对比研究发现3种试管制备所得的不同性状CGF中所含生长因子种类相同，但部分

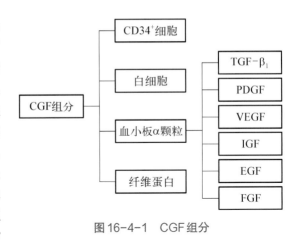

图16-4-1　CGF组分

生长因子在含量上存在差异，这也提示了在临床应用CGF时，有必要根据不同需要使用不同性状的CGF，以发挥取长补短的作用。

生长因子浓度高低是决定CGF是否优于PRP的关键因素之一。Masuki等就CGF、PRP中3种生长因子含量进行对比分析发现，CGF中PDGF和TGF-β_1含量明显高于PRP，VEGF含量差异无统计学意义。陈飞等研究指出，CGF凝胶层析出液中TGF-β_1和VEGF的浓度均显著高于PPP层，离心作用能有效地使TGF-β_1等生长因子浓缩在凝胶层，因此临床应用中应主要取用凝胶层。

Rodella研究指出CGF中富含有高浓度的CD34+细胞，CD34是造血干细胞、髓系及淋巴系祖细胞的表面抗原，也就意味中CGF中富含外周血干细胞。

组织学观察发现，离心后试管内位于红细胞顶端的白膜层浓缩有大量白细胞；另外一类被称为抗菌肽的物质，包括先天免疫的血小板抗菌蛋白和血小板 α 颗粒成分，如补体、补体结合蛋白也存在于CGF中。

在GPCGF离心过程中，红色管帽试管粗糙的内管壁触发全血凝血机制，纤维蛋白原转化为纤维蛋白多聚体成为凝血块的基质成分，在特殊的变速离心模式作用下，纤维蛋白分子为三键式联结，组成三维聚合物，呈立体网状结构，将接近全部的血小板、超过半数的白细胞、大多数的细胞因子（如生长因子）等网罗其中。GPCGF凝胶段（黄段）、凝胶与红细胞交界段（黄红交界段）、红细胞段（红段）在电镜下的形态，如图16-4-2所示。

二、CGF中各组分生物学效应

生长因子是一类具有生物学活性，在细胞增殖、分化、趋化、免疫应答和物质合成等方面发挥效应的生物介质。CGF中富含的多种生长因子是CGF发挥生物学效应的

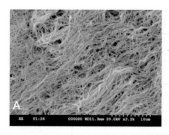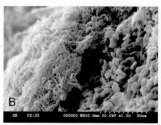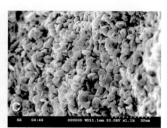

图16-4-2　GPCGF在电镜下的形态

注：A. 黄段；B. 黄红交界段；C. 红段

关键所在，不同的生长因子在组织再生、新生等方面扮演的角色有所不同，各有侧重。下面重点介绍几种生长因子的生物学作用机制。

TGF有β_1、β_2、β_3、$\beta_1\beta_2$ 4个亚型，TGF-β_1在人血小板和骨中含量最高，TGF-β_1以旁分泌和自分泌的形式作用于成纤维细胞、BMSC和前成骨细胞，刺激胶原纤维合成，促进前体成骨细胞趋化和有丝分裂，促使胶原基质中的成骨细胞聚集，同时对中性粒细胞和单核细胞有趋化作用，介导局部炎症反应。

PDGF是一种促有丝分裂原，对成纤维细胞及MSC产生趋化作用，并对成纤维细胞刺激分化，使胶原蛋白加速合成，促进血管再生，进而提高细胞的分化增殖。另外，也可诱导成纤维细胞分泌TGF-β_1，促进创面修复和再生。同时，PDGF也是巨噬细胞和成纤维细胞趋化因子，提高纤连蛋白和黏多糖沉积，在治疗的早期反应中增加细胞活性。

IGF由肝脏产生，主要存在于血浆中，参与软骨细胞的分化，增加胶原蛋白产生和骨基质合成，抑制成骨细胞凋亡，也能增强TGF-β_1软骨形成的诱导作用，是刺激成骨细胞增殖的调控因子。

bFGF能增强人BMSC、哺乳动物软骨细胞及ASC的有丝分裂及向软骨细胞分化，有效诱导骨再生，并能降低聚蛋白多糖酶活性，增强蛋白多糖合成，通过刺激内皮细胞增殖促进血管生成，与TGF-β_1和PDGF相互作用促进卫星细胞及成熟肌肉干细胞的增殖。

VEGF是一种对血管生成有极强诱导作用的二聚体糖蛋白，与血管内皮细胞表面受体结合，能特异性作用于血管内皮细胞，具有促进血管内皮细胞分裂增殖，诱导血管生成，使血管通透性增强等作用，是已知促血管生成的最强因子。

EGF能够促进表皮细胞分裂、分化，刺激成纤维细胞加速纤维蛋白和胶原的分泌合成，减少创面修复后瘢痕的形成，促进肉芽增殖形成。

BMP-2具有明确的诱导BMSC分化成骨作用，在成骨早期，促进MSC分化为成骨细胞，逆分化成纤维细胞、成肌细胞及BMSC为成骨细胞，骨形成后期，能诱导破骨细胞分化，参与骨重建。

　　骨保护素属于肿瘤坏死因子家族中的细胞因子，又被称为护骨因子（破骨细胞形成抑制因子），对破骨细胞的生成具有强大的抑制作用并诱导破骨细胞凋亡，同时能抑制成熟破骨细胞的骨吸收能力。

　　单品种的生长因子成品已在临床得到应用并取得了较好的效果。付小兵利用基因工程生长因子治疗急性创面，愈合时间比传统治疗方法提前 3～4 天，而慢性难愈性创面的治愈率能提高 10% 左右，特别是重组牛碱性成纤维细胞生长因子（rb-bFGF）作为创伤治疗的国家一类新药被应用于临床，这在很大程度上肯定了生长因子在促进创面修复及组织再生中的强大作用。除此之外，重组人表皮生长因子（rhEGF）也在烧伤、溃疡创面修复等方面发挥了积极作用。CGF 中富含的多种生长因子发挥的生物学效应绝非是多个生长因子效应的简单叠加，不同生长因子之间既存在着相互协同配合的关系，也存在着相互制约甚至拮抗的情况，引导组织再生向着更加合理的结构发展。生长因子之间复杂的交互关联及作用机制，时至今日仍未完全明晰，有待更深入的研究。

　　CGF 中富含高浓度的 CD34$^+$ 细胞是 CGF 优于 PRP、PRF 的关键点之一。在胚胎发育早期，血管内皮细胞和造血干细胞是由共同的祖细胞分化而来，该祖细胞表达 CD34$^+$ 抗原。表达 CD34$^+$ 的细胞系是一大类混杂的细胞，包括造血干细胞、内皮祖细胞和较多的成熟内皮细胞。目前的研究认为，尽管表达 CD34$^+$ 抗原的 CD34$^+$ 细胞具有多个亚群，但具有造血干细胞特性是一大共同特点，这类细胞是改善血管内皮，促进血运重建的种子细胞。在一系列趋化因子、生长因子以及黏附因子的作用下，外周血 CD34$^+$ 细胞通过归巢、分化在血管新生、再生、维护等方面发挥积极效应。

　　白细胞在促进炎症、增强免疫及细胞信号转导中有着积极作用。相关研究表明，PRP 中的白细胞具有良好的抑菌、抗感染作用；与此相反的观点也一直存在，认为白细胞的存在会引起更严重的炎症反应及更多的不良反应甚至影响部分组织的愈合。尽管对是否需要保留白细胞并未达成一致意见，但有一个基本共识还是得到了大多数学者的认同，即在治疗感染创面、溃疡创面及感染风险大的创面时，建议将白细胞成分应用进去。

　　GPCGF 中的纤维蛋白较恒速离心机制备的 PRF 拉伸强度更高、黏结强度更强、降解速度更慢。纤维蛋白作为一种基质能为细胞的附着、迁移以及增殖、分化提供有利场所。随着纤维蛋白的缓慢降解，GPCGF 中的生长因子能够得到缓慢释放，从而延长其生物学效应。相关研究认为其释放生长因子可达 13 天之久。

　　综上，生长因子在促进组织新生、再生及血管化等多个方面发挥重要作用，扮演着"肥料"的角色；CD34$^+$ 细胞在血管维护、再生，组织修复及免疫调节、细胞分化等方面作用明显，扮演着"种子"的角色；白细胞在抗炎、抗感染等方面作用显著，扮演着"防腐剂"的角色；纤维蛋白能为细胞的增殖、分化提供附着物并缓释生长因子，扮演着"支架"的角色。

第五节　浓缩生长因子在美容抗衰领域的应用

一、LPCGF水光注射行面部年轻化治疗

水光治疗在美容领域是一种约定俗成的称法,具体是指利用水光仪将特定物质注射至皮肤相应层次,实现紧致皮肤、靓肤、淡化色斑、减少皱纹等目标。水光仪属于电子注射器的一种。目前,在我国被批准使用的水光仪常用的是韩国的德玛莎(Derma Shine)第一代水光仪,配合使用的是五针头注射针(**见图16-5-1**)。

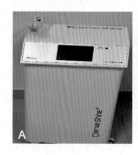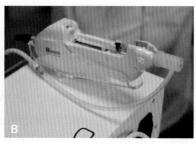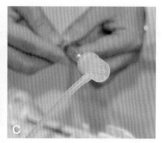

图16-5-1　韩国德玛莎第一代水光仪

注:A. 水光仪;B. 注射操作柄;C. 五针头注射针

既往的水光注射物大多以非交联透明质酸为主,有时也会混合一定剂量的肉毒毒素、维生素C及氨甲环酸等物质。随着PRP技术在医学美容领域的应用,利用水光仪注射或微针导入PRP行面部年轻化治疗也逐步兴起,并取得了较好效果。

水光注射LPCGF是近几年兴起的一项新技术,笔者在早期使用水光仪时仅注射单纯的LPCGF,尽管也取得了不错的效果,但仍然会存在不足之处:① LPCGF呈液态,水光注射过程中容易产生"漏液"现象,会浪费部分LPCGF,因而使得需要制备的LPCGF量增多;② LPCGF注入皮肤发挥生物学效应需要疗程叠加,短期效果相对不够理想,尤其是在短期内并不能使皮肤具有良好的保水、锁水效果。

针对上述不足之处,笔者进行了相应的改进,将LPCGF与水光注射专用透明质酸进行混合。透明质酸呈凝胶态,与LPCGF混合后,既能解决"漏液"现象,也能发挥透明质酸保水、锁水的强大效果。通过这一方法的改进,显示了两大方面的优势:① 既保证了治疗短期内皮肤具有良好保水、锁水的功能,也保证了多次治疗后CGF生物学效应所发挥的年轻化作用;② 透明质酸具有等容性降解特性,混合在透明质酸内的LPCGF能够逐步缓释,从而延长作用时间(**见图16-5-2A、B**)。

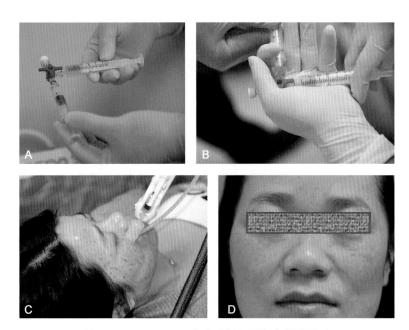

图 16-5-2　LPCGF 水光注射行面部年轻化治疗

注：A、B. LPCGF 与透明质酸混合使用；C. 水光仪注射 LPCGF 与透明质酸混合物；D. 术中及术后即刻效果

　　水光注射的目标层次为真皮层，有效深度以 1.0 mm 为佳，由于注射物是从注射针头的斜面出来而不是针尖，因此，建议注射时将针头深度调整为 1.2 ～ 1.5 mm。面部不同区域的皮肤厚度有所差异，需要区别对待，较为简单且实用的判断标准是以注射区域 "点状出血" 为佳，注射过程中需要根据这一标准实时调整针尖深度，尽可能保证注射深度达到目标层次。注射后用 LPCGF 涂抹全脸 15 ～ 20 min，以利于 LPCGF 通过针孔进一步浸入，同时也能对针孔起修复作用；15 ～ 20 min 后用生理盐水擦净面部，此时面部仅存部分浅红色针眼，1 ～ 3 天内即可恢复正常（见图 16-5-2C、D）。

　　由于针头的物理性操作本身就会使皮肤屏障变薄，外界的日晒及风吹容易蒸发带走皮肤细胞水分，因而需告知求美者术后务必做好防晒保湿，尤其是在术后 1 周内最为关键，否则可能出现 "返干" 及 "返黑" 征象。防晒举措以物理性防晒为主，如打伞、戴帽子，术后 3 天后可涂擦防晒霜等；蒸馏水渗透压低于皮肤细胞渗透压，有利于水分进入细胞，因此，蒸馏水可作为术后保湿的首选。每 3 ～ 4 周治疗 1 次，3 ～ 4 次为 1 个治疗疗程。治疗后眼周、眉间、鼻背细小皱纹明显减轻，皮肤紧致度增加，靓肤效果显著（见图 16-5-3）。

　　2017 年，由国内多位专家制订的《中国敏感性皮肤诊治专家共识》对敏感性皮肤（sensitive skin）的定义：特指皮肤在生理或病理条件下发生的一种高反应状态，主要发生于面部，临床表现为受到物理、化学、精神等因素刺激时皮肤易出现灼热、刺痛、瘙痒及紧绷感等主观症状，伴或不伴红斑、鳞屑、毛细血管扩张等客观体征。我国女性敏感

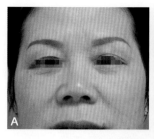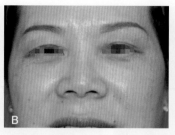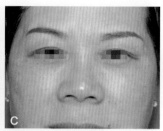

图16-5-3　LPCGF水光注射前后效果比较
注：A. 术前；B. 第3次治疗后；C. 第3次治疗后的4个月

性皮肤的发病率约36.1%。笔者在临床治疗敏感性皮肤时会追问求美者既往的皮肤诊治及养护情况，通过追问病史发现，大部分敏感性皮肤的发生与求美者在美容院使用的所谓"美白面膜"关系密切，这类面膜含有一定量的糖皮质激素，随着使用频次和时长的增加，面部皮肤会逐渐变薄，皮肤屏障功能逐渐降低，进而导致红血丝显现、过敏症状加重等不良反应，即产生激素依赖性皮炎。

　　了解敏感性皮肤的主客观表现及发病因素后可以得出这样的诊治建议方案：加强对患者的心理疏导，避免外界不良因素刺激，严格合理选择护肤品及化妆品，口服抗过敏药物改善症状，使用自体细胞活性物质促进皮肤组织新生、增厚等。鉴于CGF中多种高浓度生长因子及CD34$^+$细胞所具有的生物学修复效应，将LPCGF通过水光注射的方式导入皮肤用于治疗敏感性皮肤，重建皮肤屏障功能，改善甚至消除面部过敏及红血丝，在临床应用也有着奇妙的疗效（见图16-5-4）。

二、LPCGF单针注射眼周年轻化

　　眼周老化常见的两类问题，包括皱纹与黑眼圈。对这两大顽疾的治疗至今仍没有切实有效的技术手段可供临床医美工作者采用。CGF作为优质的自体细胞活性物质，多种成分协同发挥作用，为眼周皱纹及黑眼圈的治疗开辟了新的道路。通常情况下，可将LPCGF注射于眼周皮肤的真皮层及皮下层，每侧注射剂量因人而异，一般在1～2 ml。必要时，也可在鱼尾纹处追加注射（见图16-5-5至图16-5-7）。

　　LPCGF能够有效促进皮肤组织新生、再生，促进成纤维细胞增殖及合成胶原纤维，但需要一定的生物学累加效应；因此，需要每3～4周治疗1次，3～4次为1个疗程。

三、LPCGF联合APAG注射填充实现面部年轻化

　　目前在临床使用的软组织填充材料，包括透明质酸、自体脂肪、羟基磷灰石、聚乳

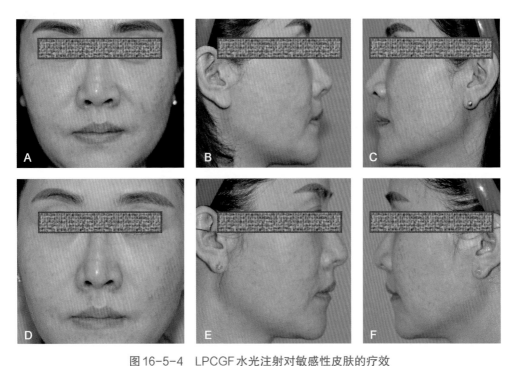

图16-5-4　LPCGF水光注射对敏感性皮肤的疗效

注：A～C. 术前；D～F. 为3次治疗后效果。经治疗后患者面部红血丝明显改善，皮肤增厚、紧致度增强伴随鼻唇沟变浅，面部年轻化效果显现；患者自诉面部过敏症状得到明显改善

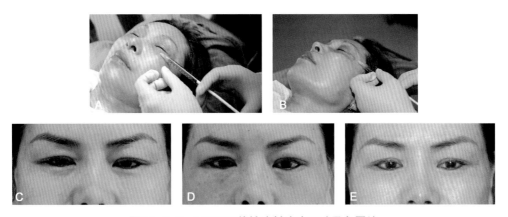

图16-5-5　LPCGF单针注射治疗下睑及鱼尾纹

注：A、B. 下睑及鱼尾纹注射LPCGF；C. 术前；D. 术后即刻；E. 第3次治疗后4个月，下眼睑细小皱纹及松弛得到改善，轻度泪沟消失

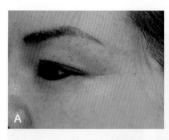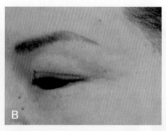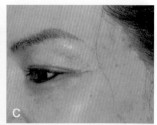

图 16-5-6 LPCGF 单针注射治疗外眦静态皱纹

注：A. 术前；B. 术后即刻；C. 第3次治疗后4个月，外眦静态皱纹经治疗后变短、变浅

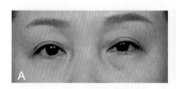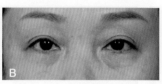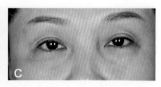

图 16-5-7 LPCGF 单针注射治疗下睑细纹和眼袋

注：A. 术前；B. 第2次治疗后；C. 第3次治疗后半年，下睑细纹减轻，皮肤紧致度增强，轻度眼袋消失

酸、聚甲基丙烯酸甲酯微球（爱贝芙）、胶原蛋白等，而开展最为广泛且疗效值得肯定的仍以透明质酸与自体脂肪为主。正所谓"寸有所长，尺有所短"，这两种填充材料也并非十全十美，透明质酸填充的最大优点在于"即刻性"，即刻注射、即刻显效、即刻离院；但不足之处在于"频繁性"，透明质酸的维持时间在数月至一年不等，因此需要长期间断注射才能维持效果。自体脂肪的最大优点在于"持久性"，即脂肪一旦存活，可长期存在；而不足之处在于"不确定性"，包括存活时间、注射次数和是否发生脂肪液化等并发症的不确定性，以及存在抽脂痛苦这一缺点。因此，寻找能兼顾两者优点的填充材料具有重要意义，然而目前的材料与技术方法还很难达到这一水平，LPCGF 联合 APAG 注射填充方法的运用，虽然并不完美，但却是一条创新之路。

1. APAG 注射要点

（1）注射层次位于皮下层。推荐皮下层注射的理由在于，APAG 中的 PPP 凝胶能起填充、增加局部容积的作用，而 CD34$^+$ 细胞层作为活性成分可以促进皮下组织、皮肤再生及血管化，当 PPP 凝胶代谢吸收后，CD34$^+$ 细胞层组分仍能发挥生物学效应，且皮下注射隧道越多，人为创伤越明显，CD34$^+$ 细胞层促进再生修复能力也越强，因此，"多点、多隧道"的注射方法更加有效。

（2）透明质酸的注射部位可以位于骨膜上层次，但 APAG 注射于骨膜上层代谢吸收较快，大约注射后数天至1周体积即会明显变小，因此，骨膜上注射起的仅是短期内塑形的作用。

2. LPCGF 皮下填充存在的问题和解决方法

（1）LPCGF 不仅可以注射于皮肤层促进皮肤新生，也可以皮下注射起面部填充作用。LPCGF呈液态,填充于皮下存在以下两大问题:① 液态物质支撑作用差,难以达到填充效果;② 液态物质流动性强,受重力作用,易向低处流动。

(2)解决这两大问题的主要方法:① 可先在皮下层注射部分LPCGF,然后再注射一部分APAG,这样既能保证足够量的生物学活性物质存在于皮下组织内,亦能有一定的支撑力;② 建议在皮下层注射LPCGF时尽量避免扩大注射隧道孔径,用钝针穿刺的独立隧道能够较好地维持LPCGF在一定容积的孔道内,不至于随意流动,并适度过量注射以弥补LPCGF从注射孔道流出损失一部分,术后局部可用敷贴固定数日至1周加以塑形;③ 在上述皮下层及骨膜上层注射填充后,有必要在真皮层做LPCGF的补充注射,以利于真皮层的增厚及紧致。

3. 典型案例注射操作

在任何面部注射填充操作之前,都必须对面部老化状态及面部轮廓美学做尽可能量化的评估,有关这方面的内容读者可参阅相关专著,在这里不做详细介绍。

1)下睑区和鼻唇沟老化注射填充方法

术前按面部皱纹量表(facial wrinkle scale, FWS)对下睑皱纹进行评估(见**表16-5-1**),评分为2分;按照Hirmand泪沟分度法对泪沟进行评估,评分为2分(见**表16-5-2**);按照石冰团队鼻唇沟评分标准对鼻唇沟进行评估(见**表16-5-3**),评分为2分。术中注射适度矫枉过正。术后6个月下睑皱纹评分1分,泪沟评分1分,鼻唇沟评分1分。

表16-5-1 面部皱纹量表

评 分	程 度	描 述
0	无	肉眼确认没有皱纹形成
1	轻度	肉眼确认有皱纹形成
2	中度	肉眼确认明显皱纹形成,从表面可看到皱纹最深处
3	重度	肉眼确认明显皱纹形成,从表面看不到皱纹最深处

表16-5-2 Hirmand泪沟分度

评 分	程 度	描 述
1	轻度	存在眶内侧凹陷,并以平缓的凹陷程度向颊部中央走行
2	中度	存在自眶内侧区至眶中部的容量缺损,同时还存在颊部中央中等程度的容量不足以及颊中上部的低凹
3	重度	存在眶周的完全性凹陷,自中央至两侧

表16-5-3 鼻唇沟评分分级

评　　分	描　　　述
0	微笑时,仅见轻微的鼻唇沟折痕
1	静态时,未见明显鼻唇沟折痕及鼻唇沟嵴,微笑时可见明显折痕
2	静态时,可见明显鼻唇沟折痕及鼻唇沟嵴,但鼻唇沟嵴不超过鼻唇沟
3	静态时,可见较深鼻唇沟,鼻唇沟嵴向下超过鼻唇沟

　　注射步骤分为3步:① 于下睑外侧缘锐针开口,用23G钝针走形于眼轮匝肌与眶隔之间至下睑内侧缘,边退针边注射APAG,每侧注射0.6 ml,然后再按此方法每侧推注LPCGF 1 ml,最后于每侧下睑(包括鱼尾纹部位)皮内及皮下层锐针注射LPCGF 1.5 ml;② 于鼻唇沟鼻棘水平锐针垂直进针至骨膜上,每侧注射APAG 0.8 ml,再于口角外侧约2 cm处锐针开口,用23G钝针走形于鼻唇沟皮下层至鼻棘水平,边退针边推注APAG,每侧约注射1 ml,然后再按此方法每侧推注LPCGF 1 ml,最后每侧真皮层注射LPCGF 1 ml;③ 于每侧美学颧点处锐针骨膜上注射APAG 1.5 ml,每侧皮下层钝针扇形注射APAG和LPCGF各1 ml。每3周治疗一次,共治疗3次(见图16-5-8和图16-5-9)。

　　2)其他常见部位注射填充方法

　　以上述方法为例,面部注射填充可在多个部位施行,注射进针点位与透明质酸注射点位相似,下面介绍面部其他常见部位注射填充的方法。有关具体的注射技巧及细节,读者可参照透明质酸注射相关专著及文献。

　　(1)颏部注射填充步骤:钝针皮下层注射APAG和LPCGF,锐针真皮层注射LPCGF,锐针骨膜上注射APAG(见图16-5-10和图16-5-11)。

　　(2)额部及眉弓区注射填充步骤:钝针皮下层注射APAG和LPCGF,锐针真皮层注射LPCGF,钝针骨膜上注射APAG,注意避开眶上孔(见图16-5-12和图16-5-13)。

　　(3)颞部注射填充步骤:钝针皮下层注射APAG和LPCGF,锐针真皮层注射LPCGF,锐针骨膜上注射APAG(见图16-5-14)。

　　(4)苹果肌注射填充步骤:钝针皮下层注射APAG和LPCGF,锐针真皮层注射LPCGF,锐针骨膜上注射APAG,注意避开眶下孔(见图16-5-15和图16-5-16)。

　　(5)颊部凹陷注射填充步骤:钝针皮下层注射APAG和LPCGF,锐针真皮层注射LPCGF(见图16-5-17和图16-5-18)。

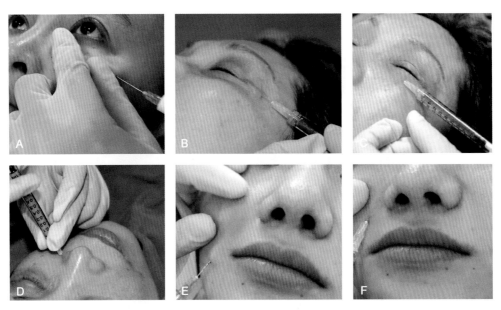

图 16-5-8　面部皱纹 APAG 和 LPCGF 注射方法

注：A. 泪沟钝针眼轮匝肌与眶隔之间注射；B. 鱼尾纹锐针皮内注射；C. 下睑锐针皮内注射；D. 鼻唇沟鼻棘水平锐针骨膜上注射；E. 鼻唇沟钝针皮下注射；F. 鼻唇沟锐针真皮层注射

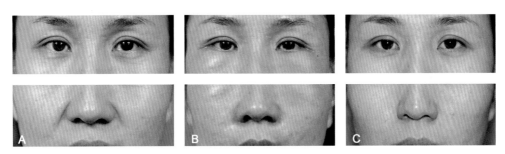

图 16-5-9　下睑区和鼻唇沟老化注射填充前后效果比较

注：A. 术前，B. 术后即刻，C. 第3次治疗后半年；上排为下睑区，下排为鼻唇沟

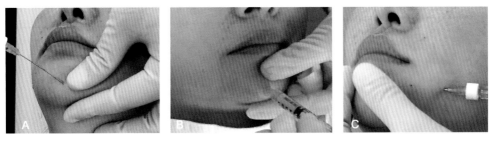

图 16-5-10　颏部注射填充步骤

注：A. 颏部钝针皮下层注射；B. 锐针骨膜上层注射；C. 下颌缘皮下层注射修饰

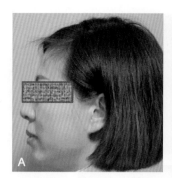
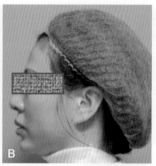

图 16-5-11　颏部注射填充前后效果比较

注：A. 术前；B. 第3次治疗后3个月

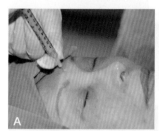
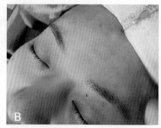
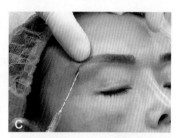

图 16-5-12　额部及眉弓区注射填充步骤

注：A. 眉间锐针骨膜上注射；B. 额部钝针皮下层注射；C. 眉弓钝针皮下层注射

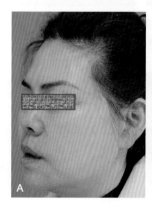
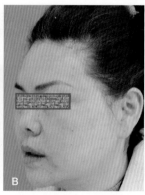
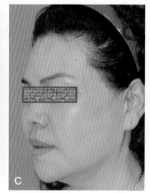

图 16-5-13　额部及眉弓区注射填充前后效果比较

注：A. 术前；B. 术后即刻；C. 第3次治疗后半年

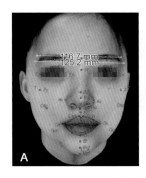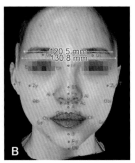

图16-5-14 颞部注射填充前后效果比较

注：A. 术前；B. 第3次治疗后半年。使用3D照相机对治疗前后进行定点测量，术后颞宽较术前增大

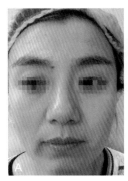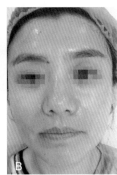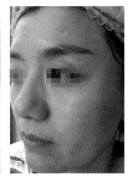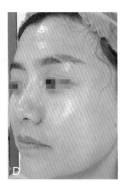

图16-5-15 苹果肌和法令纹注射填充前后效果比较

注：A. 术前正位；B. 术后即刻正位；C. 术后斜位；D. 术后即刻斜位

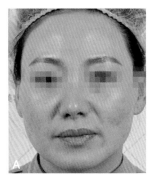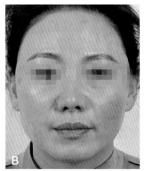

图16-5-16 颞部和苹果肌注射前后效果比较

注：A. 术前；B. 第3次治疗后半年，颞部凹陷得到改善，苹果肌饱满度增加，法令纹得到减轻（该案例由中国台湾陈俊光医师提供）

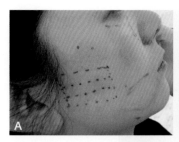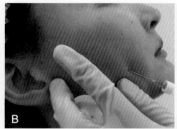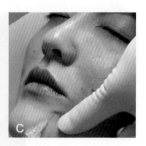

图16-5-17　颊部凹陷注射填充步骤

注：A. 颊部凹陷填充区域设计；B. 颊部凹陷钝针皮下层注射；C. 口角锐针注射提升

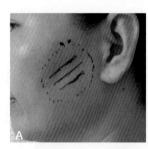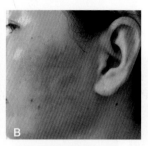

图16-5-18　颊部凹陷注射填充前后效果比较

注：A. 术前；B. 第3次治疗后3个月

四、LPCGF注射治疗脂溢性脱发

脱发是面部衰老向上的直接延伸，常见的脂溢性脱发给人带来的不仅是形象受损，更重要的是对自信心的打击。

脂溢性脱发又称雄激素性脱发，发病原因主要是体内雄性激素分泌旺盛以及头顶部毛囊对雄性激素敏感，头皮局部组织雄激素中的睾酮在活性增高的5α-还原酶作用下转化为二氢睾酮（dihydrotestosterone, DHT），增高的DHT能使毛囊萎缩、退化，进而致使毛发处于休止期比例增高，生长期缩短。这一比例变化直接导致的结果是毛发密度和毛发直径进行性降低，终毛毛囊退变为毳毛毛囊，从而形成脱毛征象。男性脂溢性脱发多数先从前额两侧开始，呈M型逐步向头顶拓展，少部分患者呈额顶部大面积的毛发稀疏状态（见图16-5-19）。

一个毛囊可发出1～5根毛发，但大部分毛囊含有的毛发为2～3根，因此，通常而言，毛发密度是毛囊密度的2～3倍。毛囊具有自我更新及再生的特性，这有赖于毛囊中所含有的毛囊干细胞。毛囊干细胞有多项分化潜能，在适宜的条件刺激下能分化为毛囊、表皮及皮脂腺。

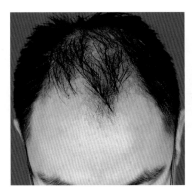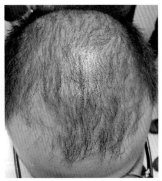

图16-5-19　男性脂溢性脱发表现

相关研究发现，PRP具有诱导毛乳头增殖、促进生发的作用，延缓、减轻毛囊萎缩、退化，促进原休止期毛发转向生长期毛发，并能增加毛发直径，提高毛发密度。细胞因子能有效刺激毛囊干细胞的增殖、分化，为毛发再生提供本质性的基础条件。正是基于上述原理，为LPCGF应用于脂溢性脱发的治疗奠定了基础。

需要强调的是，LPCGF对毛发稀疏或仍有毳毛的脱发患者治疗效果可靠，而对"光头症"则无法奏效，只能借助于毛发移植手段。另外，对于痤疮明显或"油光满面"的患者，在LPCGF注射治疗周期中及治疗周期后需要配合口服如非那雄胺这一类抗雄性激素药或外涂米诺地尔等药剂，亦可采用中药进行调理。

LPCGF治疗脂溢性脱发的具体方法是将LPCGF注射于头皮浅筋膜层（皮下浅层），以局部呈现"轻度鼓包"为宜，根据脱发区域大小不同，LPCGF使用量也因人而异，通常需要15～25 ml。推荐每3周注射1次，共注射4～6次（**见图16-5-20和图16-5-21**）。

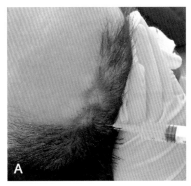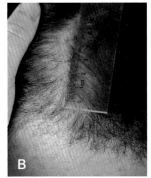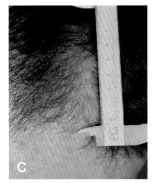

图16-5-20　LPCGF治疗脂溢性脱发案例（一）

注：A. 注射方法；B. 术前；C. 第1次治疗后。直尺定位处有一黑痣作为观察标志点，以此标志点作为治疗前后毛发密度变化的定位，可见一次治疗后该区域毛发较术前变密

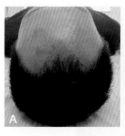 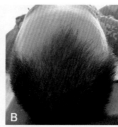 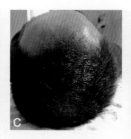 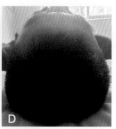

图 16-5-21　LPCGF治疗脂溢性脱发案例（二）

注：A. 术前；B. 第1次治疗后；C. 第2次治疗后；D. 第4次治疗后（该案例由安徽医科大学第四附属医院汪淼医师与中国人民解放军第一一七医院陆海山医师共同完成）

五、LPCGF 注射治疗妊娠纹及手部抗衰

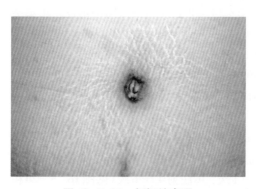

图 16-5-22　妊娠纹表现

1. LPCGF 注射治疗妊娠纹

妊娠纹是妊娠期间出现的一种病理性皮肤改变，由腹部张力增大及激素水平变化等因素引起，表现为胸部、腹部、臀部和大腿的萎缩性条索状皮肤改变，早期表现为暗红色或紫红色条纹，之后色素脱失、萎缩，最后稳定。稳定后呈现出一种白色或银色的条纹（见图16-5-22）。组织学观察发现，妊娠期皮肤组织被不断拉伸，致使真皮层结缔组织损伤，胶原纤维和弹性纤维破坏，引起局部伸展性和弹性减弱，从而产生条纹状皮损。

相关文献报道了PRP治疗妊娠纹有着较好的效果，原理在于多种生长因子对促进成纤维细胞增殖、合成胶原纤维方面有着明确效应，并能有效促进局部皮肤组织血管化，从而达到改善妊娠纹的作用。CGF作为第3代自体细胞活性物质，生长因子浓度更高且含有$CD34^+$细胞，在妊娠纹修复方面有着广阔前景。

使用LPCGF治疗妊娠纹的关键点：① 行真皮层及皮下浅层注射，注射层次不可过深，否则LPCGF对成纤维细胞的作用会降低；② 单针高密度注射，LPCGF量较大，提供足够的"营养"是再生的保障；③ 在做LPCGF注射前，可使用果酸进行焕肤处理或使用激光设备对皮肤做预处理，这样在祛除局部老化皮肤组织的基础上，有利于LPCGF促进皮肤组织的新生。推荐每3～4周注射1次，共注射4～6次，如图16-5-23和图16-5-24所示。

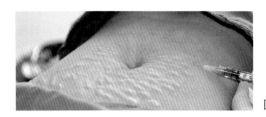

图 16-5-23 妊娠纹注射

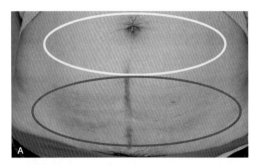

图 16-5-24 LPCGF治疗妊娠纹前后效果比较

注：A. 黄色圆圈为未治疗区域，妊娠纹呈白色条带状；红色圆圈为第4次治疗后区域，妊娠纹呈淡红色；B1. 术前妊娠纹呈白色条带状；B2. 第4次治疗后半年妊娠纹呈淡红色；C1. 术前妊娠纹组织学观察（HE染色）；C2. 第4次治疗后半年妊娠纹组织学观察（HE染色）显示皮肤组织结构更加紧密，成纤维细胞增加（黄色箭头），血管化增多（红色箭头处为毛细血管断面）

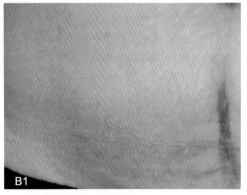

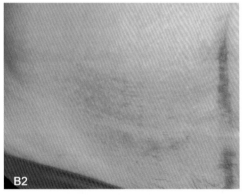

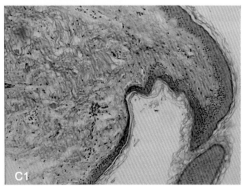

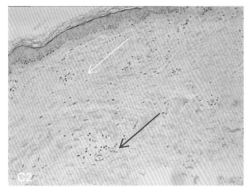

2. LPCGF在手部美容中的应用

随着求美者对生活品质追求的不断提升以及医疗美容抗衰治疗技术的普及深入，不少求美者已不再单纯关注面部美容，同时也在寻求更加有效的方法改善手部衰老。日常生活中，有些求美者尽管面部美容抗衰老做得十分到位，但"握手"与"摸方向盘"却成了一件"难事"。这些动作所暴露出的个人衰老征象是求美者难以接受的。因此，手部美容抗衰也日趋成为求美者的新兴需求。手部衰老的主要征象体现在：组织容量缺失引起的手部干瘪，皱纹增多，色斑显现，关节处褶皱加重等。这些衰老征象主要表现在手背侧面。恢复组织容量，促进手部组织增多、增厚成为手部美容抗衰的关键点。近些年来，使用透明质酸填充、自体脂肪填充、纳米脂肪注射以及PRP注射用于手部美容抗衰的技术方法也有所报道，取得了较佳的临床效果。但CGF用于手部美容抗衰的治疗，目前尚未见报道。鉴于LPCGF制备简单，注射风险低，且含有CD34$^+$细胞，具有良好的应用前景。

LPCGF用于手部美容抗衰推荐使用方案如下：① 锐针于手背指蹼间开孔，钝针走形于皮下层呈扇形注射，既可只单纯注射LPCGF，亦可同时注射LPCGF与APAG，适度矫枉过正，以手背看着"肿起来"为佳；② 联合水光仪或美塑枪或单针注射LPCGF于真皮层；③ 掌指关节及指间关节褶皱处锐针注射于皮下浅层及真皮层，这些部位褶皱相对明显，需足量注射。推荐每3～4周注射1次，共注射4～6次。注射方法如图16-5-25所示。

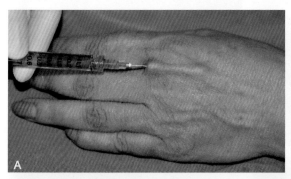
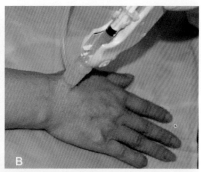
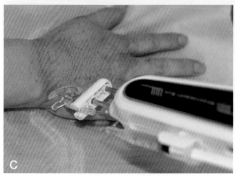
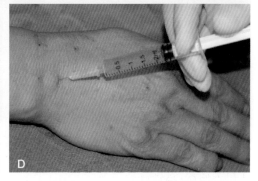

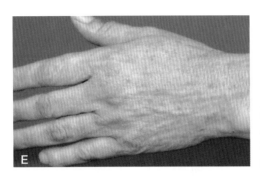

图16-5-25　LPCGF在手部美容抗衰老中的应用

注：A. 手部钝针注射；B. 水光仪注射；C. 美塑枪注射；D. 单针注射；E. 手部多种方式注射后即刻表现

六、CGF技术在其他美容抗衰领域的应用

依据CGF所含有的成分及其生物学作用，除了上述在整形美容领域的应用，也可将CGF应用如下。

1. 女性私密部位美容抗衰

女性私密部位衰老的主要表现：① 阴阜及大阴唇区组织萎缩，皮肤干燥、粗糙、色泽加深；② 阴道紧致度降低，阴道孔径增大，松弛加重；③ 无G点高潮或G点高潮不明显。针对上述几个方面的客观衰老变化及求美者主观诉求，相关文献报道有采用注射透明质酸、自体脂肪及胶原蛋白等方法进行相应治疗。CGF技术的注射应用，目的在于增加局部组织容量，促进局部组织新生、增厚，具体方法如下。

（1）CGF在阴阜区及大阴唇老化治疗中的注射方法：局部浸润麻醉，皮下钝针注射APAG；皮下钝针注射LPCGF；真皮层锐针注射LPCGF，遵循"无创伤即无修复"原理，采用多点、多隧道注射，适度过量。

（2）轻、中度阴道松弛注射方法：局部浸润麻醉或静脉麻醉；阴道黏膜下层钝针注射APAG；黏膜下层钝针注射LPCGF；黏膜层锐针注射LPCGF；多点、多隧道注射，注射结束后LPCGF纱布阴道填塞；适度过量（注：重度阴道松弛推荐手术治疗）。

（3）相关研究认为，30% ～ 40%女性存在G点，该点距离阴道口3 ～ 5 cm，位于阴道壁膀胱侧，呈豌豆大小的增厚组织，具有丰富的神经末梢，是女性性高潮的重要刺激点，与阴蒂高潮相比更加强烈，更加深刻。G点注射方法：手指触摸寻找G点增厚区或敏感区；锐针注射APAG和LPCGF；适度过量注射。以上注射方法，推荐每3 ～ 4周注射1次，共3 ～ 4次，必要时可增加注射次数（**见图16-5-26**）。

2. 改善瘢痕色素沉着及治疗疼痛性瘢痕

瘢痕形成所伴有的局部色素沉着一直是治疗的难点之一，临床开展的激光光电治疗、磨削技术以及手术切除等方法，尽管对此都有改善作用，但很难达到令人满意的效果，尤其是可能存在色沉加重的风险。疼痛性瘢痕具有的疼痛、瘙痒症状给患者带来了巨大痛苦，这种疼痛会不自主地促使患者行瘢痕处搔抓，进而可能引起疼痛、瘙痒加

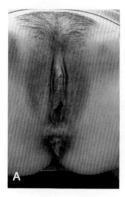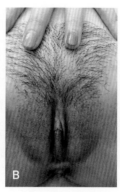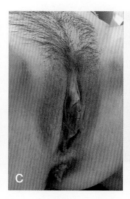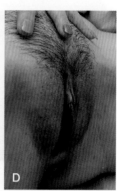

图16-5-26　阴阜和大阴唇区注射APAG和LPCGF前后效果比较

注：A. 术前正位；B. 第3次治疗后半年正位；C. 术前斜位；D. 第3次治疗后半年，可见阴阜及大阴唇区饱满、紧致度增加

重，甚至可能导致瘢痕破溃产生慢性溃疡。LPCGF在瘢痕内注射，对改善色素沉着、减轻或消除疼痛、瘙痒有着较好的临床反馈。每3～4周注射1次，共4～6次，必要时可增加注射次数（见图16-5-27）。CGF并不能明确改善已形成的增生性瘢痕，但在创面修复时使用CGF能减轻后期的瘢痕增生；CGF改善瘢痕色素沉着主要是指浅表性瘢痕及萎缩性瘢痕；此外，需告知求美者，CGF注射只能用于改善瘢痕色素沉着，而非消除。

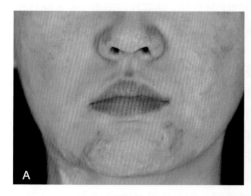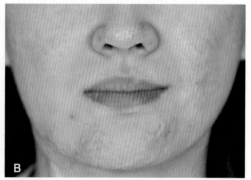

图16-5-27　LPCGF注射对改善瘢痕色素沉着的作用

注：A. 术前；B. 第5次治疗后3个月可见颏区、口角旁及中面部瘢痕色沉改善

病例介绍：患者为男性，30岁，膝部囊肿手术切除3次后局部形成瘢痕，瘢痕组织较薄，呈粉红色，存在疼痛症状，夜间疼痛明显，影响行走及睡眠质量。予以瘢痕处注射LPCGF，每周治疗1次，每次注射5～10 ml，治疗5次后疼痛症状消失（见图16-5-28）。

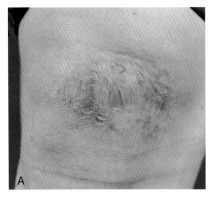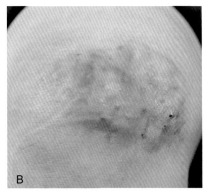

图16-5-28　LPCGF注射治疗疼痛性瘢痕

注：A. 术前；B. 注射后即刻

七、CGF在创面修复及组织再生领域的应用

自体细胞活性物质用于临床治疗多种疾病与美容的报道目前多集中于PRP与PRF，随着对CGF基础研究与临床应用的逐步深入，国内外大量文献报道已将其广泛应用于口腔科、创面修复、整形美容等领域，在促进软组织、骨组织再生方面表现出良好的生物学效应，如口腔颌面外科将CGF用于上颌窦提升、种植牙、骨缺损修复、牙龈萎缩、颞下颌关节功能紊乱等，整形外科将其应用于溃疡创面、烧伤创面等治疗。相对于PRP和PRF而言，CGF的主要优势首先在于生物活性物质的浓缩度更高，生物学活性更强；其次，CGF能被制成液态、凝胶态等多种性状，大大拓展了其临床应用途径，尤其是可将LPCGF的注射、湿敷与GPCGF的覆盖、填塞等使用方式联合运用；再次，CGF治疗创面对瘢痕形成具有一定的抑制作用，关于减轻瘢痕的原理，相关研究认为生长因子能降低Ⅰ/Ⅲ型胶原比例，对抑制瘢痕有着积极作用。

第六节　浓缩生长因子在创面修复中的应用

一、CGF应用于创面修复的主要程序

（1）清理创面：彻底清除坏死组织及异物，适度清理可疑坏死组织，尽量保留重要组织结构；尤其要注意去除脓性渗出物并反复消毒、冲洗腔道。

（2）评估创面：对于面积较大、深度较深的创面，通常首选植皮、皮瓣修复等方式；对于总面积≤10 cm² 的创面，推荐使用CGF治疗。

（3）治疗方法：① 对于浅表创面，可在创面区注射LPCGF，以局部看起来"水肿"为宜；② 对于深部创面，先在创面区中央、周缘注射LPCGF，再在窦道、腔隙填塞GPCGF；然后在创面表面覆盖GPCGF膜，接着覆盖一层凡士林纱布（不可太厚）；继续覆盖LPCGF浸润的湿纱布，再覆盖一层凡士林纱布；最后覆盖数层干纱布，适度加压包扎。

（4）每3～5天治疗1次，不同创面治疗所需次数不同，绝大多数创面在2～6次治疗后可痊愈。

二、CGF应用于创面修复的注意点

（1）应用CGF治疗时，用量要适度矫枉过正，以利于更多量的细胞活性成分充分发挥作用。

（2）一般情况下，填塞在窦道、腔隙内的GPCGF无须压成膜状，更换周期可以在1周左右，甚至达到10天；相关动物实验及临床观察发现，填塞在深层的GPCGF发挥生物学效应可达2～3周，随着GPCGF的不断降解，新生组织逐渐代替了GPCGF。

（3）3～5天后覆盖在创面表面的GPCGF膜即干燥变黑，失去生物学活性，因此需要及时更换。

（4）凡士林纱布的使用十分关键，第1层凡士林纱布直接覆盖在创面表面，紧接着在第1层凡士林纱布上覆盖被LPCGF浸湿的纱布，再在湿纱布上面覆盖第2层凡士林纱布，接着在第2层凡士林纱布上覆盖多层干纱布，最后加压包扎。第1层凡士林纱布在使用时需用干纱布搓揉去除部分凡士林，这样既能防止凡士林纱布与创面组织粘连，也有利LPCGF湿纱布中的LPCGF向创面渗透。第2层凡士林纱布的作用在于阻隔多层干纱布对LPCGF湿纱布中LPCGF的倒吸。

（5）敷料覆盖创面后，要做好固定及适度加压包扎，以利GPCGF与局部组织的充分接触、渗透，从而更好地促进组织新生、修复。

（6）创面清创要尽可能清理干净，尽可能使创面存在一定程度的出血点，所谓"没有创伤就没有修复"正是如此。

三、CGF在慢性溃疡治疗中的应用

1. CGF在小腿慢性溃疡治疗中的应用

患者为女性，48岁，烫伤致左小腿慢性溃疡近3个月，一直于当地医院行换药、抗感染等治疗，效果不佳且创面渐扩大、加深，来我院就诊时创面4.5 cm×2.5 cm，深达肌层，表面污物较明显。入院后清创可见创面一侧存在一个通往肌肉深层的窦道，口径约0.5 cm。清创后即行CGF治疗，首先，抽取4管血共36 ml，其中2管制备LPCGF

共5 ml,2管制备GPCGF并压成膜；然后,将4 ml LPCGF注射于创面周缘及中央,剪下小片GPCGF膜填塞于窦道,其余GPCGF膜覆盖于创面表面；凡士林纱布覆盖；1 ml LPCGF浸润薄层纱布湿敷；凡士林纱布覆盖；多层纱布覆盖；加压包扎。每3～5天治疗1次,5次治疗后(20天)痂下愈合出院,25天后痂皮脱落,术后4个月创面瘢痕不明显,无不适,患者满意。整个治疗过程如图16-6-1所示,创面治疗前后效果如图16-6-2所示。

2. CGF在手指烧伤致局部感染伴窦道治疗中的应用

患者为男性,53岁,右手中指烧伤致局部感染伴窦道形成半月余,外院一直行换药及凡士林纱布填塞治疗,未好转且窦道渐扩大。来我院后予以行CGF治疗。首先清创,清除坏死组织,见窦道两端开口,窦道表层为菲薄的皮肤组织,局部发紫,深部为肌

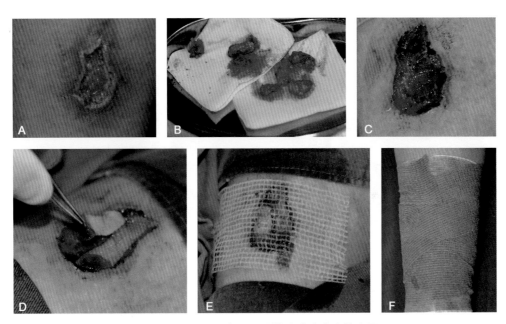

图16-6-1　CGF在小腿慢性溃疡治疗中的应用

注：A. 小腿慢性溃疡创面；B. 清创的坏死组织；C. 清创后可见窦道；D. GPCGF膜覆盖；E. 凡士林纱布覆盖；F. 加压包扎

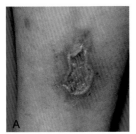
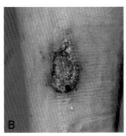
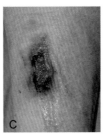
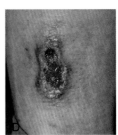

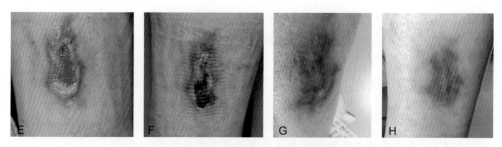

图16-6-2　CGF治疗小腿慢性溃疡前后效果比较
注：A. 原始创面；B. 第1次治疗后；C. 第2次治疗后；D. 第3次治疗后；E. 第4次治疗后；F. 第5次治疗后（痂下愈合，患者出院）；G. 出院后40天；H. 出院后4个月

肉及指骨；然后将两片GPCGF膜填塞窦道，3 ml LPCGF注射于窦道周围及窦道深层，凡士林纱布覆盖，2 ml LPCGF浸润纱布覆盖，凡士林纱布覆盖，多层纱布覆盖后包扎（见图16-6-3）。每5天治疗1次，共治疗2次。

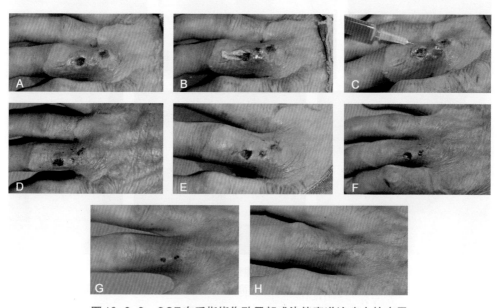

图16-6-3　CGF在手指烧伤致局部感染伴窦道治疗中的应用
注：A. 原始创面；B. GPCGF填塞；C. LPCGF注射；D. 第1次治疗后打开情况；E. 第1次治疗后再次清创后情况；F. 第2次治疗后痊愈；G. 第2次治疗后1周；H. 第2次治疗后20天

四、CGF在烧伤创面治疗中的应用

1. CGF在腰背部烧伤创面治疗中的应用

患者为男性，29岁。腰背部浅Ⅱ度伴部分深Ⅱ度火焰烧伤，烧伤后第2天来院予

以CGF治疗。GPCGF膜覆盖深Ⅱ度创面，LPCGF注射、涂抹所有创面，凡士林纱布覆盖，LPCGF纱布湿敷，凡士林纱布覆盖，多层纱布覆盖包扎（见图16-6-4）。每3～5天治疗1次，共3次，11天后痊愈。

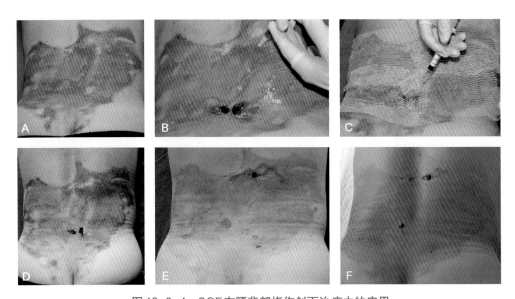

图16-6-4　CGF在腰背部烧伤创面治疗中的应用

注：A. 原始创面；B. GPCGF膜覆盖与LPCGF注射；C. LPCGF涂抹；D. 第1次治疗后；E. 第2次治疗后；F. 第3次治疗后痊愈

2. CGF在手部烧伤创面治疗中的应用

患者为男性，22岁。手部浅Ⅱ度伴部分深Ⅱ度火焰烧伤，GPCGF膜覆盖深Ⅱ度创面，LPCGF注射、涂抹所有创面，凡士林纱布覆盖，LPCGF纱布湿敷，凡士林纱布覆盖、多层纱布覆盖包扎（见图16-6-5）。每3天治疗1次，共3次，9天后痊愈。

五、CGF在假体隆鼻后鼻中隔黏膜破损或缺损治疗中的应用

假体隆鼻后如若存在鼻中隔区张力过大、缺血、感染等因素，可能会导致鼻中隔黏膜的破损甚至进展为较大面积的缺损。鼻中隔黏膜组织薄且脆，一旦出现缺损，通过单纯缝合的方式很难奏效，成为临床治疗的一大难题。CGF技术的应用为该并发症的治疗提供了良好的手段。

患者为女性，32岁。假体隆鼻后右侧鼻中隔黏膜渐进性缺损1周，LPCGF注射缺损区及缺损周围区，GPCGF膜覆盖缺损区，凡士林纱布（去除部分凡士林）包裹LPCGF湿纱布填塞右侧鼻腔，包扎固定。每3～5天治疗1次，共8次，1个月后痊愈（见图16-6-6）。

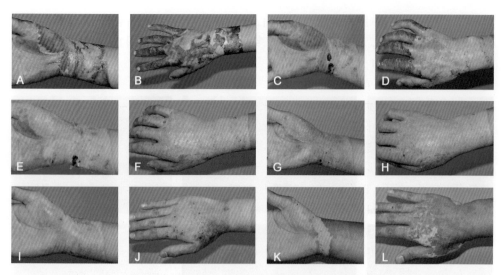

图16-6-5　CGF在手部烧伤创面治疗中的应用

注：A. 原始腕部创面；B. 原始手背创面；C. 腕部第1次治疗后；D. 手背第1次治疗后；E. 腕部第2次治疗后；F. 手背第2次治疗后；G. 腕部第3次治疗后；H. 手背第3次治疗后；I. 腕部第3次治疗后痊愈；J. 手背第3次治疗后痊愈；K. 腕部痊愈后3个月；L. 手背痊愈后3个月

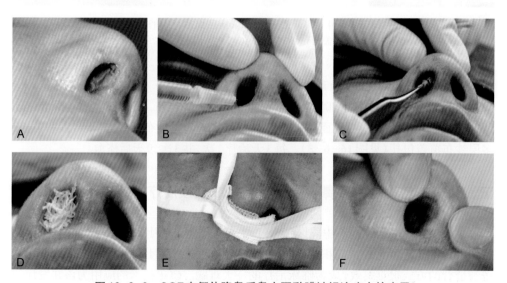

图16-6-6　CGF在假体隆鼻后鼻中隔黏膜缺损治疗中的应用

注：A. 鼻黏膜缺损原始创面；B. LPCGF注射；C. GPCGF膜覆盖；D. 凡士林纱布包裹LPCGF湿纱布填塞；E. 包扎固定；F. 第8次治疗后痊愈

六、CGF在透明质酸注射导致血管栓塞治疗中的应用

透明质酸作为目前医疗美容最常用的软组织填充剂,受到广大求美者的青睐,但其也会存在多种并发症发生的可能性,其中最为严重的莫过于透明质酸注射导致的血管栓塞,进而引起局部血运障碍、组织坏死,栓子顺流或逆流进入眼动脉引起失明,有极少数情况下栓子会进入颅内动脉系统导致脑梗死、偏瘫甚至死亡。在治疗透明质酸栓塞引起的局部组织坏死时,既往的常规治疗方法主要包括使用透明质酸酶、激素、抗过敏药、扩张血管药、改善微循环药、高压氧等,但并没有好的技术方法来挽救即将坏死的组织(间生态组织),CGF的应用对于降低组织坏死程度、减少组织坏死面积、促进局部组织再生等方面具有良好的效果。

1. CGF治疗面部血管栓塞病例1

患者为女性,28岁。于外院行面部多处透明质酸注射填充,术后第1天局部即出现栓塞早期的花斑样征象,未被重视,后症状逐步加重,术后第3天来院就诊。除予以上述常规治疗方法外,同时予以粗针头戳孔减压、LPCGF注射、LPCGF纱布湿敷。每3天治疗1次,共2次,1周后栓塞征象消除,局部存在一定色素沉着(见图16-6-7)。

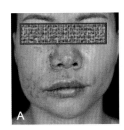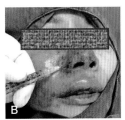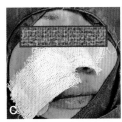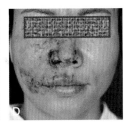

图16-6-7　CGF治疗面部血管栓塞病例1

注:A. 玻尿酸血管栓塞致局部组织发紫、发黑;B. LPCGF注射;C. LPCGF纱布湿敷;D. 第2次治疗后痊愈

2. CGF治疗面部血管栓塞病例2

患者为女性,35岁,于外院行面部多处透明质酸注射填充,术后第2天面部血管栓塞致局部组织发紫、发黑,来院就诊。除予以上述常规治疗方法外,同时予以粗针头戳孔减压、LPCGF注射、LPCGF纱布湿敷。每3～5天治疗1次,2次治疗后栓塞征象消除,局部存在色素沉着,继续注射LPCGF共3次,色素沉着减轻(见图16-6-8)。

3. CGF治疗唇部血管栓塞

患者为女性,42岁。于外院行透明质酸注射丰唇,术后第2天出现左侧唇部发紫征象,渐加重,术后第3天来院就诊,诊断为"左侧唇部血管栓塞伴局部组织坏死",予以上述常规方法治疗血管栓塞,同时予以清创、GPCGF膜覆盖、LPCGF注射、LPCGF纱布湿敷。每3天治疗1次,第2次治疗后坏死区痊愈,唇部形态可,唇红恢复正常,如图16-6-9所示。

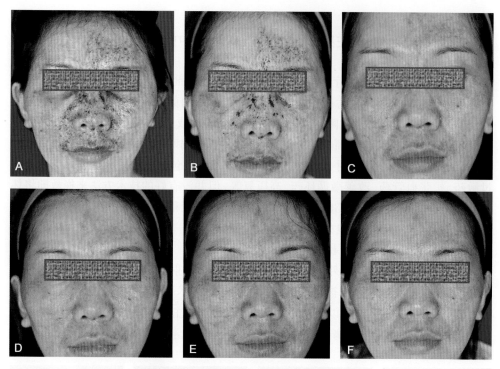

图 16-6-8　CGF治疗面部血管栓塞病例2

注：A. 透明质酸血管栓塞致局部组织发紫、发黑；B. 第1次治疗后；C. 第2次治疗后（1周）痊愈；D. 第3次治疗后；E. 第4次治疗后；F. 第5治疗后色素沉着明显减轻

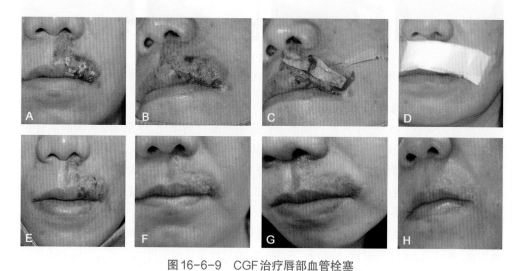

图 16-6-9　CGF治疗唇部血管栓塞

注：A. 血管栓塞坏死创面；B. 清创后创面；C. GPCGF膜覆盖及LPCGF注射；D. LPCGF湿敷后包扎；E. 第1次治疗后；F. 第2次治疗后（1周）痊愈；G. 痊愈后40天；H. 痊愈后半年

七、CGF联合渐进性拉拢缝合法治疗大面积头皮缺损

头皮缺损在整形外科属于较为常见的病损,导致的因素主要包括创伤、烧伤、电击伤、肿瘤切除及感染等,严重影响患者的生活质量及心理健康。面积小、深度浅的头皮缺损处理起来相对简单,通过一定技术的清创、缝合即可达到良好的修复效果。然而,大面积的头皮缺损治疗起来相对棘手,无论是时间成本还是经济成本,对医患双方都是一个艰巨的考验。

皮肤具有一定的弹性与延展性,在创缘两边缝合向中央拉拢并打结,随着创面的缩小或肿胀消退,拆除缝线后再次缝合并加大拉拢力度,进一步促进创面向心性缩小;同时联合LPCGF注射、湿敷与GPCGF膜覆盖,能有效加速创面的向心性愈合及肉芽组织新生。两者的联合应用是物理性方式与生物学效应的典型结合,能取得1+1>2的疗效。

患者为男性,39岁,于外院接受植发手术后行头部烘烤治疗,因烘烤时间过长致头顶中央区头皮发黑,该院立刻停止烘烤并给予输液改善微循环等治疗约3周,头皮发黑渐加重直至干燥伴痂下脓液形成,形成面积约4 cm×8 cm头皮坏死伴感染区。来我院就诊后,患者拒绝埋置头皮扩张器及皮瓣手术治疗,遂予以采用"CGF联合渐进性拉拢缝合法"治疗方案。

彻底清创后见坏死区前半部分深度达皮下层,后半部分深度达帽状腱膜层。使用3-0可吸收缝合线对坏死区后半部分行拉拢缝合,助手自创缘两侧推动头皮向中央区尽量靠拢,主刀医师从创缘外1 cm表皮处进针自创缘皮下层出针,接着从另一侧创缘皮下层进针自创缘外1 cm表皮处出针、打结,针距约1.5 cm。随后将5 ml LPCGF注射于创面中央及周缘,4片GPCGF膜覆盖于创面表面。上述操作后,先覆盖一层凡士林纱布(用干纱布搓揉掉部分凡士林),接着覆盖LPCGF湿纱布,再覆盖一层凡士林纱布,最后覆盖多层纱布并适度加压包扎。间隔3～5天打开敷料观察创面,见创面逐渐缩小,拆除缝线,按照上述方法继续加大拉拢缝合力度并对整个创面进行拉拢缝合,同时联合LPCGF与GPCGF继续治疗(见图16-6-10)。

该患者共行5次21天治疗后创缘之间已无明显间距,未再继续执行上述方案治疗,办理出院。之后患者每隔2～3天来院复诊,予以碘附消毒、生理盐水清洗等处理,出院后第27天创面大部分愈合,予以拆线,但创面前端仍残存一个约0.8 cm×0.8 cm的浅表创面未愈合,予以拉拢缝合一针,随后间隔3～5天注射1次LPCGF,出院后第35天来院复诊,创面痊愈,无增生性瘢痕形成,色泽、质地较好,但无毛发生长,予以拆线;出院后第240天再次来院复诊,整体创面愈合效果良好,无不适,创面周缘毛发较出院时增多(见图16-6-11)。

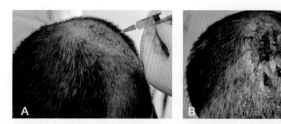

图 16-6-10　CGF 联合渐进性拉拢缝合法治疗大面积头皮缺损

注：A. LPCGF 注射；B. GPCGF 膜覆盖及拉拢缝合

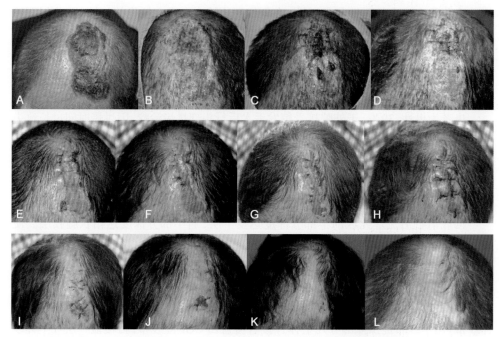

图 16-6-11　CGF 联合渐进性拉拢缝合治疗大面积头皮缺损治疗前后效果比较

注：A. 原始创面；B. 第 1 次清创后；C. 第 1 次治疗中；D. 第 1 次治疗后；E～H. 为第 2、3、4、5 次治疗后；
I～L. 为第 5 次治疗后的第 17、27、35 和 240 天

（汪　淼，赵启明）

参考文献

［1］ Asgari MM, Spinelli HM. The vessel loop shoelace technique for closure of fasciotomy wounds［J］. Ann Plast Surg, 2000, 44(2): 225-229.

［2］ Bahar MM, Akbarian MA, Azadmand A, et al. Investigating the effect of autologous Platelet-

Rich Plasma on pain in patients with pilonidal abscess treated with surgical removal of extensive tissue［J］. Iran Red Crescent Med J, 2013, 15(11): e6301.

［3］ Bosset S, Barré P, Chalon A, et al. Skin ageing: clinical and histopathologic study of permanent and reducible wrinkles［J］. Eur J Dermatol, 2002, 12(3): 247−252.

［4］ Dohan DM, Choukroun J, Diss A, et al. Platelet-rich fibrin (PRF): a second generation platelet concentrate. Part Ⅰ: technological concepts and evolution［J］. Oral Surg Oral Med Oral Phthol Oral Radiol Endod, 2006, 101(3): e37−e44.

［5］ Dohan Ehrenfest DM, Del CM, Diss A, et al. Three-dimensional architecture and cell composition of a Choukroun's platelet-rich fibrin clot and membrane［J］. J Periodontol, 2010, 81(4): 546−555.

［6］ Eppley B, Pietrzak WS, Blanton M. Platelet-rich plasma: a review of biology and applications in plastic surgery［J］. Plast Reconstr Surg, 2006, 118(6): 147e−159e.

［7］ Galois L, Pauchot J, Pfeffer F, et al. Modified shoelace technique for delayed primary closure of the thigh after acute compartment syndrome［J］. Acta Orthop Belg, 2002, 68(1): 63−67.

［8］ He L, Lin Y, Hu X, et al. A comparative study of the platelet-rich fibrin(PRF) and platelet-rich plasma(PRP) on the effect of proliferation of rat osteoblasts in vitro［J］. Oral Surg Oral Med Oral Pathol Oral Radiol Endod, 2009, 108(5): 707−713.

［9］ Hirmand H. Anatomy and nonsurgical correction of the tear trough deformity［J］. Plast Reconstr Surg, 2010, 125(2): 699−708.

［10］ Honda H, Tamai N, Naka N, et al. Bone tissue engineering with bone marrow-derived stromal cells integrated with concentrated growth factor in Rattus norvegicus calvaria defect model ［J］. J Artif Organs, 2013, 16(3): 305−315.

［11］ Jørgensen B, Karlsmark T, Vogensen H, et al. A pilot study to evaluate the safety and clinical performance of Leucopatch, an autologous, additive-free, platelet-rich fibrin for the treatment of recalcitrant chronic wounds［J］. Int J Low Extrem Wounds, 2011, 10(4): 218−823.

［12］ Kim JM, Sohn DS, Bae MS, et al. Flapless transcrestal sinus augmentation using hydrodynamic piezoeletric internal sinus elevation with autologous concentrated growth factors alone［J］. Implant Dent, 2014, 23(2): 168−174.

［13］ Kim TH, Kim SH, Sándor GK, et al. Comparison of platelet-rich plasma (PRP), platelet-rich fibrin (PRF), and concentrated growth factor (CGF) in rabbit-skull defect healing［J］. Arch Oral Biol, 2014, 59(5): 550−558.

［14］ Li ZJ, Choi HI, Choi DK, et al. Autologous platelet-rich plasma: a potential therapeutic tool for promoting hair growth［J］. Dermatol Surg, 2012, 38(7pt1): 1040−1046.

［15］ Lundquist R, Holmstrom K, Clausen C, et al. Characteristics of an autologous leukocyte and platelet-rich fibrin patch intended for the treatment of recalcitrant wounds［J］. Wound Repair Regen, 2013, 21(1): 66−76.

［16］ Masuki H, Okudera T, Watanebe T, et al. Growth factor and pro-inflammatory cytokine contents in platelet-rich plasma (PRP), plasma rich in growth factors (PRGF), advanced platelet-rich fibrin (A-PRF), and concentrated growth factors (CGF)［J］. Int J Implant Dent., 2016, 2(1): 19.

［17］ Mehrannia M, Vaezi M, Yousefshahi F, et al. Platelet rich plasma for treatment of nonhealing diabetic foot ulcers: a case report[J]. Can J Diabetes, 2014, 38(1): 5-8.

[18] Nuutila K, Singh M, Kruse C, et al. Wound healing from dermal grafts containing CD34+ cells is comparable to wound healing with split-thickness skin micrografts[J]. Plast Reconstr Surg, 2017, 140(2): 306-314.

[19] Qin J, Wang L, Sun Y, et al. Concentrated growth factor increases Schwann cell proliferation and neurotrophic factor secretion and promotes functional nerve recovery *in vivo*[J]. Int J Mol Med, 2016, 37(2): 493-500.

[20] Rodella LF, Favero G, Boninsegna R, et al. Growth factors, CD34 positive cells, and fibrin network analysis in concentrate growth factors fraction[J]. Micros Res Tech, 2011, 74(8): 772-777.

[21] Sclafani AP. Platelet-rich fibrin matrix for improvement of deep nasolabial folds[J]. J Cosmet Dermatol, 2010, 9(1): 66-71.

[22] Sevilla GP, Dhurat RS, Shetty G, et al. Safety and efficacy of growth factor concentrate in the treatment of nasolabial fold correction: split face pilot study[J]. Indian J Dermatol, 2015, 60(5): 520-520.

[23] Shi HX, Lin C, Lin BB, et al. The anti-scar effects of basic fibroblast growth factors on the wound repair in vitro and *in vivo*[J]. PLoS One, 2013, 8(4): e59966.

[24] Simonpieri A, Del CM, Sammartino G, et al. The relevance of Choukroun's platelet-rich fibrin and metronidazole during complex maxillary rehabilitations using bone allograft. Part I: a new grafting protocol[J]. Implant Dent, 2009, 18(2): 102.

[25] Sohn DS, Heo JU, Kwak DH, et al. Bone regeneration in the maxillary sinus using an autologous fibrin-rich block with concentrated growth factors a lone[J]. Im plant Dent, 2011, 20(5): 389-395.

[26] Yang J, Huang YC, Wu SL, et al. Clinical efficacy of a centric relation occlusal splint and intra-articular liquid phase concentrated growth factor injection for the treatment of temporomandibular disorders[J]. Medicine, 2017, 96(11): e6302.

[27] Zorrilla P, Marin A, Gamez LA, et al. Shoelace technique for gradual closure of fasciotomy wounds[J]. J Trauma, 2005, 59(6): 1515-1517.

[28] 查旭山.面部年轻化的综合设计与治疗[M].北京:北京大学医学出版社,2015.

[29] 陈飞,潘韶霞,冯海兰.转化生长因子-β₁和VEGF在浓缩生长因子各层中的分布及含量特点[J].北京大学学报:医学版,2016,48(5):860-865.

[30] 陈霞,王健.血小板浓缩生长因子在整复外科中的研究及应用进展[J].组织工程与重建外科杂志,2017,13(2):113-115.

[31] 付小兵.进一步推进具有中国特色的创面防控创新体系建设[J].中华创伤杂志,2017,33(4):289-292.

[32] 龚博林,方圆文.浓缩生长因子治疗复发性口腔溃疡的疗效观察[J].中国老年保健医学,2013(6):48-49.

[33] 何黎,郑捷,马慧群,等.中国敏感性皮肤诊治专家共识[J].中国皮肤性病学杂志,2017,31(1):1-4.

[34] 胡娟.妊娠纹的研究进展[D].重庆:重庆医科大学,2016.

[35] 李永斌.浓缩生长因子纤维蛋白与富血小板纤维蛋白体外降解的对比研究[D].天津医科大学,2014.

［36］林茂辉,刘传君.富含血小板血浆在美容医学中的应用［J］.中华医学美学美容杂志,2012,18(2):158-160.

［37］林敏魁,刘娟,闫福华.自身生长因子在重度牙周炎治疗中的应用进展［J］.中国实用口腔科杂志,2016,9(4):209-213.

［38］刘毅,栾杰.自体脂肪移植新技术［M］.北京:清华大学出版社,2017.

［39］吕品,叶露露,单桂秋,等.富血小板血浆对痤疮丙酸杆菌的体外抑菌实验研究［J］.中国输血杂志,2016,29(6):558-560.

［40］宁佳,张玮,柳洪志.浓缩生长因子在骨组织再生和修复上的作用研究进展［J］.中国美容医学,2012,21(15):2073-2075.

［41］齐喜娟.富自体浓缩生长因子纤维蛋白凝胶(液体)活性因子及其含量分析［D］.河北医科大学,2014.

［42］秦洁.CGF对雪旺细胞生物学行为及神经再生影响的研究［D］.长春:吉林大学,2016.

［43］石冰.PPDO埋线提升面部年轻化应用［M］.北京:北京大学医学出版社,2016.

［44］苏玛.滚针联合富血小板血浆促进面部除皱美容的研究［D］.哈尔滨:黑龙江中医药大学,2016.

［45］汪森,丁寅佳,赵启明,等.细胞活性物质抗衰老技术规范化指南［J］.中国美容整形外科杂志,2016,27(9):585-587.

［46］王国光.富自体浓缩生长因子纤维蛋白凝胶/膜形态学观察及皮下充填实验研究［D］.河北医科大学,2014.

［47］王君婷,回蕾,郭冰玉,等.富血小板血浆在慢性创面修复中的应用［J］.中国美容整形外科杂志,2017,28(1):63-65.

［48］王娜,王建,张晨,等.容量提升理论指导下的鼻唇沟填充技术［J］.中国美容整形外科杂志,2014,25(1):15-17.

［49］王天祥,邹高峰,李超,等.CGF中VEGF、TGF-β_1含量测定及其对软组织创伤愈合影响的实验研究［J］.中外医学研究,2013,11(10):140-141.

［50］王昕,陈小平,林金德,等.浓缩细胞生长因子在整形美容外科中的应用［J］.中国美容整形外科杂志,2014,30(1):50-53.

［51］吴溯帆.注射美容整形技术［M］.杭州:浙江科学技术出版社,2015.

［52］吴艳.面部老化的分级和定量分析［J］.皮肤病与性病,2014,36(2):70-75.

［53］肖强,余文林,曾东,等.等离子点阵射频联合超声导入PRP治疗萎缩纹研究［J］.中国激光医学杂志,2014(5):281-282.

［54］邢聪聪.富自体生长因子纤维蛋白液体对兔皮肤手术切口愈合的影响［D］.保定:河北医科大学,2015.

［55］闫广智,陶然,谢立云,等.自体浓缩生长因子在创面修复中的应用前景［J］.中华损伤与修复杂志:电子版,2016,11(4):301-304.

［56］杨立明,陈淑萍,李恩洪.浓缩生长因子(CGF)在即刻种植修复应用中的牙龈美学研究［J］.中国美容医学,2015,24(1):63-65.

［57］元铁.女性生殖器整形学［M］.北京:人民卫生出版社,2016.

［58］张长青,袁霆.富血小板血浆在临床应用中的争议与研究进展［J］.中华关节外科杂志:电子版,2016,10(6):588-591.

［59］张鸿坤,张楠,汪忠镐,等.CD34$^+$干细胞的分化及其在人工血管内皮化中的应用［J］.浙江大学学报:医学版,2004,33(2):147-150.

［60］张菊芳.高密式毛发移植［M］.浙江：浙江科学技术出版社,2011.

［61］赵启明,王昕,陈小平,等.CGF复合自体颗粒脂肪行面部轮廓年轻化治疗的临床应用［J］.浙江临床医学,2018(2): 230-232.

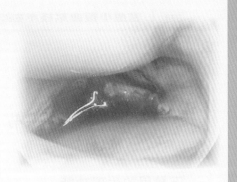

第十七章

富血小板血浆与空鼻综合征

空鼻综合征(empty nose syndrome)即"空鼻症",是一种医源性疾病,由美国Mayo Clinic医学院Moore Eric教授提出,是指由于医疗干预后,尽管获得了通畅的鼻腔反而造成的鼻腔不适临床症候群及鼻腔、鼻窦影像学表现。鼻腔、鼻甲过度手术或药物滥用是导致空鼻综合征产生的直接原因。其主要临床特征表现为鼻塞、鼻腔烧灼感、通气不畅、口臭、鼻出血、头痛、有干痰块咳出、鼻腔和(或)鼻咽、咽部出现干燥感等症状,鼻镜检查见鼻腔黏膜有不同程度的萎缩、干燥或结痂,鼻腔宽敞呈"筒状"。目前,随着鼻内镜手术的普及,在治疗鼻炎、鼻窦炎的过程中有少数患者出现"空鼻"症状。

第一节 空鼻综合征

一、下鼻甲的生理功能

下鼻甲黏膜中含有丰富的黏液腺、浆液腺、混合型腺体及杯状细胞,其分泌的液体在黏膜表面形成一层黏液毯,正常的黏膜和纤毛清除功能是鼻腔维系正常生理功能的重要基础。黏膜下层有丰富的毛细血管,毛细血管和小静脉之间形成海绵状血窦,内有丰富的含血腔隙,深层小动脉和小静脉形成动静脉吻合,这些都是调节鼻阻力的主要结构。黏膜固有层和黏膜下层还有许多免疫细胞,如浆细胞、淋巴细胞、肥大细胞和巨噬细胞等。下鼻甲的功能主要是对吸入的空气调温、调湿和过滤。结构正常才可维系这些功能的正常发挥,结构被破坏或伤残,必然引起功能缺失和减退,自然会导致一系列的临床症状。如果下鼻甲出现增生、肥大,就会产生通气困难、呼吸不畅。如果药物治疗无效,就需要手术切除一部分或全部下鼻甲,恢复鼻的通气功能。切除下鼻甲,不可避免会除去一部分黏膜。通常来说,移除这部分黏膜并不会造成不良后果,但有的患者在术后因为黏膜缺损,失去了湿润、清洁空气的能力,鼻腔便会产生干燥症状。

最近研究提示鼻甲结构中存在压力和温度感受器,主要位于下鼻甲表面黏膜层。如果过多地切除下鼻甲,尤其是下鼻甲表面的黏膜层,"空鼻综合征"患者就会丧失鼻腔呼吸的感觉;而且下鼻甲的大小对于维持呼吸时鼻腔内的层流相当重要,以更多地增加通气量。如果失去了对鼻腔内径大小的控制,或者鼻腔结构的改变,如鼻中隔穿孔,鼻腔气流就会变成紊流,从而限制了鼻腔通气量。鼻甲表面的黏膜层是一种重要的免疫器官,是对抗吸入的细菌和其他病原体的第一道防线。除了通过宿主防御多肽和其他先天的免疫效应器,鼻甲表面黏膜层内还有一定数量的无害细菌用于排挤有害菌侵入鼻腔。空鼻综合征患者失去这些细菌内稳态的调节功能,危险和有害的细菌慢慢地会在鼻腔内定植。这些细菌会导致鼻腔黏膜结痂、出血,加重鼻塞和鼻腔干燥的症状,导致恶性循环,从而加重空鼻综合征的症状。因此,空鼻综合征和手术的关系十分密切。有研究认为过分的鼻甲切除手术和鼻腔黏膜过度损伤等均可导致继发性鼻腔黏膜萎缩及一系列伴发症状。

二、空鼻综合征诊断依据

对于空鼻综合征我国尚未制定明确的统一诊断标准,没有客观的检查结果可以确诊空鼻综合征。它通常是通过排除其他条件来诊断的，如同时具备症状和体征，就可能诊断为空鼻综合征。依据国内外前人经验总结，诊断依据如下：① 既往有中和（或）下鼻甲切除或部分切除及相关手术史。② 症状：患者至少出现鼻阻塞、鼻腔、鼻咽及咽腔干燥感，部分患者合并鼻腔结痂、疼痛、脓涕、血性分泌物、胸闷气短、感觉鼻腔吸入气体过多或吸入气体太干太凉、呼吸感觉丧失、嗅觉减退、眩晕、头痛、睡眠紊乱如入睡困难和白天嗜睡及精神抑郁等症状。③ 鼻腔检查：鼻瓣区较宽敞空旷，鼻腔宽大呈筒状，鼻黏膜明显损伤、干燥和苍白，有时伴有干痂，部分有脓性、血性分泌物，鼻甲有不同程度缩小乃至缺失。④ 测定鼻阻力检查，其值较正常值偏低。⑤ 目前比较推荐棉片实验：将大小适宜的棉片以0.9%氯化钠注射液浸润，置于鼻腔内准备行鼻甲修复或移植的部位，让患者自由呼吸20 ～ 30 min，主观症状有明显改善者，可支持空鼻综合征的诊断。⑥ 鼻窦CT检查部分可见鼻腔、鼻甲黏膜萎缩，鼻腔通畅，亦可作为辅助诊断依据。⑦ 空鼻综合征6项问卷（the empty nose syndrome 6-item questionnaire, ENS6Q）：包括6种常见的症状（鼻腔窒息、鼻灼、鼻开放、结痂、干燥，以及通过鼻腔的空气感觉受损）。ENS6Q是第一个经过验证的、具体的、附属于22项鼻-鼻窦检测评估结果（the 22-item sino-nasal outcome test evaluation, SNOT-22）的调查问卷，可以更可靠地识别被怀疑空鼻综合征发展中的患者。

三、空鼻综合征的治疗

1. 局部治疗

空鼻综合征可以采用鼻腔局部治疗。遗憾的是这些疗法中有许多方法可能是有害的，并且得到的益处也是有限的。例如，反复地鼻腔盐水冲洗或使用生理盐水凝胶，虽然可以暂时缓解鼻腔干燥症状，但同时也清洗掉了在黏膜纤毛层内的蛋白和黏液。这些蛋白质包括宿主防御肽，如乳铁蛋白、人类β-防御素，以及其他调节鼻腔内共生细菌的物质。把这些蛋白质洗掉也会干扰鼻子保护鼻黏膜免受危险细菌侵害的能力，如克雷白菌。加湿器是有帮助的，因为人类的肺泡在100%湿度下的氧气传输是非常有效的。但是，大多数商业增湿器会迅速被真菌污染，持续的真菌暴露可能比从环境中获得的增湿益处更有害。由于空鼻综合征患者常伴有精神类症状，所以在确诊空鼻综合征后，医护人员要做好患者的耐心讲解工作，给予患者必要的心理指导。

2. 手术治疗

手术治疗主要是通过植入填充材料以增加残留鼻甲组织的体积或再造一个鼻甲以增大鼻腔阻力。Lee等认为在空鼻综合征患者中，鼻腔外侧壁填充移植体较鼻腔下壁填充有更好的临床效果。最常见的鼻腔黏膜下埋藏术是在黏膜下创造一个口袋并植入材料，植入材料的数量和位置都由外科医师来判断决定。术中使用的填充物有很多种，如非细胞真皮，即医用级多孔高密度聚乙烯、硅胶，取自于人的自体耳郭软骨，以及自体脂肪细胞等。但是这些填充物并不能恢复原有鼻腔黏膜的湿化和免疫功能。

尽管各种术式在一定程度上可以缓解空鼻综合征的症状，达到一定的近期治疗效果，但普遍存在创伤大、远期疗效不确切的弊端。如何增加鼻腔黏膜的厚度和改善鼻腔黏膜的功能，目前仍然是临床医师面临的一个棘手问题。

第二节　富血小板血浆在治疗空鼻综合征中的应用

PRP作为一种促进细胞增殖和加速组织修复的治疗方法，已被广泛用于临床促进骨组织和软组织的修复。由于PRP来源于自身，操作简便，特别对于人体生长愈合困难的组织如肌腱、软骨和神经的损伤，其疗效显著优于传统的治疗方法。近期美国高级鼻窦护理研究所报道用PRP治疗空鼻综合征取得了满意的疗效，并指出其机制可能与PRP所含高浓度的生长因子促进鼻腔黏膜细胞的增殖有关。

一、PRP治疗空鼻综合征的临床方法

1. PRP制备方法

抽取患者外周静脉血17.5 ml，加入ACD-A抗凝剂2.5 ml；1 200转/min离心12 min，去除红细胞，取上清液；3 300转/min再次离心7 min，然后去除管内上层3/4上清液，最后剩余的0.5～1 ml液体即为PRP。

2. PRP鼻腔黏膜下注射时机

确诊为空鼻综合征则给予PRP鼻腔黏膜下注射1次，治疗72 h后复查黏膜厚度，无明显进展者再次给予PRP鼻腔黏膜下注射。

3. PRP鼻腔黏膜下注射的方法

注射前先充分清理鼻腔，清除鼻腔内痂块及分泌物；使用前鼻窥镜撑开前鼻孔，充分暴露鼻腔黏膜，将0.5 ml的PRP装入注射针筒内，连接注射器将PRP在残存鼻甲黏膜下缓慢注入（见图17-2-1），可在残存鼻甲的上缘、外侧缘和下缘多点黏膜下注射。

4. PRP鼻腔注射治疗的临床效果

自2016年8月1日起，美国高级鼻窦护

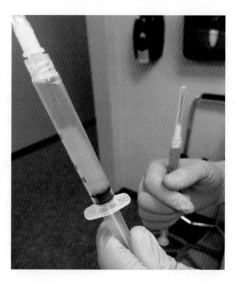

图17-2-1　PRP鼻腔黏膜下注射的方法

理研究所已经开始提供3种PRP治疗空鼻综合征的方法。第1种方法是使用PRP/Acell注射治疗鼻腔术后鼻甲体积无明显减少的鼻甲功能障碍。该机构曾治疗250例患者，治疗效果超过75%。第2种方法是使用PRP/Acell，是从患者的抽脂中提取的ASC治疗空鼻综合征，效果也很满意。该机构将继续开展这一传统的PRP/Acell注射的替代方案。目前共治疗了20例患者，尚未发生任何不良反应，希望这些注射能有类似于或大于传统的PRP/Acell注射的成功率。第3种方法是针对鼻甲缺损明显的患者提供使用PRP/Acell浸泡的植入物。

二、PRP治疗空鼻综合征的机制

PRP为自体来源的浓缩血小板血浆，血小板中的α颗粒含有大量生长因子，在血小板激活状态下可逐渐释放并发挥功效。血小板激活后，α颗粒中包含的生长因子通过脱颗粒的方式经血小板胞膜释放出来，包括PDGF、EGF、TGF-β、FGF、IGF、VEGF等，这些因子通过跨膜受体结合到细胞膜表面。

PRP的促增殖作用依赖于各生长因子的协同作用，这些生长因子通过激活PDGF受体/磷脂酰肌醇3-激酶/丝氨酸/苏氨酸蛋白激酶/NFκB信号通路，提高旁分泌水平，使细胞耐受不良环境的能力更强，减缓细胞的凋亡，促进细胞增生。

与单一的VEGF、粒细胞集落刺激因子(granulocyte colony stimulating factor, G-CSF)等生长因子治疗相比，PRP具有明显优势：① 多种生长因子的协同效应。研究发现，单一的生长因子不会促进细胞增殖及转移，只有当多种因子结合在一起时才能发挥作用。PRP中含有促进细胞增殖的多种生长因子，共同发挥协同作用。② 较长时间的发挥功效。PRP是天然的生长因子缓释系统，储存与血小板中的生长因子缓慢释放，可维持较长时间作用于靶细胞，比一次性给药更合理有效。③ 除生长因子外，PRP中还含有纤维蛋白、纤维结合蛋白等蛋白质物质，形成纤维网络，起承接组织修复细胞、促进细胞黏附、防止细胞流失的支架作用。

PRP治疗空鼻综合征的机制，包括可能增强鼻腔黏膜组织的生长、促进鼻黏膜上皮细胞纤毛的再生、刺激杯状细胞和其他黏液的产生。此外，与膝关节不同，炎症增加并不被视为治疗鼻甲不良反应。Ayman等报道下鼻甲的黏膜下透热疗法有助于导致改善鼻黏膜纤毛清除率，2个月后效果会更好。如果在下鼻甲黏膜下透热疗法后加入PRP，则会更大地改善黏液纤毛清除率，而且治疗后鼻腔出血会更少，并减少痂块的形成。用PRP治疗鼻腔黏膜简单易行，没有任何不良反应。

三、目前还存在的问题以及未来可能的改进之处

PRP被认为是治疗空鼻综合征很有前途的一种治疗方法，但是PRP鼻腔内注射治

疗"空鼻综合征"尚处于研究和应用起步阶段,因此目前还存在一些不确定性,在未来的临床应用中也有很多可以改进的地方。比如,PRP治疗的好处可能只是暂时的,需要多次注射;可能会有好处,可能只是部分患者有收益(理论上年轻的患者有更大的再生能力),也可能会出现未知的有害不良反应。在考虑这种疗法之前需要咨询耳鼻喉科医生,以熟悉PRP的使用。因为PRP是从静脉穿刺得到,所以被认为是一种非常安全的用于治疗鼻甲的方法。存在的风险包括血肿形成和(或)无法从静脉穿刺获得血液,注射部位疼痛、出血等。

(顾美珍)

------------------------------ **参 考 文 献** ------------------------------

［ 1 ］ Bhandarkar ND, Smith TL. Outcomes of surgery for inferior turbinate hypertrophy［J］. Curr Opin Otolaryngol Head Neck Surg, 2010, 18(1): 49–53.

［ 2 ］ Chang AA, Watson D. Inferior turbinate augmentation with auricular cartilage for the treatment of empty nose syndrome［J］. Ear Nose Throat J, 2015, 94(10–11): E14–E15.

［ 3 ］ Chhabra N, Houser SM. The diagnosis and management of empty nose syndrome ［J］. Otolaryngol Clin North Am, 2009, 42(2): 311–330.

［ 4 ］ Kuan EC, Suh JD, Wang MB. Empty nose syndrome［J］. Curr Allergy Asthma Rep, 2015, 15(1): 493.

［ 5 ］ Lee TJ, Fu CH, Wu CL, et al. Surgical outcome for empty nose syndrome: Impact of implantation site［J］. Laryngoscope, 2018, 128(3): 554–559.

［ 6 ］ Leong SC. The clinical efficacy of surgical interventions for empty nose syndrome: A systematic review［J］. Laryngoscope, 2015, 125(7): 1557–1562.

［ 7 ］ Moore E. What is the empty nose syndrome［J］. Am J Rhinol, 2000, 9: 27–35.

［ 8 ］ Salaheldin AH, Hussein A. Effect of platelet-rich plasma on nasal mucociliary clearance after submucous diathermy of inferior turbinate［J］. Egyptian Journal of Ear, Nose, Throat and Allied Sciences, 2012, 13(2): 71–75.

［ 9 ］ Thamboo A, Velasquez N, Habib AR, et al. Defining surgical criteria for empty nose syndrome: Validation of the office-based cotton test and clinical interpretability of the validated Empty Nose Syndrome 6-Item Questionnaire［J］. Laryngoscope, 2017, 127(8): 1746–1752.

［10］ Velasquez N, Thamboo A, Habib AR, et al. The Empty Nose Syndrome 6-Item Questionnaire (ENS6Q): a validated 6-item questionnaire as a diagnostic aid for empty nose syndrome patients［J］. Int Forum Allergy Rhinol, 2017, 7(1): 64–71.

［11］ Xu X, Li L, Wang C, et al. The expansion of autologous adipose-derived stem cells in vitro for the functional reconstruction of nasal mucosal tissue［J］. Cell Biosci, 2015, 5: 54.

［12］ 韩德民. 下鼻甲的结构、功能与症状［J］. 中国耳鼻咽喉头颈外科, 2003, 10(4): 195–196.

［13］ 王轶鹏, 刘天懿, 曲玉国, 等. 空鼻综合征［J］. 中华耳鼻咽喉科杂志, 2001, 36(3): 203–205.

［14］ 张长青, 袁霆. 富血小板血浆在临床应用中的争议和研究进展［J］. 中华关节外科杂志: 电子版, 2016, 10(6): 588–591.

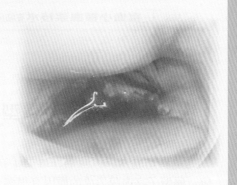

第十八章

富血小板血浆与薄型
子宫内膜不孕症

　　正常同居的夫妇有规律的性生活，未采取避孕措施，超过1年仍未怀孕者，称为不孕不育症。据世界卫生组织统计，育龄夫妇不孕不育症的发生率约为15%。在导致不孕不育症的原因中，除了精子和卵子的结合障碍、精子或卵子质量异常，子宫内膜条件不好也是一项重要因素。体外受精-胚胎移植技术 (*in vitro* fertilization and embryo transfer, IVF-ET)，也就是常说的"试管婴儿"技术，是解决不孕不育症的最后一项有效手段。但目前世界范围内 IVF-ET 的成功率只有40%左右，很大一部分原因与胚胎无法在子宫内膜着床有关。胚胎成功种植取决于3个因素：良好容受性的子宫内膜、同步发育的正常胚胎、胚胎与母体的相互作用。子宫内膜厚度可反应子宫内膜的功能状态，是目前临床评估子宫内膜容受性的重要指标之一。在排卵期一般子宫内膜厚度可达 9 ～ 11 mm，薄型子宫内膜是指子宫内膜未达到胚胎种植的阈厚度。

第一节　薄型子宫内膜与不孕不育

　　最近也有人提出顽固性薄型子宫内膜的概念,指子宫内膜薄对雌激素治疗无反应。薄型子宫内膜形成的原因有很多,比较常见的有子宫腔内的操作,如清宫术、子宫内膜消融术、诊断性刮宫等。另外,还有长期口服避孕药、氯米芬等药物导致的药物性损伤。子宫内膜感染,如结核等病变也会破坏子宫内膜干细胞功能和数量,从而导致子宫内膜变薄。还有一部分不明原因性薄型子宫内膜,其机制目前仍未阐明,可能与雌激素受体异常或雌激素受体基因多态性有关。

　　"种植窗"时期子宫内膜厚度和妊娠结局有良好的相关性,较薄的子宫内膜可降低子宫内膜容受性,导致显著降低妊娠率或取消胚胎移植。临床统计发现,如果在人绒毛膜促性腺激素(human chorionic gonadotropin, HCG)日子宫内膜厚度<7 mm者,临床妊娠率仅为23.1%;而子宫内膜>7 mm者,种植率会显著提高。Richter等的研究发现,在1 294个IVF-ET周期中,内膜>16 mm者妊娠率可达77%。

　　临床上,虽然有较多促进内膜增殖的治疗方法,如增加雌激素剂量或使用时间,低剂量阿司匹林、己酮可可碱联合维生素E、枸橼酸西地那非、宫腔灌注G-CSF、仿生物电刺激、干细胞治疗等,但仍有部分顽固性薄型子宫内膜患者对于以上治疗方案无反应,子宫内膜无法达到种植所需厚度。如何增加子宫内膜厚度和改善子宫内膜的容受性,目前仍然是临床医师面临的一个棘手问题。

第二节　富血小板血浆在治疗薄型子宫内膜不孕症中的应用

　　PRP作为一种促进细胞增殖和加速组织修复的治疗方法,已被广泛应用于临床促进骨组织和软组织的修复。由于PRP来源于自身,操作简便,特别对于人体生长愈合困难的组织如肌腱、软骨和神经的损伤,其疗效显著优于传统的治疗方法。近年来,有研究者报道用PRP治疗薄型子宫内膜不孕症取得满意的疗效,并指出其机制可能与PRP所含高浓度的生长因子促进内膜细胞增殖有关。

一、PRP治疗不孕不育症的临床方法

1. PRP制备方法

　　抽取患者外周静脉血17.5 ml,加入ACD-A抗凝剂2.5 ml,1 200转/min离心

12 min,去除红细胞,取上清液,3 300转/min再离心7 min,然后去除管内上层3/4上清液,最后剩余的0.5～1 ml液体即为PRP。

2. PRP灌注时机

若月经自然周期中优势卵泡≥14 mm时或人工替代周期用药第10天时子宫内膜厚度仍≤5 mm,则给予PRP宫腔内灌注1次,治疗72 h后复查内膜厚度,无明显进展者再次给予PRP宫腔灌注。

3. PRP宫腔灌注的方法

将0.5 ml PRP装入人工授精导管,经宫颈顺子宫曲度插入宫腔,当触及宫底部时测量宫腔深度,调整导管尖距宫底0.5 cm,连接注射器将PRP在无阻力下缓慢注入宫腔,待注射完毕时抽吸少量空气,将导管中剩余的PRP全部推入宫腔(见图18-2-1)。

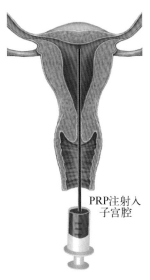

PRP注射入
子宫腔

图18-2-1　PRP宫腔灌注

4. PRP宫腔灌注的临床效果

国内梁晓燕教授团队首次报道了PRP治疗薄型子宫内膜不孕症的临床效果。该项研究选择薄型子宫内膜患者94例,其中53例予PRP治疗(PRP组),于冷冻胚胎移植周期中给予PRP宫腔内灌注治疗;另41例未予PRP治疗(对照组)。结果发现,PRP治疗组较对照组的子宫内膜厚度明显增加[(7.56 ± 0.38)mm *vs.*(6.41 ± 0.36)mm],PRP组的生化妊娠率、临床妊娠率、胚胎种植率均比对照组明显升高,作者认为PRP具有促进子宫内膜增殖、改善薄型子宫内膜患者临床妊娠结局的临床效果,可作为薄型子宫内膜治疗的一种安全、有效的方法。

国外Zadehmodarres等也报道了PRP治疗薄型子宫内膜患者的临床效果:10名患者的子宫内膜厚度在经过常规处理后仍然小于7 mm而不能进行胚胎移植,被纳入研究。所有患者经过宫腔镜检查,在月经周期的第2或第3天开始应用雌激素治疗,6 mg/d,在第9～10天增加至8 mg/d,在第11～12天行PRP宫腔内灌注,在第13～14天重复灌注1次。当子宫内膜厚度>7 mm时进行胚胎移植,同时行黄体支持治疗。结果10名患者在经过2次PRP灌注后内膜厚度均超过了7 mm,进行胚胎移植后5名患者获得临床妊娠。

二、PRP治疗薄型子宫内膜不孕症的机制

Jang等在对雌性大鼠子宫内膜损伤采用PRP宫腔灌注的研究中发现,PRP不但可以促进子宫内膜增殖,还能减少纤维化形成。PRP治疗组内膜的细胞角蛋白、同源盒基因*A10*、*VEGF*、*Ki67*表达都增强,采用实时PCR分析显示,IL1β-mRNA下调,而*c-Kit* mRNA上调。

三、目前存在的问题以及未来可能的改进之处

由于PRP宫腔内灌注治疗女性不孕症尚处于研究和应用起步阶段,因此目前还存在一些不确定性的问题,在未来的临床应用中也有很多需要改进之处。

1. PRP灌注的时间和次数

在目前的研究中PRP都是在单个月经周期内灌注1次或2次,如果提前3～4个月经周期,每个月经周期内采用PRP宫腔内灌注1～2次,更有利于观察PRP治疗对子宫内膜厚度的改善作用。

2. PRP灌注的方法

除了前面提到的将PRP采用人工授精导管直接注入宫腔之外,还有一种"轻创后注入法",即将子宫内膜取样器顺子宫曲度经宫颈插入宫腔,轻探宫底,后退少许,从上至下沿宫腔四壁轻柔吸刮内膜数次,取出少量内膜,并尽量将宫腔液体抽吸干净;然后再将PRP注入宫腔。提倡这种"轻创后注入法"的学者认为,给予子宫内膜轻微的搔刮之后,能促进子宫内膜反应生长,同时也能增加PRP与子宫内膜的接触面积和深度,增加PRP的作用效果。

3. 宫腔镜与PRP灌注

薄型子宫内膜不孕症的患者往往需要行宫腔镜检查和治疗,因此,在行宫腔镜检查的同时行PRP灌注也不失为一种选择,因为在宫腔镜直视之下PRP灌注部位更加确切,同时还可以采用细针将PRP注入子宫内膜下的功能层之内或功能层与基底层之间,从而避免注入PRP流出,使得PRP作用时间更长、效果更好。

(刘章顺)

------------------------------ **参 考 文 献** ------------------------------

[1] Chang Y, Li J, Chen Y, et al. Autologous platelet-rich plasma promotes endometrial growth and improves pregnancy outcome during in vitro fertilization[J]. Int J Clin Exp Med, 2015, 8(1): 1286-1290.

[2] Jang HY, Myoung SM, Choe JM, et al. Effects of autologous platelet-rich plasma on regeneration of damaged endometrium in female rats[J]. Yonsei Med J, 2017, 58(6): 1195-1203.

[3] Richter KS, Bugge KR, Bromer JG, et al. Relationship between endometrial thickness and embryo implantation, based on 1,294 cycles of in vitro fertilization with transfer of two

blastocyst-stage embryo［J］. Fertil Steril, 2007, 87(1): 53−59.

［4］ WHO. manual for the standardized investigation and diagnosis of the infertile couple ［M］. Cambridge University Press, 2000.

［5］ Zadehmodarres S, Salehpour S, Saharkhiz N, et al. Treatment of thin endometrium with autologous platelet-rich plasma: a pilot study［J］. JBRA Assist Reprod, 2017, 21(1): 54−56.

［6］ 常亚杰,梁晓燕.辅助生殖技术周期中薄型子宫内膜的相关机制及临床对策［J］.实用妇产科杂志,2014,30(11): 820−823.

［7］ 常亚杰,张晓莉,杨星,等.富血小板血浆促子宫内膜增殖对妊娠结局的影响［J］.实用妇产科杂志,2016,32（6）: 445−449.

biotechnology [M]. vol.17. Fertil Steril, 2002: 47[15]:55-56.

4. J. WHO. manual for the standardized investigation and diagnosis of the infertile couple [M]. Cambridge University Press, 2000.

5. Zhdehandares S, Salehpum S, Saharkhzu S, et al. Treatment of thin endometrium with autologous platelet-rich plasma: a pilot study. J. JBRA Assist Reprod, 2017, 21[1]: 54-59.

6. 王丽娜, 郑荣荣. 精液脱落细胞学检查在男性不育诊断中的应用价值 [J]. 中国计划生育学杂志, 2014, 30 [12]: 830-832.

7. 李建民, 李少如, 王志刚, 等. 精液脱落细胞学在男性生殖系统疾病诊断中的应用研究 [J]. 中国男科学杂志, 2016, 37 [4]: 445-446.

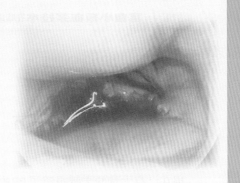

第十九章

富血小板血浆与疼痛

　　组织损伤和炎症常引起疼痛。疼痛也是患者到疼痛科、骨科、康复科等科室就诊的最常见原因。美国疼痛学会在1995年将疼痛列为第五大生命体征。目前的共识是慢性疼痛是一种疾病。

　　疼痛可按疼痛部位、疼痛程度、发病机制和持续时间分为很多种类。临床上最常用的是根据疼痛持续时间分为慢性疼痛和急性疼痛。急性疼痛一般为机体组织受伤害导致的突发短时间的疼痛，比如受伤后软组织撕裂、骨折或术后疼痛等；慢性疼痛包括范围很广，常见的有关节痛、足底筋膜炎、网球肘、坐骨神经痛、椎管狭窄、偏头痛等。

第一节　传统镇痛方法

现在已有大量的文献报道了PRP治疗膝关节疼痛、肌腱病和创面的临床研究。绝大多数研究结果表明，PRP能有效减轻患者疼痛，VAS评分明显改善。这是因为PRP中含有多种抗炎、控制神经疼痛，以及促进组织修复的因子和蛋白。PRP在疼痛局部的应用可以抑制炎症，控制神经性致痛因子的表达，促进组织的再生，从而达到长期的镇痛和修复作用。

目前，临床上常用的传统镇痛方法包括镇痛药物的使用、激素封闭、局部麻醉和神经阻断等，但这些方法仅着眼于疼痛的阻止，没有重视局部受损组织的修复。因此，当镇痛药物在体内分解代谢后，受损组织未得到恢复，疼痛就会反复发作。

PRP相较于传统镇痛方法，除了镇痛外，还能促进组织修复。当组织修复之后，局部微环境恢复正常，疼痛才是真正意义上的"根除"。

第二节　富血小板血浆在疼痛治疗中的应用

一、PRP与膝关节疼痛

膝关节炎疼痛的原因很多，包括滑膜炎症、骨质退变、软骨损伤、半月板损伤、交叉韧带损伤等。据统计，65岁以上的美国人中约80%有骨关节炎。骨关节炎除了疼痛症状外，还有僵硬、肿胀、活动范围缩小等症状。传统的治疗方法，一般是早期应用非甾体抗炎药和氨基葡萄糖，第2阶段可以膝关节腔内注射透明质酸、激素、PRP等，最后阶段行膝关节置换。

PRP注射入关节腔，可以通过高浓度的生长因子促进关节软骨细胞的增殖和分化，通过抑制NF-kB通路控制炎症。相比其他治疗方法，PRP能更有效、更长久地减轻膝关节疼痛，显著改善VAS评分和WOMAC评分（见图19-2-1）。

二、PRP与肌腱病

肌腱病是指发生于肌腱、韧带或其止点的一类疾病的总称，包括临床常见的网球肘、肩袖损伤、髌腱炎、跖筋膜炎和跟腱炎等。肌腱病不仅高发于运动员和体力劳动

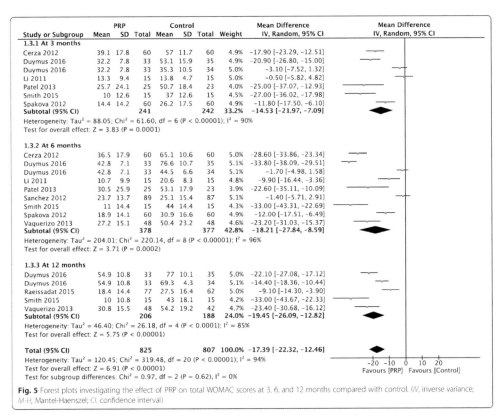

Fig. 5 Forest plots investigating the effect of PRP on total WOMAC scores at 3, 6, and 12 months compared with control. (*IV*, inverse variance; *M-H*, Mantel-Haenszel; *CI*, confidence interval)

图 19-2-1　与对照组相比，治疗后 3、6、12 个月的随访结果显示，PRP 组 WOAMC 评分显著优于对照组

注：引自 Shen L, Yuan T, Chen S, et al. The temporal effect of platelet-rich plasma on pain and physical function in the treatment of knee osteoarthritis: systematic review and meta-analysis of randomized controlled trials[J]. J Orthop Surg Res, 2017, 12(1): 16.

者，而且易发于"久坐族"和老年人。在美国，每年有 1 600 万次肌腱或韧带损伤发生。过去认为肌腱病是由炎症所致，因此称之为肌腱炎。近年，大量研究发现，这类病变组织中并没有明显的炎性反应和炎性细胞，相应的非类固醇抗炎药或皮质激素在治疗肌腱病时也并不能促进受损肌腱的愈合，反而延缓和破坏了肌腱的修复。然而，即使如此，目前临床上仍广泛使用非类固醇抗炎药和激素封闭来治疗肌腱病。这种矛盾现象背后的主要原因，一是目前尚缺乏明确的肌腱病治疗方案，临床医师只能根据经验对症治疗；二是肌腱病的病因学和病理学复杂，目前仍未完全阐明。

用 PRP 治疗网球肘，与自体全血、生理盐水或激素对照，结果显示 PRP 能显著改善患者的 VAS 疼痛评分与手臂、肩和手残疾（Disabilities of the Arm, Shoulder, and Hand, DASH）评分。另外，应用 PRP 治疗跟腱炎、肩袖损伤、髌腱炎、跖筋膜炎的临床研究，大多显示 PRP 具有良好的缓减疼痛的作用，原因也在于 PRP 抑制炎症的同时促进了组织的再生和修复。

2018年的一项研究显示，截至2017年9月27日，通过对肩袖损伤患者注射治疗研究的荟萃分析表明，皮质类固醇注射可在短期(3～6周)内起作用，但在长期(>24周)的疼痛减轻和功能改善中不起作用。相比之下，PRP注射可在长期(超过24周)产生更好的结果。

2014年的一项随机对照研究显示，急性腘绳肌损伤患者，PRP联合康复治疗要比单一康复治疗效果更佳。而2015发表的一项临床研究表明，在慢性腘绳肌损伤患者中，超声引导下进行单次PRP注射治疗可明显降低患者的VAS评分。

肌腱止点是一个肌腱、软骨、骨逐渐移形的复合结构。损伤后机体往往以瘢痕结构进行修复，导致移形结构无法重建，这也是疼痛产生的一个重要原因。Zhou将PRP应用于肌腱止点处，发现PRP有利于促进肌腱止点移行带的形成。

三、PRP与下腰痛

下腰痛是门诊常见病，治疗方法包括保守治疗、介入治疗和手术治疗。下腰痛的原因一部分来自椎间盘退变引起。Levi对22例下腰痛患者行PRP椎间注射，随访6个月后发现47%的患者改善程度达到50%以上。一项前瞻、双盲、随机、安慰剂对照的临床研究中，入组的47例患者在X线下，将PRP用一根长针注射入L4/L5椎间盘中心(见图19-2-2)，患者注射PRP后疼痛均明显改善。治疗后8周，功能评分指数(functional rating index, FRI)、数字分级评分法(numerical rating scale, NRS)疼痛评分，北美脊柱协会(North American Spine Society, NASS)评分均显著改善。1年以上的随访患者结果显示FRI依然显著改善。Akeda将PRP用于治疗椎间盘源性下腰痛的研究不仅主观性评分，如VAS评分、Roland-Morris功能障碍问卷量表(Roland-Morris Disability Questionnaire, RDQ)评分显示显著改善，而且影像学也显示了明显改善。

四、PRP与烧伤瘢痕神经性疼痛

烧伤导致的神经性疼痛目前一直无有效的治疗方法。全世界每年到医院救治的烧伤患者近1 100万人。其中超过50%的烧伤患者会伴有神经性疼痛，这种疼痛通常会持续多年。烧伤不仅破坏了皮肤，同时也破坏了分布在皮肤内的神经末梢，通过神经炎症反应引起疼痛。

Huang将PRP注射入SD大鼠的烧伤瘢痕之中，4周后与对照组相比，PRP能显著减轻大鼠的疼痛，并且PTEN在皮肤与脊髓的表达明显升高，神经元细胞的 P-$PTEN$、p-$mTOR$、CCL_2 表达，神经胶质细胞的 p-$p38$ 和 p-$NFkB$ 表达，以及脊髓星形胶质细胞的

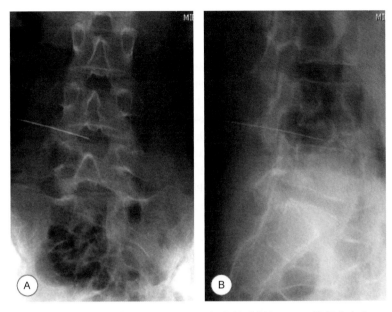

图19-2-2 在X线下,将PRP用一根长针注射入L4/L5椎间盘中心

注:引自 Akeda K, Ohishi K, Masuda K, et al. Intradiscal injection of autologous platelet-rich plasma releasate to treat discogenic low back pain: a preliminary clinical trial[J]. Asian Spine J, 2017, 11(3): 380-389.

p-JNK 和 *p-NFkB* 表达均显著降低,这项研究从动物水平和细胞分子水平阐明了PRP用于烧伤导致的神经性疼痛的有效性和作用机制,也为临床应用PRP治疗这类患者提供了指导数据。

五、PRP治疗疼痛需要注意的问题

PRP来源于自体血,其成分与自体血完全相同,只是比例不同而已。所以,PRP本身是安全的,不会出现排异、疾病传播等不良并发症。在临床应用过程中,患者出现不适症状大多与操作有关。比如,用PRP治疗膝关节炎时,将PRP注射在关节滑膜上,并没有注射在关节腔内;整个操作过程不规范导致的感染;将PRP注射入肌腱止点时,由于局部疼痛敏感,针刺感会放大疼痛。另外,PRP加大局部的容积也会增加疼痛,这种情况下,可以先局部麻醉后再行PRP注射,即使出现疼痛加重也是一过性的,一般在3天内会明显缓解;将PRP注射入椎间盘有导致患者下肢麻木的报道,这可能与操作时针头碰伤神经根有关,但这种麻木一般会在数天或数月内好转。

PRP应用于疼痛治疗时,要确保注射部位的精准性,推荐使用超声引导下注射。

(袁 霆,谢雪涛,沈龙祥,浦少锋,范峥莹)

-------------------------------- 参 考 文 献 --------------------------------

[1] Badimon L, Suades R, Fuentes E, et al. Role of platelet-derived microvesicles as crosstalk mediators in atherothrombosis and future pharmacology targets: a link between inflammation, atherosclerosis, and thrombosis[J]. Front Pharmacol, 2016, 7: 293.

[2] Bianco F, Perrotta C, Novellino L, et al. Acid sphingomyelinase activity triggers microparticle release from glial cells[J]. EMBO J, 2009, 28(8): 1043-1054.

[3] Bobrie A, Colombo M, Raposo G, et al. Exosome secretion: molecular mechanisms and roles in immune responses[J]. Traffic, 2011, 12(12): 1659-1668.

[4] Burnouf T, Goubran HA, Chou ML, et al. Platelet microparticles: detection and assessment of their paradoxical functional roles in disease and regenerative medicine[J]. Blood Rev, 2014, 28(4): 155-166.

[5] Cocucci E, Meldolesi J. Ectosomes and exosomes: shedding the confusion between extracellular vesicles[J]. Trends Cell Biol, 2015, 25(6): 364-372.

[6] Curry N, Raja A, Beavis J, et al. Levels of procoagulant microvesicles are elevated after traumatic injury and platelet microvesicles are negatively correlated with mortality[J]. J Extracell Vesicles, 2014, 3: 25625.

[7] El-Andaloussi S, Lee Y, Lakhal-Littleton S, et al. Exosome-mediated delivery of siRNA in vitro and *in vivo*[J]. Nat Protoc, 2012, 7(12): 2112-2126.

[8] Gruber R, Varga F, Fischer MB, et al. Platelets stimulate proliferation of bone cells: involvement of platelet-derived growth factor, microparticles and membranes[J]. Clin Oral Implants Res, 2002, 13(5): 529-535.

[9] Hapa O, Cakici H, Kukner A, et al. Effect of platelet-rich plasma on tendon-to-bone healing after rotator cuff repair in rats: an *in vivo* experimental study[J]. Acta Orthop Traumatol Turc, 2012, 46(4): 301-307.

[10] Hechtman KS, Uribe JW, Botto-vanDemden A, et al. Platelet-rich plasma injection reduces pain in patients with recalcitrant epicondylitis[J]. Orthopedics, 2011, 34(2): 92.

[11] Heijnen H, Schiel AE, Fijnheer R, et al. Activated platelets release two types of membrane vesicles: microvesicles by surface shedding and exosomes derived from exocytosis of multivesicular bodies and alpha-granules[J]. Blood, 1999, 94(11): 3791-3799.

[12] Huang SH, Wu SH, Lee SS, et al. Platelet-rich plasma injection in burn scar areas alleviates neuropathic scar pain[J]. Int J Med Sci, 2018, 15(3): 238-247.

[13] Italiano JE Jr, Mairuhu AT, Flaumenhaft R. Clinical relevance of microparticles from platelets and megakaryocytes[J]. Curr Opin Hematol, 2010, 17(6): 578-584.

[14] Kaux JF, Drion PV, Colige A, et al. Effects of platelet-rich plasma (PRP) on the healing of Achilles tendons of rats[J]. Wound Repair Regen, 2012, 20(5): 748-756.

[15] Khan KM, Cook JL, Taunton JE, et al. Overuse tendinosis, not tendinitis[J]. Phys Sportsmed, 2000, 28(5): 38-48.

[16] Kim HK, Song KS, Chung JH, et al. Platelet microparticles induce angiogenesis in vitro [J]. Br J Haematol, 2004, 124(3): 376-384.

[17] Laffont B, Corduan A, Ple H, et al. Activated platelets can deliver mRNA regulatory

Ago2*microRNA complexes to endothelial cells via microparticles［J］. Blood, 2013, 122(2): 253−261.

［18］ Levi D, Horn S, Tyszko S, et al. Intradiscal platelet-rich plasma injection for chronic discogenic low back pain: preliminary results from a prospective trial［J］. Pain Med, 2016, 17(6): 1010−1022.

［19］ Magra M, Maffulli N. Nonsteroidal antiinflammatory drugs in tendinopathy: friend or foe［J］. Clin J Sport Med, 2006, 16(1): 1−3.

［20］ Marx RE, Carlson ER, Eichstaedt RM, et al. Platelet-rich plasma: growth factor enhancement for bone grafts［J］. Oral Surg Oral Med Oral Pathol Oral Radiol Endod, 1998, 85(6): 638−646.

［21］ Mathivanan S, Ji H, Simpson RJ. Exosomes: extracellular organelles important in intercellular communication［J］. J Proteomics, 2010, 73(10): 1907−1920.

［22］ Melo SA, Sugimoto H, O'Connell JT, et al. Cancer exosomes perform cell-independent microRNA biogenesis and promote tumorigenesis［J］. Cancer Cell, 2014, 26(5): 707−721.

［23］ Mishra A, Woodall JJr, Vieira A. Treatment of tendon and muscle using platelet-rich plasma［J］. Clin Sports Med, 2009, 28(1): 113−125.

［24］ Nakamura N. Platelet-rich plasma added to the patellar tendon harvest site during anterior cruciate ligament reconstruction enhanced healing［J］. J Bone Joint Surg Am, 2013, 95(10): 942.

［25］ Owens AP 3rd, Mackman N. Microparticles in hemostasis and thrombosis［J］. Circ Res, 2011, 108(10): 1284−1297.

［26］ Peck MD. Epidemiology of burns throughout the world. Part I: distribution and risk factors［J］. Burns, 2011, 37(7): 1087−1100.

［27］ Rahimzadeh P, Imani F, Faiz SHR, et al. The effects of injecting intra-articular platelet-rich plasma or prolotherapy on pain score and function in knee osteoarthritis［J］. Clin Interv Aging, 2018, 13: 73−79.

［28］ Rees JD, Maffulli N, Cook J. Management of tendinopathy［J］. Am J Sports Med, 2009, 37(9): 1855−1867.

［29］ Sadoghi P, Rosso C, Valderrabano V, et al. The role of platelets in the treatment of Achilles tendon injuries［J］. J Orthop Res, 2013, 31(1): 111−118.

［30］ Shen L, Yuan T, Chen S, et al. The temporal effect of platelet-rich plasma on pain and physical function in the treatment of knee osteoarthritis: systematic review and meta-analysis of randomized controlled trials［J］. J Orthop Surg Res, 2017, 12(1): 16.

［31］ Stein JM, Luzio JP. Ectocytosis caused by sublytic autologous complement attack on human neutrophils. The sorting of endogenous plasma-membrane proteins and lipids into shed vesicles［J］. Biochem J, 1991, 274(Pt 2): 381−386.

［32］ Summer GJ, Puntillo KA, Miaskowski C, et al. Burn injury pain: the continuing challenge［J］. J Pain, 20078(7): 533−548.

［33］ Torreggiani E, Perut F, Roncuzzi L, et al. Exosomes: novel effectors of human platelet lysate activity［J］. Eur Cell Mater, 2014, 28: 137−151.

［34］ Tuakli-Wosornu YA, Terry A, Boachie-Adjei K, et al. Lumbar intradiskal platelet-rich plasma (PRP) injections: a prospective, double-blind, randomized controlled study. PM R, 2016, 8(1):

1-10.

[35] van Ark M, van den Akker-Scheek I, Meijer LT, et al. An exercise-based physical therapy program for patients with patellar tendinopathy after platelet-rich plasma injection [J]. Phys Ther Sport, 2013, 14(2): 124-130.

[36] Wolf P. The nature and significance of platelet products in human plasma [J]. Br J Haematol, 1967, 13(3): 269-288.

[37] Yuan T, Guo SC, Han P, et al. Applications of leukocyte-and platelet-rich plasma (L-PRP) in trauma surgery [J]. Curr Pharm Biotechnol, 2012, 13(7): 1173-1184.

[38] Yuan T, Zhang CQ, Wang JH. Augmenting tendon and ligament repair with platelet-rich plasma (PRP) [J]. Muscles Ligaments Tendons J, 2013, 3(3): 139-149.

[39] Zhang J, Guan J, Niu X, et al. Exosomes released from human induced pluripotent stem cells-derived MSCs facilitate cutaneous wound healing by promoting collagen synthesis and angiogenesis [J]. J Transl Med, 2015, 13: 49.

[40] Zhang J, Keenan C, Wang JH. The effects of dexamethasone on human patellar tendon stem cells: Implications for dexamethasone treatment of tendon injury [J]. J Orthop Res, 2013, 31(1): 105-110.

[41] Zhou Y, Zhang J, Yang J, et al. Kartogenin with PRP promotes the formation of fibrocartilage zone in the tendon-bone interface [J]. J Tissue Eng Regen Med, 2017, 11(12): 3445-3456.

[42] Zmigrodzka M, Guzera M, Miskiewicz A, et al. The biology of extracellular vesicles with focus on platelet microparticles and their role in cancer development and progression [J]. Tumour Biol, 2016, 37(11): 14391-14401.

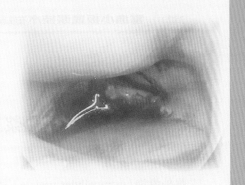

第二十章

富血小板血浆来源的外泌体和胞外囊泡

　　PRP在临床上广泛用于骨与软组织修复已有近20年的历史。虽然PRP因其有效、安全、制作简单等特点在临床上被广泛应用,但其修复组织的具体机制并没有完全阐明,主要原因在于PRP的成分非常复杂。实质上,PRP含有血液中所有成分,只是成分比例不同而已。与静脉血相比,PRP中含有更高比例的血小板。血小板激活后除了释放大量生长因子介导组织修复以外,近几年的研究发现,PRP还含有高浓度的囊泡参与了组织修复的调控。

第一节　富血小板血浆来源的胞外囊泡的生物学特性

胞外囊泡(extracellular vesicle)为直径在30 nm ～ 1 μm的亚细胞双层膜囊泡,在细胞间的信息通信和物质传导中起重要作用。体内绝大多数细胞均已被证明可分泌胞外囊泡,如免疫细胞、内皮细胞、干细胞、癌细胞、神经细胞等。对富血小板血浆来源的胞外囊泡(PRP-EVs)的研究目前还较少。本节将介绍PRP-EVs的生物学特性和在组织修复中的可能机制。

PRP中绝大部分的胞外囊泡由血小板分泌而来。血小板分泌的胞外囊泡包括胞外体(ectosome)和外泌体(exosome)两大类。胞外体直径100 nm ～ 1 μm,通过血小板细胞质膜出芽的方式形成,主要参与凝血过程。外泌体储存在血小板的多泡体(multivescular body)和α颗粒中,激活后通过胞外分泌的方式释放至血小板外,参与包括组织修复在内的多种生理病理过程。由于PRP来源的外泌体并不能像胞外体一样与凝血因子X以及凝血酶原结合,提示PRP来源的外泌体可能并不参与凝血过程。

虽然外泌体和胞外体在形态、来源和功能上均存在明显差异(见表20-1-1),但鉴定和区分两者经历了近50年的发展,对于两者的认识常混淆在一起。因此,文献关于外泌体和胞外体的名称并不一致,特别是胞外体。Wolf在1967年首次发现了血小板中这些微粒结构,称之为血小板微尘(platelet dust)。1991年,Stein和Luzio将通过出芽方式形成的微粒统称之为胞外体。除此之外,这些微粒结构还有微泡(microvesicle)、微粒(microparticle)、纳米粒(nanoparticle)、脱落囊泡(shedding vesicle)、外泌体样囊泡(exosomes-like vesicle)和癌小体(oncosome)等名称。在研究血小板来源胞外囊泡的文献中,有些胞外囊泡仅是胞外体,有些文献中胞外囊泡同时包含胞外体和外泌体,这在阅读文献的时候需要注意鉴别。

表20-1-1　血小板来源的外泌体(PLT-Exos)和胞外体(PLT-Ectos)的主要区别

特　征	外泌体(PLT-Exos)	胞外体(PLT-Ectos)
直径	40 ～ 100 nm	100 nm ～ 1 μm
密度	1.14 ～ 1.18 g/ml	>1.23 g/ml
形状	比较均一,圆杯状	大小不均,形态相异
膜来源	多泡体	细胞质膜

（续表）

特 征	外泌体（PLT-Exos）	胞外体（PLT-Ectos）
释放机制	胞外分泌	出芽
流式细胞仪	太小,无法检测	可检测
阳性标记物	CD63	GP1b,血小板内皮细胞黏附分子1,整联蛋白 α_{IIb}-β_3,β_1,PETA-3,CD9,P-选择素
阴性标志物	GP1b、P-选择素、PETA-3、血小板内皮细胞黏附分子1、CD29、β_1-选择素	CD63
凝血酶原	不结合	结合
凝血因子X	不结合	结合

　　富血小板来源的胞外囊泡占外周血胞外囊泡总量的70%～90%。在创伤等病理情况下,机体血液中的富血小板来源的胞外囊泡数量会明显上升,由于胞外囊泡可以启动介导炎症和血管再生过程,提示富血小板来源的胞外囊泡可能参与了机体创伤后组织的修复过程。

第二节　富血小板血浆来源的胞外囊泡的合成与分泌

　　来源于不同细胞的胞外囊泡拥有反映细胞来源的特异性蛋白。如来源于血小板的外泌体质膜上有血管性血友病因子和融合蛋白CD41a,包含血小板特异性的mRNA和miRNA等。胞外体通过血小板质膜出芽方式合成,外泌体通过血小板中多泡体外膜内陷形成,当多泡体与血小板质膜融合后,通过胞吐的方式将外泌体释放至血小板外。虽然经过近30年的发展,胞外囊泡合成与分泌机制的研究已经获得了巨大进展,但胞外囊泡通过细胞膜突出或内陷形成封闭性结构的囊泡以及囊泡内生物分子分拣的具体机制仍未完全阐明。一般情况下认为,胞外囊泡是由磷脂酰丝氨酸和磷脂酰乙醇胺的垂直易位,以及肌动蛋白的参与而形成的。

　　血小板在激活后会释放大量的胞外囊泡至体外,在静息状态下血小板也会少量释放胞外囊泡。不同的激活方式或释放方式所形成的胞外囊泡的大小形状以及所含的成分是不同的。如经凝血酶激活的血小板释放的胞外囊泡含有大量的miRNA-223,而静息状态下的血小板释放的胞外囊泡中miRNA-223含量较少。

一、胞外体

血小板在激活剂的作用下或在高剪切刀的环境中可以很快被激活。活化后血小板表面的各种磷脂酶被激活，维持正常血小板质膜的骨架蛋白发生活动，部分质膜由于骨架蛋白移动后失去支撑形成空泡向外突出，形成伪足。血小板质膜的磷脂排列不对称，外层主要是磷脂酰胆碱和鞘磷脂，内层是磷脂酰丝氨酸和磷脂酰乙醇胺。这种质膜结构的排列是由翻转酶、氨基磷脂转位酶、翻转酶和混杂酶调控平衡。血小板激活剂如凝血酶、胶原蛋白、钙离子可以促进和抑制这些酶的作用，介导血小板膜磷脂和骨架蛋白的活动。伪足质膜部分向外突出后以断裂的方式形成胞外体。

PLT-Ectos除了参与体内促凝血与抗凝过程，近几年在组织修复中的作用也逐渐被证实，并且胞外体在凝血过程和组织修复过程的作用是连续的。组织受损后，血管内皮破损出血引发体内凝血级联反应，血小板活化形成血凝块堵住破损血管内皮阻断出血。此后，一方面血小板激活释放的胞外体通过蛋白C灭活凝血因子V，抑制凝血正反馈机制恢复凝血平衡；另一方面，胞外体与血管内皮细胞受体特异性结合，促进内皮细胞增殖和分化，促进新生血管再生。

内皮细胞在血管形成和组织再生中都起着重要作用。Kim的体外试验结果显示胞外体除了促进人脐静脉内皮细胞增殖分化以外，还增强了迁移和管形成能力。并且胞外体的脂质成分可能是促血管形成的主要活性因子，蛋白成分可能是次要因素。进一步研究发现胞外体是通过百日咳毒素敏感性G蛋白-细胞外信号调节激酶-磷酸肌醇3-激酶通路来完成的。体内试验将PLT-Ectos注射入心肌缺血处，发现PLT-Ectos可明显诱导毛细血管再生数量增加。

PLT-Ectos在促进骨组织修复中也发挥着重要的作用。但与PLT-Ectos促进血管再生不同的是，PLT-Ectos的脂质成分对骨细胞的增殖不起作用。PLT-Ectos与人骨小梁来源骨细胞共培养，发现骨细胞有丝分裂增加20～50倍，有助于骨缺损的修复以及矿化。

二、外泌体

外泌体是在多泡体中合成的，研究认为转运必需内体分选复合物（endosomal sorting complex required for transport, ESCRT）在外泌体的合成和分泌中发挥了重要作用。RAB家族蛋白如RAB 11、RAB 27a、RAB 27b、RAB 35参与了外泌体的转运，融合与分泌。外泌体分泌至细胞外则与跨膜蛋白复合体SNARE有关。

PRP-EVs释放入外环境后，可以在局部被附近的受体细胞吸收，也可以通过全身体液系统作用于远距离的受体细胞。既往研究认为胞外囊泡与受体细胞是通过非特异性结合发生胞膜融合后进入细胞的。但近年逐渐发现,胞外囊泡与受体细胞结合这一过程其实是由受体细胞膜表面特异分子介导的。也就是说,胞外囊泡作用于受体细胞发生作用并非是随机发生的,而是通过配体受体的特异性结合介导的。但是,什么原因导致胞外囊泡能识别不同受体细胞膜上的分子,目前尚不清楚。

PLT-Exos作用于组织的机制与其含有的mRNA、miRNA及siRNAs有关。外泌体分泌至细胞外后,其双层膜结构能保护这些遗传信息在细胞外环境中不被降解从而在体内远距离输送。当外泌体与受体细胞结合后,外泌体携带的mRNA、miRNA和siRNA可进入受体细胞调控翻译相应的蛋白质,改变受体细胞的生理功能。

PRP-Exos与组织修复的报道目前还非常少。Torreggiani用PRP-Exos修复骨组织的试验中,将PRP-Exos与BMSC在体外共培养20 h,发现(98 ± 1.8)%的BMSC体内可以检测到被PKH26标记的PRP-Exos。并且PRP-Exos可以显著促进BMSC的增殖(增殖速度是对照组的1.2倍),PRP-Exos浓度越高,促进增殖越明显。同时,PRP-Exos还能显著促进BMSC的迁移和分化,PRP-Exos组与对照组相比,骨诱导之后的钙盐沉积矿化更明显。提示PRP用于骨组织修复时,大量的PRP-Exos在局部释放,这些PRP-Exos可与局部环境的修复细胞如干细胞和骨前体细胞作用,促进修复细胞向骨损伤处迁移,并促进修复细胞增殖和向骨细胞分化,从而达到促进修复骨组织的作用。

PRP-Exos促进BMSC诱导成骨分化在低剂量时是剂量依赖性的。但以50 μg高浓度的PRP-Exos作用于BMSC骨诱导分化时,发现其骨分化作用降低。这可能是由于PRP-Exos的作用更多在于促进细胞增殖,符合人体骨组织修复的机制。在骨缺损时,首先是骨前体细胞大量增殖,填充骨缺损,形成骨桥;后期骨前体细胞向成熟骨细胞分化,在力学作用下塑形,逐渐形成成熟骨结构。

在Torreggiani的研究中,采用ELISA法检测PRP-Exos和PRP中的生长因子如bFGF、VEGF、PDGF-BB和TGF-β_1的浓度,结果发现同样体积的PRP-Exos与PRP相比,其生长因子的浓度明显示高于PRP组。其中bFGF、PDGF-BB和TGF-β_1的浓度分别是PRP的3.3、2.7和35.5倍。说明PRP中最重要的作用成分的生长因子大部分储存在PRP-Exos中,尤其是TGF-β_1。

在笔者团队近期以PRP-Exos修复股骨头坏死的实验中,发现PRP-Exos通过Akt/Erk信号通路促进细胞增殖和血管生成,抑制糖皮质激素诱导的细胞凋亡。对于骨细胞,PRP-Exos通过Wnt/β-联蛋白信号通路增强骨生成蛋白的表达水平,促进骨前体细胞分化和骨再生。

三、小结

目前PRP虽然在临床上被广泛用来治疗骨和软组织损伤,但PRP中有效成分作用于组织的具体机制并未完全阐明。绝大部分的基础研究和临床报道将PRP促进组织修复的有效性归功于PRP中高浓度的多种生长因子。但生长因子在血小板中如何合成、储存、释放，生长因子之间如何相互作用，生长因子释放后与修复细胞之间的信号转导等过程均不清楚。

近几年由于对胞外囊泡，特别是对外泌体研究的增多，逐渐阐明了胞外体和外泌体作为细胞间转运物质和信息载体的理论。这一理论几乎在所有人体细胞里被初步证实，并且还发现胞外囊泡参与介导了机体组织大量的生理病理过程。

然而，PRP-EVs的研究到目前为止尚有很多机制没有阐明。根据目前PRP-EVs的研究发现，生长因子主要储存在血小板中的外泌体中，血小板激活释放出外泌体后，外泌体外膜可以为生长因子提供保护，避免被外界环境中裂解酶破坏。因此，外泌体在胞外比较稳定，有足够长时间与目标细胞受体结合，从而改变其生物学功能；外泌体免疫原性较低，便于异体外泌体的使用，即用来自血库血小板液提取外泌体，有利于规模生产和标准化；极少量的外泌体就可以达到PRP的修复效果，便于临床使用和携带。

另外，PRP-EVs含有遗传信息DNA和RNA，有可能导致目标细胞基因突变。外泌体在肿瘤形成和转移中起非常重要的作用，PRP-Exos在非肿瘤环境中应用是否会致癌或促进癌症形成目前还有待验证。

尽管动物实验与部分临床试验初步表明了外泌体的安全性，但仍需要进一步的实验来证明其多层面和长期的安全性。

第三节 富血小板血浆来源的外泌体预防 股骨头坏死的实验研究

一、激素性股骨头坏死

激素性股骨头坏死是糖皮质激素治疗的严重并发症，具体发病机制包括细胞死亡、血管损伤、骨修复能力受损，但分子水平的机制暂不明确。

大剂量糖皮质激素造成骨内细胞凋亡，随之造成骨密度和强度下降。最近的研究表明，骨细胞凋亡是由内质网应激造成的。内质网应激由未折叠或错误折叠的蛋白积累引发，通过激活蛋白激酶样内质网激酶（protein kinase-like endoplasmic reticulum kinase, PERK）引起未折叠蛋白反应（unfolded protein response, UPR），缓解内质网应激，在轻度的内质网应激中保护细胞。

大量糖皮质激素还能造成血管系统的损害，引起血管内皮细胞的凋亡，影响血管重塑和血管新生。因而抑制血管内皮细胞的凋亡，对于维持股骨头的血供是必要的。

糖皮质激素在血管内皮细胞中可抑制VEGF的表达，抑制血管新生。还能降低循环中促血管新生的细胞的功能和VEGF分泌。在之前的实验中,笔者用血管内皮生长因子受体(vascular endothelial growth factor receptor, VEGFR)2抗体抑制血管新生,并建立了股骨头坏死模型,说明血管新生的缺失是股骨头坏死的重要发病机制之一。相反,通过增强血管新生,可以预防与治疗股骨头坏死。

同时,骨组织生成也受糖皮质激素调控,但其影响很复杂。在体内,内源性糖皮质激素对骨的形成是必要的。低剂量的合成激素,如地塞米松(dexamethasone, DEX),在体外诱导成骨的实验中也是必需的,可以促进成骨分化。但更高剂量的糖皮质激素或长时间使用糖皮质激素则会影响骨组织的生成,增加股骨头坏死发生的风险。长期或大剂量使用糖皮质激素还可以导致骨密度下降,引起骨质疏松。

二、循环外泌体和微泡与骨坏死

最近几年骨坏死的诊断和治疗得到了越来越多的关注。在激素性股骨头坏死的早期诊断中,循环外泌体和微泡的检测受到了笔者的关注。胞外囊泡是细胞间交流的一种媒介,在各种生物学功能中都发挥着重要的作用。其中一种胞外囊泡,被称作微泡,直径为100～1 000 nm,主要由脂双层、跨膜蛋白、胞质蛋白和RNA组成。另一种胞外囊泡被称作外泌体,直径<150 nm。除了介导细胞间通信外,外泌体具有作为靶向运输载体传递基因和药物的临床应用潜能。

众所周知,PRP是一种由自体血衍生的,富含大量血小板的血浆,可以促进神经细胞轴突再生、创面愈合、骨再生、软骨再生、肌腱及韧带修复、治疗慢性组织损伤和慢性骨髓炎等。甚至有报道称,ASC与PRP混合后,可用于早期股骨头坏死治疗。

PRP的功能被认为是血小板激活释放出多种生长因子,改善前体细胞趋化性,促进细胞增殖和分化,促进血管新生,以及促进ECM生成发挥功能。通过促进内皮细胞增殖并形成毛细血管,促进BMSC增殖和分化进而促进骨形成。

PRP的有效成分被包裹并富集于PRP-Exos中。有大量文献报道,外泌体具有与来源细胞相似的生物学功能。直接应用来源细胞受到免疫原性的限制,但外泌体几乎没有免疫原性,甚至可以跨物种传递。基于外泌体的优点,有望打破需要自体血的限制,将PRP-Exos商品化。

三、相关研究

1. DLS分析

DLS分析显示PRP-Exos直径为40～100 nm(见图20-3-1A)。在透射电子显微镜(transmission electron microscope, TEM)下可见大部分PRP-Exos呈盘状或椭圆形外观(见图20-3-1B)。蛋白质印迹法结果显示PRP-Exos中CD9、CD63、CD81和

TSG101表达阳性；表明来自PRP的特异抗原CD41表达阳性；来源PRP的主要生长因子PDGF-BB、TGF-β、bFGF和VEGF表达阳性（见图20-3-1C）。这些实验检测结果都证实研究过程中提取的纳米囊泡PRP-Exos是外泌体。

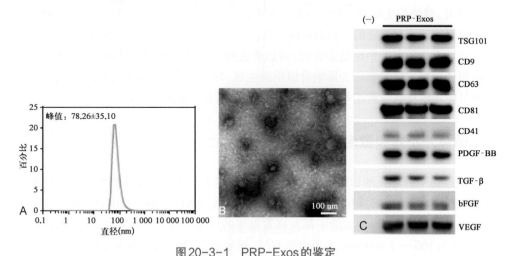

图20-3-1　PRP-Exos的鉴定
注：A. DLS检测粒径分布；B. TEM观察形态；C. 来源PRP的主要生长因子表达阳性

2. PRP-Exos阻断激素对细胞的增殖抑制作用

经分组处理后，对于人微血管内皮细胞（human microvascular endothelial, HMEC）-1、BMSC和小鼠破骨细胞MC3T3-E1的细胞增殖情况行CCK-8和EdU检测，结果显示PRP-Exos可以阻断激素对各细胞的增殖抑制作用（见图20-3-2）。

3. PRP-Exos阻断激素诱导的细胞凋亡

经分组处理后，对HMEC-1、BMSC和MC3T3-E1的细胞凋亡情况行膜联蛋白（annexin）V流式细胞学检测，结果显示PRP-Exos可以阻断激素对各细胞凋亡的促进作用（见图20-3-3）。

4. PRP-Exos阻断激素诱导的细胞凋亡蛋白胱天蛋白酶（caspase）-3表达

经分组处理后，对于HMEC-1、BMSC和MC3T3-E1的细胞凋亡情况行蛋白质印迹法检测细胞凋亡标志性蛋白胱天蛋白酶-3的表达情况，结果显示PRP-Exos可以阻断激素对各细胞凋亡的促进作用（见图20-3-4）。

5. PRP-Exos通过Akt/Bcl-2通路拮抗激素诱导的凋亡

经分组处理后，对于BMSC细胞在各种处理后，相关信号通路分子的表达变化情况，通过蛋白质印迹法检测p-PERK、PERK、CHOP、Bcl-2和cleaved-胱天蛋白酶-3，以及进一步观察p-Akt、Akt、p-Bad、Bad和Bcl-2等水平，结果显示PRP-Exos可以通过Akt/Bcl-2通路拮抗激素诱导的凋亡（见图20-3-5）。

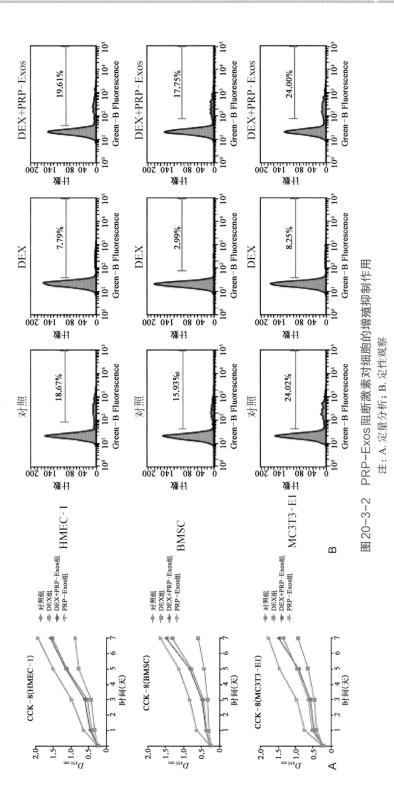

图 20-3-2　PRP-Exos 阻断激素对细胞的增殖抑制作用

注：A. 定量分析；B. 定性观察

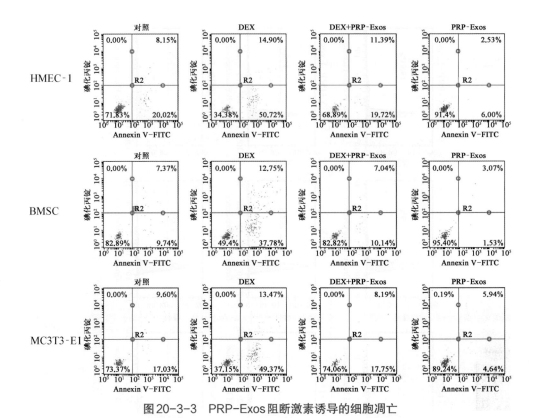

图20-3-3　PRP-Exos阻断激素诱导的细胞凋亡

图20-3-4　蛋白质印迹法显示凋亡蛋白胱天蛋白酶-3(caspase-3)的表达

6. PRP阻断激素对内皮细胞成管能力的抑制作用

经分组处理后,经ECM凝胶行血管形成实验,检测HMEC-1的血管形成能力,结果显示,PRP-Exos可以阻断激素对内皮细胞成管能力的抑制作用(**见图20-3-6**)。

7. PRP-Exos阻断激素诱导的内皮细胞血管形成能力下降

经分组处理后,观察HMEC-1的血管形成能力的关键分子。经蛋白质印迹法检测

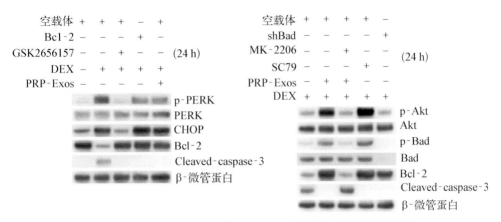

图20-3-5　PRP-Exos通过Akt/Bcl-2通路拮抗激素诱导的凋亡

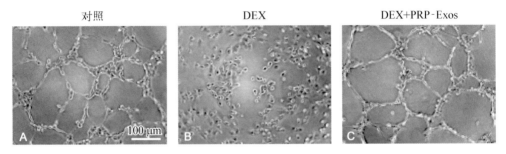

图20-3-6　PRP-Exos阻断激素导致的内皮细胞成管能力抑制

血管形成相关信号通路的Akt和Erk磷酸化水平变化,以及VEGF-A的蛋白表达水平,以及同时使用PRP-Exos时的变化,结果显示,PRP-Exos可以阻断激素对内皮细胞成血管管能力的抑制作用(**见图20-3-7**)。

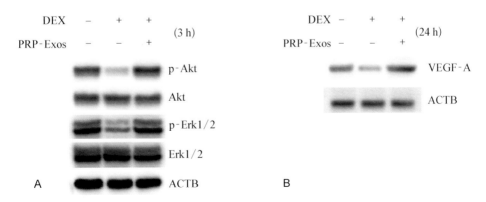

图20-3-7　用蛋白质印迹法检测血管形成相关信号通路的
注:A. 100 μmol/L DEX处理HMEC-1细胞3 h; B. 100 μmol/L DEX处理HMEC-1细胞24 h

8. PRP-Exos阻断激素诱导的细胞成骨分化能力抑制

经分组处理后,经诱导后行茜素红染色实验检测细胞的成骨能力,结果显示,PRP-Exos可以阻断激素对细胞成骨能力抑制作用(见图20-3-8)。

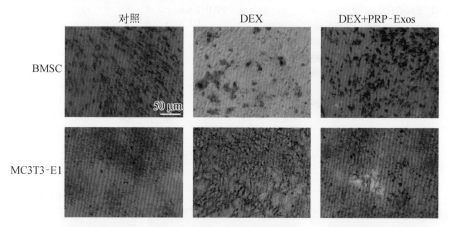

图20-3-8 茜素红染色显示PRP-Exos阻断激素诱导的细胞成骨能力抑制

9. PRP-Exos阻断激素对成骨能力的抑制

经分组处理后,对于细胞的成骨活性,经酶联免疫吸附试验(ELISA)检测第7天时碱性磷酸酶(ALP)和第14天时骨钙素(osteocalcin, OCN)的表达水平,观察处理后各细胞的成骨能力变化,结果显示PRP-Exos可以阻断激素对成骨能力的抑制(见图20-3-9)。

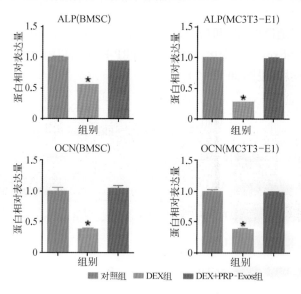

图20-3-9 ELISA检测ALP和OCN的水平

注:与其他组比较,$^*P<0.05$

10. PRP-Exos阻断激素诱导的细胞成骨能力抑制的信号分子表达

经分组处理7天后，经蛋白质印迹法检测成骨相关通路的信号分子Runx2、Ⅰ型胶原和β-联蛋白表达水平（见图20-3-10），结果显示，PRP-Exos可以通过稳定β-联蛋白的表达阻断激素对细胞成骨能力抑制作用。

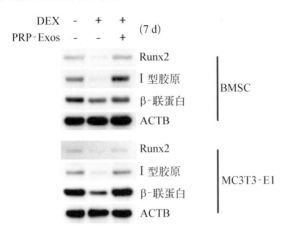

图20-3-10　蛋白质印迹法检测BMSC和MC3T3-E1成骨诱导7天时

11. PRP-Exos阻断激素对细胞增殖的抑制作用

组织切片的Ki67免疫荧光染色结果显示，单核吞噬细胞系统（mononuclear phygocyte system, MPS）组的细胞增殖较正常对照组显著性降低，但MPS+PRP-Exos组的细胞增殖较MPS组显著增加，接近正常对照，表明激素导致的细胞增殖抑制作用受到PRP-Exos的阻断（见图20-3-11）。

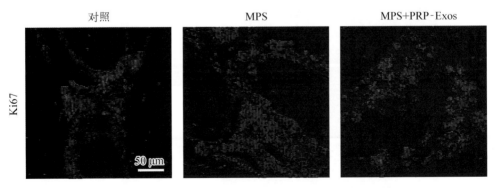

图20-3-11　体内Ki67染色显示股骨头组织的细胞增殖情况

12. PRP-Exos抑制激素诱导的细胞凋亡作用

组织切片的TUNEL免疫荧光染色结果显示，MPS组的凋亡细胞较正常对照组显著性增加，激素诱导细胞凋亡作用受到PRP-Exos的抑制，表明PRP-Exos有预防激素诱导的细胞凋亡作用（见图20-3-12）。

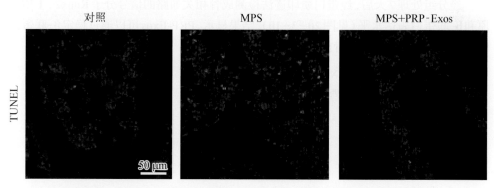

图20-3-12 体内TUNEL免疫荧光染色显示股骨头组织的细胞凋亡情况

13. PRP-Exos预防激素诱导的血管损伤作用

股骨头组织经MicroFil灌注和MicroCT扫描后结果显示，MPS组的血供较正常对照组有显著性减少，经PRP-Exos和MPS的共处理之后，共处理组的血供情况较之MPS组显著增加，接近对照组的血供水平，表明PRP-Exos有预防激素诱导的血管损伤作用。

14. PRP-Exos阻断MPS诱导的骨坏死作用

MPS组中骨小梁参数如骨小梁厚度、相对体积和骨小梁数较对照组均有显著降低；但MPS+PRP-Exos共处理组的结果显示，PRP-Exos对MPS诱导的骨坏死有阻断作用（见图20-3-13）。

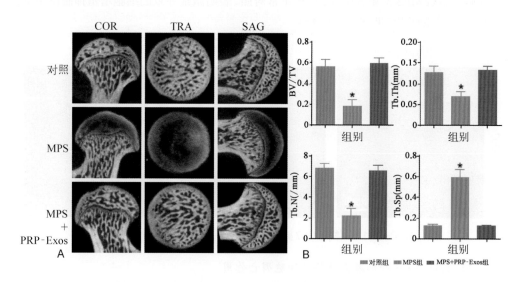

图20-3-13 体内MicroCT扫描显示股骨头组织修复情况

注：A.定性观察；B.定量分析。与其他组比较，$^*P<0.05$

15. PRP-Exos预防激素诱导的骨组织破坏作用

　　根据病理切片结果显示，在6周时模型组病理切片的HE染色可观察到空骨陷窝和骨小梁断裂，而使用外泌体治疗组的组织形态接近正常对照。组织切片的Ⅰ型胶原免疫组织化学染色结果显示，模型组的Ⅰ型胶原染色阳性较对照组显著降低，而使用外泌体治疗组则可以减少这种降低，表明PRP-Exos对激素诱导的骨组织破坏有预防作用（见图20-3-14）。

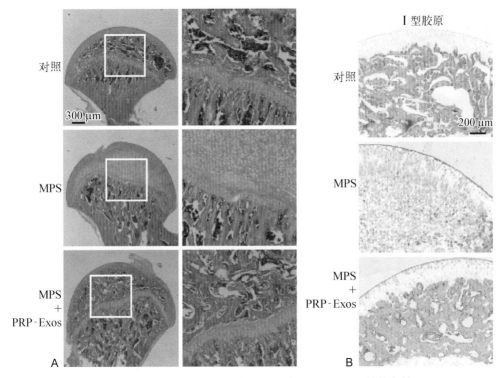

图20-3-14　组织病理学和免疫组织化学法显示骨组织的修复情况

注：A. 组织学HE染色；B. 免疫组织化学Ⅰ型胶原染色

　　糖皮质激素造成的细胞死亡是股骨头坏死发病的关键。PRP-Exos通过在糖皮质激素作用的同时，显著激活Akt和Erk信号通路，减轻内皮细胞凋亡。PRP-Exos通过使Erk和Akt磷酸化，促进血管新生。其中，Akt可转导抗凋亡信号，在内皮细胞中起着抵抗凋亡的重要作用。

　　另外，VEGF是调控血管生成的关键分子，是促血管新生治疗的靶点。3个VEGF受体中，VEGFR2是血管新生调控的关键，通过激活下游信号促进细胞增殖、抑制细胞凋亡和促进内皮细胞迁移。总体来说，VEGF导致VEGFR2磷酸化，激活下游蛋白激酶C（protein kinase c, PKC）、磷酸化丝裂原活化蛋白激酶（mitogen-activated protein kinase, MAPK）及 Erk1/2，促进内皮细胞增殖。

通过作用于这两条的信号通路，内皮细胞的凋亡被抑制，并且促进血管新生修复，改善股骨头血供情况。

在骨内的细胞中，糖皮质激素调控了成骨分化功能和引起细胞凋亡。大剂量糖皮质激素抑制钙盐结节形成，也抑制了成骨相关蛋白。例如，Runx2、Ⅰ型胶原、β-联蛋白、ALP 和 OCN。在 BMSC 和 MC3T3-E1 的细胞实验中，PRP-Exos 逆转了糖皮质激素的不良作用。大量糖皮质激素抑制成骨分化和导致成骨细胞凋亡的原因，可能是通过诱发 β-联蛋白降解引起的。生理浓度下的糖皮质激素可以刺激成骨细胞产生 WNT 蛋白，并通过旁分泌激活 Wnt 信号通路，促进 β-联蛋白的功能，进而促进成骨分化的重要调控蛋白 RUNX2。在细胞成骨分化诱导实验中，糖皮质激素是诱导培养基的重要组成成分。

最近的研究指出，糖皮质激素造成的内质网应激造成可能参与其诱发的细胞凋亡。

在正常情况下，经过翻译产生的大量肽链进入内质网进行折叠和装配。经过正确装配的蛋白离开内质网来到细胞表面。为确保蛋白折叠的正确性，细胞可以对蛋白在内质网中的折叠和装配进行调控。未折叠或错误折叠的蛋白在内质网腔中激活内质网应激相关的信号通路，引起 UPR。内质网应激的信号通路至少有 3 条，这 3 条通路调控着很多基因的表达，维持着内质网的稳态，但当内质网应激过度时，细胞会发生凋亡。3 条内质网应激通路包括 PERK、需肌醇蛋白 1α（inositol-requiring protein 1α，IRE1α）和转录激活因子 6（activating transcription factor 6，ATF6）。

内质网应激是一把双刃剑，它由未折叠蛋白或错误折叠蛋白的累积引发，可引发 UPR，进而清除未折叠或错误折叠蛋白，也可诱发凋亡。

UPR 的功能是缓解内质网应激，保护细胞免受未折叠或错误折叠影响。在短期的内质网应激下，UPR 通过包括减慢蛋白合成速率，帮助蛋白折叠和加快蛋白运输，促进不正常蛋白的降解和自噬，缓解内质网应激。为减轻内质网内蛋白折叠的负担，PERK 激活并磷酸化 EIF2α，降低细胞整体的 mRNA 翻译速度，减轻内质网的负担，给细胞足够的时间缓解内质网应激。另外，EIF2α 促进转录激活因子 4（activating transcription factor 4，ATF4）的转录，ATF4 进入核内，促进前凋亡蛋白 CHOP 的转录。如果内质网蛋白折叠稳态得到恢复，ATF4 和 CHOP 可以将 EIF2α 去磷酸化，重启细胞整体的 mRNA 翻译，使细胞得以存活。

但长时间的 UPR 可导致细胞凋亡，PERK 引起的 EIF2α 磷酸化因抑制细胞存活的重要蛋白的合成，促进细胞凋亡的发生。而 CHOP 能抑制抗凋亡蛋白 Bcl-2，导致细胞的凋亡。

而笔者团队研究发现，PRP-Exos 在糖皮质激素作用的条件下，激活 Akt，维持 Bcl-2

的表达量，抑制胱天蛋白酶-3的激活。通过分析这些细胞凋亡中的关键蛋白，提示PRP-Exos通过激活Akt/Bcl-2信号通路，对抗激素引起的细胞凋亡。

通过对Akt/Bcl-2通路的深入研究，笔者发现Akt磷酸化使Bcl-2相关死亡启动子（Bcl-2-associated death promoter, Bad）磷酸化并失活。而Bad可以抑制Bcl-2的表达，促进细胞死亡。这与前人的实验结果一致。

Bcl-2是抗凋亡蛋白，位于线粒体外膜，抑制凋亡诱导的线粒体孔形成，防止线粒体内的细胞色素C释放。细胞色素C从线粒体释放到细胞质，会引起胱天蛋白酶-3激活并诱导凋亡。在PRP-Exos的作用下，即使内质网应激造成CHOP蛋白高表达，Bcl-2的蛋白表达水平也接近正常。

通过短发夹RNA（short hairpin RNA, shRNA）抑制Bad的表达量后，即使大剂量糖皮质激素刺激，Bcl-2的表达量依然可以保持稳定。说明抑制Bad的表达量和Akt激活导致的Bad失活的作用相似，证明Bad在Akt维持Bcl-2稳定中发挥重要的作用。

用Akt激动剂SC79可直接激活Akt，维持Bcl-2的表达水平，抑制胱天蛋白酶-3的激活。用Akt抑制剂MK-2206 2HCl可阻断PRP-Exos的Akt激活功能，破坏Bcl-2表达的稳定，抑制Bcl-2的抗凋亡作用。以上结果说明Bcl-2的表达稳定受到Akt和CHOP共同调控。

总之，笔者团队的研究首次阐明PRP-Exos通过Akt/Bcl-2信号通路，抵抗糖皮质激素诱导的细胞凋亡。

PRP-Exos的优势还在于外泌体可跨物种进行细胞间的信号传递。这种胞外囊泡的跨物种交流能力曾数次被报道。例如，人肝星状细胞系LX2来源的胞外囊泡可以被用于大鼠模型。人间充质来源的胞外囊泡可以用在小鼠和大鼠模型中。这些研究报道指出外泌体可从人到其他物种传递。另外也有其他物种向人传递外泌体的案例，例如Kusuma等报道了牛奶中的外泌体可经口服吸收后，通过血液循环到达全身各处。

外泌体的低免疫原性的原因目前暂未明确，有待进一步研究。也许是因为外泌体中大部分蛋白成分都包装在脂双层中，只有当外泌体与细胞发生相互作用时才会显露，蛋白发挥作用后又迅速被靶细胞吞噬和降解，由此躲避了免疫系统的监测。

血小板由巨核细胞巨核细胞产生，生理情况下维持着稳定的总量。大部分血小板的蛋白是由巨核细胞合成的，而血小板几乎没有合成蛋白的能力。巨核细胞中高表达CD41和CD61，在血小板上也是高表达的，是它们共同的表面标志物。笔者检测到CD41在PRP-Exos中的表达，也证实了PRP-Exos的来源是血小板。PRP-Exos可能是在巨核细胞的多泡体中合成，在血小板合成时被装载到血小板中。但具体巨核细胞来源的外泌体与PRP-Exos之间是否有不同之处，还有待进一步研究。

第四节　富血小板血浆来源的外泌体促进
慢性创面修复的实验研究

随着发展中国家老龄人口的快速增长,慢性创面造成了越来越多的经济、社会和公共医疗负担。正常创面愈合过程需要一系列复杂的生物和分子生物作用参与。例如,细胞迁移与增殖、ECM产生和沉积、血管形成和重塑。而在慢性创面中,创面愈合的各个阶段都受到了抑制,尤其是细胞增殖和ECM形成的阶段。

在增殖阶段,细胞的增殖和迁移对于肉芽组织的形成以及后续再上皮化而言是必要的,但在慢性创面中受到抑制。在重塑阶段,充足的血供营造了适合表皮和真皮细胞再生的环境,利于再上皮化和表皮完整性的恢复。在所有类型的慢性创面中,上皮化过程都受到了损害。在创面愈合中,ECM由成纤维细胞分泌。众所周知,慢性创面中的ECM成分与正常创面相较有所不同,这种成分改变可造成细胞增殖和迁移能力的受损。传统治疗手段包括清创和更换伤口敷料的疗效常不够理想,因此,开发新的方法用于慢性创面治疗很有必要。

一、PRP治疗慢性创面

在慢性创面的治疗中,PRP有着优异的临床疗效。血小板是一种在骨髓中形成的直径2 μm的细胞碎片。目前研究认为,PRP中的血小板释放高浓度的生长因子发挥其促修复功能,其中包括PDGF、TGF-β和VEGF。这些生长因子在组织再生和创面愈合中的功能已经得到了广泛研究。尽管PRP有这些优点,但为了得到PRP需要取自体血,离进一步工业化生产还有相当的距离。

二、理论研究

除了直接释放生长因子外,激活的血小板还能释放出大量的胞外囊泡,其中包括外泌体(直径<150 nm)。外泌体研究近年来受到了越来越多的关注,其可以携带各种成分,其中包括蛋白质、mRNA、miRNA,参与细胞-细胞和血小板-细胞间通信。

尽管对于有核细胞(包括肿瘤细胞、免疫细胞、干细胞)的外泌体功能的研究已经相当丰富,但对PLT-Exos的研究却很少。在2014年,Torreggiani等首次分离出PRP-Exos,并发现其对于BMSC的增殖、迁移和成骨分化都有促进作用,被认为是解释PRP功能的新机制,在骨再生领域的研究令人期待。但该报道缺乏体内实验和分子机制的研究,PRP-Exos促组织再生的机制仍然不明。

外泌体可包裹效应分子,防止它们被体液中的酶降解。在近年的研究中发现,外泌体能在不同物种之间传递,而不引起明显的免疫反应。因此,利用其他物种生产外泌体用于临床治疗也是可行的。

外泌体可携带VEGF、bFGF,并激活血管内皮细胞中的PI3K/Akt通路,促细胞增殖。外泌体携带的PDGF-BB可激活内皮细胞的Erk通路。

张长青研究团队关注Hippo/YAP信号通路。YAP与皮肤修复和再上皮化的关系非常密切。TGF-β在成纤维过程中发挥重要的功能,而TGF-β可以激活Rho GTP酶A(RhoA)。RhoA通过激活下游蛋白例如Rho相关蛋白激酶(Rho-Associated Coil Kinase, ROCK)促进细胞骨架分子的重组,与细胞伸展、细胞生长调控、细胞分裂有关。Rho可以通过ROCK调控YAP的磷酸化水平。当YAP去磷酸化时,YAP会转移至细胞核内并激活下游基因,促进细胞增殖和迁移。另外,根据Schlegelmilch等的研究,YAP激活促进上皮细胞增殖和迁移并促进再上皮化。

1. PRP-Exos促进内皮细胞和成纤维细胞的增殖

不同浓度的PRP-Exos和PRP-AS作用于HMEC-1和成纤维细胞后,经CCK-8检测证实PRP-Exos和PRP-AS均可促进内皮细胞和成纤维细胞增殖。高浓度的较之低浓度具有更强的促增殖作用,PRP-Exos较之PRP-AS具有更强的促增殖作用(见图20-4-1)。

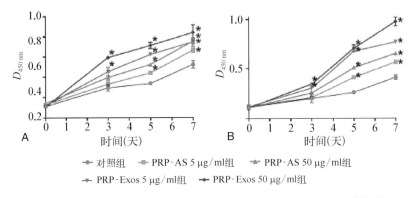

图20-4-1　PRP-Exos和PRP-AS促进内皮细胞和成纤维细胞的增殖
注:A. HMEC-1;B. 成纤维细胞。与对照组比较,$^*P<0.05$

2. PRP-Exos促进HMEC-1迁移和成管能力

不同浓度的PRP-Exos和PRP-AS作用于HMEC-1后,经Transwell和血管形成实验检测证实两者均可促进内皮细胞迁移和成管。高浓度的较低浓度具有更强的促进作用,PRP-Exos较PRP-AS具有更强的促进作用(见图20-4-2)。

3. PRP-Exos促进成纤维细胞的迁移能力

不同浓度的PRP-Exos和PRP-AS作用于成纤维细胞后,经Transwell实验检测证实

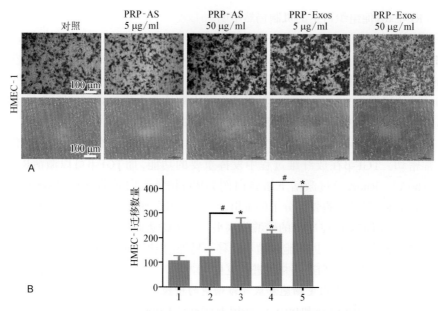

图20-4-2　PRP-Exos促进HMEC-1迁移和成管能力

注：A. Transwell实验和血管形成实验；B. HMEC-1在Transwell实验中迁移细胞的定量分析。1. 对照组；2. PRP-AS（5 μg/ml）组；3. PRP-Exos（5 μg/ml）组；4. PRP-AS（50 μg/ml）组；5. PRP-Exos（50 μg/ml）组。与对照组比较，*$P<0.01$；与PRP-Exos组比较，#$P<0.01$

PRP-Exos和PRP-AS均可促进迁移。高浓度较低浓度具有更强的促进作用，PRP-Exos较PRP-AS具有更强的促进作用（**见图20-4-3**）。

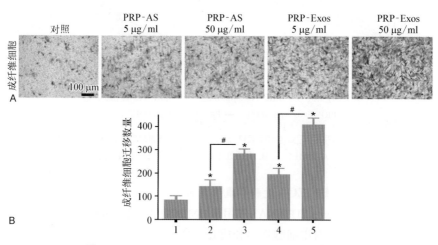

图20-4-3　PRP-Exos促进成纤维细胞的迁移能力

注：A. Transwell检测成纤维细胞迁移能力；B. 在Transwell实验中迁移细胞的定量分析。1. 对照组；2. PRP-AS（5 μg/ml）组；3. PRP-Exos（5 μg/ml）组；4. PRP-AS（50 μg/ml）组；5. PRP-Exos（50 μg/ml）组。与对照组比较，*$P<0.05$；PRP-AS组与PRP-Exos组比较，#$P<0.05$

4. PRP-Exos促进的YAP激活和结缔组织生长因子表达

不同浓度的PRP-Exos和PRP-AS作用于成纤维细胞后,经蛋白质印迹法实验检测证实PRP-Exos和PRP-AS均可促进成纤维细胞的YAP去磷酸化和结缔组织生长因子(connective tissue growth factor, CTGF)表达。高浓度较低浓度具有更强的促进作用,PRP-Exos较PRP-AS具有更强的促进作用,表明PRP-Exos可以激活Rho/YAP信号通路(见图20-4-4)。

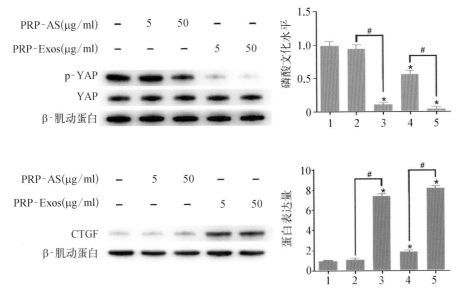

图20-4-4　蛋白质印迹法检测PRP-Exos促进成纤维细胞的YAP去磷酸化和CTGF表达

注:1. 对照组;2. PRP-AS(5 μg/ml)组;3. PRP-Exos(5 μg/ml)组;4. PRP-AS(50 μg/ml)组;5. PRP-Exos(50 μg/ml)组。与对照组比较,$^*P<0.05$;PRP-AS组与PRP-Exos组比较,$^\#P<0.05$

5. 验证shYAP抑制YAP表达的效率

经qPCR检测转染了shYAP后成纤维细胞的YAP表达水平,验证shYAP的效率,证实shYAP成功抑制了YAP的表达(见图20-4-5)。

6. PRP-Exos对转染了shYAP的成纤维细胞增殖的影响

采用50 μg/ml PRP-Exos作用于转染了shYAP的成纤维细胞后,经CCK-8检测,证实PRP-Exos可促进正常增殖,但对YAP低表达的成纤维细胞没有明显的促进作(见图20-4-6)。

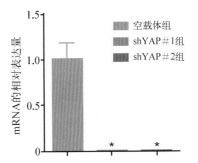

图20-4-5　qPCR检测转染shYAP后成纤维细胞的YAP表达水平

注:与空载体组比较,$^*P<0.05$

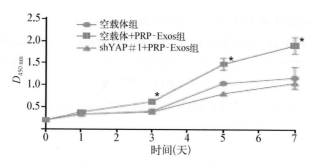

图 20-4-6　PRP-Exos 对转染了 shYAP 的成纤维细胞增殖的影响

注：与其他两组比较，$*P<0.05$

7. PRP-Exos 对转染了 shYAP 的 FBs 细胞迁移的影响

采用 50 μg/ml PRP-Exos 作用于转染了 shYAP 的成纤维细胞后，经 Transwell 检测，证实 PRP-Exos 可促进迁移，但在 YAP 低表达的成纤维细胞中无明显的促进作用（见图 20-4-7）。

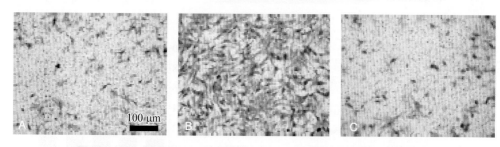

图 20-4-7　PRP-Exos 对于转染了 shYAP 的成纤维细胞迁移的影响

注：A. 转染空载体；B. 转染空载体 +PRP-Exos；C. 转染 shYAP#1+PRP-Exos

8. 转染 S127A 对 FBs 细胞增殖的影响

在成纤维细胞中，转染了 S127A 后，经 CCK-8 检测证实激活的 YAP 可促进成纤维细胞增殖（见图 20-4-8）。

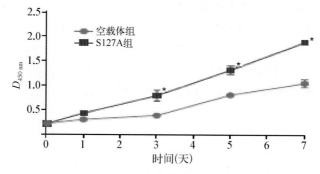

图 20-4-8　转染 S127A 对成纤维细胞增殖的影响

注：与空载体组比较，$*P<0.05$

9. 转染S127A对成纤维细胞迁移的影响

在成纤维细胞中,转染了S127A后,经Transwell检测证实YAP激活可促进成纤维细胞迁移(见图20-4-9)。

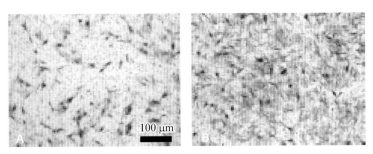

图20-4-9　转染S127A对成纤维细胞迁移的影响
注:A.转染空载体;B.转染S127A

10. PRP-Exos与Y-27632 2HCl共同作用成纤维细胞后YAP磷酸化水平的变化

使用ROCK的抑制剂Y-27632 2HCl干预成纤维细胞,观察50 μg/ml PRP-Exos在Rho通路抑制后对YAP磷酸化水平的影响,结果显示YAP去磷酸化水平被抑制(见图20-4-10)。

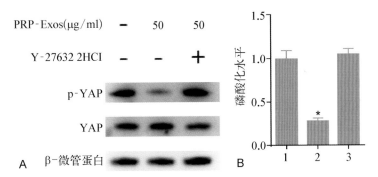

图20-4-10　PRP-Exos与Y-27632 2HCl共同作用成纤维细胞后YAP去磷酸化的情况
注:A.定性观察;B.定量分析。1.对照组;2. PRP-Exos(50 μg/ml)组;3. PRP-Exos(50 μg/ml)+Y-27632 2HCl组

11. PRP-Exos与Y-27632 2HCl共同作用成纤维细胞后YAP的核内外分布

使用ROCK的抑制剂Y-27632 2HCl干预成纤维细胞,观察50 μg/ml PRP-Exos在Rho通路抑制后对YAP核内外分布的影响(见图20-4-11)。

12. PRP-Exos与Y-27632 2HCl共同作用成纤维细胞后YAP的核定位情况

使用ROCK的抑制剂Y-27632 2HCl干预成纤维细胞,观察50 μg/ml PRP-Exos在Rho通路抑制后对YAP核定位的影响,结果显示使用POCK抑制剂后,50 μg/ml PRP-Exos仍可YAP去磷促进酸化,激活YAP,进入细胞核(见图20-4-12)。

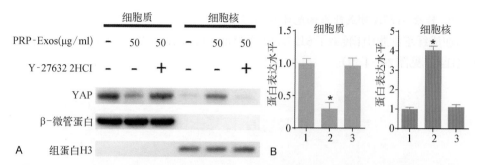

图20-4-11　PRP-Exos与Y-27632 2HCl共同作用成纤维细胞后YAP的核内外分布

注：A. 定性观察；B. 定量分析。1. 对照组；2. PRP-Exos（50 μg/ml）组；3. PRP-Exos（50 μg/ml）+Y-27632 2HCl组。与其他组比较，*P<0.05

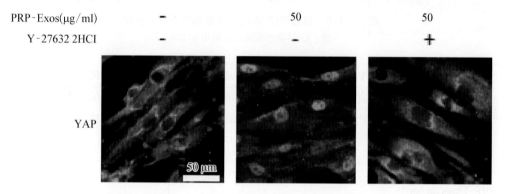

图20-4-12　PRP-Exos与Y-27632 2HCl共同作用成纤维细胞后的YAP核定位情况

13. PRP-Exos 与 Y-27632 2HCl 共同作用成纤维细胞后细胞增殖的变化

使用ROCK的抑制剂Y-27632 2HCl干预成纤维细胞，观察50 μg/ml PRP-Exos在Rho通路抑制后促进了成纤维细胞增殖（**见图20-4-13**）。

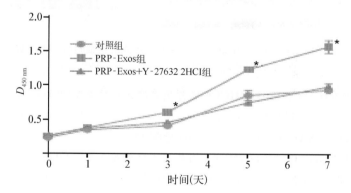

图20-4-13　CCK-8检测PRP-Exos与Y-27632 2HCl共同作用成纤维细胞后增殖情况

注：与其他组比较，*P<0.05

14. PRP-Exos与Y-27632 2HCl共同作用成纤维细胞后细胞迁移的变化

使用ROCK的抑制剂Y-27632 2HCl干预成纤维细胞,观察50 μg/ml PRP-Exos在Rho通路抑制后促进了细胞迁移(见**图20-4-14**)。

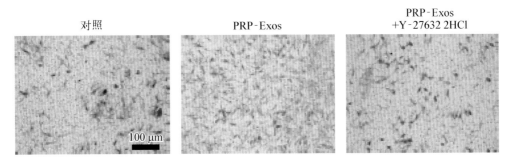

图20-4-14　Transwell检测PRP-Exos与Y-27632 2HCl共同作用成纤维细胞后细胞迁移的变化

15. PRP-Exos对血管内皮细胞的Akt和Erk信号通路的影响

用不同浓度PRP-Exos作用血管内皮细胞后,通过蛋白质印迹法检测Akt和Erk的磷酸化水平的变化,有明显升高(见**图20-4-15**)。

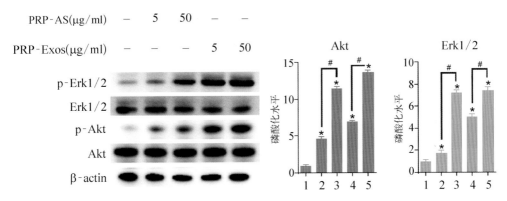

图20-4-15　蛋白质印迹法检测PRP-Exos对血管内皮细胞的Akt和Erk信号通路的影响

注:A.定性观察;B.定量分析。1.对照组;2.PRP-AS 5 μg/ml组;3.PRP-Exos 5 μg/ml组;4.PRP-AS 50 μg/ml组;5.PRP-Exos 50 μg/ml组。与对照组比较,$^*P<0.05$;PRP-AS组与PRP-Exos组比较,$^{\#}P<0.05$

16. 海藻酸钠水凝胶负载的PRP-Exos缓释情况

利用ExoELISA CD63 Kit分别检测PRP-Exos-SAH浸润1、3、6、12、24、48、72 h和96 h后的浸提液,观察PRP-Exos的缓释情况(见**图20-4-16**)。

通过**图20-4-17**笔者观察到,在术后0、3、7、14天,与对照组及未处理组相比较,PRP-Exos表现出更好的促进创面闭合的功能(见**图20-4-18**)。

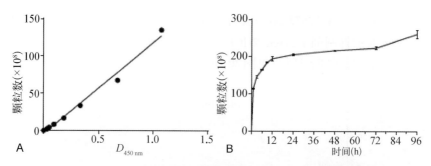

图 20-4-16 海藻酸钠水凝胶负载的PRP-Exos缓释情况

注：A. ExoELISA标准曲线；B. 缓释曲线

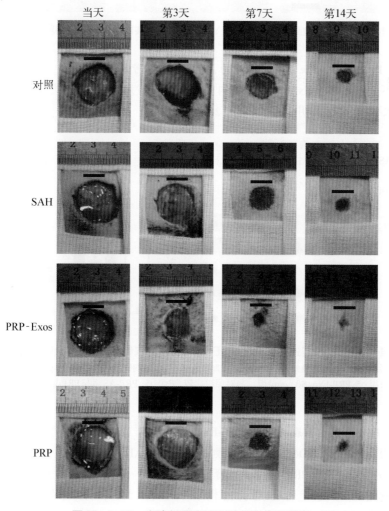

图 20-4-17 皮肤创面不同处理后大体观察

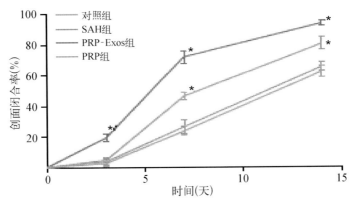

图20-4-18　RPP-Exos促进慢性创面闭合的定量分析

注：与对照组和SAH组比较，*$P<0.05$

17. PRP-Exos促进慢性创面再上皮化

经HE染色观察不同处理组创面的再上皮化情况，PRP-Exos处理组与对照组及未处理组相比，再上皮化率显著增加，如**图20-4-19**和**图20-4-20**所示。

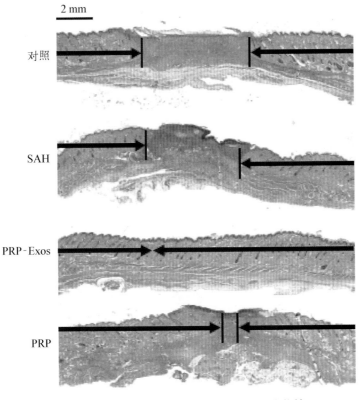

图20-4-19　HE观察不同处理组创面的再上皮化情况

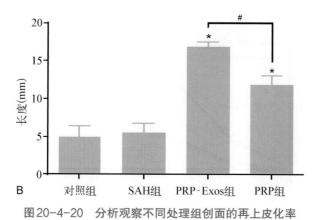

B

图20-4-20　分析观察不同处理组创面的再上皮化率

注：A. 定性观察；B. 定量分析。与对照组和SAH组比较，$^*P<0.05$；PRP-Exos组与PRP组比较，$^{\#}P<0.05$

18. PRP-Exos促进慢性创面胶原形成

经Masson染色观察不同处理组胶原形成的情况，PRP-Exos处理组在第14天时胶原纤维排列较整齐，形成更多的皮脂腺及毛囊等皮肤附属器（见图20-4-21）。

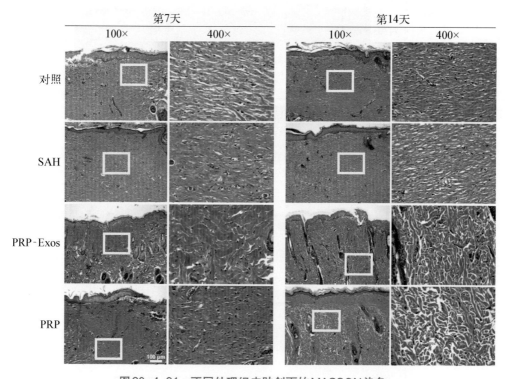

图20-4-21　不同处理组皮肤创面的MASSON染色

19. 免疫组织化学法观察PRP-Exos促进慢性创面血管新生

　　组织的血管化是创伤修复中重要环节,用CD31免疫酶标染色,观察不同处理组慢性创面中新生血管形成情况,可见PRP-Exos处理组的新生血管最多,如**图20-4-22**所示。

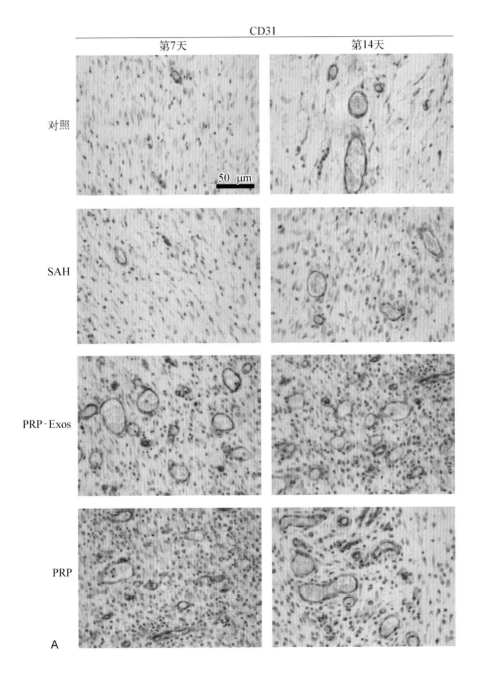

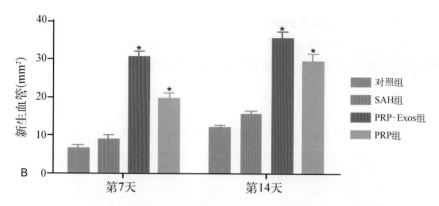

图20-4-22　免疫组织化学法观察PRP-Exos促进慢性创面血管新生

注：A. 定性观察；B. 定量分析。与对照组和SAH组比较，*$P<0.05$

20. 免疫荧光染色观察PRP-Exos促进成熟血管增多

经CD31及α-SMA免疫荧光双染，观察不同处理组皮肤创面成熟血管形成情况，可见PRP-Exos处理组的成熟血管最多，如**图20-4-23**所示。

21. MicroCT观察PRP-Exos促进慢性创面修复的血供

经过MicroFil灌注后，使用MicroCT观察不同处理组皮肤创面的血供情况，如**图20-4-24**所示，PRP-Exos处理组的血供状况最佳。

PRP通过血小板激活，释放生长因子，促进慢性创面愈合。但目前PRP发挥修复作用的分子机制的研究还不够深入。最近有研究指出，除了直接释放生长因子外，胞外囊泡包括外泌体和微泡，可能参与了PRP与创面组织间的信号交流。PRP与细胞之间可能通过外泌体传递蛋白进行信号交流，增强细胞活力，促进组织修复。因此，外泌体是否为PRP治疗作用的媒介及其分子机制是本研究所关注的重点。

最近的研究指出，外泌体可包裹生长因子。因此，笔者检测了外泌体中各生长因子（PDGF-BB、VEGF、bFGF和TGF-β）的含量。结果表明，这几种生长因子不仅可以包裹在外泌体中，还在外泌体中显著富集，提示PRP-Exos传递富集的生长因子发挥作用的可能性非常高。通过研究在PRP-Exos中富集的蛋白，可以进一步揭示其潜在的分子机制。基于已有的报道，将不同浓度的PRP-Exos作用于HMEC-1，对照组为总蛋白浓度相同的PRP激活后释放的上清（PRP-AS），发现PRP-Exos在促血管内皮细胞增殖、迁移、血管形成中的能力明显优于总蛋白浓度相同的PRP-AS。体内实验的结果也相似，PRP-Exos促进血管新生的能力更强。研究结果表明PRP-Exos富集了PRP修复功能的主要成分，在促进慢性创面血管新生中发挥着有效的功能。

巨核细胞是血小板的前体细胞，维持着血液中血小板的数量的恒定。巨核细胞合成了血小板的大部分蛋白，而血小板本身几乎没有合成蛋白质的能力。巨核细胞中高表达血小板糖蛋白（如CD41和CD61），是巨核细胞和血小板的特异性表面标志物。本

CD31/α-SMA

第7天 第14天

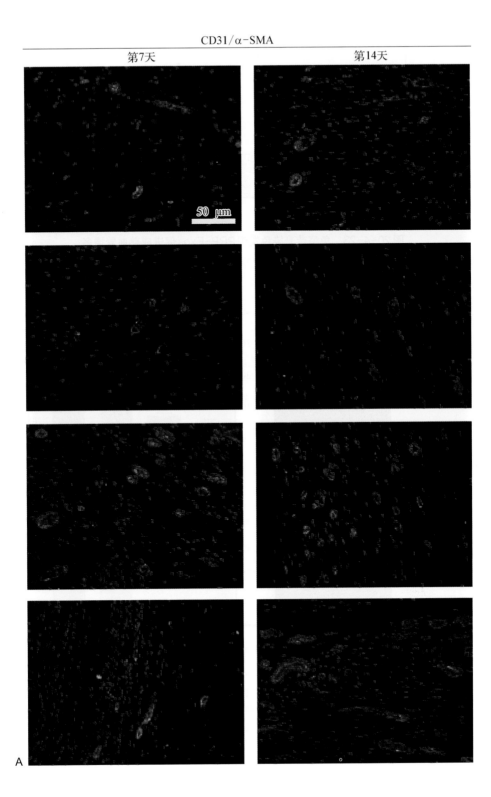

A

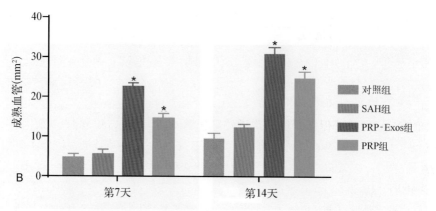

图20-4-23　免疫荧光染色发现PRP-Exos促进成熟血管增多

注：A. 定性观察；B. 定量分析。与对照组和SAH组比较，$^*P<0.05$

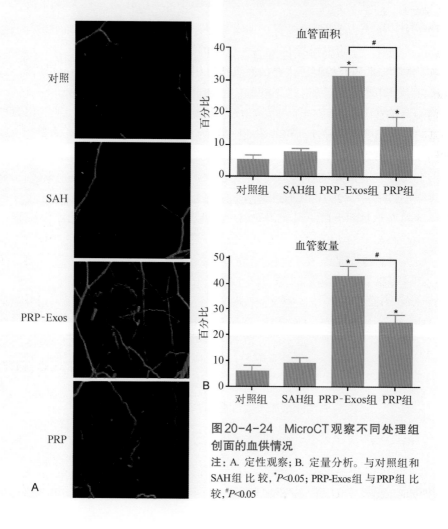

图20-4-24　MicroCT观察不同处理组创面的血供情况

注：A. 定性观察；B. 定量分析。与对照组和SAH组比较，$^*P<0.05$；PRP-Exos组与PRP组比较，$^\#P<0.05$

研究发现,PRP-Exos也含有CD41,可作为鉴定其来源的标志。

创面愈合是从成纤维细胞增殖开始的。血小板接触暴露的胶原,后发生聚集并释放凝血因子,在损伤处形成纤维蛋白团块,成为临时的基质,是接下来创面愈合的基础。成纤维细胞负责生产和沉积组织修复需要的ECM的主要成分——胶原,提供组织修复过程中所需要的支撑和强度。

PRP-Exos可显著促成纤维细胞增殖和迁移,其中高度富集的TGF-β有利于再上皮化过程的进行。通过在成纤维细胞中表达一种持续处于激活状态的YAP蛋白——S127A,模拟了PRP-Exos促成纤维细胞增殖和迁移的功能。而抑制YAP的表达水平,则可以阻断PRP-Exos的功能。PRP-Exos的功能是通过调控YAP的转录活性起作用的。接下来,笔者通过ROCK1抑制剂Y-27632 2HCl阻断了PRP-Exos的功能,说明PRP-Exos通过Rho信号通路激活YAP。PRP-Exos通过Rho信号通路,使YAP去磷酸化,转移至核内,发挥转录功能,参与创面修复,其转录产物CTGF也可增强成纤维细胞的迁移能力,加快创面闭合速度。成纤维细胞的数量增多,有利于提高胶原合成与沉积的速度。随着皮肤附属器的形成,在上皮化的过程逐步完成。

在此同时,本研究检测了主要的血管新生相关信号通路。PRP-Exos可磷酸化Erk和Akt,激活其下游信号通路,促进血管新生,由此改善了创面的血供情况。

海藻酸钠在创面敷料、组织工程和药物负载中得到了广泛的应用。各种以海藻酸钠为基础的创面敷料已被商品化并广泛应用。为有效的负载PRP-Exos,本研究选用海藻酸钠水凝胶作为创面敷料。

外泌体是一种有跨物种信息交流潜能的胞外囊泡,并在多个研究中报道。例如,人肝星状细胞——LX2来源的胞外囊泡可应用于大鼠疾病模型的治疗,人MSC来源的细胞外囊泡在小鼠和大鼠上得到了使用。另外,人能够吸收牛奶中的外泌体,通过血液循环送至全身,跨越了物种间的界限。外泌体免疫逃避的机制目前尚未明确,有待进一步研究。有可能是因为其大部分蛋白成分都包裹在脂双层中,只有与细胞发生相互作用时才暴露并发挥功能,紧接着被细胞内吞并在溶酶体中被消灭。

在本研究中,笔者提出PRP促细胞增殖、迁移和血管生成的能力是通过外泌体介导的,这是首次对PRP如何通过PRP-Exos传递信号,以及信号转导通路进行的探讨。

（郭尚春,陶诗聪）

参 考 文 献

[1] Abels ER, Breakefield XO. Introduction to extracellular vesicles: biogenesis, RNA cargo selection, content, release, and uptake[J]. Cell Mol Neurobiol, 2016, 36(3): 301-312.

［ 2 ］ Akyurekli C, Le Y, Richardson RB, et al. A systematic review of preclinical studies on the therapeutic potential of mesenchymal stromal cell-derived microvesicles［ J ］. Stem Cell Rev, 2015, 11(1): 150−160.

［ 3 ］ An T, Qin S, Xu Y, et al. Exosomes serve as tumour markers for personalized diagnostics owing to their important role in cancer metastasis［ J ］. J Extracell Vesicles, 2015, 4: 27522.

［ 4 ］ Antwi-Baffour S, Adjei J, Aryeh C, et al. Understanding the biosynthesis of platelets-derived extracellular vesicles［ J ］. Immun Inflamm Dis, 2015, 3(3): 133−140.

［ 5 ］ Atai NA, Balaj L, van Veen H, et al. Heparin blocks transfer of extracellular vesicles between donor and recipient cells［ J ］. J Neurooncol, 2013, 115(3): 343−351.

［ 6 ］ Balaj L, Atai NA, Chen W, et al. Heparin affinity purification of extracellular vesicles ［ J ］. Sci Rep, 2015, 5: 10266.

［ 7 ］ Boilard E, Nigrovic PA, Larabee K, et al. Platelets amplify inflammation in arthritis via collagen-dependent microparticle production［ J ］. Science, 2010, 327(5965): 580−583.

［ 8 ］ Boing AN, van der Pol E, Grootemaat AE, et al. Single-step isolation of extracellular vesicles by size-exclusion chromatography［ J ］. J Extracell Vesicles, 2014, 3.

［ 9 ］ Brisson AR, Tan S, Linares R, et al. Extracellular vesicles from activated platelets: a semiquantitative cryo-electron microscopy and immuno-gold labeling study［ J ］. Platelets, 2017, 28(3): 263−271.

［ 10 ］ Chong JJ, Yang X, Don CW, et al. Human embryonic-stem-cell-derived cardiomyocytes regenerate non-human primate hearts［ J ］. Nature, 2014, 510(7504): 273−277.

［ 11 ］ Christianson HC, Svensson KJ, van Kuppevelt TH, et al. Cancer cell exosomes depend on cell-surface heparan sulfate proteoglycans for their internalization and functional activity ［ J ］. Proc Natl Acad Sci U S A, 2013, 110(43): 17380−17385.

［ 12 ］ Colombo M, Raposo G, Thery C. Biogenesis, secretion, and intercellular interactions of exosomes and other extracellular vesicles［ J ］. Annu Rev Cell Dev Biol, 2014, 30: 255−289.

［ 13 ］ Dinkla S, van Cranenbroek B, van der Heijden WA, et al. Platelet microparticles inhibit IL-17 production by regulatory T cells through P-selectin［ J ］. Blood, 2016, 127: 1976−1986.

［ 14 ］ Dovizio M, Alberti S, Sacco A, et al. Novel insights into the regulation of cyclooxygenase-2 expression by platelet-cancer cell cross-talk［ J ］. Biochem Soc Trans, 2015, 43(4): 707−714.

［ 15 ］ Gentile P, Scioli MG, Bielli A, et al. Concise review: the use of adipose-derived stromal vascular fraction cells and platelet rich plasma in regenerative plastic surgery［ J ］. Stem Cells, 2017, 35(1): 117−34.

［ 16 ］ Ghosh A, Davey M, Chute IC, et al. Rapid isolation of extracellular vesicles from cell culture and biological fluids using a synthetic peptide with specific affinity for heat shock proteins ［ J ］. PLoS One, 2014, 9: e110443.

［ 17 ］ Goetzl EJ, Goetzl L, Karliner JS, et al. Human plasma platelet-derived exosomes: effects of aspirin［ J ］. FASEB J, 2016, 30(5): 2058−2063.

［ 18 ］ Greening DW, Xu R, Ji H, et al. A protocol for exosome isolation and characterization: evaluation of ultracentrifugation, density-gradient separation, and immunoaffinity capture methods［ J ］. Methods Mol Biol, 2015, 1295: 179−209.

［ 19 ］ Guo SC, Tao SC, Yin WJ, et al. Exosomes derived from platelet-rich plasma promote the re-epithelization of chronic cutaneous wounds via activation of YAP in a diabetic rat model

［J］. Theranostics, 2017, 7(1): 81−96.

［20］ Gurbel PA, Jeong YH, Navarese EP, et al. Platelet-mediated thrombosis: from bench to bedside ［J］. Circ Res, 2016, 118(9): 1380−1391.

［21］ Hayon Y, Dashevsky O, Shai E, et al. Platelet microparticles promote neural stem cell proliferation, survival and differentiation［J］. J Mol Neurosci, 2012, 47(3): 659−665.

［22］ Hurley JH. ESCRTs are everywhere［J］. EMBO J, 2015, 34(19): 2398−2407.

［23］ Johnson KE, Forward JA, Tippy MD, et al. Tamoxifen directly inhibits platelet angiogenic potential and platelet-mediated metastasis［J］. Arterioscler Thromb Vasc Biol, 2017, 37(4): 664−674.

［24］ Krafft C, Wilhelm K, Eremin A, et al. A specific spectral signature of serum and plasma-derived extracellular vesicles for cancer screening［J］. Nanomedicine, 2017, 13(3): 835−841.

［25］ Laffont B, Corduan A, Ple H, et al. Activated platelets can deliver mRNA regulatory Ago2*microRNA complexes to endothelial cells via microparticles［J］. Blood, 2013, 122(2): 253−261.

［26］ Li X, Chen C, Wei L, et al. Exosomes derived from endothelial progenitor cells attenuate vascular repair and accelerate reendothelialization by enhancing endothelial function ［J］. Cytotherapy, 2016, 18(2): 253−262.

［27］ Liga A, Vliegenthart AD, Oosthuyzen W, et al. Exosome isolation: a microfluidic road-map ［J］. Lab Chip, 2015, 15(11): 2388−2394.

［28］ Liu ML, Scalia R, Mehta JL, et al. Cholesterol-induced membrane microvesicles as novel carriers of damage-associated molecular patterns: mechanisms of formation, action, and detoxification［J］. Arterioscler Thromb Vasc Biol, 2012, 32(9): 2113−2121.

［29］ Lo Cicero A, Stahl PD, Raposo G. Extracellular vesicles shuffling intercellular messages: for good or for bad［J］. Curr Opin Cell Biol, 2015, 35: 69−77.

［30］ Lobb RJ, Becker M, Wen SW, et al. Optimized exosome isolation protocol for cell culture supernatant and human plasma［J］. J Extracell Vesicles, 2015, 4: 27031.

［31］ Melki I, Tessandier N, Zufferey A, et al. Platelet microvesicles in health and disease ［J］. Platelets, 2017, 28(3): 214−221.

［32］ Midura EF, Kuethe JW, Rice TC, et al. Impact of platelets and platelet-derived microparticles on hypercoagulability following burn injury［J］. Shock, 2016, 45(1): 82−87.

［33］ Muller L, Hong CS, Stolz DB, et al. Isolation of biologically-active exosomes from human plasma［J］. J Immunol Methods, 2014, 411: 55−65.

［34］ Nazimek K, Ptak W, Nowak B, et al. Macrophages play an essential role in antigen-specific immune suppression mediated by T CD8(+) cell-derived exosomes［J］. Immunology, 2015, 146(1): 23−32.

［35］ Pospichalova V, Svoboda J, Dave Z, et al. Simplified protocol for flow cytometry analysis of fluorescently labeled exosomes and microvesicles using dedicated flow cytometer［J］. J Extracell Vesicles, 2015, 4: 25530.

［36］ Pucci F, Rickelt S, Newton AP, et al. PF4 promotes platelet production and lung cancer growth ［J］. Cell Rep, 2016, 17(7): 1764−1772.

［37］ Risitano A, Beaulieu LM, Vitseva O, et al. Platelets and platelet-like particles mediate intercellular RNA transfer［J］. Blood, 2012, 119(26): 6288−6295.

［38］ Ruiz M, Cosenza S, Maumus M, et al. Therapeutic application of mesenchymal stem cells in osteoarthritis［J］. Expert Opin Biol Ther, 2016, 16(1): 33-42.

［39］ Stoorvogel W. Resolving sorting mechanisms into exosomes［J］. Cell Res, 2015, 25(5): 531-532.

［40］ Sunderland N, Skroblin P, Barwari T, et al. MicroRNA Biomarkers and Platelet Reactivity: The Clot Thickens［J］. Circ Res, 2017, 120(2): 418-435.

［41］ Tafelmeier M, Fischer A, Orso E, et al. Mildly oxidized HDL decrease agonist-induced platelet aggregation and release of pro-coagulant platelet extracellular vesicles［J］. J Steroid Biochem Mol Biol, 2017, 169: 176-188.

［42］ Tao SC, Guo SC, Li M, et al. Chitosan wound dressings incorporating exosomes derived from microRNA-126-overexpressing synovium mesenchymal stem cells provide sustained release of exosomes and heal full-thickness skin defects in a diabetic rat model［J］. Stem Cells Transl Med, 2017, 6(3): 736-747.

［43］ Teng X, Chen L, Chen W, et al. Mesenchymal stem cell-derived exosomes improve the microenvironment of infarcted myocardium contributing to angiogenesis and anti-inflammation ［J］. Cell Physiol Biochem, 2015, 37(6): 2415-2424.

［44］ Tkach M, Thery C. Communication by extracellular vesicles: Where we are and where we need to go［J］. Cell, 2016, 164: 1226-1232.

［45］ Torreggiani E, Perut F, Roncuzzi L, et al. Exosomes: novel effectors of human platelet lysate activity［J］. Eur Cell Mater, 2014, 28: 137-51, discussion 51.

［46］ Turpin D, Truchetet ME, Faustin B, et al. Role of extracellular vesicles in autoimmune diseases［J］. Autoimmun Rev, 2016, 15(2): 174-183.

［47］ Wang Z, Wu HJ, Fine D, et al. Ciliated micropillars for the microfluidic-based isolation of nanoscale lipid vesicles［J］. Lab Chip, 2013, 13(15): 2879-2882.

［48］ Welton JL, Webber JP, Botos LA, et al. Ready-made chromatography columns for extracellular vesicle isolation from plasma［J］. J Extracell Vesicles, 2015, 4: 27269.

［49］ Xu R, Greening DW, Rai A, et al. Highly-purified exosomes and shed microvesicles isolated from the human colon cancer cell line LIM1863 by sequential centrifugal ultrafiltration are biochemically and functionally distinct［J］. Methods, 2015, 87: 11-25.

［50］ Zhang X, Yuan X, Shi H, et al. Exosomes in cancer: small particle, big player［J］. J Hematol Oncol, 2015, 8: 83.

中英文对照索引

B

胞外囊泡（extracellular vesicle） 281

胞外体（ectosome） 382

表皮生长因子（epidermal growth factor,
EGF） 002

D

蛋白激酶样内质网激酶（protein kinase-like
endoplasmic reticulum kinase, PERK） 386

多泡体（multivesicular body） 382

F

富白细胞富血小板血浆（leukocyte-platelet
rich plasma, L-PRP） 007

富血小板纤维蛋白（platelet-rich fibrin,
PRF） 007

富血小板血浆（platelet-rich plasma,
PRP） 001

G

改良型富血小板纤维蛋白（advanced platelet-
rich fibrin, A-PRF） 295

股骨头坏死（osteonecrosis of the femoral
head, ONFH） 179

骨髓间充质干细胞（bone marrow stromal
cell, BMSC） 043

骨形成蛋白（bone morphogenetic protein,
BMP） 053

骨关节炎（osteoarthritis, OA） 005

H

活性血浆蛋白凝胶（activated plasma albumin
gel, APAG） 322

活性氧簇（reactive oxygen species, ROS） 233

J

肌腱干细胞（tendon stem cell, TSC） 119

基质金属蛋白酶（matrix metalloproteinase,
MMP） 014

基质血管成分（stromal vascular fraction,
SVF） 233

间充质干细胞（mesenchymal stem cell,
MSC） 002

碱性成纤维细胞生长因子（basic fibroblast
growth factor, bFGF） 327

角质细胞生长因子（keratinocyte growth
factor, KGF） 018

结缔组织活化肽（connective tissue activating
peptide, CTAP） 002

K

眶周色素沉着（periorbital hyperpigmentation,
POH） 258

L

磷酸三钙（tricalcium phosphate, TCP） 054

敏感性皮肤（sensitive skin） 331

浓缩生长因子（concentrated growth factor, CGF） 294

P

贫白细胞富血小板血浆（pure-platelet rich plasma, P-PRP） 007

贫血小板血浆（platelet-poor plasma, PPP） 007

R

人脂肪脱细胞基质（human decellularized adipose tissue extracellular matrix, hDAM） 275

T

T细胞激活性低分泌因子（reduced upon activation, normal T-cell expressed and secreted factor, RANTES） 002

天然保湿因子（natural moisturizing factor） 205

透明质酸（hyaluronic acid） 005

透射电子显微镜（transmission electron microscope, TEM） 387

W

外泌体（exosome） 014

微创性美容手术（minimally invasive cosmetic procedure, MICP） 256

未折叠蛋白反应（unfolded protein response, UPR） 386

X

系统性硬化症（systemic sclerosis, SSc） 233

细胞外基质（extracellular matrix, ECM） 002

纤维蛋白胶（fibrin glue, FG） 003

纤维蛋白肽A（fibrinopeptide A, FP-A） 002

纤维连接蛋白（fibronectin） 017

血管内皮生长因子（vascular endothelial growth factor, VEGF） 002

血管内皮生长因子受体（vascular endothelial growth factor receptor, VEGFR） 387

血小板碱性蛋白（platelet basic protein, PBP） 002

血小板浓缩物（platelet concentrate） 001

血小板因子4（platelet factor 4, PF-4） 002

血小板源性生长因子（platelet-derived growth factor, PDGF） 002

胰岛素样生长因子（insulin-like growth factor, IGF） 002

引导骨组织再生（guided bone regeneration, GBR） 297

Y

Yes相关蛋白（Yes-associated protein, YAP） 005

Z

脂肪干细胞（adipose derived stem cell, ASC） 055

肿瘤坏死因子（tumor necrosis factor, TNF） 018

转化生长因子-β（transforming growth factor-beta, TGF-β） 002